张洪钧 著

《黄帝内经》运气七篇

释证启用

全国百佳图书出版单位

中国中医药出版社

·北 京·

图书在版编目（CIP）数据

《黄帝内经》运气七篇释证启用/张洪钧著.—
北京：中国中医药出版社，2025.9（2025.10 重印）. --
（求真学堂）.
ISBN 978-7-5132-9511-6

Ⅰ. R221；R226

中国国家版本馆 CIP 数据核字第 20252EJ498 号

中国中医药出版社出版

北京经济技术开发区科创十三街 31 号院二区 8 号楼
邮政编码　100176
传真　010-64405721
山东临沂新华印刷物流集团有限责任公司印刷
各地新华书店经销

开本 787×1092　1/16　印张 41.25　彩插 0.25　折页 0.75　字数 567 千字
2025 年 9 月第 1 版　2025 年 10 月第 2 次印刷
书号　ISBN 978-7-5132-9511-6

定价　198.00 元
网址　www.cptcm.com

服 务 热 线　010-64405510
购 书 热 线　010-89535836
维 权 打 假　010-64405753

微信服务号　zgzyycbs
微商城网址　https://kdt.im/LIdUGr
官 方 微 博　http://e.weibo.com/cptcm
天猫旗舰店网址　https://zgzyycbs.tmall.com

如有印装质量问题请与本社出版部联系（010-64405510）

内容简介

本书由北京中医药大学东直门医院张洪钧根据自己及同门 40 余年的医学实践、医疗及气象大数据，对《黄帝内经》运气七篇大论进行了阐释论证。其所解所论皆依事实和天道经典，非空头理论，融中西古今文明尤其是熔儒释道与中医于一炉，复原《内经》时代圣贤思维模式与境界，显《内经》天人共命一心的天人医学／时空生命医学之本然。其理证深入浅出，五运六气与体质相结合的承古创新之诊疗思路简明实效，广泛适用于各科临床，图表尽量保留了原始数据及研究方法以便后续开发，冀能满足医者及非医者之共同需求，对广大同仁及读者都有所启发。

作者简介

张洪钧，中西医结合博士，清华大学博士后工作经历，北京中医药大学东直门医院体质医学门诊创建者，副主任医师，硕士研究生导师。养生诊病力行从天治人的天人医学／时空生命医学，将《黄帝内经》五形人与五运六气学说及二十四节气有机结合，将中医与西医、传统人文医学等有机结合，综合运用食药、心理学等各种疗法，身心同治，防治一体，养生治病与做人一体，医人与医己医家医国并行，践行《黄帝内经》天人医学原旨。擅长治疗肿瘤、血液病、免疫病、精神疾病、"三高"等老年病。

有二十四节气医学专著及视频《物候心语》、专著《大医问津：天人医学导论》、公益网课《五运六气与生命医学教程》《黄帝内经天人解》《从五运六气解伤寒论》。

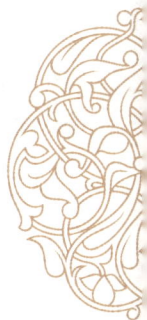

五运六气的发展与演进

在中医理论体系中，五运六气以其深奥奇用，被称为医门之玄机。在《内经》诸篇中，虽然也有关于运气理论的只言片语，但系统的论述却来自唐代王冰在次注《素问》时所补入的"七篇大论"。其所述，以五行生机为运，以三分阴阳之三阴三阳为气，用十天干为五运的符号以标年，用十二地支为阴阳六气的符号，以志年之六个节气（六节），用以推知各年、各节（二月为一节）的主客气象、生气情况，乃至造成灾异及瘟疫等情况，等等。这一推求程式，在《后汉书》及以后的司天监称为"推步"。推步是从"主法为圭"的天文观测开始，按一年365又1/4日，一年分6个运季称六节，按主（常）客（变异）气的统计资料而确定一年分六个运季的六节，即厥阴风木、少阴君火、少阳相火、太阴湿土、阳明燥金、太阳寒水六个运季，每个运季为两个月。运气理论包括各运气节段的天、地、人气化之常变气候及人体和动植物一年的生、长、化、收、藏生命活动的特征，以及一年按六种气化模式标定的气化特征，一年六节段中各节段的气象及对人体之常变等健康影响，还论述了因气化气动以及亢害承制等情况所致的病因病机，等等。五运六气不仅增扩了中医学理论的框架，而且以其理论体系包括历法结构使其理论具有强的对疾病的可预测性。特别是七篇大论中创立的三分阴阳、久而增气、病机等概念，使中医学理论体系提升了一个新的层次。

称"七篇大论"为五运六气，仅是唐王冰补注《素问》以后的称谓。在

《后汉书·方术列传》中称此术为"推步",又称"内学"。《后汉书》在方术列传等列传中列有河洛推步、(段翳)天文推步、风角推步、五经七纬、樊英七政元气风云占候(杨由)、廖扶推步之术以及郑玄的《天文七政论》和《乾象历》等,成为从上古至汉代术数家们验天知人的带头学术。推步的各种流派大为流行,《后汉书》在方术列传和其他列传都记有诸多推步名家和业绩。方术列传记有杨由、段翳、樊英三大家。在诸列传中记有桓读、杨厚、庾范、郑兴、贾逵、郑玄、宋均、丁鸿、苏静、郎颛、襄楷等。郑玄推步师从贾逵,但他又对各种推步加以综合整理,联系灾害疾病的规律,撰成《天文七正论》。"七正者,日月五星之政也"(《后汉书·方术列传》),"政"是执掌。七正是从尧推天元开始,法北斗之天象按一年365天又四至一日(属于后世的阳历历法)为一年,依60年为一纪,由天之七政(日月五星)主宰一年中六气之气化。"化不行,则君道亏"(《后汉书·朗颛列传》)。

东汉郑玄以古文经学的功力,又师从贾逵研究运气之学,而著成《天文七政论》,这是他依《易经》"天五地六"的框架,统理了天地生知识,并把他所见知的各种各派推步,结合他的医学见识著成了《天文七政论》。后汉有杨由,曾作《七正元气风云占候》(《方术列传》),也是从七正元气论及气候,但只是推占天象气候,没有讨论气候和病机治疗。本书可能是郑玄《天文七政论》的多种前源著作之一。郑玄是以他以前的推步著作为元素,运用医学、哲学、天文气象诸学升华为"论",即《天文七政论》,论文以"囊括大典、网罗众家、纠误补漏、文笔优雅"为特点。《天文七政论》传世后,在弟子中流传,但其后又受"王弼扫象"的影响,仅在司天监和道家中流传。

在王冰以前,只在葛洪和孙思邈的书中见有推步。随着七篇大论被纳入《素问》以后,在宋代得以大兴,不但被视为"医门之绝学",甚至成为医官考试必考的内容。当时医界流传,"不懂五运六气,简便方书何益",由是而运气之学大兴，带动了中医学发展。金元四家，都是因发挥运气之学一方面的理论而勃然成一家学派。五运六气不仅在疾病及灾害预测方面有贡献，而且提出了病机、升降、久而增气、亢害承制等重要医学理论，把医学理论提升了一个新高度。但因其学术内容难度大，又有天干地支等推算的程式，而受到冷落和误解，理论未能得以遍及。

五运六气理论在 20 世纪 80 年代以后，在天文、气象、生命科学、灾害学等诸科学的推动下有了层次性的提升，至今被多所中医药大学作为硕士研究生的课程，也成为中医学术研究的选题内容之一，是中医教育史上的一大突破。

张洪钧医师研究运气之学二十多年，撰写了几部著作和多篇论文，这次的大作，我认为提升之处在以下几点：《导读篇》直探《内经》思维本原，《释证篇》基于临床实际尤其是医疗大数据，《启用篇》概括一句话就是——从临床治疗的实践赞发运气的价值，其临床疗效高在以天人合一的理论，以其论病因病机和方药，充分发挥了自然疗能的鸿钧而见奇效。特以此向张洪钧医师祝贺。

孟庆云

2025 年 6 月于中国中医科学院

孟庆云，教授，研究员，曾任中国中医科学院中医基础理论研究所所长。

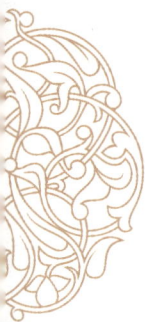

自序

　　《黄帝内经》示人天大道，从根从源认识生命、改造生命，故欲得先圣精髓，必须站在天人合一之大道层位上参学，欲合岐黄之本心，必发普救天下含灵之苦的大愿，悲智双运，人天合一，自然于读诵参究经文之时身心有感而经意得显。既是大道，必亘古亘今，故借助现代的气象及医疗大数据，可以完美印证五运六气诸篇大论，拓宽视野、不断启迪新知。人以天地之气生、四时之法成，则五运六气禀赋便是每个人先天体质特殊性的寻根处、疾病发生的内因根本，时节运气便是疾病外因根本，内外因相应而疾病由生，而病因之主体皆依五运六气。如此，五运六气广泛落实于临床诊疗与养生保健，再也不是玄妙高远的空头理论，释证启用，一体互助，即是本书之奉献。

　　七篇大论从天地创生到具体的病因病机、治则治法皆有阐述，奠定了整个中医基础理论的方方面面，尤其是填补了近现代中医教材中病因学的空白。本书从导读到释证、启用，将经旨落实于临床，可以作为中医学入门到登堂入室的参考书。

　　书中对长期混淆的认知进行了辨析乃至纠正，如：①标本中气，"本"是三阴三阳六气，"标"是人体对六气的反应，"中"是人的体质（《六微旨大论》讲标即中见之气），绝不是六气为本、三阴三阳为标。②绝对的平气是日月给地球的年年相同的主气，相对的平气年是大运大司天/大在泉与某年岁运气相平衡的结果，不是当年岁运与岁气平衡的结果（如误会太火太阳司天之年为平气年），因为客运与客气阴阳之本性不同、对外影响时虽有交集但主要仍是各行其道，五运偏影响五藏，六气偏影响六府。书末附篇一中大数据证实，2013～2018 年六年中，2018 年太火太阳司天，急诊率上下半年均最高，不是太火被太阳司天平衡了的"平气年"；2016 年太水少阳司天厥阴在泉，全年急诊率明显最低而为"平气年"，是因为大运太水大司天厥阴风木与岁运气相和合平衡的结果。③"转运"，如少火阳明燥金司天之岁，不可解为少火被转为同正商（正金）而少火退失主令，应是少火与正金同时主岁、如同君臣互助，才符合大论原文之意及实际。详见本书《六元正纪大论》释"同正徵"。

本书特点有五：

一、《素问》所依版本，为学苑出版社 2008 年刊发的宋《重广补注黄帝内经素问》原版影印版，转成简体字时，用"五藏六府"而不用"五脏六腑"，也不用"臓腑"，以中医之藏府尤其是五藏，为形气神的统一体而非肉体器官（"五藏"与"五脏"之辨详见本书《导读篇》），宋本《素问》诸篇从不用"脏/臓腑"来表达"藏府"。本书中的病名、诊断多用简称，以方便研究记录整理更加简捷，具体完整病名对应表，详见附篇三第 634 页。

二、解经一是必先以凡人能知能懂的客观事实为基础，即天地人万象及大数据（并尽量多地保留原始数据以待后人继续开发利用），绝不是依空头理论从空到玄；二是必有经典依据与之相合相应，古圣不虚言故；三是所解必须有临床实用价值，以道不虚行，正解必可实用故。以是，读者定能随分悟入经典而不空过，对五运六气生信生喜。

三、力争融通儒释道与《黄帝内经》，站在人天终极真理层面上解经、启用，回复《内经》时代圣贤思维模式与境界，显天人共命一心之圆满的天人生命医学本然。此为将成就大医者之进道深入，而为抛砖引玉。

四、理证力求深入浅出、实用实效、图表简明适欲，所解将医疗与养生、生活与生命提升融为一体，能满足医者与非医者共同需求，受众广泛。

五、所解所论皆依事实和经典，所发皆贤圣原有之智慧与慈心，绝无个人之独创，功而无我。

余本凡夫，以管窥天，日日所学，日日有新，至今面对书稿，仍战战兢兢，不敢妄言"释证"，奈何同仁屡屡催逼，遂将自己的理解、实践与门人们的大数据统计结果，供奉大家，唯愿天恩共享，协力前行。

五运阴阳恩共命，

万化无我同轩辕。

愿承天恩作细雨，

滴滴甘露润灵兰。

张洪钧

2025 年仲夏

目 录

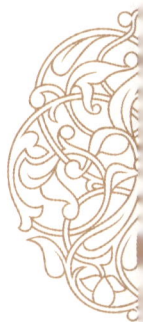

导读篇

第一章 《黄帝内经》天人医学原旨

　　《黄帝内经》（简称《内经》）是中医学的基础。可是当我们翻开它的时候，虽然每个字都认得，可是内涵却不一定能明白。如果读不懂《内经》，我们很难成为明医，甚至很难说是不是中医，因为不懂《内经》，根基何在？自己都觉得底气不足。但是《内经》确实是太难读懂了，其境界不是凡人肉体医学的境界，是形气神统一、天人共命合一、法法同体同构体证下的大道境界；其目的也不仅是养护肉体，而是从治病开始，养护、提升整个生命，让生命从庸人回归至我们的本来面目——真人；其医学方略也不是见病治病，而是从生命的成因、疾病的成因——天德地气、阴阳神明这些生命的先天根本入手，从天治人、防病治病，既有以热治寒、以寒治热等阴阳对立性对治，又有从下治上、以热治热等阴阳互根性治疗，更有"智者察同""从欲快志于虚无之守"，乃至"坐明堂，始正天纲，临观八极，考建五常""提挈天地，把握阴阳"的自他共命同度圆象创生的"独立守神"之自我修治之根本疗法，治人治天、治病修道，完全一体，是共命圆象的天人医学。

一、《黄帝内经》——"大道"之书

　　从小学到大学到研究生，我们所受的教育，是西方思维模式下的分科教育，已经习惯于用还原论的方式、解剖的方式，用物质性的、孤立的思维方式来看待周围的一切。我们学的现代西医学，目前只是停留在"形"的层面上，认为生命是有形的物质和它们的功能的整体，而无形的能量如光、引力、暗物质，在西医学的生理学和病理学当中并没有涉及，顶多是在检验仪器上用作能量检测，检测目的仍是为了"形"，看这个地方有没有血管瘀堵，有没有占位而已，没有认识到无形能量是生命构成和活动的必不可少的一部分。

中医与之不同，认为宇宙的能量有形、气、神三种形式，且三者是一个有机的整体，人的生命，也是由这三种相对独立的能量而组成的有机整体。

因此，学习中医，第一步需要先走出形体思维的局限，上升到气化思维，第二步上升到生命是共命无我自性所摄持的形气神一体的超形圆象思维，第三步再上升到天人共命一体于一心、人天万象本体同是宇宙法界的天人合一、共命圆象思维。经过思维模式的提升，再通读几遍《内经》以后，才可能体会《内经》的本意，真正明名入门。

思维模式回归后，我们再说《内经》讲了什么。《内经》不是一般意义上的医术书，"伏羲、神农、黄帝之书，谓之三坟，言大道也"。《内经》是从大道来看人是怎么回事、从哪儿来，生老病死到底是怎么回事、怎么把握和干预。我们要学会《内经》的医学，就必须站在大道的高度来理解其中的每一个字、每一个词、每一章、每一论，理解其内涵本质，才能够实效地应用、体现其价值，不然就会是南辕北辙。大道，日用而不知，头头是道，无处不在，没有时空限制，我们每天都在大道的摄持之下，只是自己不知道。如果我们找到了道，必然会在日常生活当中能够体现出来，能够运用。如果有人说道太玄，在当下的日常生活根本就接触不上、用不上，那么可以肯定这种对于道的理解是错误的。真正的道非常明确，"道可道，非常道"，是可知、可证、可用的。

很多人用现代科学的研究方法——现代的科技、现代的哲学、现代的思维模式研究中医，乃至打着传统文化的旗号用自我偏解的《易》卦等重新诠释《内经》。这种用有局限的道理和适用范围的理论所总结出来的结论也必然是局部的、片面的，虽有一定的意义，又容易把人引向歧途；它不是大道，是小道，乃至是旁门左道；它不是没有意义，只是片面，就像通过一个相框所呈现的局部来看整体，结论必然是片面的，这不是原本意义上的中医。我们为什么要强调"原本中医"？因为原本中医是真理化的，是全面的、透彻的、圆满的，不离大道。回到中医原本的思维模式之下，你所感觉到的、所看到的、所用的才是中医，而不是受制于古代或现代科学的某个方法限制的片面医学。

二、《黄帝内经》解读之法：心合于道

要读懂《内经》，就要回到你自己本来的生命状态中去，即心合于道，大道在《内经》里是有着明确描述的。

要合于大道，第一步要学道知道，先须依师学习。大道不是凡人五官能直接感受到的，是有深思熟虑的大智慧才能得到的，故学道必须先依师学，明师就是道的化身，师即道，先听懂，包括听懂逻辑论证的方法，先从事实、逻辑推证出来，只能如此，这个阶段叫强信，是依师明道。第二步是自心认同、悟道，即不用老师的这种推理方法，而是用自己看到的事实、由自己进行逻辑论证，得到相同的结论，于是内心产生认同感。听明白的过程是强迫性的，要先强迫自己听明白、想通，灌输到心里去，再用自己的方法、证据、逻辑得出同样的结论，去印证，重新把它证出来，这时的道才成为你自己的，这时才真信了，叫胜解信。这时你所学来的便成为自己的思想，容易随时随地自然运用，不必像强信那个时候需要强迫自己转变思维和行为模式，这时，生命状态就开始变了。胜解信也可以称为意识上的比量证悟。现证分为意识上的、比量的证悟，和身心整个生命都感觉到了的现量证悟。现量证悟的时候不仅是意识，连肉体的各个器官都会感觉到本质／道体，就是

我们一般意义上的修行开悟，是第三步。

我们至少要达到第一步依师明道以后，再去研读、体会、运用《内经》，不断加深理解，达到第二步——胜解信、悟道、悟入《内经》明医入门；再进一步达到现量证悟，这时的智慧与证量可圆满融入《内经》圣真境界，成大医。

三、《黄帝内经》之道

思维模式的提升

1. 从形体思维上升到气化思维

读懂《内经》，乃至中医入门的第一步，是从形体思维上升到气化思维。

何为形？

形就是形态，用肉眼或者是肉眼的拓展（显微镜）可以找到一个形状，哪怕它小到微小的粒子，这种形式的能量叫作形。形特别精微的那一部分，叫作精。精是指粒子小到不可见，极其微细的时候它就叫作精，所以精和气往往被称为"精气"，如"精气为物，游魂为变"。当然，中医学里的"精"也可指精华物质，比如生殖之精、水谷之精、五藏之精等，有的也是肉眼可见的。精微是指特别微小的、肉眼不可见的，但是它仍然是粒子。

西医实际上只研究形态这一方面，没有研究气。它对生理、病理的研究，乃至对心理和精神意识的研究，都是基于器官、组织、细胞、分子、粒子这些有形物质，认为精神意识只是神经细胞的功能。

何为气？

气是没有形态的能量，比如光、电磁场、电磁波、引力，还有我们现在说的暗物质，用再高倍的显微镜你也找不到，因为它不具有粒子性，不是有形态的，而它又是存在的。西医有没有气层次的研究？还没有，西医的生理和病理学中找不到无形能量的医学内容，核磁、红外线、PET 等检测结果只是用于诊断形态的异常，但中医可将这些结果用于气的诊断，如红外热成像，可用来分析病人的寒热虚实，这些仪器相当于能观气化的"天眼"。

中医看待人体，超越肉体的认知局限，尤其是从形体思维上升为气化思维，这是中医学入门的第一步。这就解决了现在中医很多的瓶颈问题，尤其在中西医结合的方法论上。

比方说：我们现在用中药提取"有效成分"的做法，从黄连里提取了小檗碱制成黄连素，从青蒿里提取了青蒿素，这些方法到底合不合理？植物也是生命，入药时其形和气都起作用。站在这个角度来说，从中药里提取成分这个方法是有限制条件的。什么限制条件？比如说凉水降温、热水暖胃，你要找水中的什么分子发挥了降温作用、什么分子才是暖胃的，这不是笑话吗？凉暖作用是因为无形能量所致，冷热水都是水分子啊！再比如说人参是补气的，要看人参里的哪个成分是补气的，如果这样提取就会越提越失败，甚至根本提取不出来，因为补气是气层面的作用，是各个分子与气能量综合后的最终作用。

但如果这个药的主要作用是直接针对形体的，是有可能提取成功的，比如杀虫药、剧毒药、止疟药、治疗顽癣的药等。为什么？因为直接改变形体的药物，其发挥作用的有效部位是有形成分，所以更可能提取出所谓有效成分来，比如砒霜（三氧化二砷）、雄黄（硫化砷），抗白血病的，可以直接破坏或转化白血病细胞，这些提纯成功了，因为它们本来就是以单一化学成分为主的药物。

2. 从气化思维上升到形气神统一的共命整体思维

何为精神意识？

现代西医学认为精神意识是神经细胞的功能，这是错误的。我们现在仔细分析就知道存在悖论，说不通。从哪几个方面来说呢？

我们用现在大家公认的事实来说，假如说精神意识是神经细胞的功能，没有神经细胞就没有精神意识。生命中最低等的动物叫原生动物门，像疟原虫、线虫、草履虫，它们都是单个细胞的，它不是神经细胞，甚至连个神经节都没有，连个代表神经的东西都找不出来，但它有意识，所以意识的来源不是神经细胞。像蚯蚓这些节肢动物，它没有一个完整的神经细胞，只有一个神经节做头部。一个人如果削掉脑袋，就成了尸体腐烂了，因为没有自组织性、稳定性。而蚯蚓不怕头被切掉，不管再分多少段，仍是活的，因为它不依赖神经节，过不了几天，每一段都长成了一个完整的蚯蚓。因此，即便我们就用现代科学的生物医学研究成果，从这一点上来说也是个悖论。

再如天赋，天赋不是后天习得的，是生下来就有的。比如某个一岁的孩子听见音乐，他好像没听见一样，对牛弹琴，而另一个同龄的孩子听到音乐就不一样，他很高兴，而且他的动作都能合拍，三岁之内他音乐这方面的天赋特质就显现出来了，再长大些，只要是音乐相关的知识和技能，一学就会，但他父母可能连音乐简谱都不懂；很多领袖人物在小孩子的时候就是个小领导者、孩子王，可是他父母都是农村的普通农民啊，那他天生的这种组织天赋、这种深广的智慧，源自何处？

再一个证明就是，同卵双生的兄弟或者姐妹，长相上特别像，因为他们都是同卵，也就是他们肉体的来源是一个，所以长相上几乎就是一个人，只有很细微的差别。但是，外人只要跟他们待一会儿，就会很快发现，两个孩子性格相差很明显，而且是有规律的，这是我做过调查的，二十余例的调查发现同样一个规律：老二总是比老大外向。你想，假如说精神意识是神经细胞功能的话，他们的神经细胞是不是相同的？至少相似度99.9%吧？长相上那么相似也就是各处形态上都那么相似，神经细胞也得是那么相似，细胞相似那它功能也得相似，对不对？也就是说性格的相似度也得是99%以上。但实际上根本就不是，性格的相似度连一半都不到，挺明显的，总是老二比老大要外向。这怎么解释？他们是从母体下部出生的，阳化气，阴成形，阴气重、质地就重，质重者先下先出，所以兄长的先天阴气偏重、性格也偏于内向；阳气多才质轻而后出，阳气多则外向。

你看，从这么多的角度来分析，都得到同样一个结论："精神意识是神经细胞的功能"是悖论！

我们在医疗实践上也是一样，假如说精神病是由神经细胞的形态结构功能异常导致的话，只要把神经细胞调正常了，精神病就自然好了。但事实上不是，心病还得心药医，心结不去，病就常在，药物并不能直接治愈精神病，只能是辅助性治疗手段。但药物又确实有一定作用，为什么？打个比方，一个人非常讨厌他的房子，总不在房子里头待着，你把房子给他收拾得可意一些，他也会多待一会儿、待得安稳些，但如果房子漏风又漏雨，他更待不稳。精神意识就好比是那个人，脑神经好比是房子，是人的住处，它们之间有没有相互影响的关系？有。但如果要说人就是房子或房子的功能，那是错误的。

所以，即便用科学的事实来推理、用事实判断，也能够完全证明精神意识不是神经细胞的功能。它不是神经细胞的功能，而它又真实存在，那就是有另外一个来源。这一点在《内经》里头说得已经很清楚了，这里只不过是我们要先用现代科学的东西，以子之矛，攻子之盾。

《灵枢·天年》里讲，"黄帝问于岐伯曰：愿闻人之始生，何气筑为基，何立而为楯，何失而死，何得而生？岐伯曰：以母为基，以父为楯，失神者死，得神者生也。黄帝曰：何者为神？岐伯曰：血气已和，营卫已通，五脏已成，神气舍心，魂魄毕具，乃成为人"。魂魄毕具就成了人，先是说五脏、血气这些东西都准备好了，神气才入舍、才安住在自己的位置上，魂入肝，神安住于心，魄安住于肺，这个时候才成人。再，"八十岁，肺气衰，魄离"，魄离了以后有什么症状？"故言善误"，说话说不准了。首先是命名性的不准，想叫老大却叫成老二的名字。魄是独立的，魄要不是独立存在，谈不上魄离，对不对？魄离了以后人并没有死，他还活着，只不过是说话说不准了，要到百岁的时候"神气皆去，形骸独居而终矣"，死了。

什么叫死亡？"神气皆去"，神气跟形分离了，这叫死亡。这跟我们通常定义的死亡不一样，对吧？我对这一段真正从心里认同，是因为在门诊上碰到过一个病人，一个40多岁的女性，大方脸盘。她说："张大夫，我最近想说什么话，老是说成别的。"我一看脸盘就知道她的体质中金气太旺了，就想到"肺气衰则魄离而人言善误"这句话了。她的先天体质金气太旺，气向下压得太厉害，肺气早衰，魄就受损伤，所以她说话说不准了，我就觉得古人简直太伟大了。

下边还有，《灵枢·本神》里说，"生之来也谓之精"，这可以说是父母之精；"两精相搏谓之神，随神往来者谓之魂"，神魂它有往来呀！若它只是功能，这个功能它怎么往来？功能只有生灭、有无、强弱，哪能有自己独立活动乃至往来出入？这都谈不上，不可能有。《素问·刺法论》里头有说"神游失守位"，也就是"丢魂"。这些我们在农村会经常遇到，其实在城市里头也有，大家只不过是不相信而已。从现代西方的灵性研究文献里，我们照样也可以看到同样的结论。

神毕竟是有来源的，不来自父母，不来自精子与卵子的功能，而是天地之间另有来源，这是儒释道和我们传统文化共同认定的。所以精神意识是相对独立的能量，不仅是神经细胞的功能。正是因为是相对独立的能量，所以精神意识可以指挥肉体，指挥大脑这个有形器官。

所以，不管是从现代的科学分析角度，还是从中医经典文献的论证，还是从临床实践上的这些证明，我们完全可以说，构成生命的能量有三种形式，一是有形的能量，二是气，三是精神意识。

生命是形、气、神的统一

西医认为生命是形体和它的功能，中医则认为生命的组成不仅仅有肉体，是形、气、神统一的，又有一个"司令部"（三者之共同本性）将三者统一起来，是一个统一体。比方说这个人是一个木性人，木性是这个人的本性，就像统摄三军的司令。木性体现在长相上是瘦长，体现在性格上是正直孤傲，体现在容易得的疾病上是脾胃病——同一个本性有三个方面的体现，三个方面被同一本性摄持而形成一个有机整体；从任一个方面都可以诊断出本性，从而可以推导出另外两个方面的情况。又如土性人，长的是四肢匀称，大头圆面，这是形态上的特点，是就土性特征表现在长相上。表现在气上是土气旺，土性人土气旺，吃嘛嘛香，胃肠道的功能、饮食上的食欲特别好。神上，就是性格上的特点，是敦厚、随顺、厚德载物、无条件地利益别人，不好的特点就是板滞，你不让我帮你忙那不行的，非得帮。还有就是有一种慢（傲慢），他这种慢是认为"自己很行"，一定要按照自己的去做，这是一种慢。所以这是一个本性表现在形气神三个方面，本性又将形气神三者统一。

这就是中医把形、气、神统一在一起的方法。所以通过形的诊断，就知道了性，可以推断气、推断他的性格，这叫相面。通过声音，声音是气，也可以判断这个人的长相、性格。大家不要以为性格是长相决定的，这是错的，还有的说高血压是因为肥胖引起的，这都是不对的。是通过长相知道了他的本性，通过本性推断出他的性格。也就是说，长相跟性格是兄弟关系，陆、海、空三军，通过一方就能知道司令部的战略，然后推断出战术、特点。并不是由陆军决定的空军，也不是空军决定的陆军，是在他们背后有一个共同的本性。西医教科书经常会讲是肥胖引起的高血压。正确表达应该是高血压与肥胖相关，而不应该说是肥胖引起高血压，因为很多肥胖的人不一定血压高，他们之间不是因果母子关系，而是兄弟关系。同一个原因的两个方向现象都容易表现出来，可以说是相关的关系。

因为形气神三者是有机协调的整体，所以我们在看一个生命的时候，不能把三者割裂开来。考察一个生命必须到体性这个层面，这个生命的特点才真正被你抓住了。长相、性格、气化特点都可以有一定程度的变化，尤其是在气的层面，有时候变动还会很大，但是再变也不会离开他的本质体性。

中医五藏依神气划分而不是依形态划分

知道了生命是形气神的统一体，才能理解中医的五藏不是根据形态来分的，它是根据神气来分的，我们也可以勉强理解为根据作用来划分。你说中医的心藏就是那个心脏，错了。我们说心痛是哪儿疼？是正心口窝这儿。尤其是说中医的肝藏，更不是仅存在于右肋下的肝脏，而是还包含了西医的神经系统、生殖系统、造血系统的部分脏器。中医的五藏是形气神合在一块的，而以什么为主作区分点呢？神，如果从神上来判断中医五藏的区别，是非常清晰的；到气上去分别中医五藏的时候，就稍微有点界限不清了；到形上去找中医的五藏，就找不着了。你说下，哪一个是中医的心？看中医对心的描述，如果它只是一个搏动的西医的心脏的话，那它在神志方面的功能落实在哪里？你说那是神经系统，那心藏神主喜、肝藏魂主怒、脾藏意主思、肺藏魄主悲、肾藏志主惊恐，西医的神经系统跟中医五藏六府哪一个没有关联？所以说要认知中医的五藏，至少你要从气上去找才可以。肝气升于左，肺气降于右，是吧？西医说不对啊，肝脏就在右面，肺也不是，两边都有啊。中医在这里不是指的它的形，是指的它的气化通道！气是什么？气是看不见的无形的能量，你有感觉，你知道它的存在，但是你看不见它。

肝藏魂，而心藏神、肺藏魄、脾藏意、肾藏志；肝主怒，肝为将军之官，主刚强谋虑，从神的角度抓它，这个区别基本上是非常清晰的。再从气化角度抓它，肝属木，通于春气，主生发。那肝藏血怎么办？都说心主血脉，但心又主神明。心主神明是最根本的，心与肝都与血脉直接相关。心生血而肝藏血，肝又主血管壁，因为肝主筋，血管壁属筋，我们治血管性的病变，主要从肝上来治，这个临床已经证实了，比如高血压的病因分析与治疗，都是从肝入手。

再比如我们说，肾开窍于耳，那耳只能诊断肾的疾病吗，耳病只能是肾病、必然是肾病吗？心开窍于舌，那舌只能诊断心的疾病吗？实质上不是，是"五藏六府皆令人咳"——五藏六府的病变都可以引起任何一个窍的病变，只是说它跟哪一藏的关系最密切。

所以如果你不知道形、气、神三者之间的区别和联系的话，中医的基础理论里各个名词、各个学说到底是指的什么，你根本就把握不住，还怎么学中医？

3. 从形气神统一的共命整体思维上升到天人合一于一心的共命圆象思维

由形体思维上升到气化思维，再由气化思维上升到形气神统一的整体思维，由人的形气神一体拓展至宇宙一切形气神共命一体，最终形成天人合一的共命圆象思维，彻底摆脱形体认知的束缚和偏见，才进入了《内经》的思维高度。何为天人合一？为什么天人能合一？如何是合一？这要先明"无我"与"应象"。

何为"无我"？

在典籍里，我们经常看到"无我"这个词。无为无我，共命一体，这实际上说的就是大道。

什么是无我？不是我没有、没有我。你、我、他都是存在的，问题是怎么存在？"无我"，是指没有平常人认为的那个"我"——独立的、跟外界有点关联，但是在内心深处却认为跟外界无关的"我"，没有了自他界限，不再是孤立存在的自私的"小我"，而是大公无私、跟大家"共同一体"的我，这是"无我"的内涵。共同一体包含你、我，不是孤立开了的分别体，分别体是假象，真体是一体。

"无我"的三个理解层面

何以得知？首先，我们不是自己生的自己，也不是吃自己的肉、喝自己的奶长大的，这就是无我，这是生命无我的第一个层面——我是天地万物一切（包括你们）共同生的，是不是？除了自己的肉身父母之外，还有所有的外界一切都是我生命的来源，都是我生命必不可少的一部分，包括其他生命、阳光、空气、水，这些比我的心脏还重要，我片刻都不能够离开它们，对不对？尤其是空气，它比我们心脏还重要，它也就是你生命的构成部分。这是无我的第一个层面——我不是自生，也不是自养成，而是靠其他的因缘所生所成。

第二个层面是什么呢？共命。外界的一切事物都是我所生的，对不对？我时时刻刻都在影响着宇宙的一切。我对它们都有作用，所以无我第二个层面的内涵是什么？我生一切，一切无我互生！第一个层面是一切生我，第二个层面是我生一切、大家共命互生，谁也离不开谁。比如到底是"妈妈生了儿子，还是儿子生了妈妈"？如果你把生命体看成一个独立的、实有的、不变的话，只能是妈妈生儿子；如果我们知道了任何一个东西都在刹那生灭，女人也是一样，她怀上孩子那一刻起，她才是妈妈，只有儿子才让她的生命构成和状态发生了质变，所以，是儿子生了妈妈。在对生命的正确认知的前提之下，一切事物都是这个样子，都是刹那间互生、互为因缘，所以万物无我互生、互依共命，同呼吸，共命运，这是在相对的有形有相层面上来观察的时候，它们的关系是一个无我共命统一体。

第三个层面是什么？共幻全息。一切都是幻化，互生是互幻生。我们眼前的一切都是影像，都是我们视网膜上那个倒立图像被我们感知了以后，再被推出来在自己前面空中显为像，所以外在的世界不是客观的、独立的、不以人的意志为转移的这样一种实有状态，而是跟人的精神意识紧密相关的一个影像的世界。

世界是影像的世界，这个现代科学不得不承认，用成像原理就可以解释了，谁也驳不倒。一切所见都是影像，同理，耳所听、鼻所嗅、舌所尝、身所触，都是被我们意识感知加工后再被意识显现于外的"影像"，本质都如同心中想象之像/相，宇宙法界一切法（法指宇宙的天地人一切事物），全是心中的影像，是信息体，而不是独立于心意识外的、不以人的意识为转移的纯客观实体。每一个事物的本质都有意识内涵（但不是仅仅由心就能生出法来），又都无我互生，所以法法都能含映一切法，法法互幻、共幻圆象、心为主导，宇宙本质上是个心心相印的信息总体，这就是宇宙全息。

无我互幻、共命同体于一心

眼前的一切都是影像，过去的一切也都是影像，未来的一切更都是想象，过去、现在、未来、宇宙，一切皆是影像。那当下一念，心中是否可以装下这三世十方的一切影像？可以显现出宇宙法界全部影像？能！宇宙即我心，我心即法界。一切都是影像、信息体，使一微尘中能圆有一切，整个宇宙与一个微尘内涵同等，你我万物，互幻生互圆融，法法本自圆满无别。

度量心/分别心引生天地万物的经典论述

《素问·阴阳应象大论》言万物皆是以阴阳为本的象，象即心生之像；阴阳又是"神明"之府，"天地之动静，神明为之纪"，这个主宰天地万物生灭的神明，就是大家共同的无我共命本性，本性本体在分别心的作用引导之下形成心/神及心之对境影像，影像再由分别心强化形成气，再强化形成了形体，这就是"神在天为风，在地为木，在体为筋，在藏为肝，在色为苍，在音为角……"《素问·灵兰秘典论》中，在描述了藏府十二官功能后，有一段颇为难解的论述，其实说的是十二官乃至天地万物如何产生："至道在微，变化无穷，孰知其原？！窘乎哉，消者瞿瞿，孰知其要？闵闵之当，孰者为良？恍惚之数，生于毫氂，毫氂之数，起于度量（度量就是分别比量），千之万之，可以益大，推之大之，其形乃制。"本来无分别的混沌状态，要比度或度量就有了能所的对比、分开，一分开就有了阴阳和不同，不断地强化这种不同就形成了气化的状态，把气化状态再认定它不同，就成了形体的状态。所以天、地、人、物、十二官、五藏、六府就这样形成。度量分别可以分别千次、万次、千个角度、万个角度。好比就认定这人是坏人，他就是坏人了，众口铄金，谎言千遍就是真理。我们现在是不是就是这个样子呢。告诉患者不喝牛奶，他不愿意。告诉患者降糖药不许吃了，让血糖要先升上来，他就会错愕起来。因为长期以来那种理念的灌输，使他认为那就是真理了。而我们从临床实践得出结论证实这是错误的，是不断地用意识强化的结果。

以选班长为例，选这个班长，一开始的时候若有70%的人同意，好，那他就是班长。后来这个班长挺称职，100%的人都认为他是班长，他的权力就越来越巩固，越来越强，说话就越来越有分量。他这个班长不是天生的班长，是被创造出来的，是被"安立"出来的，是大家推举出来的，但是，一旦安立了，即有了作用。"名可名非常名，道可道非常道。"道家的书，包括《玄隐遗密》里说的都是"名"。佛经里叫"名言"，所有的一切都是假象，为名言安立，本体根本就没有差别，只是在名字上有差别。你、我、他是不是只是在名字上有差别？本体上没有差别，是在假象上有差别，假象就是信息体，就是个名字，名字是表象的信息。大家要知道这个，就知道外边的自然规律，四季日月星辰，实际上都是我们心中的影像。当我们认为必须得有阴、有阳的时候，就有了日月；当认为应有明亮、黑暗的时候，外相上就显现有白天、黑夜。

《素问·阴阳应象大论》《素问·天元纪大论》里说："神在天为风，在地为木，在体为筋，在藏为肝，在色为苍，在音为角……"也就是说，所有一切来源于一个共同的神，神即本性本心，能总持明辨万法、分别万法、融生万法，本心随境生出分别意识，这一分别意识作用在本体上，在天（随天这个境遇因缘）就表现成了风，在地则表现为木，在人则为肝。显象不同，是因附加因缘不同，而根源是同一个。

五运六气、四季这些规律又是怎么形成的？是我们共同的意识行为造就的。我们都认为是这样，它就有了独立于反作用于我们的能量。我们认为必须有木、火、土、金、水，按时间来就成了春、夏、秋、冬。这个春、夏、秋、冬是我们大家共同认定是有的，就呈现出来了，是我们认为它应该有它才有的。如果我们大家都不认为它有，或者一半以上的人认为它没有的时候，它就消失了。如同我们撤掉这个班长一样，他的权力就没有了。

大家看过《水知道答案》这本书，一百多个人，凌晨的时候，站在一个非常肮脏的湖面前，大家共同念赞美词，赞美这个湖："你的本性是那样的清净，那样的善良，那样的美好，那样的甘甜，生长着万物，万物生长茂盛，各得其所。"念了一个月以后，那些杂草、污秽的腐烂的东西竟慢慢地消失了，且持续了半年之久，不过半年以后慢慢又回来了。这是在日本报纸上刊登过的。书中还有个实验，将同样的水分成两杯，一杯上贴着字条"你真好"，另一杯上贴着"你真脏"。贴着"你真好"字条的这杯水在 0℃ 以下时，出现了非常漂亮的结晶体，对称而美丽。而贴着被侮辱词语的水，形不成结晶，一片杂乱。当我们特别喜欢一个人或是面对特别喜欢的一个对境的时候，心里是愉悦的、舒畅的。而当不喜欢的对境现前时，内心也随之难受。由此可见，我们的精神意识是有能量效应的，所以在这个层面上来说，外界一切都是"千之万之，可以益大，推之大之，其形乃制"。当所有人分别心都这样认为，它就有了像班长那样的权利，就可以反作用于我们。

当我们认为必须得有五行，必须得有春、夏、秋、冬的时候，春、夏、秋、冬在外边的这个自然力量就形成了。当形成以后，再反作用在我们这儿来左右我们，故我们必须得顺四时养生，这是对凡人而言。真人却不是，真人是"提挈天地、把握阴阳"。为什么会有人定胜天？就是因为天是人创造出来的，是分别心和业共同给规定出来的。这些都是本质，这都是真理。不管你们信还是不信，你们一定要先记住！因为所有的圣人都是这么说的，这也不是我说的，我只是转达圣意而已。《道德经》中讲"道可道，非常道，名可名，非常名"，为什么一定要用"名"这个词？一切都是由心意识去命名而生。当我们知道这个以后，我们再看外边的一切，外边有高山、河水，我们就有经脉；外边有列星，我们就有牙齿。除了这些——对应，我们还有一个共同的根，同一个本体。正因为我们同一个根，所以在表象上，在天之风和我们的肝实际上是一个根、一个性，是一体的两个象而已。既然是一体就互通、互应、互补。看到天上突然起大风了，就知道我的肝也要开始风动，这就是诊断，仰观天象、俯察地理，即可中知人事，同本同构。

4. 头头是道——凡人就能证见的共命同体

互生一体也可以用睡眠来证明：睡着的时候，混混沌沌的，一切的差别相都消失了，没有你我他的界限，都合在了一块儿，睡醒后精气神又回来了。哪怕太累了没有吃饭，饿着肚子，睡后就有力量、有精神了，因为睡着回到了一体的状态。被尿憋醒了，半梦半醒的时候，懵懵懂懂地上厕所，完全醒了的时候，你我界限才出来，这个过程就是分别心的意识和分别心产生的效应。睡着时分别心被抑制住，分别相消失，感觉上的分别就消失了，融合在一起，睡了囫囵觉很舒服，是因为分别的能量合在了一起，得到了补充。而分别出你我他，把自己孤立开的时候，能量在不断地消耗、外泄，只能通过呼吸、晒太阳、吃饭喝水补充能量。

我们为什么必须得喝水吃饭？因为我们本来一体。为什么必须得跟人聊天？因为我们本来同心。我们需要时时刻刻相互交流，以回归本来的状态，才能舒服，这是本性，本性如神明的强迫力！既需要食品这样的资粮来补充，也得需要精神食粮，需要有人说话，需要有人爱我们，也得有人能够被我们爱。如果我们发现这个世界上再也找不到一个可爱的人了，这个时候生命就一点意思也没有了，只能自杀了，大家想是不是？最可怕的不是没人爱你，是你找不到一个可爱的人、可吸引你的事儿，那活着还有什么意义？为什么我们一定要跟家里人分享东西，一定要有人爱呢？因为生命本来是一体的。如果你没有可爱的人、可爱的事儿，再没有感兴趣的东西了，你就完全的冷血了、孤家寡人了，这个时候生命的整体性这个本性会发挥作用，不允许你再存在，它会让你自己把自己给灭掉，用不着环境来灭你，你自己就自杀了，没意思了嘛。要想超越，就需要用智慧把这个"我"划掉，跟大家融为一体，即使这只是一个局部的、表浅的融合。而最究竟、最圆满、最彻底的融合是把"我执"破掉，真正让神、气全部融合，那个时候产生的快乐、幸福，那才是深层的、真正的、长久的、圆满的，才是最高级圆彻的养生。

人人可行的大道

大道就是宇宙和人生的根本道、共同道，是无我互依、共命一体、共命圆融、共命圆象，当心意识到这一点以后，心会引导气变，气变到一定程度时候，形就开始变，这就是修证的过程。先要产生正确认知，然后气会随着跟上。我们叫意到气到，心一变气马上就变，这个变化是很快的。气随心变，气的变化有能量效应，会产生觉受。比如逢年过节时，一家人聚在一块儿其乐融融，亲人之间肉体并没有完全融合，但是那种快乐气场是互相关爱的心和心的融合。幸福感就是融合，融合带动了气，这个感觉出来的时候即为证悟的第一步。有了这一步的证悟，就明确了努力的方向。更深层的体会是用坐禅的方法，通过打坐入定，感觉到自己的身体消融，外界整个都消融，闭眼或睁眼都可以有《道德经》经中所描述的"惚兮恍兮，恍兮惚兮"之感。

所以说大道在睡眠中、在跟亲人的相处中、在互相的关爱中、在日常的生活的各个方面。即使所欲不遂生气时，也能找到道，找到根本原因——正因为无我，我不能够独立，所以才有欲。为什么食色性也？因为无我，小我要跟外界融合回归本性大我。但若从"你就得听我的，或者说我就是对的"去找原因，只会让你越来越火、越来越自我。而如果从"无我"的根上找，"我还靠人家活着，既然想要就得付出"，"只有付出了，得到的那些东西才是牢固的，才是真实的自己的福报"，"强行要的东西都是短暂的，就像小偷偷这些东西，像强盗夺这些东西一样"……回到本性无我，去奉献、去利益别人，这个时候自然会得到，而且得到更多，更圆满，发展更彻底。这样看来，我们周围的一切、生活中的这一切，都是道的体现，头头是道。我们从任何一个地方、任何一个时空点上，任何一件事情上、任何一个心行上都可以找到道，再看待眼前事情时，心态就变了。如果不从本性上去找，不从道上去看待事情，会永远是纠缠和痛苦。

无我，第一，没有私欲；第二，本质是共命整体，是圆象，自己什么都有、什么都不缺，法法皆然而法法无别，知此，就不为任何东西所动了，自由永恒、长生不死。长生不老是指的刹那都在变化当中，而刹那变化的一切事物都是自己的象，没有一个孤立存在的自己，圆象的共命整体才是自己，故我永恒、法法平等永恒，圣人永远在，真人也永远在。我们现在周围就有真人，因为我们正在宣说他们的真理，延续他们的慧命，他们非常高兴地在看着我们，保护着我们，哪怕在我们烦恼不堪时，他们也没有从来没有离开过我们，就在我们心里，只是我们自己不自觉。因为本性本来就是这样，从没有失去过。

法法共命同体的本性，决定了有阴必同时有等量之阳与之平衡，一阴一阳之谓道，太极是个立体的阴阳等量的整体。现在是小暑，外边表皮热，里头有点寒。跟小暑相对的是小寒。热、烦躁时想想小寒的状态，就能够平衡。特别烦恼时，想我本自清净，可以念圣人、自己的父母、自己的老师、自己最崇敬的形象，你所念、所呼唤的他们会引发你内心自在的本性，使本自圆满的本体发挥作用。因为一阴一阳之谓道，你有烦恼，就有一个对着烦恼的自然的力量存在来平衡。北半球的小暑和南半球的小寒，都平衡着我们的生命，补充着我们的生命，圆满了我们的生命。我们要想生命圆满，不要停留在这个只是局部的冷热，这种不高兴、不满足，要守自己的本性，时时刻刻认定我的本性是圆满的、是清净的、是万能的，这叫独立守神。守神，守的是本性。

天人合一、共命和融的福乐安养才是医学所归

所以任何一个事物，包括你我，本体都是同一个本体，无我的结果是整个法界、整个天地、宇宙万物都是我。没有了小我，我们就有了真正的真我，这个真我叫共我，即共同体是我，是真正的我。大家现在整天都能听到共同体，这是真理，必须用真理来治国、来平天下。所以只有我们中国人能提出这个名词来，"共同体"，经济、政治都是共命同体、天下是一家人，是个共同体。外国人可能刚开始听到该观点感到很惊讶，但是后来越来越能够理解、接受。一荣俱荣，一损俱损，因为是共命一体的。我要想好，我得让你也好。如果想牺牲对方让自己得利，最后我也好不了。偷税漏税巧取豪夺的富翁好像挺富裕，但他的生命不丰富，福报不够、不快乐、钱越多越担心，那么多钱受用不了多少，只是满足了欲望而已；用钱时不缺钱，需要有什么就有什么，才是最富有的，多余的钱没必要，是累赘。孟子跟梁惠王说：大王与其独乐，不如与民同乐。

天底下当属圣人最富有、最健康、最安乐，圣人证悟了生命的本质之后就拥有一切，然后不再需要凡人的一切，他已经有了。圣人所做的事情是为了帮助别人，帮助别人时再也不失去任何东西，但是他只要不帮助别人，那所拥有的东西慢慢也会流失掉。任何一位圣人都不会离开我们，离开我们他就不是圣人，他自己就堕落了，但是他不可能堕落了，因为他已经是圣人了。所以我们每一个人的生命当中，自然而然所有的圣人都在我们生命里面，就是我们不认识他、不呼唤他、不求救于他，不去用他，每个人背后都

有好医生，就是自己不知道。

很多人不相信中医，我们讲的五运六气，现在接触了解五运六气的人群也很广，但那是表面上的，实际上内心全然接受的尚不多，包括我的学生也是一样，只有一半学生真正能够把我讲述的知识应用到临床上去。因为有邪见（错误的知识观念）阻障着，而邪见的破除是最难的，破除了邪见，正见（正确的知识、观念）自然就显现出来了，身体和心理上都会有感觉，它是有能量效应的，才能真信真行。大家切记，真正的学问是能够养生的，包括儒释道乃至大家学的数学、物理、化学，只要它是真正的真理或者随顺真理的，它是能够让你的生命向着健康方面转化的。人如果学习时感到很累，第一说明发心错误，就是为了高考或考研等应付考试；第二理解不到位，对所学习的内容的作用的理解只是应付考试，没有真正想到对生命的养护意义和作用，没从那个角度上和深度上去理解，所以它发挥不了相应作用。

历史上研究自然科学的人或者有名望的真正医生都长寿，最短寿的是贪官，这都是做过统计的。研究自然科学的人透彻理解了一个问题，这是与自然融合的，未弄清楚问题前，是一个疙瘩或障碍，阐明清楚之后，障碍一去除即与自然融合，融合之后生命力立即强大一部分。我们学习时，解决一个疑难问题后，心里感到特别痛快，痛快的意思是人的神和气非常通畅，处于融通的状态。讲不清楚的时候皱着眉头，神气纠结痛苦。

因为我们每一个人都是无我共命的，决定了我们自然是一体的，决定了我们离开谁我们都难受。杀了一个敌人不如教化他，让他跟你一条心觉得舒服。即使你咬牙切齿地杀了敌人，报了不共戴天的杀父之仇，但是杀完之后是无尽的惆怅，因为报仇后人的状态是非常萎靡的，只是杀的时候有一种短暂的快感，因为他的生命目标是杀掉敌人，杀完之后没有更高的目标，敌人死后随即也很快走向死亡。教化一个人跟杀掉一个人是两个境界，癌细胞被杀死和转化成正常细胞也是两种境界的医疗。因为所有这些所谓的敌人都是我们自己心业的一种感应而已，我们完全可以把它转化。恶性化程度特别高的时候我们把它挖下来，如果不是特别高，我们就把它转化掉，让它恢复到正常的组织状态。

精气神或者形气神三种能量是统一的，统一在无我共命一体的本性。本性以最强大无限的能量摄持住形气神三个表象上的能量。"共命无我"是本性，本性不是形象而是能摄持一切形象，离一切象之束缚。比如夫妻关系不是形象，但摄持了夫妻的一切行为，一切行为是形象。共命一体是天人一切事物的共性，即天地神明，心住于此便是"独立守神"的真人、佛，自己解脱了一切事物的束缚又能圆起一切大用，主宰一切，自利利他圆满。所以，天人合一、共命和融的福乐安养才是《黄帝内经》医学之所归，大医之目标。

第二章　阴阳五行性的人天同构与从天治人的五运六气

诸法如幻，共命同体。本质是同体，那相对独立、有分别的各种象，他们是如何产生出来的呢？是按照什么规律产生出来的呢？产生出来以后，大家又是如何形成和谐的一个大家庭、一个整体？都是遵循根本道——阴阳五行之道，天地之道。

一、阴阳五行之形成

万物的本体及万物化生及万物间的关系，中医用神明摄持下的阴阳五行来表达。第一，万物本性本体是共命一体，本性即神明，本体如太虚／无极太极；第二，因分别心幻生出了阴阳之象与气，有分别但界限尚模糊；第三，分别心更加强化，凝气为形而物生，五行为基数的生克制化体系摄化万物。

阴阳展现的是一个整体分成两部分时的相互关系，一阴一阳必等量相反、共命同在，太极图要立体理解。白天的表象背后有必然的等量的黑夜同在。再比方说，一个游子出去打工，为了养家糊口，离开自己的父母、妻子，出去挣钱去了。他走得越远，相当于是他阳的这一面就越强，但是同时有一股阴的力量在牵着他回家。这种阴的力量就是他自己对家人的牵挂和家人对他的牵挂，这种牵挂力强迫着他不能老在外面待着，该回来了。你走的时间越长，走得越远，这种牵他回来的力量就越强，这个力量就跟他走出去的时间、距离呈正比，是等量的。那种力量，思念之心就是他的阴；烦恼的时候，也必然有一股克制烦恼的力量存在；死的同时必然有生的力量存在，灭掉这个肉体必然有生的力。所以不要把念头住在我死了，我不行了，病的时候必然有一种反病的力量存在。我们要会安立，会独立守神，找到自己该安住的地方，看阳光的地方、看好的地方、看本性的地方。

当分别心越来越强，跟外界越来越割裂，就有了明确的界限，从气到形，即第三层用五行描述事物之间的关系。在"有形"的层面，是有分别的世界，任何一个独立的东西出来以后，跟外界的关系只有四种：生我我生、克我我克。这四种关系是按照五行规律展现出来的。这个世界是有形、有气、有神的，在形的层面，五行规律最根本；在气的层面，阴阳规律最根本；在神的层面，就是整体，用无我圆满共命一体的规律。这样天地之道就丰富了。正是因为一切都是按照阴阳五行的道所产生出来的，所以阴阳五行是一切万事万物的"体"，又是道／关系又是作用。

木、火、土、金、水、阴阳，相生相克、相互转化，所以有人说阴阳五行是基本元素这也是可以的，但单说它是元素是不全面的，还有道、有共命一体的关系。阴阳五行之道是永恒不变的，阴阳五行不等于五星，阴阳不等于水火，不等于男女。水火男女内外是阴阳的象，五星是五行的象，一个性可以在不同的影响之下显现为不同的象，比如一个妈妈管教孩子，在该揍他的时候揍，该哄的时候哄，揍他跟哄他是两个象，但心是一个心。所以你不能把性与象等同起来，不能画等号。正是因为世间的万事万物都是阴阳五行的象，通过表象找到性，然后就关联在一起。同性就相助，异性就有可能就会相杀，五行的生克制化。

此外，五行的生克制化是克"过亢"的作用。例如木生火，木克土，一般的理解为木会克土，对土是不好的，其实并不尽然。木克土是克土的作用，克土的阳性、用的方面。在木克土的用的同时，就让土的体在增加。如同孩子要钱去买东西，你不给他钱，是在用上压抑他，但是在体上，在他的修为成长这方面是有益的。木、火、土、金、水之间的关系有生克制化，相克的同时也是相生，相克，克的是用，生的是体。秋天生肝的体，克木的气，让木气不要再往上去了，要回来转化成阴血，所以秋分以后，是肝体最得到补养的时候。秋冬的时候阳化成阴，修补我们的体；春夏的时候是阴化成阳，增强的是用。阳气是用的基础，阴精是体的基础，阴阳相互作用转化。所以大家不要害怕逆境，逆境是成就你的体的，丰富你的生命，逼着你开发潜能的，得意的时候一定不要忘形。形，就是体。逆境的时候你就想怎么补体。你们（对学生说）在各科轮转的时候，如果觉得学不到中医的东西，那你就补你的体，怎么补体？这个老师方子都不会开，那是在从反面印证真理，是在逼着你自己成熟，再去读书、去找其他的老师。所以任何一个事物没有绝对的好，没有绝对的坏，智者永远不败，就是看问题全面，知道什么时候怎么应对。

二、阴阳和五行必同时存在

阴阳和五行这两个理论、这两个道一定是同时存在。

因为阴阳描述的是将一个统一体二分时的状态与变化规律，适合于气；五行描述的是五分时候的状态与变化规律，适合于有形。而整个宇宙里有形、有气、有神，所以阴阳和五行一定要同时存在、由自性神明统摄为共命一体。如果只有阴阳，那只是描述气，没法描述形；如果只是五行，那只能描述形，没法描述气。所以阴阳五行这两套理论在我们的文化里既分又合，医学史或者讲阴阳五行的一些学者会说，阴阳跟五行一开始是单着的，后来才合在一块儿，这种观点似乎只是在做学问，不符合天道与事实。正因为大家是一个本体，所以才有阴阳之间、五行之间、阴阳与五行之间的共命关系。如果大家没有同一个本体，本来没有关联，那就什么关系也没有了，阴阳五行之间，你是你，我是我。正因为本来是一体，所以有你就得有我，而且你我可以转化，有木就得有火、土、金、水，有南方必然生出北方，四方同时生出，乃至于十方同时就都有了。

三、阴阳五行分类万物成互联整体

人与天地万物同呼吸共命运成一个整体

五行	木	火	土	金	水
五藏	肝	心、心包	脾	肺	肾
神志	怒	喜	忧思	悲	恐惊
五方	东	南	中	西	北
五谷	麻	麦	稷	稻	豆
五畜	犬	马	牛	鸡	彘
五果	李	杏	枣	桃	栗
五音	角	徵	宫	商	羽
五色	青	红	黄	白	黑
五味	酸	苦	甘	辛	咸
四季	春	夏	长夏	秋	冬
六气	风	暑、热	湿	燥	寒
五常	仁	礼	信	义	智
五毒	杀	淫	妄	盗	痴
十二官	将军谋虑	君主神明	谏议智周	相傅治节	作强伎巧
职业	工	士、官	农	兵、警	商
家庭	长子	父	爷奶	女儿、次子	母
体质	木形/行人	火形/行人	土形/行人	金形/行人	水形/行人

注：表据《素问·五常政大论》《白虎通义》《五行大义》。

宇宙是个有序的整体网络，人与天地万物同呼吸共命运。如五藏的分类，就是肝属木，心、心包属火，脾属土，肺属金，肾属水。神志上，怒归肝，喜归心，忧思属土，悲属金，惊恐属水、属肾水。五果里头，李子属木，杏属火，枣属土，桃属金，栗子属水。五音里，角徵宫商羽分别属木火土金水。五音里，角徵宫商羽分别属木火土金水，大家都知道，但是你可能不知道，念这五个音就可以分别调补相应的藏，比如吃得不舒服了，一念"宫——"，马上就打嗝开气、胃舒食化，平常念便可健脾行气，大家试试。念时喉腔要打开、要圆，最好挺一下腰用丹田气，先发类似"光一"音再缓缓合口出"宫"音，可以出声念，也可以只做口型默念，乃至只是心中意念，每个音都有明显作用。

五常仁礼信义智，这也是分属五行的。仁属木，礼属火，信属土，义属金，智属水。我们在临床上这么多年一直用的，要是补肝木的话，就念"仁一心一正一真一"；如果是补心、补真火的话，就用"明一礼一"，念的时候，"礼"字拉长；补脾土的话，民国树桐先生说用"信一实一"，我现在试验的就是用"意一诚一信一"，大家都可以试，"信实"的话偏重于内聚、内敛。金，树桐先生那时候是用"响亮"，打开的，我又加了一个肃降的叫"行一道一义一"。智属水，原来老先生用的是"柔和"，这是偏于补阴的，然后我加一个补阳的"圆一智一慧一"，这偏于补肾阳。大家可以根据具体情况，再去选。如果不知道选哪个音合适，就五个音全念，这又分两种念法：一是念"仁礼信义智"，这是按木火土金水四季气化顺序发音，偏于理气补气、恢复五藏后天的正常气化，偏动；二是念"仁义礼智信"，这是按五藏先天生成顺序发音，与晚上睡眠状态下卫气入阴养五藏的顺序相同，偏养五藏精气、养神，偏静。

这个表里还有五毒：杀、淫、妄、盗、痴，是从所伤的对象来讲归属，杀（害生）是伤木故归于肝木，盗（不义）伤金故归金，淫（无礼）伤心故归火，虚妄（失信）伤土故归脾土，痴、愚痴邪见（失智）伤肾水故归水，这是五毒。五毒实际上是什么意思？就是说这个毒升起的时候，它所伤害的是谁？杀气升起来的时候主要伤的是木，而杀本身是金的特性，金主杀，杀意起来伤的是木，所以归属上要这么理解。淫是水，礼是火之德，邪淫无礼它起来以后伤的是火，是心火，所以就把淫归到了火这儿来。妄，失信，信是土德，失信伤土；妄又偏执、狂妄之意，这是阴木性的，它伤脾土，所以将妄归为脾土。金之德为义，盗则不义，伤的也是金。愚痴即失智，智慧是水之德，故痴伤肾水；又痴本身是属阴土，伤的也是肾水。

语音疗法还有念数字的，李山玉老师有专门的著作，大家可以网络上查，很有效。我自己是按《洪范》里五行生成数来对应五藏的，即天1生水补肾阳、地6成之补肾阴，地2生火补心阴、天7成之补心阳，天3生木补肝气、地8成之补肝阴，地4生金补肺阴、天9成之补肺阳，天5生土补脾阳、地10成之补脾精，可以出声念、默念、心想意念，可以写在纸条上贴穴位，可以辨证搭配数字。

更有意思的还有个"唤亲疗法"，就是，呼唤"爷爷——"补肾气，"妈"补心气、"母"补心血安神助眠，"爸"补心脾开胸阳，"伯"升肝，"祖"健运脾土，"叔"疏肝胁，"孙"疏内和肝脾，"子"清心火开心郁，"子子孙孙"善治中暑闷呕，"哥"肝"姐"肺。大家试试吧，我们的文字，形声义同一阴阳五行属性、见形念音思字义都产生同一治疗作用，"仓颉造字天惊地动"，我们的文明、我们的祖先，太伟大了！

我们看待一个东西要看它的经世致用，在实际应用的时候都到底有什么用，这是我们的目的，不是死定的框框，从空对空的推导，然后就得出什么结论，不是那样。在事实上它就是这个样子，我们就从这个角度去理解它就行了。

再下边的十二官，这个《素问·灵兰秘典论》里有，我们就不用再讲了。我们讲"肾者，作强之官，伎巧出焉"，"作强"实际上就是耐力、持久性，"伎巧"就是聪明，是偏重在术的层面上。

职业上，工人就属木，当官的就属火，农民属土，当兵的、警察、会计，他们属金，商人属水。商人，钱是流通的，就像是人体的血脉，它是通过流通来平衡有无的，输送营养来平衡、满足人们需要的。血脉最怕的是郁滞，钱最怕的是堆积、囤积起来。你挣了钱了，不给社会花，只是自己囤积起来，人就会得病，就会遇到灾难。所以，有钱的人一定要给社会用钱。善于调理社会气血、让血脉流通，这才是一个好的商人起的作用，而不是说赚了多少钱，有了多少财富。

在家庭里头长子属木，父亲就属火，爷爷、奶奶属土，次子和女儿就属金，母亲是属水。公婆属土，孙子孙女属金，抗上公婆为伤土，土不生金则病于孙。爷爷奶奶，是子孙的福根，失敬则伤，生出不利于全家的负能量。

家庭关系不和会致病，规律更明显的就是抗上得颈椎病、得头部的疾病，尤其是肿瘤，头部的肿瘤，不管是良性肿瘤还是恶性肿瘤，这个患者都有极其明显的、长年的抗上情结。一般是对自己的亲生父母，这个是非常准确的。我这几年观察到，只要来一个肿瘤，不管是垂体瘤、脑膜瘤、囊肿这些相对偏良性一点的，还是转移瘤、恶性的神经胶质瘤等，直接从大脑产生的，几乎人人都有强烈的抗上情结，真的是很明显。

用五行可以把所有东西进行分类。比方说五星，土是镇星，金是太白金星，水是辰星，木是岁星，火是荧惑星。那你说太阳系不是八大行星吗？我们不是从这个角度来说，我们的分别心产生了阴阳五行以后，这阴阳五行对应在外边的事物时候，哪些事物更具有代表性，我们就用它来做代表。

因为阴阳五行，它们是最根本的分别心产生的，再层层交叠又产生了更表浅的这些事物，最表浅事物之间的阴阳五行关系，不再是单纯的最深层的阴阳五行之间的那种——一对应的这种生克制化，这就需要我们在临床上对具体问题具体分析。我给大家举个例子，比方说，一个男性，40岁，他在儿子面前他是爸爸，在他的父母面前他是儿子，在他自己的学生面前他是老师，在自己老师面前他是学生，你说他到底是个什么身份？他到底是儿子还是爸爸？是学生还是老师？这一根杆子从这边看它就属于西方的杆子，从那边看它属于东方的杆子。我在说的是什么意思？一切法都是因分别心而有，又都是相待而有。你到底是一个什么身份，起什么作用，是关待（相对）于你的条件来说的，不是绝对的、固定不变的。

所以，我们说五行之间的关系，用来做推理工具、做分类工具，都是有着相对性的，都是看在具体的什么情况之下来说的。比方说，相对人来讲，猪、乌龟都属于水性的，但是如果相对于猪来讲，乌龟是水性的，人就不再是中性而是属于火性或者木性了，因为猪这时是中性的。也就是说你给猪用药的这个时候，如果用了人的肉，对它是温补的。这种思维模式、思维方式或者叫智慧也好，我们必须得建立起来，不能够死板板地看待事物，这是因为无我互依、共命圆融的本性所决定的，是法界唯心的本性决定的。

我们说宇宙之间形成了一个无我互依的、同呼吸共命运的这么一个整体，它的基础就是因为同一个本体，都是同样依着分别心而生，所以彼此之间必然是手足之情、和合一体，又有相对的独立性、独立的相、独立的功用，而它的作用是来源于相对于谁来说，一定要有相对的一方才能确定。我们这样来看待世间的这些万物，这才是对的。就是既是变化又是整体相联系，这样才能够真正理解一个事物、把握一个事物，然后道生一、一生二、二生三、三生万物。这就是无我互依圆融性所决定的规则，这叫道。这个决定了事物之间必然是广泛联系，形成一个整体，这个整体就是一，整个的法界，整个的一体，叫作"一"。"一"里头的分别心再分成阴阳，再细分分出五行，五行就在"三"的层面上，所以叫"三生万物"。"三生万物"的三个东西，你可以理解成阴、阳和中，"中"就是不阴不阳，从阴阳来化生；也可以理解成阴、阳加阴阳所生的五行，"三"就属于五行这一大类，是阴阳之上的另外一个层面的，五行是阴阳所生，也可以这么理解。

四、人与天地同构——同出一心、共因所成

人与天地万物共命运，是一个生命的共同体，依阴阳五行之道而生而展开而普遍联系，一方面表现为万物普遍联系、可以分类认知，另一方面是法法同源同道故同构，即内部结构相同，这可以表现为天人同构、观天地即可知人事，又表现为阴阳里可再分阴阳、五行里可再分五行，无限可分。

《灵枢经·邪客》选段："黄帝问于伯高曰：愿闻人之肢节，以应天地奈何？伯高答曰：天圆地方，人头圆足方以应之。天有日月，人有两目。地有九州，人有九窍。天有风雨，人有喜怒。天有雷电，人有音声。天有四时，人有四肢。天有五音，人有五脏。天有六律，人有六腑。天有冬夏，人有寒热。天有十日，人有手十指。辰有十二，人有足十趾、茎、垂以应之，女子不足二节，以抱人形。天有阴阳，人有夫妻。岁有三百六十五日，人有三百六十五节。地有高山，人有肩膝。地有深谷，人有腋腘。地有十二经水，人有十二经脉。地有泉脉，人有卫气。地有草蓂，人有毫毛。天有昼夜，人有卧起。天有列星，人有牙齿。地有小山，人有小节。地有山石，人有高骨。地有林木，人有募筋。地有聚邑，人有腘肉。岁有十二月，人有十二节。地有四时不生草，人有无子。此人与天地相应者也。"

天有日月，人有双目；天有列星，人有牙齿；天圆地方，头圆足方；地有江河，人有精水；天有三百六十日，人有三百六十节。天地有什么，人体就相应地有什么，这是需要我们自己去思考的，明白了以后有大用啊！这一切都是自己的心展现出来的。神在天为风，在地为木，在人为肝，这都是同一个神，同一个性所形成，都是同样一个道理。山河大地实际上并不是我们

身外之物，它跟我们是一个整体。所以外面有什么，我们人会有一个东西与之相应。除了相反之外，再有一个就是什么都相类似。

立夏以后下一个节气是小满，小满三候分别是"一候苦菜秀，二候靡草死，三候小麦秋"，"靡草"就是地表上的那些蒿草，软软的那些东西。小满的时候皮肤的气特别壮，动物就开始换毛了，原来是绒毛，绒毛是细的，夏天小满时会换成粗的稀疏的针毛，到秋天入冬以前，再换回绒毛。人身上的毫毛，就像是地表的这些草，所以大地靡草死，在动物就是得换毫毛，要换新的。为什么要换新？因为皮肤这个地方阳气已经壮极，要根深、稀疏的针毛才适合生存、排热等生命需要。"天有昼夜，人有卧起；天有列星，人有牙齿"，列星是指二十八星宿，对应人的恒牙有二十八颗，为什么这么准？够让人惊叹的，就这么准！若说前面的是强行地在拉关系，这可不是。

从这段话里头有什么收获？考虑对的时候身体会有感觉，可以用来治病，而且可以治大病。

一切皆药

外边有什么，我们人体里相应就有什么，所以一切都是药物，什么都是药物。善为将者，无不是兵；善为医者，无不是药。按照阴阳五行分类，世间的万物都可以分成一个非常有条理的网络样的一个整体。阴阳五行之间分类，事物跟事物之间怎么关联就找到了，医疗上完全可以很清晰地实现。我们跟人怎么相处，跟环境怎么相处的原则大致上也能找到。

外在的一切都可以为我所用，一切都是药。而且，这个药可以像吃饭、像呼吸一样，把它纳入体内，也可以用观想的方式，因为一切都是信息，这厉害了吧。想让自己心胸开阔，就想想天空、大海，也不用非得去看，把自己心神稳住，就想那个高山，意志就安静下来了。想辟邪，不一定非挂一个桃木剑。运气遗篇《刺法论》里说，疫病发生的时候去给人看病，进入疫病之室前要怎么做？要想五位神明在自己周围，东方是青神，西方是金神，北方是黑色的水神，前方是红色的火神，头顶是黄色的土神，五神保护着你进疫室，没事。这就是观想。自己要觉得身上没劲、冷、疲乏，你就想着给别人送衣服、送吃的、送医药、饮食、卧具等，马上就有劲儿。大家可以试，这个非常灵。现在如果觉得口干口渴，就想着给别人送甘露，送好喝的，马上你的嘴里津液就有了，就生起来了，不感觉渴了。就这样想，自己分身，给别人送喝的去了，送水去了，静下心来去想，这个效果是立时就会有的。为什么会产生那样的效应？因为有本自一体，才有了作用和反作用。你只要想：我真想帮他的忙啊。你体会一下，自己马上就有劲儿了。大家有没有这样的时候，我们坐在公共汽车上，这时上来一个老太太、一个生病的人，你马上就会起来让座，虽然自己也很累，但你根本不想那么多，马上就会站起来，根本感觉不到自己没劲儿。自己想想类似这样的情况，当自然而然地想帮助别人的时候，马上就有力量。你想帮他，你想付出，但是为什么你倒有力量了呢？就是因为本自一体，所以相互之间就有了这种相互的作用和反作用。不然，你和我之间没联系、没关系、发生不了相互作用。因为本来是一体，就是相互的，你在生他的同时，他在生你，因为你是他生的，他也是你生的，所以，你想帮他的时候你在生他，他就是你生命的根基，当然你自然就好了。"大家说是不是？"（问学生），"是"（学生回答）。大家一定要回答问题，这是在你们内心种下一颗善良的种子，不要小看你们这个回答，回答和不回答完全是两个效应，法界唯心。你要想让自己强大，就必须得帮助别人，因为他是你生命的根源，你的能源在外界。我们都不是喝自己的奶，吃自己的肉长大的。你要想着从外界摄取高能量，就必须把外界能量给营造好，内外是同时的、又是自己的。所有的外界是相对的，最终还是自己，只不过是有相对的一个分别而已，实际上就是一体的，所以内外一源，是同时的。

地有长江，人有水道，地有黄河，人有谷道，观长江之澄澈涓流，就能通癃闭的小便，观黄河的浊浪滔滔，就能通大便，这是有一定作用的。外界一切皆备于我。外界这个能量有多么强大，你想要什么就能够返回什么到你的心里来，因为它本来就是你的心放出去的。

我们讲过立体太极，现在我们正值酷热的时候，而南半球正是冬天，南半球是不是我们生命的一部分呢，别老想着太阳是我们家的，这个热是我的，那个冬天是人家的。其实不是的，都是你家的，这样想就有作用。你说这不是望梅止渴、画饼充饥嘛，画饼确实能充饥，当你在最紧要的关头，哪怕有一个念头，就能不死。只要还有一线希望，那里还有张饼，就饿不死。讲一个故事，在一个灾荒之年，一位父亲为了让孩子们不饿死，他要出去讨饭，但是家里已经没有吃的了，他就把一袋沙子放在篮子里，悬在房梁上，告诉孩子，这篮子里面就是咱们家最后的口粮，但是一定要等我回来，咱们一块儿才可以吃。过了很多天，小孩子们快饿死了，但一想到还有吃的在房梁上挂着呢，就都没有死，等小孩父亲回来，拿着吃的回来，解下来篮子，小孩子们才知道挂的竟然是沙子，就是这个心念支撑了生命。就是因为有影象，影象是有效应的。

五、阴阳五行应化五运六气

"夫五运阴阳者，天地之道也"（《素问·天元纪大论》），为什么阴阳五行是天地之道？我们怎么去感觉它？"夫五运阴阳者，天地之道也，万物之纲纪，生杀之本始，变化之父母，神明之府也。"这里说，好像是有一个神明在支配着这个宇宙，实际上有没有独立于我们之外的一个神明呢？根本没有！那这个好像存在的神明到底是什么？是"道"，是每一个法的"互依无我"这样一个本性，这个共同的本性在支配着我们自己的一切行为。就好像夫妻之间的关系支配着夫妻的一切，夫妻之间的关系就是夫妻背后的神灵。

有这个离开夫妻之外而另有的支配者/神灵吗？根本就没有！但是当我们不知道的时候，我们会觉得背后有一个神秘的力量在支配着。太阳和地球和宇宙万物就那么在运动变化，是谁让它们这样运动？有没有这么个力量在支配着它们的运动？是有，但是这个力量到底是源自何处？不是源自地球、太阳、万物之外，就在他们本身，因为它们是互相依赖的，是无我互依的，所以谁也离不开谁，这种关系让地球和太阳相对地运动下去。同样，这世间的万物之所以是这个样子，也是因为最根本的那个力量，就是"无我互依性"，此性的层层展开、无所不在，故其神力无所不在。所以在这个世界上，所谓的独立于我们之外而主宰我们的上帝，根本没有啊！但是这样的力量有没有？有！就是我们自己本性的那个力量，那个"无我互依性"，决定了我们现在、过去、未来，决定了我们跟周围的关系，这就是"道"的力量，"其大无外，其小无内"。

"道"的这种互相依赖、无我性，具体表现是靠阴阳、五行这两股力量表现的、靠自然万物的生灭变化及相互关联表现的，本然如是，道法自然。阴阳五行这两股力量在我们每一个人的身上都有，因为我们每个人都禀阴阳五行而生、而化。正是阴阳五行把"道"的这个力量给它展现出来，它是个展现者，故称之为"神明之府"。在具体展现上，就有了属五行的十个运和属阴阳的六个气。阴阳主要是说的气，五行主要说的形质。气和气之间是紧密的、没有间隔的，形质之间是有间隔的，而人、世间层面之万物，兼有形气，所以阴阳和五行这两种力量、两套分支主宰体系一定要并存，并存于同一事物当中。

具体讲，五行，任何一个法跟外界的法之间只有四种关系：生我、我生、克我、我克。这四种关系就是那个五角星，木火土金水。这四种关系显现于外是五种内在相关联的物质，即五行，五行各分"太/太过"和"少/不及"，它初生、被克的状态是"少"的状态，因为没有能力它才被克；它要有了能力，就是"太"的状态，它是不会被克的，所以任何一个行都有两个状态来体现出这四种关系，所以五行各有太少两个状态体现在外，就是十个运。

这十个运按照什么顺序展现于外呢？按照五行相生的顺序。比方说从"少木"，木刚开始初生的时候，它处在被克的状态，它是被"太水"所生，受谁克？金克它，所以"少木"时，木虽然登基主令了，却被金篡位。"少木"被金克，然后"子复母仇"，火克金，火自己是"太"，才有能力克金，所以下边就是"太火"；"太火"又能生子，所以"太火"的下一个是"少土"，火生土；"少土"又被木克，土的子是金，所以"太金"来替母亲报仇……就这样，五行十运的排列顺序就这么下来了。

阴阳五行应化为五运六气，它的作用就让五运六气具体体现出来。天气下降成五运，地气上升成六气。天干下降就成了五运，十天干对应十运；地气上升化三阴三阳，用十二支来代表，两支一合对应一个气就成了六气：巳亥对厥阴风木、子午对少阴君火、丑未对太阴湿土、寅申对少阳相火、卯酉对阳明燥金、辰戌对太阳寒水。这里"厥阴"是体，表现在外的作用是"风木"，"风木"是阳，"厥阴"是阴；"少阴"是阴，"君火"是阳，这也是阴阳水火的相反，体和用也是相反的。"阳明"是阳，"燥金"是阴，"太阳"是三阳，它对外的作用是"寒水"，这也是阴阳水火相反。阴阳表现于外一个是水火，一个是刚柔，水火是无形的，刚柔是有形的。"太阴"本来是有形的，它对外表现出来是弥散的，是湿；"少阳"是弱阳，是无形的，是柔弱的，表现在外是"相火"，"相火"是有形的；少阴君火是无形的，"君火以明"，神明、明亮，它没有形态，但是少阳相火，"相火以位"，有它的位置，是有形态的，像火苗一样是"相火"。对比来说，太阳的光是"君火"，柴火的火苗有形态是"相火"。"相火"这个形态怎么出来？得有东西来压火聚热，所以少阳相火是金郁木，郁住以后形成的。这也是我个人一家的解释。

我们再看南方人，南方是阳、热，南方人对外表现却偏于阴是柔，即组成他生命体的本体能量是热性的、阳性的，但是他对外的作用是偏阴性的；东北、北方人的肉体是寒性能量聚集成的，但是他们对外的性格和形气特点却是偏阳。所以，这也是体和用的相反。夏天的时候是地上的东西（水果）给我们作食物，是偏凉；秋冬的时候是树上的东西（干果）给我们作食物，是热性的，都是反着的。对于肝藏，酸味属阴，收敛补肝体，而风木之气属阳，助升发补肝之用；辛味发散补肺之体，清肃之气属阴助肺之用；苦味属阴补心体，火气属阳助心之用；咸味软坚散结属阳补肾之体，水气收敛固密助肾之用；甘味聚合属阴补脾之体，土湿气弥散助脾运化之用。所以，"体"和"用"是阴阳的关系，是相反相成的关系。

从天治人之天人医学

"人以天地之气生，四时之法成"（《素问·宝命全形论》），所以禀赋的天地之气是造成人跟人之间体质差别的主要根源。我们人的生命跟生命之间表象上的差别，主要差别的原因不是在于父母，而是在于我们胎孕期所禀受的天地之气的不同。这些人容易得高血压，那些人容易得糖尿病，这些人容易得抑郁症，那些人容易得癫狂，大部分疾病的主要原因不是因为父母，除了显性遗传病是由于父母，别的病都是10个月胎儿期间所禀受的天地之气的不同造成的。这个天地之气就是地域之气加五运六气，决定了先天禀赋的差别，造成了你跟别人不同的那一部分，包括你跟孪生兄弟之间的不同。你到了某个时候才发病，是因为那个时候的天地之气跟你禀赋的天地之气正好合在一块，内外相应，太过了，所以得病。体内有火，外边又特别热的时候你才容易得病。体内有寒，外边特别寒的时候，你也容易得病。现在湿气正重，如果素体湿气比较重的，此时会特别难受，内外相应。

胎孕期禀赋的五运六气如何影响体质的形成？五运六气任一运气对

先天体质的形成和后天的影响都是全体性的，但又各有侧重：五运更偏于影响五藏、阴精，六气主要影响六府、阳气；司天之气主要影响上焦，在泉之气主要影响下焦；胎孕早期之运气主要影响里层深层、晚期之运气主要影响表层浅层。这样，一张简明清晰的中医体质"解剖图"就勾勒出来了。各运各气之分别作用及综合作用，可见《内经》运气诸篇，而什么禀赋的人形气神特点及容易得什么病，则于诊病时那些禀赋相同／相似的患者们会告诉你。

天人医学是从天、从病因、从根本上进行调整。病因中的内因根本就是先天禀赋，同兄弟间乃至人与人间先天禀赋的差别主要源于胎孕期五运六气加地域之气的偏颇，这是造成不同人易患疾病之差别的主要原因。

外因中最主要的是时节之气，时节之气包含了五运六气和节气，饮食情志为诱因，内外因相应才造成了疾病的发生。这些都是从因论治、从根论治，这叫从天治人，叫天人医学（初步的）。依病后四诊之辨病证论治、从人治人，易成浅层的、从果相上的对症治疗，尤其是诊断时难免"盲人摸象"式推断病因，不同医生的诊断大相径庭，难以统一、上升为可重复使用的方法和医学理论。天人医学的着眼点要拓展至发病前，要从你的先天禀赋（包括父母和自己的神魂）、五运六气禀赋、现在时行的五运六气和二十四节气，直接确定病因，纠正的是这些自天而生的内因外因对你的过度影响，这叫从天治人。

小结

无我共命让天人合一成整体于一心，法法共命圆象、万象普遍联系、天人同构，头头是道、法法是药，人必须无我利他以跟人跟天地完全融合，才能回归本体而得解脱，医人医天与医己医家医国同道同时，治病与修道同道同时，是为《黄帝内经》医学之全部内涵；这个世界是依分别心、按照阴阳五行的天地之道／规律来生成展现出来的，生成之后各个事物之间的关联，也是按照阴阳五行的规律进行联系，形成一个和谐的整体；天人医学是从病因、从根本上进行调整，其内因根本就是先天的禀赋偏颇，这除了自己的神魂及父母遗传（含胎孕期母体的精神状态和身体状态），人与人之先天禀赋的偏颇／差别主要源于胎孕期 280 天禀受的五运六气加地域之气；其外因最主要的是时气，时气包含了五运六气和二十四节气，饮食情志为诱因，内外因相应才造成了疾病的发生；纠正先天内因及时气外因的过度影响，叫从天治人。医道从天，无我共命、圆象创生的思想与行为轨范，是大医之所遵，是悟入《黄帝内经》的必然途径。

第三章　五运六气简介

　　《黄帝内经》云："人以天地之气生，四时之法成。"天地之气，即周流不息又循环往复的宇宙能量，在《内经》中，概括为五运六气。五运，再各分五运太过之"太"和五运不及之"少"两种，共十运，指木火土金水五行之性应化于外的十种具象能量；六气，指阴阳之性应化于外的三阴三阳六种具象能量，即厥阴风木、少阴君火、太阴湿土、少阳相火、阳明燥金、太阳寒水。五运从五行角度发挥作用，在人更偏通五藏；六气在阴阳角度发挥作用，在人更偏通六府；运气相合才气化完整，天之道。

　　运气包括主运主气（年年不变）和客运客气（年年变化）。四季节气的转换，主要是太阳为主导的日地月关联运动而产生，年年不变，称为主运主气。日月之外，整个宇宙也同时影响着地球，其影响力年年循序变化故，称为客运客气。客运客气逐年顺次演化，以干支符号为推演工具来表示，以60年为一个变动周期，就是六十甲子。主客相合、阴阳五行之气规律转换，万物生生化化，就形成了中医学的五运六气理论。《素问·天元纪大论》云："夫五运阴阳者，天地之道也，万物之纲纪，变化之父母，生杀之本始，神明之府也，可不通乎！"

一、主运主气

　　主运主气，指太阳为主导的日月之气，影响地球形成一年四季春夏秋冬，年年不变。主运将一年分为五个运季，即三运土、四运金、终运水，各从五行角度发挥作用；主气，指一年六个阶段的气化状态，即二十四节气中每4

个节气为一个阶段，称"六步气"，自大寒节起依次为初之气厥阴风木、二之气少阴君火、三之气少阳相火、四之气太阴湿土、五之气阳明燥金、六之气/终之气太阳寒水，六气偏从阴阳角度发挥作用。

二、客运客气

天气下降成五运，以十天干来表示，每干表一年。甲己化土运，即逢甲年或己年岁运为土（岁运又称大运、中运），统主一年之五行性气化。同法，乙庚化金运、丁壬化木运、戊癸化火运、丙辛化水运。二者中奇数干为阳，偶数干为阴，阳干主运气太过，阴干主运气不及，各运依天干演变顺序呈以五行相生顺序轮转，即岁运轮值顺序为：太土甲→少金乙→太水丙→少木丁→太火戊→少土己→太金庚→少水辛→太木壬→少水癸→太土甲……共10运，10年一个循环。

地气上升化六气，以十二地支来表示，并依之逐年轮转。年支逢子或午时少阴君火司天主上半年气化、阳明燥金在泉主同年下半年气化，依次，丑未年太阴湿土司天太阳寒水在泉、寅申年少阳相火司天厥阴风木在泉、卯酉年阳明燥金司天少阴君火在泉、辰戌年太阳寒水司天太阴湿土在泉，年支为巳或亥时厥阴风木司天主上半年之气化、少阳相火在泉主同年下半年之气化。此六气轮值，以6年为一循环。

客运客气的名称，有统指及具体所指。统指，客运一词包括两种，一指主一年之气的岁运，又称中运、大运，逐年转值；一指一年之中的五步运，即以当年的岁运为初运，按五行相生顺序推知其他，每运依次各主约73日，如2018年岁运太火，其五步客运依次为初运太火→二运少土→三运太金→四运少水→五运太木。通常，具体所言时客运指五步运，岁运单用自己的本词。客气一词亦指二种：其一是司天之气和在泉之气，各主上下半年；其二指将一年分六步气，每步称客气第几步气。客气之六步气按厥阴风木→少阴君火→太阴湿土→少阳相火→阳明燥金→太阳寒水的轮值次序轮值，与主气之六步气略不同。客气每年的司天之气为三之气、在泉之气为六之气，依之确定的一、二、四、五之气，称四间气。每一间气各主4个节气，与司天/在泉同时主气，但其气的特点有司天/在泉之气作制约。如2020年少阴君火司天为三之气，初之气为太阳寒水始自大寒，此太阳寒水为少阴君火性的太阳寒水，寒性力弱表浅；春分转为二之气厥阴风木，与司天之气合为木火相煽；小满转为三之气少阴君火，为司天正位独主；大暑转为四之气太阴湿土，此湿土为阳明燥金性，故成固结黏滞之土；秋分转入五之气少阳相火，此相火具在泉阳明之性而更加郁抑；大雪转为终之气阳明燥金，为在泉正位独主；大寒转为下一年（司天之气为太阴湿土）初之气厥阴风木。

三、天地之气禀赋的偏颇即疾病发生的根本内因

《素问·宝命全形论》云："人以天地之气生，四时之法成，天地合气，命之曰人……天地谓之父母。"体质形成的先天因素中不但包括父母之精（遗传因素），更包含了天地之气（即五运六气、节气）和地域之气的影响。"一龙生九子，九子各不同"，所以，从胎孕期节气及五运六气禀赋角度，更能抓住产生个体体质差异的关键根源，故而能直接、快速、准确地确定体质特点及偏颇，找到疾病发生的内在根本原因。

四、疾病发生的内因和外因都根于五运六气

时气，是五运六气修饰常规节气的最终结果，决定了物候特点，引生人的相应生命状态及疾病。而疾病的发生，必须内外因相应，内因根本在体质，外因根本在时气，这本质是胎孕期禀赋的运气与发病时运气节气之间失

于和谐，如禀赋少阴君火在泉者，则于同气之火年、热季、火性节气易病，于反气之水年、冬季不易病。内外因如何相合而影响人体，规律如此。依胎孕期 10 个月的运气禀赋，可以勾勒出一个人的先天体质解剖图，全面透彻准确地抓住一个人的生命特质及易患疾病规律等；依五运六气之客运客气（包括大司天等更大时间尺度）逐年流转规律，可清晰识得当下时空的环境影响力特点，内外因如何相合而致病，便一目了然了。详见相关正文。

五运六气查询表

年份	干支	岁运	司天	在泉
1924、1984	甲子	太土	少阴君火	阳明燥金
1925、1985	乙丑	少金	太阴湿土	太阳寒水
1926、1986	丙寅	太水	少阳相火	厥阴风木
1927、1987	丁卯	少木	阳明燥金	少阴君火
1928、1988	戊辰	太火	太阳寒水	太阴湿土
1929、1989	己巳	少土	厥阴风木	少阳相火
1930、1990	庚午	太金	少阴君火	阳明燥金
1931、1991	辛未	少水	太阴湿土	太阳寒水
1932、1992	壬申	太木	少阳相火	厥阴风木
1933、1993	癸酉	少火	阳明燥金	少阴君火
1934、1994	甲戌	太土	太阳寒水	太阴湿土
1935、1995	乙亥	少金	厥阴风木	少阳相火
1936、1996	丙子	太水	少阴君火	阳明燥金
1937、1997	丁丑	少木	太阴湿土	太阳寒水
1938、1998	戊寅	太火	少阳相火	厥阴风木
1939、1999	己卯	少土	阳明燥金	少阴君火
1940、2000	庚辰	太金	太阳寒水	太阴湿土
1941、2001	辛巳	少水	厥阴风木	少阳相火

续表

年份	干支	岁运	司天	在泉
1942、2002	壬午	太木	少阴君火	阳明燥金
1943、2003	癸未	少火	太阴湿土	太阳寒水
1944、2004	甲申	太土	少阳相火	厥阴风木
1945、2005	乙酉	少金	阳明燥金	少阴君火
1946、2006	丙戌	太水	太阳寒水	太阴湿土
1947、2007	丁亥	少木	厥阴风木	少阳相火
1948、2008	戊子	太火	少阴君火	阳明燥金
1949、2009	己丑	少土	太阴湿土	太阳寒水
1950、2010	庚寅	太金	少阳相火	厥阴风木
1951、2011	辛卯	少水	阳明燥金	少阴君火
1952、2012	壬辰	太木	太阳寒水	太阴湿土
1953、2013	癸巳	少火	厥阴风木	少阳相火
1954、2014	甲午	太土	少阴君火	阳明燥金
1955、2015	乙未	少金	太阴湿土	太阳寒水
1956、2016	丙申	太水	少阳相火	厥阴风木
1957、2017	丁酉	少木	阳明燥金	少阴君火
1958、2018	戊戌	太火	太阳寒水	太阴湿土
1959、2019	己亥	少土	厥阴风木	少阳相火
1960、2020	庚子	太金	少阴君火	阳明燥金
1961、2021	辛丑	少水	太阴湿土	太阳寒水
1962、2022	壬寅	太木	少阳相火	厥阴风木
1963、2023	癸卯	少火	阳明燥金	少阴君火
1964、2024	甲辰	太土	太阳寒水	太阴湿土
1965、2025	乙巳	少金	厥阴风木	少阳相火
1966、2026	丙午	太水	少阴君火	阳明燥金

续表

年份	干支	岁运	司天	在泉
1967、2027	丁未	少木	太阴湿土	太阳寒水
1968、2028	戊申	太火	少阳相火	厥阴风木
1969、2029	己酉	少土	阳明燥金	少阴君火
1970、2030	庚戌	太金	太阳寒水	太阴湿土
1971、2031	辛亥	少水	厥阴风木	少阳相火
1972、2032	壬子	太木	少阴君火	阳明燥金
1973、2033	癸丑	少火	太阴湿土	太阳寒水
1974、2034	甲寅	太土	少阳相火	厥阴风木
1975、2035	乙卯	少金	阳明燥金	少阴君火
1976、2036	丙辰	太水	太阳寒水	太阴湿土
1977、2037	丁巳	少木	厥阴风木	少阳相火
1978、2038	戊午	太火	少阴君火	阳明燥金
1979、2039	己未	少土	太阴湿土	太阳寒水
1980、2040	庚申	太金	少阳相火	厥阴风木
1981、2041	辛酉	少水	阳明燥金	少阴君火
1982、2042	壬戌	太木	太阳寒水	太阴湿土
1983、2043	癸亥	少火	厥阴风木	少阳相火

释证篇

第一章 天元纪大论

本性所决定的开天辟地之道

本章主要内容

一、释篇名

二、神明与天地之道

三、五运资始终天轮值主时

四、五运六气之相合为治与各自的干支相配

释篇名

天元纪大论：

天，万事万物的共有本性，即"无我互依性"，无形，非物质性，无处不在，即"神明"。

元，变化之初始也，依无我互依性应化为阴阳五行。天元，本质、本然、根本。

纪，纲常，天地四时阴阳五行等幻化的规律法则纲纪。

天元纪，开天辟地之道，天地万化之纲常，具体讲，即无我共命性这一个总神明摄持下的天地之道，依次展现为太易本然→太极→阴阳五行……

天元即本原，指依无我互依性所形成的共命一体的宇宙整体，为万物之本原，依常人思维分为本性和本体。万物本性同为无我互依性，此性非相而能总持主宰一切，常住不变，即是所谓的天地"神明"。

依此性所形成的共命整体，即整个宇宙，即万物的本体、本原，依万物而生又超然物外而反持万物、无生无灭又圆满德能。

天元随心分别，而依次幻生（即应化出）阴阳五行，再进一步应象为五运六气，再显象出天地万物。

黄帝问曰：天有五行，御五位，以生寒暑燥湿风。人有五藏，化五气，以生喜怒思忧恐。

天，即无我互依性，应化为阴阳五行，靠阴阳五行行使具体权利。天有五行运五位，东方生风，木也；南方生暑，火也；中央生湿，土也；西方生燥，金也；北方生寒，水也。木化肝，其志怒；火化心，其志喜；土化脾，其志思；金化肺，其志忧；水化肾，其志恐。

五行	木	火	土	金	水
五位	东	南	中	西	北
五气	风	暑（热）	湿	燥	寒
五藏	肝	心	脾	肺	肾
五志	怒	喜	思	忧	恐

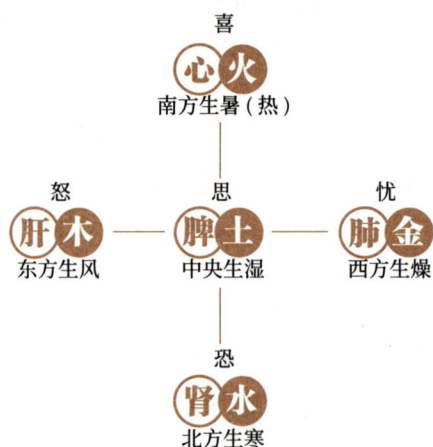

喜

心火
南方生暑（热）

怒　　　　　　思　　　　　　忧
肝木 ——— **脾土** ——— **肺金**
东方生风　　中央生湿　　西方生燥

恐
肾水
北方生寒

"天"用"阴阳五行"的力量来行使其权利

论言五运相袭而皆治之，终期之日，周而复始，余已知之矣，愿闻其与三阴三阳之候奈何合之。[袭：承接，沿袭。]

五运之间并非孤立，而是相互联系，相互转化，循环不已。愿闻五运与三阴三阳如何相合？运与气是一对阴阳，阴阳偏于气属阳，五运偏于形属阴。河图、洛书是一对阴阳，洛书是天，河图是地。阴阳五行必定同时存在。

三阴三阳	
一阴厥阴	一阳少阳
二阴少阴	二阳阳明
三阴太阴	三阳太阳

鬼臾区稽首再拜对曰：昭乎哉问也。夫五运阴阳者，天地之道也，万物

之纲纪，变化之父母，生杀之本始，神明之府也，可不通乎！［昭：明。纲纪：
提纲挈领。生：木。杀：金。神明之府：神明之居处。］

天地之道：万事万物共同遵守的轨则，即纲纪，即父母，即本始。

神明之府：无我互依性及天元本体，无处不在，无独立之自体，靠阴阳
五行而显现于外，从万事万物的变化规律上去寻。

"鬼臾区稽首再拜对曰：昭乎哉问也。"

"对"——下对上。

"问"——上对下。

"昭"——能把问题提得很响亮清晰。

提出一个清晰的、非常有意义的问题的基础是什么？便是已经在这个领
域和方向相关的事情上有一定的了解。

故物生谓之化，物极谓之变，阴阳不测谓之神，神用无方谓之圣。
［极：*极限*。变：*转变*。不测：*超越阴阳，故非阴阳所能测度*。方：*定限*。圣：*高明*。］

万物的发生，即从无到有，刚一出生的过程谓之化。发展到极限必然由
盛转衰，向另外的方面转变，谓之变。

神即本性，阴阳是道的体现者和载体，神通过阴阳来体现，却又超越阴
阳，阴阳是变化的，但本性不变不动，不在数中，无法探触，所以阴阳不测。

无方，无固定形式，应机万变。高明的人与本性合一，不违逆自然规律
而顺应之，随机应变而本性如如不动，有一定之规，以不变应万变，随缘不
变，不变随缘，此谓圣。

**夫变化之为用也，在天为玄，在人为道，在地为化，化生五味，道生
智，玄生神。**［变化：*神明的代名词，即神明的作用是能变能化，是无我互依性应象于
不同方面的表现*。玄：*存在但看不见摸不着*。神：*神明*。］

此为无我互依性应象于不同方面的表现。应象出的东西依照它的性质而显象成物，显象成物的这个东西是它所生，但不只是它。如五大行星是五行的应化，但不等于五行。

神用无方，应机万变。天即本性，无相，故在天为玄；又应象的天属阳，亦无形，故为玄。玄生神，本性之天显用，为神明。

地为阴，有形，物为有形，故生万物者地也。

站在无我互依的道的角度上，便生聪明智慧，此智唯人才有。

神在天为风，在地为木，在天为热，在地为火，在天为湿，在地为土，在天为燥，在地为金，在天为寒，在地为水，故在天为气，在地成形，形气相感而化生万物矣。〔神：天元神明。风：无形。木：有形。〕

无我互依之本性天元应象于天，为风寒暑湿燥火六气，应象于地，为木火土金水五行。应象于人，为肝心脾肺肾五藏。这叫应化。

气，谓风火湿燥寒；形，谓木火土金水；形气相感，天地气交，阴阳相合，而化生万物，此为道，是总规律，道生一，一生二，二生三，三即阴阳和合而生之土及后续之四行，此造化生成之大纪。

形气相感

形气相感：天地无我互依，故必和合，和实生物。

表现：神气虚了就想睡，就打哈欠，是本性神明摄持下张大口吸天气来与人体内之精血相合，形气相感生出新的气供养人体；生气，一打哈欠气就开始化掉；不生气了，再打个哈欠，天地气合就舒服了；肝郁证，叹气、郁气就出来；昏迷救醒过来后叹气，则脱离危险。

阴阳合化生万物：《上古天真论》讲阴阳合故有子，道生一，一生二，二生三,三是阴阳和合生出的中性的后天土。

归脾丸:常规补气药+补精(水)血之龙眼肉、酸枣仁、当归+安神定智之茯苓、远志,水火相合生出脾土。补火补气补阳补血,气血相合,水火相济就成脾土。与补中益气汤、八珍汤不同,血液病应用多。

然天地者,万物之上下也;左右者,阴阳之道路也;水火者,阴阳之征兆也;金 木者,生成之终始也。气有多少,形有盛衰,上下相召而损益彰矣。[**左右:**阳升阴降。**火:**化土。**金:**杀之始。**木:**生之始。此为互文,即"天地者,万物之上下也,阴阳之道路也,阴阳之征兆也,生成之终始也;左右者,万物之上下也,阴阳之道路也,阴阳之征兆也,生成之终始也;水火者,万物之上下也,阴阳之道路也,阴阳之征兆也,生成之终始也;金木者,万物之上下也,阴阳之道路也,阴阳之征兆也,生成之终始也"。]

积阳为天,积阴为地,清阳上升,浊阴下降,天覆地载,上下相临。阳主升,阳气升于左,阴主降,阴气降于右。阴阳之往复,寒暑彰之兆。以水火之寒热,彰信阴阳之先兆也。

木主发生应春,生化之始。金主收敛应秋,成实之终。终始不息,其化常行,故万物生长化收藏自久。

气有多少,谓天之三阴三阳,多少不同。形有盛衰,谓五运有太少之分,太过不及也。上下相召,三阴三阳在上,五运在下,阴阳相合,天地相召,而阴阳损益昭然彰著可见。

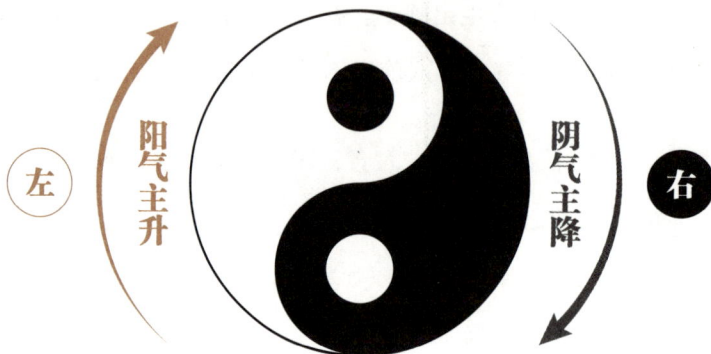

左右者，阴阳之道路也。

左　阳气主升　阴气主降　右

帝曰：愿闻五运之主时也何如？

鬼臾区曰：五气运行，各终期日，非独主时也。

帝曰：请闻其所谓也。

鬼臾区曰：臣积考《太始天元册》文曰：太虚寥廓，肇基化元，万物资始，五运终天，布气真灵，总统坤元，九星悬朗，七曜周旋。日阴日阳，日柔日刚，幽显既位，寒暑弛张，生生化化，品物咸章。臣斯十世，此之谓也。

> 帝曰：愿闻五运之主时也何如？
> 鬼臾区曰：五气运行，各终期日，非独主时也。

风木、火热、土湿、金燥、水寒五气的变迁，各有其时限。

时：四时。

非独主时：以一年来说，主运五气分属五季，即春风、夏火、长夏湿、秋燥、冬寒，周而复始，各主七十三日有奇。

从客运角度来说，各年度在气候上常常各有偏胜，如今年多风，明年多雨，逐年交替。

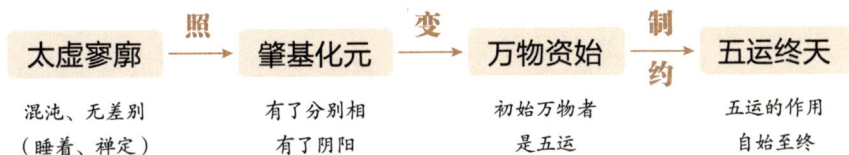

太虚寥廓	照→	肇基化元	变→	万物资始	制约→	五运终天
混沌、无差别（睡着、禅定）		有了分别相 有了阴阳		初始万物者 是五运		五运的作用 自始至终

宇宙是如何生成的？宇宙无始无终，无分别状态，生生化化不断转化。我们所认知的开始和结束均是我心的认知，将无限的认知为有限的，便有了所谓的开始和结束。

太虚，真气之所充，神明之宫府。睡着如同太虚寥廓，本来无分别的混沌状态，没有差别相。觉醒（觉照）后，万象越来越清晰，宇宙由此生成。肇，始也。基，本也。

有差别相就有了阴阳五行之道，差别是什么？是随心而有，万物因之化生，所以万物资始。五运的规律，五运之生克制化始终发挥着作用，此为五运终天。

布气真灵，总统坤元

天布元气，也叫真气，应机而化，无所不至，有神变，有神用，名真灵。

乾阳坤阴，本性神明为阳、应象之气之形为象为阴为坤。神明摄持其所应化之象，即总统坤元。坤元，此指有形之原/元，即五运，再向前推即五行→阴阳→元气/真气，向后化生出九星七曜。

九星悬朗，七曜周旋

坤元分化，成九星七曜。

九星指北斗七星加上隐着的两星，九星悬挂，如钟表转动，斗柄如同表针，分应四时。

七曜，谓日月五星。周，周天之度。旋，左循天度而行。七曜周旋，分别轮流，距离地球远近不同，则亮暗有别。

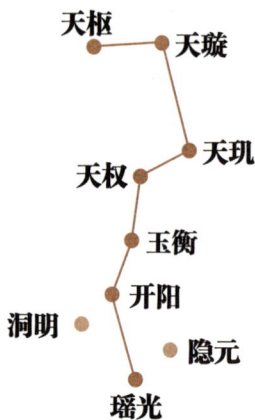

曰阴曰阳，曰柔曰刚，幽显既位，寒暑弛张。

阴阳，天道也。柔刚，地道也。阴阳刚柔同时存在，同时等量。天以阳生阴长，地以柔化刚成也。《易》曰："立天之道，曰阴与阳。立地之道，曰柔与刚。"此之谓也。

幽显即位，阴阳五运轮转有序、日月诸星之行有次，如日落月明、南北回归。寒暑弛张，言阴阳不失其序，物得其宜。天地之道且然，人神之理亦犹也。

例：阳在显位的时候就是暑，暑过去以后该阴来值班，阴由夏天的隐位变成了冬天的显位。两层阴阳，幽显同时存在。

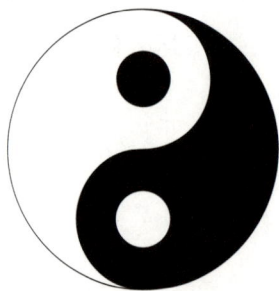

太极图阴阳相对，是立体的相对。太极图的阴阳在同一个层面是表现为此消彼长，在立体观察时显为同步、等量增减。

显

三阳
二阳
一阳
一阴
二阴
三阴

三阴
二阴
一阴
一阳
二阳
三阳

隐

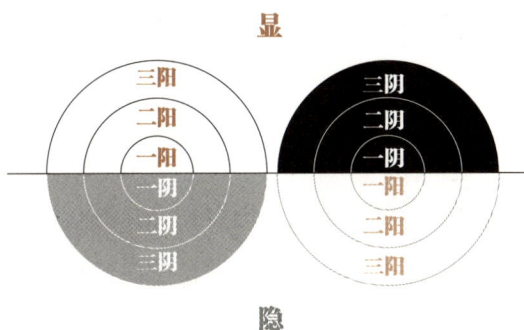

阴阳同时存在，同步增长，出现一阳的同时隐位出现一阴，出现三阳的时候，有一个三阴在隐位上存在；阴极阳生，所以三阳跟一阴是前后脚。

生生化化，品物咸章。臣斯十世，此之谓也。

万物皆是无我互生，故生生不息，生生化化谓万物相生不绝，变化不已。品物即万物，章通彰，彰显意。

传习斯文，至鬼臾区，十世于兹，不敢失坠。

太虚寥廓，肇基化元，万物资始，五运终天，布气真灵，
总统坤元，九星悬朗，七曜周旋，曰阴曰阳，曰柔曰刚，
幽显既位，寒暑弛张，生生化化，品物咸章。

太虚（本然）辽阔，肇基化元（心动而真元之气生），万物资始，五运终天（真气化五行）。布气真灵（五运为本真之化显，双含神与真气，故其气有灵力），总统坤元（五运代表本真而为一切有形万物之根本统治者，在五运阴阳之道总统之下而生化展现出和谐宇宙万象），九星悬朗（表神明总主，镇中不动而光威显赫），七曜周旋（七曜表万物之基数、后天有形万物生成的步数，阴阳为二气物数，五行为五形物数，故生化之气以七为周期为完备，详见后），曰阴曰阳，曰柔曰刚（阴阳刚柔为七曜周旋所生之气，分四种），幽显既位（七曜与地球的向背远近决定了气主属谁），寒暑弛张（七曜轮主作功在地球上所生之果），生生化化，品物咸彰（万物就是如此生化关联、彰显统一谐调之本性）。

帝曰：善。何谓气有多少，形有盛衰？

鬼臾区曰：阴阳之气各有多少，故曰三阴三阳也。形有盛衰，谓五行之治，各有太过不及也。故其始也，有余而往，不足随之，不足而往，有余从之，知迎知随，气可与期。应天为天符，承岁为岁直，三合为治。

阴阳之气，各有多少，故随其多少，分为三别，即一阴二阴三阴、一阳二阳三阳。五行为形，有太少盛衰之别，故有太过不及之分。

言亏盈无常，互有胜负尔。过与不及，多和少，盛与衰，在时空上交替转化，故有余已则不足，不足已则有余，有余来时必伴随着不足，如一阴司天，一阳在隐位，二阴司天，二阳在隐位。

了解这一规律，气候变化便可预知，因其有规律可循。

例：有余而往，不足随之：甲（太土）→乙（少金）

　　不足而往，有余从之：乙（少金）→丙（太水）

> 故其始也，有余而往，不足随之，不足而往，
> 有余从之，知迎知随，气可与期。

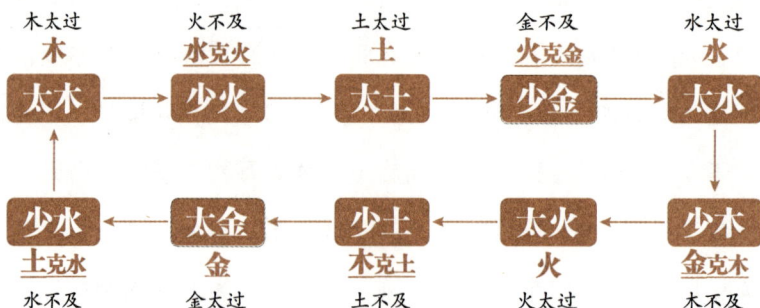

木太过	火不及	土太过	金不及	水太过
木	水克火	土	火克金	水
太木 →	**少火** →	**太土** →	**少金** →	**太水**

少水	太金	少土	太火	少木
←	←	←	←	↓
土克水	金	木克土	火	金克木
水不及	金太过	土不及	火太过	木不及

应天为天符，承岁为岁直。

天符，岁运／中运与司天之气阴阳五行属性相合，即应天，木运之岁上见厥阴，火运之岁上见少阳、少阴，土运之岁上见太阴，金运之岁上见阳明，水运之岁上见太阳，一甲子中天符共十二年。

太乙天符，既是天符，又是岁会，戊午、己丑、己未、乙酉，一甲子中太乙天符共四年。

天符年表／太乙天符年表

年份	干支	岁运	司天	在泉
1947、2007	丁亥	少木	厥阴	少阳
1977、2037	丁巳	少木	厥阴	少阳
1948、2008	戊子	太火	少阴	阳明
1978、2038	戊午（太乙）	太火	少阴	阳明
1938、1998	戊寅	太火	少阳	厥阴
1968、2028	戊申	太火	少阳	厥阴
1949、2009	己丑（太乙）	少土	太阴	太阳
1979、2039	己未（太乙）	少土	太阴	太阳
1945、2005	乙酉（太乙）	少金	阳明	少阴
1975、2035	乙卯	少金	阳明	少阴
1946、2006	丙戌	太水	太阳	太阴
1976、2036	丙辰	太水	太阳	太阴

岁运与地支五行属性相合：

木运临卯，火运临午，土运临四季，金运临酉，水运临子，所谓岁会，气之平也。

岁会年表

年份	干支	岁运	司天	在泉
1964、2024	甲辰	太土	太阳	太阴
1934、1994	甲戌	太土	太阳	太阴
1949、2009	己丑	少土	太阴	太阳
1979、2039	己未	少土	太阴	太阳
1927、1987	丁卯	少木	阳明	少阴
1978、2038	戊午	太火	少阴	阳明
1945、2005	乙酉	少金	阳明	少阴
1936、1996	丙子	太水	少阴	阳明

三合为治

三合为治：中运、司天在泉、地支，三个力量合在一起，决定这一年，因此地支之气不可忽视。

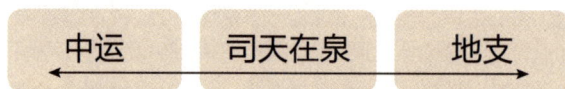

中运 ← → 司天在泉 地支

年份	干支	岁运	司天	在泉	地支属性	天气（北京）	体质及患病	治疗
1990	庚午	太金	少阴君火	阳明燥金	午属火	夏极热，持续时间长	金+火+火：肺阴虚	敛降滋阴清热为主
2020	庚子	太金	少阴君火	阳明燥金	子属水	夏天不热，清爽	金+火+水：肺郁热	火郁发之+养阴辛散为主，麻杏石甘

治病大法：三合而治，运气综合

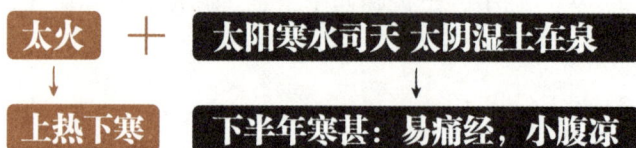

太火 ＋ 太阳寒水司天 太阴湿土在泉

↓ ↓

上热下寒 下半年寒甚：易痛经，小腹凉

运是火，却很容易得上热下寒，尤其是下寒，特别突出。

帝曰：**上下相召奈何？**

鬼臾区曰：**寒暑燥湿风火，天之阴阳也，三阴三阳上奉之。木火土金水，地之阴阳也，生长化收藏下应之。**〔上下相召：天地相合。**寒暑燥湿风火**：地气上升。**木火土金水**：天气下降为五行。〕

天地相合，地气上升于天，生寒暑燥湿风火六气，是天之阴阳，与十二地支相应，故曰上奉。天气下降于地，生木火土金水五行五运，是地之阴阳，以生长化收藏为用，与十天干相应，故曰下应。

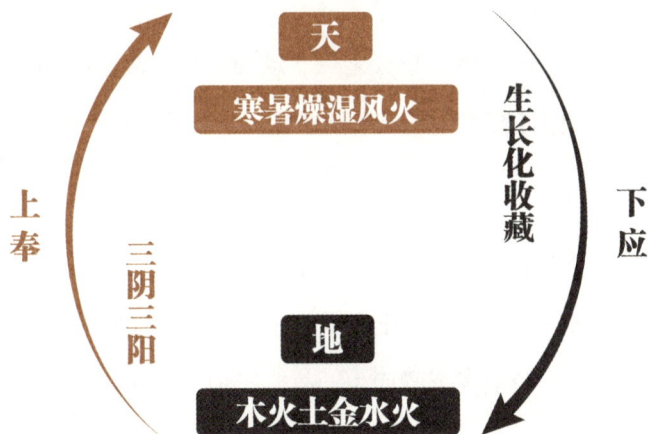

天以阳生阴长，地以阳杀阴藏。天有阴阳，地亦有阴阳。木火土金水火，地之阴阳也，生长化收藏。故阴中有阳，阳中有阴。〔阴中有阳，阳中有阴：阴阳互根，故互含，可再细分，阴阳之中可再分阴阳。〕

生长者天之道，藏杀者地之道。天阳主生，故以阳生阴长。地阴主杀，故以阳杀阴藏。天有阴故能下降，地有阳故能上腾，是以各有阴阳也。

阴阳之气，极则过亢，故各兼之，阳中兼阴，阴中兼阳。三阴三阳之气是地气上升，从阴中生，而五行五运是天气下降，从阳中生，因此阴中有阳，阳中有阴。

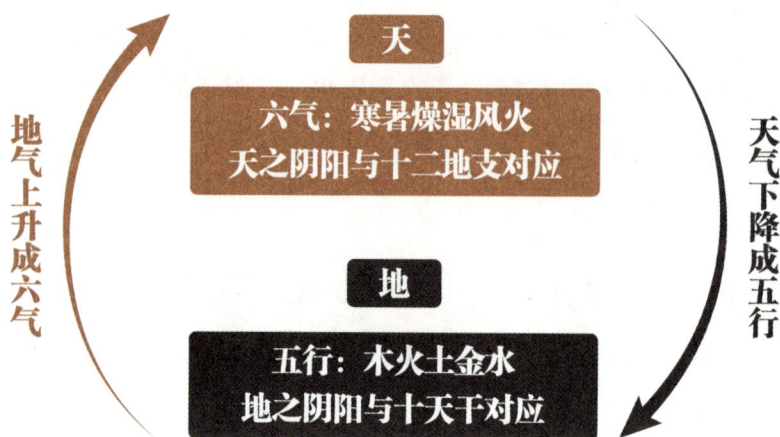

所以欲知天地之阴阳者，应天之气，动而不息，故五岁而右迁，应地之气，静而守位，故六期而环会，动静相召，上下相临，阴阳相错，而变由生也。

地之木火土金水五运五行，乃天气下降而生，故应于天，故五运每年一运，动而不息，从左到右，木火土金水按序而迁，故五岁而右迁。

三阴三阳六气，乃地气上腾而生，故应于地，一年之中上半年和下半年各有一气主令，分别称司天、在泉。司天在泉二气必阴阳相反且等量，即一阴厥阴司天/在泉，必配一阳少阳在泉/司天；二阴少阴司天/在泉，必配二阳阳明在泉/司天；三阴太阴司天/在泉，必配三阳太阳在泉/司天。

此段之正确理解，应是变动的客运客气为在天之气，动而不息，不变动的主运主气（日月之气）为在地之气，静而守位，客主加临为"动静相召，上下相临"。不可理解为"五运之气动而不息，三阴三阳之气静而守位"。

动静相召，上下相临，阴阳相错，而变由生也。

天动地静，动静相召，则三阴三阳与五运上下相应，即五运与六气相互作用，相互影响，同时发挥作用，才完整圆满。阴指五运，阳指六气，因之五运、六气动静常变的不同特性，才有了阴阳相错，阴阳相错才出现运动，变化的发生正是运动的结果。

帝曰：上下周纪，其有数乎？

鬼臾区曰：天以六为节，地以五为制。周天气者，六期为一备；终地纪者，五岁为一周。君火以明，相火以位。〔上：天之六气。下：地之五行。〕

五运六气的循环运转有无规律呢？

天之三阴三阳其数六，故"天以六为节"，地之木火土金水其数五，故"地以五为制"。

君火以明，相火以位。

两种火	形	光明大小	固定的位
君火	无形	大，弥散	无
相火	有形	小，局限	有

为何五行中木土金水都各为一，而火独分为二？

君火是本性神明的直接应象、代表者，称君主，是气化和物化的最初动力、总持力，是相火、风、寒、湿、燥五个臣子的统治者。故十二地支之始于子，子表一阳初生，应少阴君火。君火无形无相，明照万方。无处不在，其性热而弥散，无定位。

相火，在君火指挥下发挥作用，处于臣使地位，是具体完成生物成长发育的火。位，安于本位充分发挥其本身应尽的职能。相火有形，光明较小，其热也局限，因此它有一定的位。

五六相合而七百二十气，为一纪，凡三十岁；千四百四十气，凡六十岁，而为一周，不及太过，斯皆见矣。

干支结合六十年为一甲子，每三十年的运气都是一致的，为一纪，共计七百二十个节气。两个岁支对应一个气，与十二地支对应则六十年为一周，共计一千四百四十个节气。同一气对应的两个地支必是阴阳相反、五行属性相对，如子阴水午阳火，故从"三合而治"的规则看，即除了运与气还要考虑地支的影响力，则六十甲子中前后三十年不尽相同，需六十年才圆满一周之气化。然《六元正纪大论》中论述各岁气化及药食宜时，并未言及岁支的影响，验之我们的临床及大数据统计，运气相同的前后三十年之体质禀赋偏颇所显示的易患疾病，主要是依从大运大司天/大在泉的不同（很明显且规律），故岁支的影响力造成的前后三十年之差别，如甲子与甲午，似乎不大（个人见解）。因此要总结六十年一个周期的全部变化后，才能总结其规律，方能"不及太过，斯皆见矣"。

六十甲子的前后三十年

出生年份	人生四季	大司天
1954 年	水	太阴湿土在泉
1984 年	火	厥阴风木司天

人生四季不同，大司天不同——判断体质差异。

帝曰：夫子之言，上终天气，下毕地纪，可谓悉矣。余愿闻而藏之，上以治民，下以治身，使百姓昭著，上下和亲，德泽下流，子孙无忧，传之后世，无有终时，可得闻乎？

鬼臾区曰：至数之机，迫迮以微，其来可见，其往可追，敬之者昌，慢之者亡，无道行私，必得夭殃。谨奉天道，请言真要。

夫子之言既可疗民之疾，又可治国养生，要普及给百姓，造福于后世，使子孙俱无病苦之忧，世世代代流传下去。

至数，阴阳五行，最根本之数，无法改变，不可违越。

由不可超越的"数"生化出的是最根本的规律法则，它恰到好处，不可违背，急需细致认真的探索，如此既可预知未来的气候变化（来：应象于外），也可对过去的现象进行探求和解释（往：观象可知），不遵循客观规律而以主观意图办事，必然发生灾害，因此要认真按照自然规律行事。

帝曰：善言始者，必会于终，善言近者，必知其远，是则至数极而道不惑，所谓明矣。愿夫子推而次之，令有条理，简而不匮，久而不绝，易用难忘，为之纲纪，至数之要，愿尽闻之。

鬼臾区曰：昭乎哉问！明乎哉道！如鼓之应桴，响之应声也。

从始就能知终，从现在必能知将来，如同人一岁看大，三岁知老，因其间有着内在的必然联系，牵一发而动千钧，从一点可知全部和整体。所以不论表象如何千变万化，只要把握住本质，自始至终都会明明白白无疑惑，这叫有智慧！

希望夫子加以整理，令其条理化，简要而不匮乏，并能流传不断，易用难忘，成为医道的纲领。

天气始于甲：十天干之首甲对应于五运之太土，为什么？阴阳气合而生土，土为形质之始，生余四行，故五运以土运太土始，配十天干之始甲。

地气始于子：十二地支之始子对应于三阴三阳之少阴君火，为什么？少阴君火为本性光明的直接应象、代表，是阴阳之始，生余阴阳五气，故一阳初始之子，配三阴三阳之少阴。

臣闻之，甲己之岁，土运统之；乙庚之岁，金运统之；丙辛之岁，水运

统之；丁壬之岁，木运统之；戊癸之岁，火运统之。

天干	甲	乙	丙	丁	戊	己	庚	辛	壬	癸
阴阳	阳	阴	阳	阴	阳	阴	阳	阴	阳	阴
岁运	太土	少金	太水	少木	太火	少土	太金	少水	太木	少火
年尾数	4	5	6	7	8	9	0	1	2	3

天干化五运

甲己化土乙庚金，丁壬化木水丙辛，

戊癸化火为五运，五运太少仔细分。

天干五行与天干化运的区别

天干配五方五行

甲乙	东	木
丙丁	南	火
戊己	中	土
庚辛	西	金
壬癸	北	水

天干化五运

甲己	土
乙庚	金
丙辛	水
丁壬	木
戊癸	火

天干配五方之五行，依有形之物的生长壮老死规则，故东方木主生配甲乙，南方火长配丙丁……北方水藏/死配壬癸。

天干配五运之五行，是依五行出生顺序，五行始于土故甲配太土运，顺之则乙配少金运、丙配太水运……癸配少火运。

帝曰：其于三阴三阳，合之奈何？

鬼臾区曰：子午之岁，上见少阴；丑未之岁，上见太阴；寅申之岁，上见少阳；卯酉之岁，上见阳明；辰戌之岁，上见太阳；巳亥之岁，上见厥阴。少阴所谓标也，厥阴所谓终也。厥阴之上，风气主之；少阴之上，热气主之；太阴之上，湿气主之；少阳之上，相火主之；阳明之上，燥气主之；

太阳之上，寒气主之。所谓本也，是谓六元。〔上：司天之气。六元：三阴三阳六气，万物变化之本。〕

少阴所谓标也，厥阴所谓终也。

《素问·六微旨大论》言"天气始于甲，地气始于子"，十二地支配六气。地气始于子而终于亥，子配少阴故为始为标，亥属厥阴故为终。三阴三阳是本，风寒暑湿燥火是标，本是体，标是用。例如厥阴对外发挥和表现的是风木现象和作用。

	司天	在泉
一阴对一阳	己亥厥阴风木	寅申少阳相火
二阴对二阳	子午少阴君火	卯酉阳明燥金
三阴对三阳	丑未太阴湿土	辰戌太阳寒水

六元体用阴阳刚柔相反

体厥阴为阴，用风木为阳；

体少阴为阴，用君火为阳；

体太阴为阴刚，用湿土为阴柔；

体少阳为阳柔，用相火为阳刚；

体阳明为阳，用燥金为阴；

体太阳为阳，用寒水为阴。

地支化六气

年支	司天	在泉
子午	少阴君火	阳明燥金
丑未	太阴湿土	太阳寒水
寅申	少阳相火	厥阴风木
卯酉	阳明燥金	少阴君火
辰戌	太阳寒水	太阴湿土
巳亥	厥阴风木	少阳相火

地支配五行

寅卯	木
午巳	火
申酉	金
子亥	水
丑辰未戌	土

丑：水中之土　　　　辰：木中之土

未：火中之土　　　　戌：金中之土

司天在泉运行规律

生肖年	子午	丑未	寅申	卯酉	辰戌	巳亥
初之气 / 左间	太阳寒水	厥阴风木	少阴君火	太阴湿土	少阳相火	阳明燥金
二之气 / 右间	厥阴风木	少阴君火	太阴湿土	少阳相火	阳明燥金	太阳寒水
三之气 / 司天	少阴君火	太阴湿土	少阳相火	阳明燥金	太阳寒水	厥阴风木
四之气 / 左间	太阴湿土	少阳相火	阳明燥金	太阳寒水	厥阴风木	少阴君火
五之气 / 右间	少阳相火	阳明燥金	太阳寒水	厥阴风木	少阴君火	太阴湿土
终之气 / 在泉	阳明燥金	太阳寒水	厥阴风木	少阴君火	太阴湿土	少阳相火

帝曰：光乎哉道！明乎哉论！请著之玉版，藏之金匮，署曰《天元纪》。

我们的生命要得到欢乐自由，要生生不息，子孙要繁荣昌盛，国家要兴旺发达，靠的就是这些真理。所以吾辈作为炎黄子孙要有着不可推卸的责任感，定要学会它，并传承下去。我们这一代，中医式微，如果再不把这些东西（真理）传承下去，可真愧对我大中华五千年来传统文化和医学的传承。学医用医，然木火土金水都不知道，木是风、水是寒、金是燥等都不知道，很可怕。愿我辈皆能博学之，审问之，慎思之，明辨之，笃行之。

> 玉永远不锈不坏。真理没有时空限制，
> 要使子孙都能得其益，所以著之玉版。

第二章　五运行大论

本章主要内容

一、释篇名

二、天干化运，地支化气

三、天干化运的天象定位

四、地支化气的天地左右定位

五、天地运气的气位功用与所查所知

六、神生三才五方万化同本共命

释篇名

五运行大论：

五运即五行的应象。

五运具体有主运客运，客运分统主一年的岁运（中运、大运）和每年的五步客运。

五运行指十客运的逐岁轮值。

首甲定运：五运行指五运对年年气化的主宰轮转，阴阳合气生有形质之土，五行之生始于土，土再合阴阳生余四行，故首甲定土运（太土），此为先天五行之生序。《洪范》"天一生水地六成之……"者，指后天五行，故每一行从生至成，有五步以圆具先天五行之内涵，方可长成。

黄帝坐明堂，始正天纲，临观八极，考建五常。请天师而问之曰：《论》言天地之动静，神明为之纪；阴阳之升降，寒暑彰其兆。余闻五运之数于夫子，夫子之所言，正五气之各主岁耳，首甲定运，余因论之。［明堂：正大光明之地。天纲：天道。八极：八方无极限。五常：五运行。神明：神明为万物之本性。纪：步骤轨则，不可违逆。岁：岁指气化年，年主日期，故岁以气化分年。汉代年始定为冬至日，后定为立春日。首甲定运：甲年定土运，阴阳合气生有形质之土，土运为五运之始。］

黄帝坐明堂，始正天纲，临观八极，考建五常。

明堂象太和殿，宽广明亮，指智慧清明的状态。天纲，天地根本的道，纲举目张。我们自己一醒来先要"坐明堂，始正天纲，临观八极，考建五常"。想我是谁？我为什么活着？醒了就是觉悟，要"坐明堂"，审视自己能否"正天纲"。让自己的心和天地相合。"临观八极"要看天地八方是什么样子？需要我们什么帮助，怎么治理？"考建五常"考建阴阳五运天地之道，自己心里先建起来，然后再让别人建起来。

> 请天师而问之曰：《论》言天地之动静，
> 神明为之纪；阴阳之升降，寒暑彰其兆。

天师是得道的人，有身外的天师，有身内的天师。我们周围未必有天师，但时时刻刻有一个真正的天师在我们的心里，要早一点用智慧把自己心内的天师建立起来。天地有形叫有为法，神明指无我互依之万物共同本性，纪是步骤、轨则，不可违逆。

鬼臾区曰：土主甲己，金主乙庚，水主丙辛，木主丁壬，火主戊癸。子午之上，少阴主之；丑未之上，太阴主之；寅申之上，少阳主之；卯酉之上，阳明主之；辰戌之上，太阳主之；巳亥之上，厥阴主之。不合阴阳，其故何也？ [阴阳：日地之间。]

不合阴阳是指不合日地间的阴阳，如在五行上，春夏秋冬是木火金水，阴阳逐渐演化交替，可是到五运上不这么衍化，如太木之后不是太火，而是少火水旺，反而是阴。气也一样，客气不按春夏秋冬之阴阳顺序，而是上下半年司天在泉之气阴阳相对。天干方位五行属性三者关系方面，也不相合。

岁运为"少火"的年干即为"少火水旺，反而为阴"之年

天干	甲	乙	丙	丁	戊	己	庚	辛	壬	癸
阴阳	阳	阴	阳	阴	阳	阴	阳	阴	阳	阴
岁运	太土	少金	太水	少木	太火	少土	太金	少水	太木	少火
年尾数	4	5	6	7	8	9	0	1	2	3

天干配五方五行		
甲乙	东	木
丙丁	南	火
戊己	中	土
庚辛	西	金
壬癸	北	水

天干化五运	
甲己	土
乙庚	金
丙辛	水
丁壬	木
戊癸	火

岐伯曰：是明道也。此天地之<u>阴阳</u>也。夫数之可数者，人中之阴阳也。然所合，数之可得者也。夫阴阳者，数之可十，推之可百，数之可千，推之可万。<u>天地阴阳者，不以数推，以象之谓也</u>。［阴阳：宇宙五运行之阴阳。天地阴阳者，不以数推，以象之谓也：天地阴阳指宇宙的阴阳，内涵太复杂了，层层变化，对事物的影响因素繁多，从单一角度推数就无法准确推断，必须得看最终的象，才能把握其内在的规律。例如疾病病因推断、同卵双胞胎基因表达、地震预测……］

五运六气各有阴阳。中医思维不能只以数推，推理是从一个角度一个角度地推，而影响因素太多时，便要靠象最终证明推断。

帝曰：愿闻其所始也。

岐伯曰：昭乎哉问也！臣览《太始天元册》文，<u>丹</u>天之气经于牛女戊分，<u>黅</u>天之气经于心尾己分，<u>苍</u>天之气经于危室柳鬼，<u>素</u>天之气经于亢氐昴毕，<u>玄</u>天之气经于张翼娄胃。所谓戊己分者，奎壁角轸，则<u>天地之门户</u>也。夫候之所始，<u>道之所生</u>，不可不通也。［丹：

五气经天化生五运图

红，火运。**黅**：黄，土运。**苍**：青，木运。**素**：白，金运。**玄**：黑，水运。**天地之门户**：秋分春分。**候**：显象。**道**：轨则。]

丹天之气经于牛女戊分	火气	戊癸	素天之气经于亢氐昴毕	金气	乙庚
黅天之气经于心尾己分	土气	甲己	玄天之气经于张翼娄胃	水气	丙辛
苍天之气经于危室柳鬼	木气	丁壬	所谓戊己分者，奎壁角轸，则天地之门户也		

天干地支

按照五行所主生长化收藏的转化轨则

甲 》乙 》丙 》丁 》戊 》己 》庚 》辛 》壬 》癸 》甲 》乙 ……

子 》丑 》寅 》卯 》辰 》巳 》午 》未 》申 》酉 》戌 》亥 ……

按照阴阳盛衰转化轨则

六十年甲子（干支表）

1	2	3	4	5	6	7	8	9	10
甲子	乙丑	丙寅	丁卯	戊辰	己巳	庚午	辛未	壬申	癸酉
11	12	13	14	15	16	17	18	19	20
甲戌	乙亥	丙子	丁丑	戊寅	己卯	庚辰	辛巳	壬午	癸未
21	22	23	24	25	26	27	28	29	30
甲申	乙酉	丙戌	丁亥	戊子	己丑	庚寅	辛卯	壬辰	癸巳
31	32	33	34	35	36	37	38	39	40
甲午	乙未	丙申	丁酉	戊戌	己亥	庚子	辛丑	壬寅	癸卯
41	42	43	44	45	46	47	48	49	50
甲辰	乙巳	丙午	丁未	戊申	己酉	庚戌	辛亥	壬子	癸丑
51	52	53	54	55	56	57	58	59	60
甲寅	乙卯	丙辰	丁巳	戊午	己未	庚申	辛酉	壬戌	癸亥

　　天干地支是观察总结加上高度究竟的智慧和几千年的验证得出的，反映的是整个宇宙的气化规则，即便太阳毁灭了，它仍然不变。

帝曰：善。《论》言天地者万物之上下，左右者阴阳之道路，未知其所谓也。

岐伯曰：所谓上下者，岁上下见阴阳之所在也。左右者，诸上见厥阴，左少阴，右太阳；见少阴，左太阴，右厥阴；见太阴，左少阳，右少阴；见少阳，左阳明，右太阴；见阳明，左太阳，右少阳；见太阳，左厥阴，右阳明。所谓面北而定其位，言其见也。〔上：上半年。下：下半年。上：司天。左：四之气。右：二之气。面北：面向北定左右。〕

司天、在泉运行规律

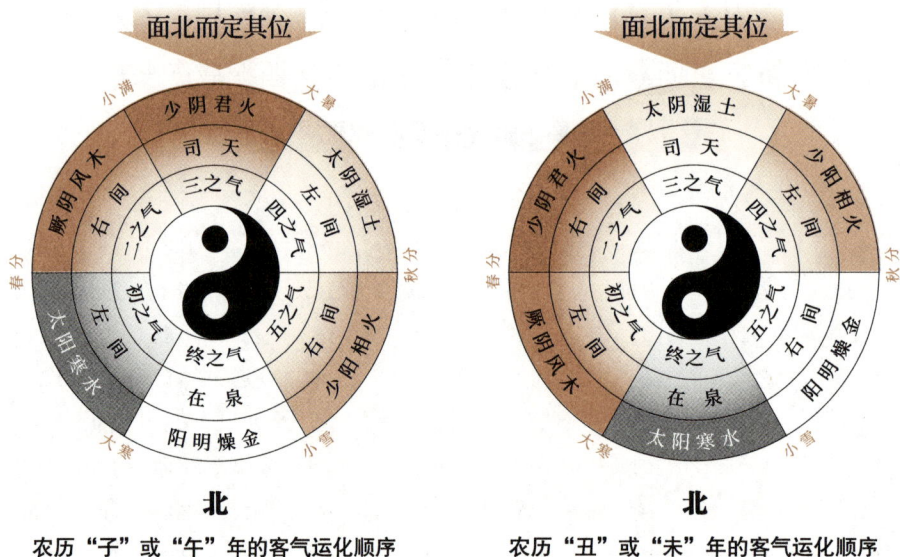

农历"子"或"午"年的客气运化顺序

农历"丑"或"未"年的客气运化顺序

面北而定其位

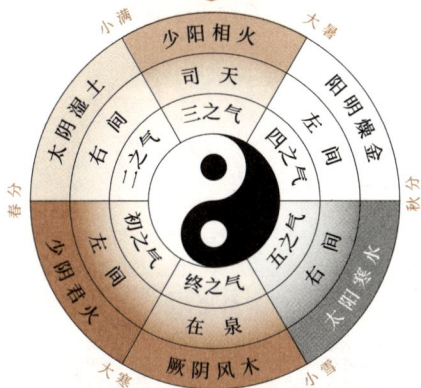

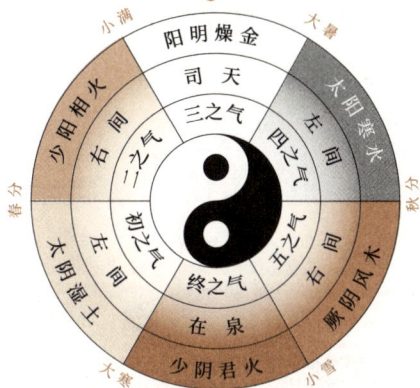

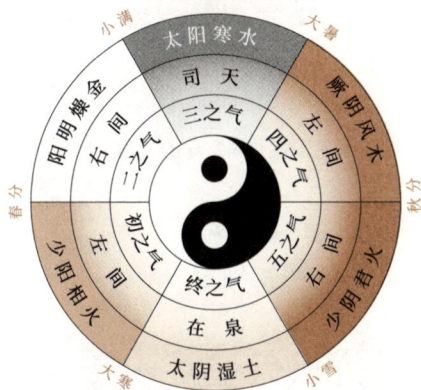

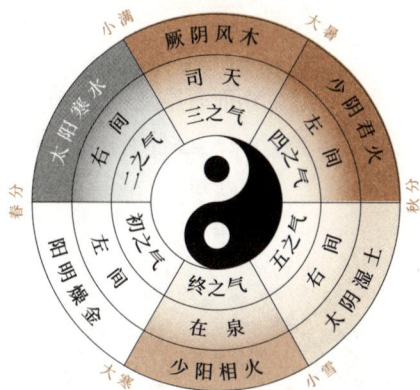

小满　大暑
春分　秋分
大寒　小雪

少阳相火　司天　三之气
阳明燥金　左间　四之气
太阴湿土　右间　二之气
太阳寒水　五之气　右间
厥阴风木　在泉　终之气

北

农历"寅"或"申"年的客气运化顺序

面北而定其位

小满　大暑
春分　秋分
大寒　小雪

阳明燥金　司天　三之气
太阳寒水　左间　四之气
少阳相火　右间　二之气
厥阴风木　五之气　右间
少阴君火　在泉　终之气
太阴湿土　左间

北

农历"卯"或"酉"年的客气运化顺序

面北而定其位

小满　大暑
春分　秋分
大寒　小雪

太阳寒水　司天　三之气
厥阴风木　左间　四之气
阳明燥金　右间　二之气
少阴君火　五之气　右间
太阴湿土　在泉　终之气
少阳相火

北

农历"辰"或"戌"年的客气运化顺序

面北而定其位

小满　大暑
春分　秋分
大寒　小雪

厥阴风木　司天　三之气
少阴君火　左间　四之气
太阳寒水　右间　二之气
太阴湿土　五之气　右间
少阳相火　在泉　终之气
阳明燥金

北

农历"巳"或"亥"年的客气运化顺序

帝曰：何谓下？

岐伯曰：厥阴在上，则少阳在下，左阳明，右太阴；少阴在上，则阳明在下，左太阳，右少阳；太阴在上，则太阳在下，左厥阴，右阳明；少阳在上，则厥阴在下，左少阴，右太阳；阳明在上，则少阴在下，左太

阴，右厥阴；太阳在上，则太阴在下，左少阳，右少阴。所谓**面南**而命其

位，言其见也。〔上：司天。下：在泉。左：初之气。右：五之气。面南：面向南定

左右。〕

司天、在泉间气图

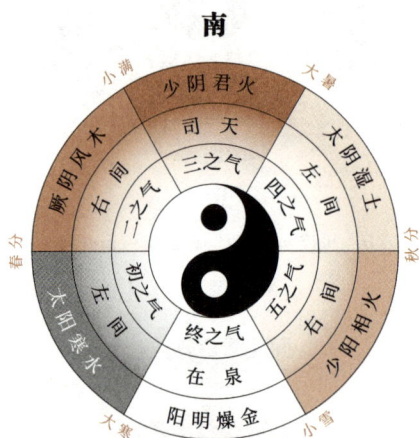

农历"子"或"午"年的客气运化顺序

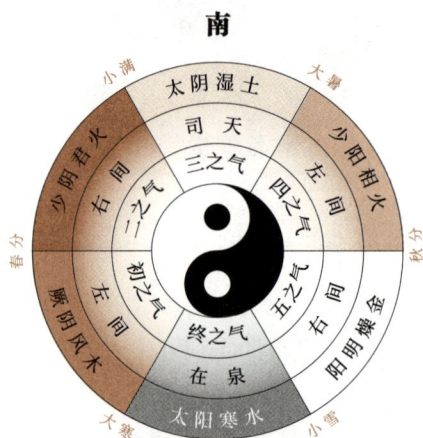

农历"丑"或"未"年的客气运化顺序

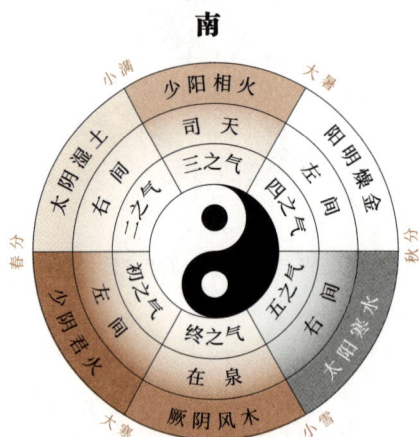

农历"寅"或"申"年的客气运化顺序

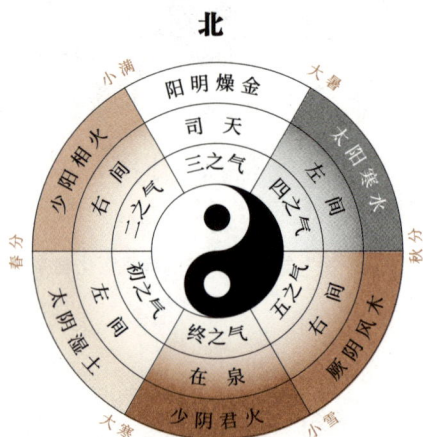

农历"卯"或"酉"年的客气运化顺序

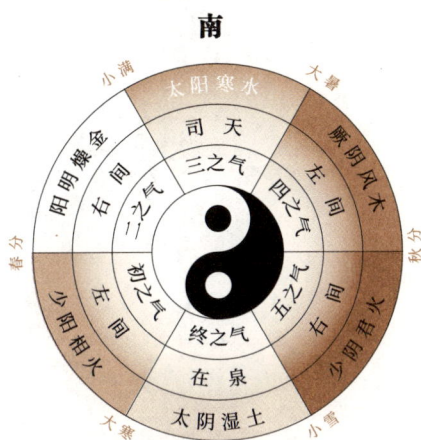

农历"辰"或"戌"年的客气运化顺序

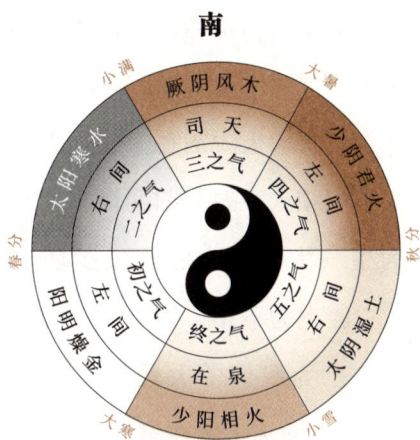

农历"巳"或"亥"年的客气运化顺序

上下相遘，寒暑相临，气相得则和，不相得则病。

帝曰：气相得而病者，何也？

岐伯曰：以下临上，不当位也。 ［相遘：如三之气时少阴君火司天遘和主气少阳相火。**相临**：相加，相遇，如三之气时太阳寒水司天临主气少阳相火。**气相得则和**：客胜主为顺。**不相得则病**：主胜客为逆。**下**：主气。**上**：客气。］

主客二气相得则和，不得则病。日月影响固定，主气年年不变，而客主加临就不一样。在不合当中，如果主胜了客叫作逆，客胜主叫作顺，因为客大主小，大胜小是不顺当中的顺。只要相克都是不顺，但是有着程度的不同，这就叫作相得、不相得。

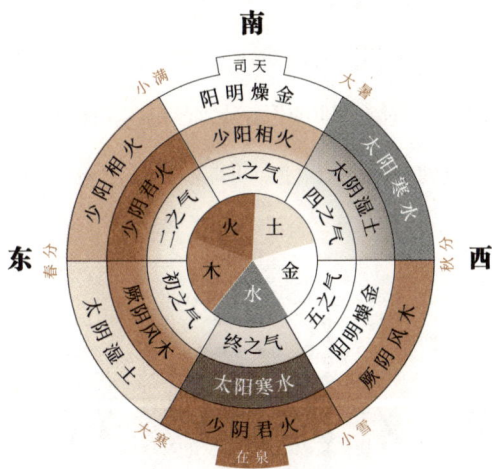

主气胜客气为逆

本来在上的是当位的，跟它相反的这种气去冲击它就是以下临上。如阳明司天少阴在泉，司天为主气少阳相火胜客气阳明燥金，在泉为主气太阳寒水胜客气少阴君火，主胜克为不相得中之逆，伤病极重（已为我们的大数据统计证实）；太阳司天太阴在泉为客胜主，不相得中之顺，是以上之太阳寒水临下之少阳相火。

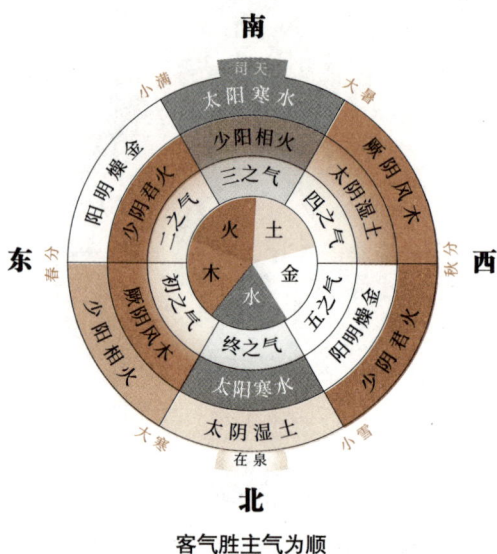

客气胜主气为顺

帝曰：动静何如？

岐伯曰：上者右行，下者左行，左右周天，余而复会也。

帝曰：予闻鬼臾区曰：应地者静。今夫子乃言下者左行，不知其所谓也。愿闻何以生之乎？［上者右行：在上之夏气转化向秋从右降，在下之冬气转化为春从左升，司天在泉之转化及气行之道亦然。下：在泉六之气。］

岐伯曰：天地动静，五行迁复，虽鬼臾区其上候而已，犹不能遍明。夫变化之用，天垂象，地成形，七曜纬虚，五行丽地。地者，所以载生成之形类也。虚者，所以列应天之精气也。形精之动，犹根本之与枝叶也。仰观其象，虽远可知也。

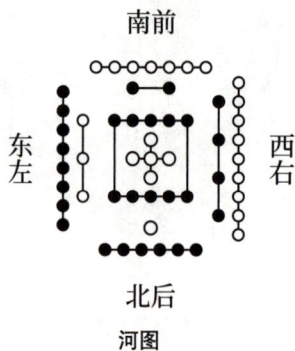

河图

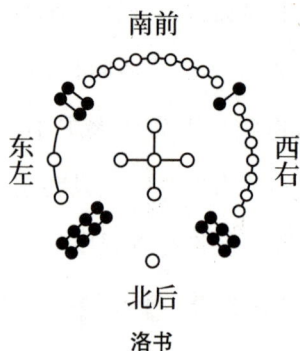

洛书

天地形气互生，形成一个有机的整体，所以地化气上升，天化形下降，形成一个整体的太极。河图为地，上升为洛书，洛书为天，下降为河图。

帝曰：地之为下否乎？

岐伯曰：地为人之下，太虚之中者也。

帝曰：凭乎？

岐伯曰：**大气举之也。燥以干之，暑以蒸之，风以动之，湿以润之，寒以坚之，火以温之。故风寒在下，燥热在上，湿气在中，<u>火游行其间</u>，寒暑六入，故令虚而化生也。故燥胜则地干，<u>暑胜则地热</u>，风胜则地动，湿胜则地泥，寒胜则地裂，<u>火胜则地固矣</u>。**[火游行其间：指君火作为神明的直接应象，为余五气之生原之主，故五气之中皆有君火隐于中、显象之火游行其间，这也可能就是刘河间所谓"六气皆从火化"之依据吧。燥胜则地干：燥为金阴在表，地表燥热为干。暑胜则地热：热为阴闭则暑，故热气在地中。地动：木气生地中为雷为震。火：火性弥散，发于地中，水干则地固。]

大气举之也

为什么地球会浮在大气中？天地本同体，因分别心而幻生有别，幻生顺序是先生出气、气聚成形生大地，故气为形之母，大气能举地、化地、动地，寒暑六气出入地中令其"虚而生化"。此处之解释，唯能从天地本性之共命互幻、先天后地方可成立，且有修道与医学价值。不知天道真理，何以解《内经》，知之而读圣典，随文入观、随圣入流，又何其美哉！

帝曰：天地之气，何以候之？

岐伯曰：天地之气，胜复之作，<u>不形于诊也</u>。《脉法》曰：天地之变，<u>无以脉诊</u>。此之谓也。

帝曰：间气何如？

岐伯曰：随气所在，期于左右。

帝曰：期之奈何？

岐伯曰：从其气则和，违其气则病。**不当其位者病，迭移其位者病，失守其位者危，尺寸反者死，阴阳交者死。先立其年，以知其气，左右应见，然后乃可以言死生之逆顺。**〔不形于诊：不形于临床四诊。无以脉诊：变化之气隐秘，凭脉不易判断。其气：主客气相得。不当其位：与主气相反。迭移其位者：当退位不退位。失守其位者：如少金少阴在泉，少阴在泉之人，肾气浮失守其位。〕

天地之气，胜复之作，不形于诊也。
《脉法》曰：天地之变，无以脉诊。

脉象受饥饱、劳逸、地域等多重因素影响，无以脉诊是指仅仅根据脉象来测五运六气这个数是很难的。但在特定条件下用对比等方法也可以表现出运气信息，例如同一个人，节气转换前后。

先立其年，以知其气，左右应见，
然后乃可以言死生之逆顺。

看六气顺逆，先立其年：2022年壬寅，立其年太木，三之气少阳司天，对应厥阴在泉，这就先立其气了。左右应见，4个间气就定下来了。

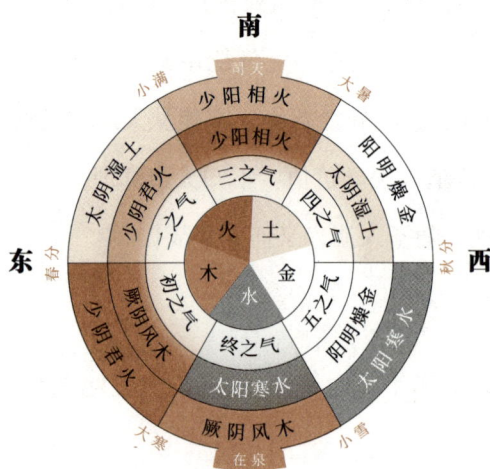

2022 壬寅年太木

从其气则和，违其气则病。

主客气相得不相得。

不当其位者病

指客气当不当其位。例如春天主气固定，客气也应该是木火之气才叫当其位，若是阳明、太阳即不当其位。

迭移其位者病

客气该退位不退位，例如1983年、1953年厥阴司天，二之气、三之气应该是到了火位上，但是三之气客气是厥阴风木，就是在三之气主气少阳相火的火位上出来个木，客气是木，这个时候叫春气移到了夏天火位上，叫"迭移其位"，风火相煽。

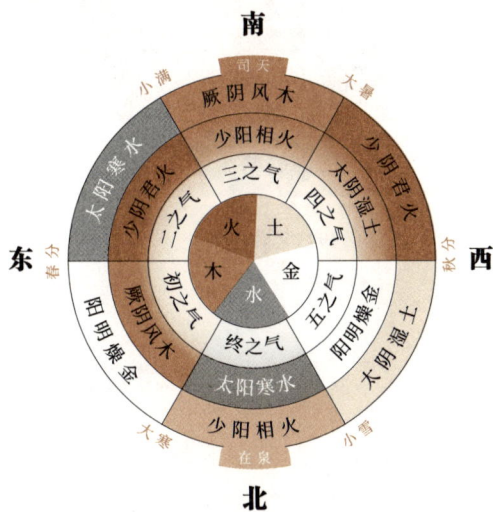

1983 癸亥 /1953 癸巳年少火

失守其位者危

例1. 1975年少金阳明少阴，少金是火，阳明是金，少阴又是火，等到下半年六之气，两火合一就把水位夺了，即冬天特别寒的时候，两火把肾水给夺了，肾气不得闭藏，而反上浮，即为肾失守其位，这时候就病危。所以这一年冬天出生的人容易得肾虚的病，像再生障碍性贫血，或虽无贫血，早早就停经了。

例 2. 1946 年太水太阳太阴，司天是水，运又是水，三之气是夏天是火，这两水就把火夺了，火已经没有地位了，容易得冠心病、心律失常，也容易得心肌病、病毒性心肌炎等。

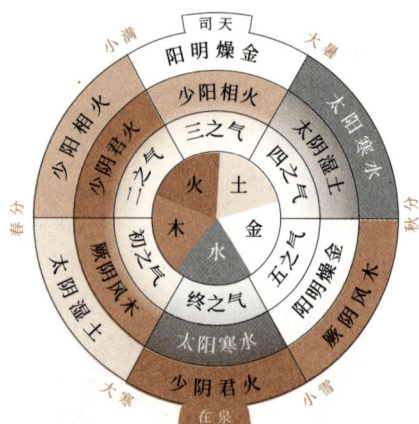

1975 乙卯年少金　　　　　　1946 丙戌年太水

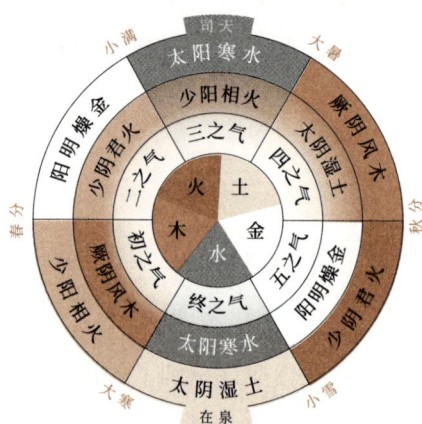

尺寸反者死，阴阳交者死。

寸应上焦，尺应下焦。上焦寸脉浮大，下焦尺脉沉弱。反之，上焦寸脉非常沉弱，尺脉反而"嘣嘣"跳动厉害，这是元精、元气外泄。如灯灭前突然爆闪，回光返照。

阴阳交者死：例如伤寒直中少阴，肾的精气虚衰，奋力抗邪，若值木火之气突旺，如值小雪转入少阴在泉，或值立春木气上升，则容易导致阳气随天地升发而无根升腾而亡阳。

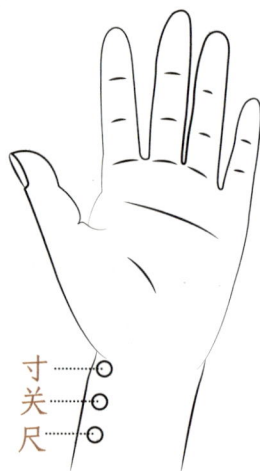

寸
关
尺

帝曰：寒暑燥湿风火，在人合之奈何？其于万物何以生化？

岐伯曰：东方生风，风生<u>木</u>，木生<u>酸</u>，酸生肝，<u>肝生筋</u>，<u>筋生心</u>。

［**木**：本味。**酸**：养肝。**肝生筋**：肝养筋。**筋生心**：木生火。］

"生"有关待（相对）相生、同质相生两种类型。这里的生不是一般的生育，东方生风指风常出现在东方、常盛于东方。风气表现在形上是木，树木、草木，木生本味酸，酸生养肝，肝气生养筋。筋是指的肌腱、血管壁等。心脑血管疾病，主要责之于肝，因为主要是动脉壁的问题。

其在天为<u>玄</u>，在人为道，在地为化。化生五味，道生智，玄生<u>神</u>，<u>化生气</u>。神在天为风，在地为木，在体为筋，在气为柔，<u>在藏为肝</u>。［**玄**：本性无象。**神**：神明。**化生气**：化生精气供人体利用。**在藏为肝**：本体随外界因缘而显象不同。］

其在天为玄，"其"是宇宙本体、无我互依性的存在。"玄"指五官不能及，但真实存在，仅能靠智慧了达其存在。宇宙本体表现在外、在天上就称之为玄。

在人为道，只有人才能够认识到宇宙轨则。

在地叫作化，有形质的东西的生成叫作化，化生出五味。

道生智，依道生出智慧，智慧能够如实地认知和使用真理。

玄生神，在天上看不见的那个力量，它发挥作用的时候，我们就称它为神明。

化生气，五味化为精气。

神（此处指宇宙的本体）表现在天地人上的时候应象不同。

（风）其性为<u>暄</u>，其德为<u>和</u>，其<u>用</u>为动，其色为苍，其化为荣，其虫毛，其政为<u>散</u>，其令宣发，其<u>变</u>摧拉，其<u>眚</u>为陨，其味为酸，其志为怒。怒伤

肝，悲胜怒；**风伤肝，燥胜风；酸伤筋，辛胜酸**。[暄：暖。和：冲和。用：对外作用。散：松散。变：过胜。眚：灾害。风：非时之风。]

南方生热，热生火，火生苦，苦生心，心生血，血生脾。其在天为热，在地为火，在体为脉，在气为息，在藏为心。

南方生热，热生火，南方最容易热，热的时间也最长，热度也最高。

在体为脉。脉跟筋的区别，临床上最实用的是血管壁属于筋，气血流动所依的道路叫脉，循经流动。在脉管里头的叫营，脉管外边叫卫。

其性为暑，其德为显，其用为躁，其色为赤，其化为茂，其虫羽，其政为明，其令郁蒸，其变炎烁，其眚燔焫，其味为苦，其志为喜。喜伤心，恐胜喜；热伤气，寒胜热；苦伤气，咸胜苦。[伤：耗散。]

中央生湿，湿生土，土生甘，甘生脾，脾生肉，肉生肺。其在天为湿，在地为土，在体为肉，在气为充，在藏为脾。

中央属土，湿气重。土的本味是甘味，甜味养脾，脾主肌肉叫脾生肉，瘦人都是属于脾气不足的人。胖而不肥的是土气旺，充实、敦实，肥是肾虚。

其在天为湿，这种看不见的力量在天表现的是一股湿气，风寒暑湿燥火的那个湿，在地上就是土，泥土。

其性静兼，其德为濡，其用为化，其色为黄，其化为盈，其虫倮，其政为谧，其令云雨，其变动注，其眚淫溃，其味为甘，其志为思。思伤脾，怒胜思；湿伤肉，风胜湿；甘伤脾，酸胜甘。[盈：充盈。]

过思伤脾，当一个人很纠结的时候，不妨让他发发火，以怒胜思。

湿气特别重的时候肉就软，睡也睡不醒，浑身懒散、沉重，这都是散，气被湿阻滞住了。这个时候让他动起来，咬着牙活动出汗，人马上就精神，胃口都开了。

吃甜太多生湿伤脾，用酸温的醋来破。脾虚表现为喜甘，脾湿胜表现为厌甘。麸皮能理气化湿，故可回归全麦饮食。

西方生燥，燥生金，金生辛，辛生肺，肺生皮毛，皮毛生肾。其在天为燥，在地为金，在体为皮毛，在气为成，在藏为肺。〔生：主。皮毛生肾：金生水。成：成就。〕

西方生燥是指阴阳五行应化在西方的时候，所生气是燥气。

其性为凉，其德为清，其用为固，其色为白，其化为敛，其虫介，其政为劲，其令雾露，其变肃杀，其眚苍落，其味为辛，其志为忧。忧伤肺，喜胜忧；热伤皮毛，寒胜热；辛伤皮毛，苦胜辛。〔固：内收。雾露：金木相争。肃杀：过分的固。辛：耗肺气。苦：苦沉降。〕

金性人干巴瘦，小头方面，精悍，善为吏。看上去挺安静，动作起来很准确、很猛，是捕快、警察的特点，像孙悟空。

春天是雾，秋天是露，所以雾露是金木相合或水火相合引发的。霾也是金木相合，不要害怕霾。为躲避霾而从北方搬到南方居住，不划算，地气的不适应造成的影响比霾大得多。

人无远虑，必有近忧。但过分的忧虑就会伤肺。

北方生寒，寒生水，水生咸，咸生肾，肾生骨髓，髓生肝。其在天为寒，在地为水，在体为骨，在气为坚，在藏为肾。

其性为凛，其德为寒，其用为藏，其色为黑，其化为肃，其虫鳞，其政

为静，其令霰雪，其变凝冽，其眚冰雹，其味为咸，其志为恐。恐伤肾，思胜恐；寒伤血，燥胜寒；咸伤血，甘胜咸。

如果天生吃得咸，是肾里有火；如果天生吃得特别淡，是肾寒。

高原地区人肾气上浮，要吃咸的降浮动的气归元于肾。预防高血压一律低盐是错误的，传统饮食口味北咸南淡是有道理的，北方应当偏咸。

寒性感冒，尤其是嗓子发咸、吐的痰是咸的时候，是肾寒，不要用清肾火的药，一定要温补肾，还不能只用附子，一定要加上山药、山萸肉补肾精助气化。

五味判断五藏虚实寒热

口味	原因
特别喜欢甜	脾虚
特别讨厌甜	脾湿，湿气太重，把脾固住
特别想吃酸	肝虚，肝的阴血给伤了
怕吃酸	肝实
爱吃咸	肾阴虚有火
怕吃咸	肾阳虚有寒
特别想吃味重的	因为寒了
夏天喜欢吃清淡的	因为热了
特别想吃辣	肝气闭住了，或者肺气、脾气被压抑住了
特别喜欢吃葱	山东木旺，引金气来复，肺气被闭住
特别喜欢吃辣椒	湖北、湖南、四川金气旺，肝脾闭住了
喜欢吃芥末	陕西、宁夏西部金气旺，肺脾闭住了，芥末偏肺

五气更立，各有所先，非其位则邪，当其位则正。

五气更立就是指的木、火、土、金、水，按照时间的次第轮流值班，主全年的客运叫岁运。把这一年分成五步的时候，每一步又有一个客运。如果这每一步的客运，跟它的主运合得上，叫作当其位。例如春天的时候正好是木气，逢太木之年，春天的时候，初运也是木，这叫作当其位；如果逢少木之年，客运的初运（少木为金）跟主运正好相反，金克木，所以一年五步运主客都是相克的，实际上不太好过，都是主克客，主胜客，是逆。

帝曰：病生之变何如？

岐伯曰：气相得则微，不相得则甚。

帝曰：主岁何如？

岐伯曰：气有余则制己所胜而侮所不胜，其不及，则己所不胜侮而乘之，己所胜轻而侮之。侮反受邪，侮而受邪，寡于畏也。帝曰：善。[侮而受邪：木火刑金，木也受邪。]

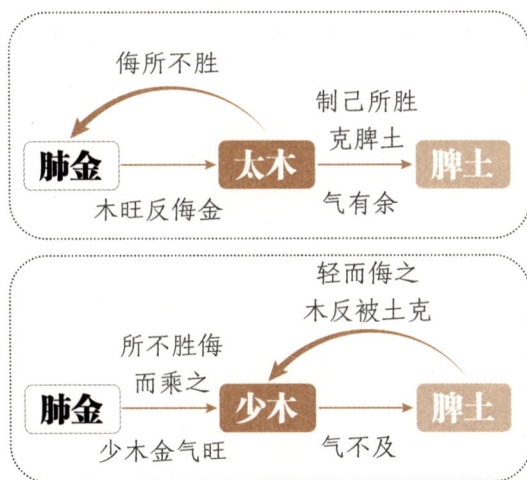

第三章　六微旨大论

本章主要内容

一、释篇名

二、天道六六之节与标本中见

三、地理之应六节气

四、岁会天符太一天符

五、不同干支岁之六气始终与循环

六、天地气交升降变作

七、气化所赖神机气立与不生不化

释篇名

六微旨大论：

六，六气运行五运行也有五微旨，六微旨也有六运行。

微，唯智慧所可明了，为五官所不能见闻。

旨，天地之本心圣意。

黄帝问曰：呜呼远哉！天之道也，如迎浮云，若视深渊，视深渊尚可测，迎浮云莫知其极。［**视深渊尚可测：**深渊再深也有底，因为是有形、有限的。**迎浮云莫知其极：**浮云找不到边，只能人为地画个边。］

天之道，眼、耳、鼻、舌、身体无法直接感受，只有用智慧才能了达。

例：根据五根摄取的相／象，用第六"意识"做判断，知道她们是母子关系。

干净的标准、好人的标准——没有绝对的标准。

心认为是什么就是什么——生活中的重要规律。

夫子数（shuò）言，谨奉天道，余闻而藏之，心私异之，不知其所谓也。［**心私：**琢磨来琢磨去，还是抓不住的状态。］

您说的谨奉天道啊，我琢磨了半天，总觉得把握不住，一会儿是这样，一会儿又是那样，能不能再给我讲一讲？

愿夫子溢志尽言其事，令终不灭，久而不绝。天之道可得闻乎？［**天之道可得闻乎：**第一，我这样的人够不够资格来听，有没有资格传承大道？第二，这个天之道能不能说明白，可不可以表达出来？］

天之道，是那样的深远，您以前给我讲了那么多，可是我觉得还是无法完全理解，很多东西模模糊糊。

请您再尽言其事，令终不灭，使我能够听懂，能够传给子孙，流传不绝。

还原古圣贤的原态思维

任一事物跟周围的两种关系

关系	解释	适用于	例子	五运六气
阴阳	有一法必然有反法存在，有阴必有阳，有阳必有阴	时空上没法间断，关系特别密切，没法分开	气与气 我和父母	太阳对地球的影响侧重主运主气
五行	生我、我生、克我、我克	时空上可以割断	我和单位领导	侧重客运客气

五运→十运→十年运周期

阴阳细分为三阴三阳，因为任何一气都有生－长壮－老三个主令的阶段，此气灭了以后转为反气，再生－长壮－老，循环不断。

五行把生我、我生、克我、我克四种关系全部表达出来了，再展开，每一运主一年，就有十年的一个循环，太少相间，如太木－少火－太土－少金－太水，其中，对于少火而言，太木生少火表生我，少火生太土表我生，少火则水胜表克我，少火克少金表我克，这就是五行之性应化为五运主岁时需十个运的原因之一解。另一解原因为十天干化十运。

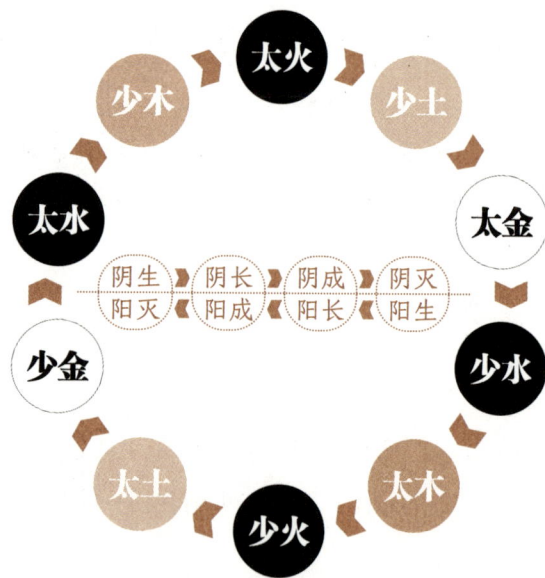

太火　少土　少木　太金　太水　少水　少金　太木　太土　少火

阴生阳灭　阴长阳成　阴成阳长　阴灭阳生

岐伯稽首再拜对曰：明乎哉问！天之道也，此因<u>天</u>之序，<u>盛衰</u>之时也。

[**天：**本性。**盛衰：**有盛衰的变化。]

您问的是什么？都是光明大道，凡是大道必然是光明的，证道之时感觉到的全是光明。

您所问的这个天道就是指具有盛衰变化次第的不变大道，此道即五运六气之道，来源于万物无我互依、共命一体的本性这个最大的天，依此有阴阳五行，应化为五运六气次第轮转。

帝曰：愿闻天道六六之节，盛衰何也？

我现在对"六六之节"还是不太清楚，在天怎么表现，在地怎么表现？您先跟我说一说吧。

岐伯曰：<u>上</u>下有位，<u>左右</u>有纪。故少阳之右，阳明治之；阳明之右，太阳治之；太阳之右，厥阴治之；厥阴之右，少阴治之；少阴之右，太阴治之；太阴之右，少阳治之。此所谓气之标，盖南面而待之也。故曰：因天之序，盛衰之时，<u>移光定位</u>，<u>正立而待之</u>。此之谓也。[**上：**正在主令的气，有其定位。**左右：**主令司天在泉之气的左右间气。**移光定位：**气的变动。**正立而待之：**面南背北。]

上：位高在上、有权利，其什么时候掌权、什么时候胜、什么时候衰，以及所引发的反应，都有规律。

左右有纪：左右指司天在泉两边间气，还没有达到这个地步的时候，也有它明确的位置、状态和时空特点，不是混乱无序的。

移光定位：在太阳下立一个标杆，正中午时影子最短，随着影子逐渐拉长，影子也在转，测影即可知时节之气。

正立而待之：日出东南，落于西北，故东南为阳，气多形少，地势低洼；西北为阴，形多气少，地势高凸。万物依太阳而生长浮沉，故面南为正，左东右西，以示阳升阳降。

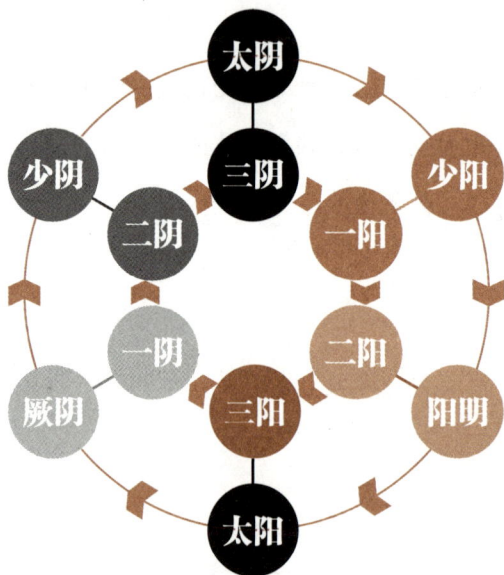

为何会有主客不同？

主运、主气：由地球跟日月之间的相互运动产生，具表浅、距离近、后天的特性，会受自己余气的余力影响。

客运、客气：是整个宇宙对地球的影响，具深层、背后、先天的特性。

主气三之气为什么是相火而不是太阴？

地球表面产生的日月合气，前后会互相影响。二之气少阴产生的热气，在进入三之气的时候，夏至之前气给地球的热量仍在逐渐增加，夏至一阴生，热气被阴气郁住，无法外散，形成锅盖效应，所以三之气是以郁火为特点的少阳相火。整个宇宙不受表面的后天之气影响，所以还是按照一阴二阴三阴、一阳二阳三阳的顺序来转换。

少阳之上，火气治之，中见厥阴；阳明之上，燥气治之，中见太阴；太阳之上，寒气治之，中见少阴；厥阴之上，风气治之，中见少阳；少阴之上，热气治之，中见太阳；太阴之上，湿气治之，中见阳明。[上：指客气的对外作用，即体是少阳，用为相火；体是少阴，用是君火，余同。释中以司天为例，此处即少阳司天。中见：人体内部反应。]

少阳相火，对外表现是一团有形之火、聚集着的火。少阴君火是弥散的火，无形。

中见之气（标气）：与外来的气相反，阴阳刚柔相反，指人体产生的相应的跟它对抗性的反应。中见之气就是标气，"本之下，中之见"，外边有这样的一个火，里头就得有一个水跟它来平衡，这个水叫中见之气，又叫作标气。中见/标之气与本气同时存在。

少阳是金郁木，厥阴是风木完全打开的状态，完全弥散的状态，两者相反；阳明是燥结，往下肃降，太阴是湿、弥散；太阳是寒，少阴是热。故这三对互为标本。

少阳之上，火气治之，中见厥阴。

少阳司天时，表现在外是火气旺，中见之气就是厥阴。

风木之气起来，易患什么疾病？

少阳司天禀赋，或太金、少木运的禀赋，是类似少阳相火这样一个金郁住木的状态，易得冠心病、心脑血管疾病，因为血管壁属于筋，故为肝所主病。禀赋少阳相火司天者最易患乳腺癌，也是风木过亢反叛而新生出一个不受主体控制的新生命体，即癌。

> ## 太阳之上，寒气治之，中见少阴。

太阳寒水司天者，易患心律失常，也容易患先天性心脏病，如室间隔缺损。太阳寒水司天郁杀心火，心气妄动、神气扰乱，故心律失常；心火被太阳寒水郁住，故又心烦、手心热。

> ## 厥阴之上，风气治之，中见少阳。

厥阴风木司天禀赋者，中见少阳，少阳为郁火，易得胃溃疡、食管炎，是中见这个少阳相关的。

> ## 少阴之上，热气治之，中见太阳。

少阴司天的时候易得胸痹，热气太多，外在的可能会有太阳来复，外面没有太阳寒水来复的时候，人体里头也会生出太阳寒水之气来在跟它斗争，时间长了斗不过去的时候就生病，形成了胸痹、肺癌这样的病。

> ## 太阴之上，湿气治之，中见阳明。

少木太阴司天禀赋者，金土同时旺，土气化不开，郁木生火内燥。舌苔是厚的，容易出现花剥苔，这是燥热，阳明燥金之气的表现。

干燥综合征

金土水旺的阴性体质者易患。禀赋的阴气太重，把津液固化了，形不成水气，津液不能上承，形成燥。治疗需辛温以流湿润燥，不能以养阴清热为主。

所谓本也，本之下，<u>中之见也</u>。见之下，气之标也。本标不同，气应异

象。[**本之下，中之见也**：外气是本，如由于夏天热，引起人体内寒，此寒是继发性的，所以叫标，由于是人体内在的反应，所以叫"中"，"标"即是"中"。]

一般解释：

三阴三阳为标，六气为本……

中气也三阴三阳……

到底指的是什么？

在人体是怎么对应的？

有什么临床意义？

标本不同体

如太阳寒水，太阳是阴阳之体，寒水是其外显作用，不能将太阳和寒水分开，当作本气和标气两个气来看待。

本	标
夏天外热，	中见是寒
外边是火，	中见是寒
外边是湿，	中见是燥
外边是燥，	中见是湿
外边是寒，	中见是热

帝曰：其有至而至，有至而不至，有至而太过，何也？

六气有的时候按时来了，有的时候来早了，有的时候来晚了，这是怎么回事呢？会有什么影响和后果呢？

岐伯曰：至而至者和；至而不至，来气不及也；未至而至，来气有余也。

"至而至者和"，应时而治，应运而生，这是和。

"至而不至，来气不及也"，该到的时候还来不了，这说明什么？气不及，虚了。

"未至而至"，不该来的时候它来了，说明什么？说明来气有余也，等不及了。

帝曰：至而不至，未至而至，如何？

该"至而不至"是虚了，"未至而至"是气太过了，详细讲是怎么回事呢？

岐伯曰：应则顺，否则逆，逆则变生，变则病。〔应：客气与主气相应。否：客气与主气不相应。〕

每个地域都有不同特点，乃至一座山，海拔越高的地方就越凉，海拔越低温度就越高，但是气都是同样的时间到来。

"人间四月芳菲尽，山寺桃花始盛开。"春气来了，桃花还是没有开，这叫不应，就是逆。外头来的运气，该轮值的这个气已经到了，物候（地气参与产生）跟气要能够相应的话就是顺，不相应就是否，否就病。

例如秦岭以北冬天有暖气，秦岭以南冬天就没有暖气，因为北方的寒流被秦岭挡住了。

帝曰：善。请言其应。
岐伯曰：物，生其应也；气，脉其应也。

物候上的这些东西，气所相应那个物生出来了没有？
所相应那个脉变化出来了没有？
本来应该是交气，交的是一种阳热之气，脉还沉紧，这就叫不应，这叫作病。肯定是有病，或者有什么其他的影响力让其不应，更是有病。

少阴君火司天一轮值，应该人迎大于寸口，但如果还是寸口大于人迎，这又叫作不应、不顺。

帝曰：善。愿闻<u>地理</u>之应六节<u>气位</u>，何如？ ［地理：地属阴，应五藏。前述之六六之节为天，应六府应经脉。气：气化的状态。位：在什么时间和地点，指时空的方位。］

岐伯曰：<u>显明</u>之右，君火之位也。君火之右，退行一步，相火治之。复行一步，土气治之。复行一步，金气治之。复行一步，水气治之。复行一步，木气治之。复行一步，君火治之。相火之下，水气承之；水位之下，土气承之；土位之下，风气承之；风位之下，金气承之；金位之下，火气承之；君火之下，阴精承之。 ［显明：东方往南的地方。］

为什么不用厥阴、少阴、太阴这些词，而用火气、金气、土气呢？因为说的是地理，而天是用阴阳来表达。天无形，地有形，有四方、有质，所以言天的时候就用阴阳，言地的时候用五行。

在地上，也有六步主导之气的影响，表现为木、火、土、金、水五行的力量为主，不是表现为阴阳之气，所以跟它相应的、相承的是五藏。天之六气偏影响六府，即天之道；五运、地域之气偏影响五藏，即地之道。

相火之下，水气承之。

东南方是相火位，多水，人体性偏阴柔；仲夏是相火位，是雨季，上热而肾寒虚。

水位之下，土气承之。

北方、冬天是水位，阴历 11～12 月易患太阴病，冬天要养膘，要吃肉，肉类属土。北方人形体盛壮而性暴，土壅水郁之故。

为什么人这么胖呢？

胖是肾虚寒，化不动脂肪。肉属阴，脾主肉，多食肉阴土过旺→克水→肾虚→人胖。

土位之下，风气承之。

中原、大暑、立秋为土位，此时为长夏，易患肝炎。体内有湿憋住了肝木，人体要化湿，必然要生风来化，湿气过盛，生的风又化不动，就成了肝郁，湿郁住肝，最容易感染这种湿毒性的邪气，就是肝炎。

中原人土气旺爱揽事，又人口易流动，易湿滞脾胃，故河南、陕西人素来喜欢吃酸辣、吃面条，以通胃府，山东人风位之下金气承之则嗜大葱辛开肺抑。

风位之下，金气承之。

东方、春天为风位、风运，易得瘟疫。瘟疫是金克木形成少阳相火，依《六元正纪大论》中所描述，少阳相火为间气或在泉时易得瘟疫。

山东沿海木气过旺，金气来复，需要吃点葱打开金气。山东中原土气也旺，土克水，蘸酱补肾气，把土疏通开。

金位之下，火气承之。

西方、秋季肃降太厉害，则湿下气上成燥热；再则金盛人要平衡就生火，当金过旺，火不敌，就憋住了形成燥咳，是温燥。

比较：纯金气过旺如寒露之燥，是阴寒阴燥，应该喘不上气来，里头憋得慌，累得胸前像要塌下去一样，话也不想说，一点劲都没有，说话像蚊子一样，也可生燥，是凉燥、寒燥。

温燥从何来？内生的火和风，人体外边特别燥的时候火要平衡。山西人小方面，郁肝木而内火尚弱，嗜醋温养肝气；到内蒙则大方圆脸，性情粗暴豪放，是内火盛。

君火之下，阴精承之。

君火为神明的正代表，谨和敏睿、从容畅达、阴阳平和，无偏位。《至真要大论》云"少阴在泉，不司气化"，亦指其无偏色。

帝曰：何也？

岐伯曰：亢则害，承乃制。制则生化，外列盛衰；害则败乱，生化大病。

"亢则害，承乃制"，乃宇宙大道。

孤阴不生，独阳不长，过于亢一定要被抑制，因为万物之间是互相依赖的一个整体，不允许一阳独亢，也不允许一阴独生，必然是同时的，相互协调。就像家里有事也是商量着办。

男性体内也有雌性激素，女性体内也有雄性激素，二者相互协调，主次决定性别。

围棋和象棋不一样，象棋最后我把你全杀了，有点不合于道，在六艺当中没有它，而围棋直接反映了宇宙真理。

不管做什么，都要合于道：吃饭、喝水、娶媳妇、走路、工作行动、音乐，等等。

道践于行叫作礼。

"明礼"

利敬存心，正大光明

念一会儿"明礼"，心里就有劲、明亮。

心藏病、胆小、做噩梦，念 1000 遍，晚上肯定不再噩梦。

治抑郁症：念"明礼"把真阳升起来，把阴金烧掉。

正是因为"礼"的这个内涵，所以念的时候，就发挥作用，让你利敬存心、正大光明。不是孤火在烧，它给你力量，给你智慧。

> **亢则害，承乃制，制则生化。**

要想干成一件事得有人帮，也得有人监督，要不然成不了事，独揽霸权没有人能制约的时候，就到该死的时候了。

寡人：古代有德行的帝王称呼自己、警策自己。

公：诸侯，如秦穆公、宋襄公。人不是自生的，是公有的，每个人都是大家的、宇宙共同生的，要为天下人去服务，要报恩，自己的生命才能得到养护、壮大。生命不只属于你自己，所以不能一意孤行，不能自杀。

夫：老百姓、凡夫。

夫子：百姓的儿子。

大人：胸怀天下。

小人：只为自己着想，自私自利、阴、贼、残、佞、奸，自己生命太缩小，只为一点点事情，不择手段。

> **制则生化，外列盛衰；害则败乱，生化大病。**

"外列盛衰"，生克制化必然会表现为盛衰的规律性变化，如果要是说不顺，违背了亢、害、承、制的时候，就会产生败和乱。

　　帝曰：盛衰何如？

　　岐伯曰：非其位则邪，当其位则正。邪则变甚，正则微。〔盛衰：什么情况才让其盛？什么情况才让其衰？〕

　　帝曰：何谓当位？

　　岐伯曰：木运临卯，火运临午，土运临四季，金运临酉，水运临子，所谓岁会，气之平也。

　　正月建寅，十一月是子，子、丑、寅、卯、辰、巳、午、未、申、酉、戌、亥这十二地支对应十二个月，这是时间上的对应。

　　对应：时间 – 季节节气 – 方位。方位和节气都具有五行和阴阳属性。

　　木运，年尾数"2"，42年、52年、62年、72年都属于太木，属木运，这一年地支又属于卯——岁运属木，地支的五行属性也属木，气就比较顺。

　　为什么比较顺呢？太木是岁运，属于天的阴阳，天上的阴阳和属于地的十二地支的五行属性正好相同的时候，天地和同叫岁会。合上以后，就不打架，就是平气。生病，第一是虚，第二就是乱，相争乱主要是因为五行属性不合。

　　帝曰：非位何如？

　　岐伯曰：岁不与会也。

　　不当位就有邪。君位臣则顺，臣位君则逆，非位何如？岐伯曰"岁不与会也"就叫非位，不属于上边岁会这个情况。

　　帝曰：土运之岁，上见太阴；火运之岁，上见少阳、少阴；金运之岁，上见阳明；木运之岁，上见厥阴；水运之岁，上见太阳，奈何？

　　岐伯曰：天之与会也。故《天元册》曰天符。

帝曰：天符岁会何如？

岐伯曰：太乙天符之会也。［上见：太阴湿土司天。］

天之与会何也？——岁会是地，是按照五行的规律来跟岁运相合，天是按照六气的轮转规律来跟岁运相合，故《天元册》曰"天符"。

天符、岁会同在，叫"太乙天符"，地气和天气都和岁运相合。

帝曰：其贵贱何如？

岐伯曰：天符为执法，岁位为行令，太乙天符为贵人。［贵贱：应化在年景上，应化在人的生命上，到底好还是不好？执法：发号施令。］

年份	干支	岁运	司天	在泉
1945、2005	乙酉（太乙）	少金	阳明	少阴
1949、2009	己丑（太乙）	少土	太阴	太阳
1978、2038	戊午（太乙）	太火	少阴	阳明
1979、2039	己未（太乙）	少土	太阴	太阳

太乙天符之年：乙酉、己丑、戊午、己未。

为何不生病，一生病就重？

那谁接令，谁去行令呢？地气。他下一级行令，皇帝在那说杀，这边传，刀斧手去做。传令的就是执法的监斩官，发号施令的是皇帝。

太乙天符为贵人——天符也好，岁会也好，太乙天符也好，都是顺，都是岁运跟气顺，岁运跟天气顺，岁运跟地气顺，岁运跟天地之气都顺。顺就不容易斗争、相安无事，不容易生病，但是生病就重，因为运气同气则气太过，会引生强烈的复气。

类似的情况，我认识有一位1975年冬天生的女性，患急性再生障碍性贫血。她是乙卯年出生，你看少金是火对吧？阳明司天、少阴在泉又是个火，急性再生障碍性贫血是淋巴细胞突然杀自己的骨髓造血细胞而造成贫血。

帝曰：邪之中也奈何？

岐伯曰：中执法者，其病速而危；中行令者，其病徐而持；中贵人者，其病暴而死。

执法：太阴湿土司天，运又是土，碰上一股湿气，这时速而危，但不如太乙天符暴而死。

贵人：火旺（禀赋太火，少阴君火司天，阳明燥金在泉）+ 突然间的时气之火→一下就染上热病，尤其传染病。

碰到跟禀赋相同的那一年，容易生病。要特别小心，首先要把心安定，不妄作劳，少跟人吵，少去挑过重的担子，自己悠着点。

行令：地气相同。地气是阴气，所以持久；天气是阳的，速而危。

帝曰：位之易也，何如？

岐伯曰：君位臣则顺，臣位君则逆。逆则其病近，其害速；顺则其病远，其害微；所谓二火也。［位之易：岁不与会的时候。二火：存疑。］

岁运跟地支五行属性不相配时，就容易得病。

得病的两种情况：①君位臣则顺；②臣位君则逆。

个人理解：木火土金水有相克，木克土，木就是君，土就是臣，这跟后边我们学的客主加临的那个含义是一样的，客胜主的顺，主胜客的逆。岁运火，地支水，这就是顺，水克火。这个水本来是君，它是克火的，它现在处在了下位，处在了臣位，就叫顺。

为何岁运是火，金在下位就逆？

"相火之下，水气承之；水位之下，土气承之；土位之下，风气承之。"

相火是运，是火，地支气是水气，跟它是顺承关系，人体平衡。外边是火，里头得是水是寒。禀赋就是外边的气，夏天的时候外面热，里头自然耗精太过生肾虚寒。地支是水就能补肾精，水在地、在下为臣位。但五行上水克火，水就是君，火就是臣。

假如岁运是火，地支也是火，会过耗肾精。地支是金也不顺。

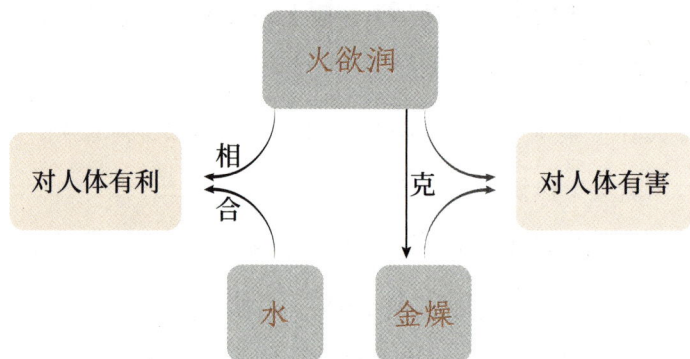

若岁运是火，地支是金，本来是火克金，火应该要阴要润的东西跟它相合才好。若地支是金，燥的，结果火跟燥又是相顺，所以对人体伤害就大。土气太旺了风气来平它，跟它相配，这就是位之易。

再如岁运太土，土气太旺了，地支若是木，则风气来平运木，也是君位臣位，则顺。

帝曰：善。愿闻其<u>步</u>何如？

岐伯曰：所谓步者，六十度而有奇。故二十四步积盈百刻而成日。

[**步**：节奏、步调。每一步有多长？迈多大？前后之间的关系？]

六十度而有奇：一天按度分为六十度；按步分为二十四步，相当于现在的二十四小时，即十二个时辰；再按漏刻来分是一百刻。

帝曰：六气应五行之变何如？

五运六气是不断在变化的，太阳跟地球的相对运动，节气也在不断变化。如果从每年客运客气的角度来说，每年天地之气是怎么交接的？是从哪个节气开始交接的？交接得有一定的时间吧。

岐伯曰：位有终始，气有初中，上下不同，求之亦异也。

现在主运主气年跟年之间的运气交接时间公认在大寒。在《内经》里头没有明确说运气交接时间，笔者自己感觉这几年也是大致在大寒前后，身体的那些变动啊，会有一些感觉。

依据北京医疗大数据分析结果，运气交接点也是大寒。（见加倩.基于医疗大数据对运气交接节气的探索.2020年北京中医药大学硕士研究生毕业论文）

帝曰：求之奈何？

岐伯曰：天气始于甲，地气始于子，子甲相合，命曰岁立。谨候其时，气可与期。

帝曰：愿闻其岁，六气始终，早晏何如？

天气始于甲，天干是用来记日的，十二地支是用来记月、记地气的。天气、地气都可以分阴阳、分五行。天气主要按阴阳分，地气主要按五行分。

天气下降生五运，地气上升生阴阳，天地运气相合，人在中间叫气交。

天地之气怎么和？天气始于甲，甲是万物开始出生。地气始于子，万物也开始出生。甲子相和，是从阴阳和五行两个角度把握天地之气的共同起始点。

先实地观测，然后再形成描述性、理论性的文字。智慧加上实践，形成理论。这样就不必非得去实地观察，可以推演、记录、回溯，根据这些符号就可以推断得八九不离十了。刚一开始的时候肯定是测，测地气升上来没有，会拿羽毛挖个坑，立春时，地气升上来，羽毛"忽"就飘上来了。

岐伯曰：明乎哉问也！

甲子之岁，初之气，天数始于水下一刻，终于八十七刻半；二之气，始于八十七刻六分，终于七十五刻；三之气，始于七十六刻，终于六十二刻半；四之气，始于六十二刻六分，终于五十刻；五之气，始于五十一刻，终于三十七刻半；六之气，始于三十七刻六分，终于二十五刻。所谓初六，天之数也。

甲子是个开始，天气开始，地气开始，跟它相应的人气也得是从这儿开始。

今年这么开始，第二年的时候开始点就变，为什么？因为每年天数不是整数，不是360天。一天100刻，如果没有半天没有1/3天，没有1/4天，没有1/6天，那每天都是100刻，每年开始的时候总是从第一刻开始。现在不是，你这一年是365天又加了个1/4天。1/4天有多少刻呀？25刻。所以甲子之岁，初之气，天数始于水下一刻，而乙丑就变了。

乙丑岁，初之气，天数始于二十六刻，终于一十二刻半；二之气，始于一十二刻六分，终于水下百刻；三之气，始于一刻，终于八十七刻半；四之气，始于八十七刻六分，终于七十五刻；五之气，始于七十六刻，终于六十二刻半；六之气，始于六十二刻六分，终于五十刻。所谓六二，天之数也。

先得过去那25刻，因为它有了1/4天。

丙寅岁，初之气，天数始于五十一刻，终于三十七刻半；二之气，始于三十七刻六分，终于二十五刻；三之气，始于二十六刻，终于一十二刻

半；四之气，始于一十二刻六分，终于水下百刻；五之气，始于一刻，终于八十七刻半；六之气，始于八十七刻六分，终于七十五刻。所谓六三，天之数也。

51刻，两个25。第四年的时候就得有再加个25，76刻。在记录、观察时，气来了没有，甲子年来没来，是从第一刻开始，你去感受，有就到了，没有就迟到。在它来之前感受到了，就是提前。

乙丑年感受气，在水下26刻以这个为标准。你提前观察到了交接，好像那个气已经出现，就提前。过了26刻还没来，到了75刻才来，就错后。这么定。

始于一刻，终于八十七刻半：一共87刻半，把这一个6分，这样转一圈，就老在那儿转。一年365加1/4天，得转这么多圈。转到最后的时候，这一年终于25刻。

所谓六三，天之数也：第一个六，二六第二个六……等到第五个六的时候又回到初六，一周。因为正好1/4天是吧？正好4个4年就满了一天了，就又够一天100刻了，所以又回到那个水下一刻能开始去了。这就是4年，4年一个周。

丁卯岁，初之气，天数始于七十六刻，终于六十二刻半；二之气，始于六十二刻六分，终于五十刻；三之气，始于五十一刻，终于三十七刻半；四之气，始于三十七刻六分，终于二十五刻；五之气，始于二十六刻，终于一十二刻半；六之气，始于一十二刻六分，终于下水百刻。所谓六四，天之数也。次戊辰岁，初之气，复始于一刻，常如是无已，周而复始。

次戊辰岁：戊辰岁是第五年的时候了。初之气复始于一刻，常如是无已，周而复始。

帝曰：**愿闻其岁候何如？**

岐伯曰：**悉乎哉问也！日行一周，天气始于一刻；日行再周，天气始于二十六刻；日行三周，天气始于五十一刻；日行四周，天气始于七十六刻；日行五周，天气复始于一刻，所谓一纪也。是故寅午戌岁气会同，卯未亥岁气会同，辰申子岁气会同，巳酉丑岁气会同，终而复始。**〔**愿闻其岁候何如**：这一岁怎么候？到底怎么看它来了还是没来？**寅午戌岁气会同**：这三年，始的刻都一样。〕

卯未亥这三年气会同，即初之气都始于七十六刻，辰申子岁气会同是始于一刻，甲子那种。

帝曰：**愿闻其用也。**

岐伯曰：**言天者求之本，言地者求之位，言人者求之气交。**〔**气交**：天地合气。〕

"言天者求之本"，天对人的影响是看五运六气、客运客气这些。

"言地者求之位"，地域之气对人体的影响是看人所居住的地方，它的地气是个什么样的地气，不论是东西南北中，还是在高山上或者山谷里。

另外，天气指司天之气，属阳，对人体的影响部位较宽泛；地气指在泉之气，属阴，对人体的影响部位较局限。

言人者求之气交

天地之气相合，人领受了这种天地之气，形成了一个生命状态、气化状态。

因果两层气交

北方 ＋ 太金之年 ＋ 南方

因：第一层天地合气

燥 ＋ 人 ＋ 暑热

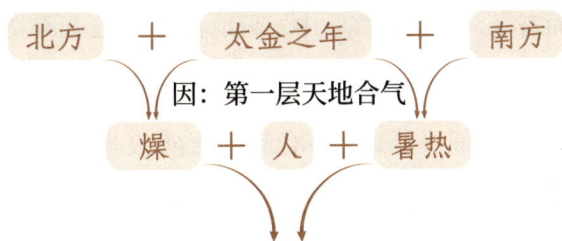

果：第二层内外之气相合在人体的气交状态

帝曰：何谓气交？

岐伯曰：上下之位，气交之中，人之居也。故曰：天枢之上，天气主之；天枢之下，地气主之；气交之分，人气从之，万物由之。此之谓也。

肚脐以上相当于人体的天，肚脐以下相当于人体的地。肚脐以上跟天气相应，跟天气感应最容易，影响力最大。而肚脐以下接受地气的影响力最大、最直接。

气交之分，人气从之，万物由之：人气从之跟万物由之不一样。外边热了，石头是不是跟着就热？可是外边热，人跟着热吗？人的外边跟着热，但里头却要生阴气以平衡这个热，所以这叫从之。而石头没有主动调节能力，它不是生命，要完全由着外边来，这就不叫从。"从"有相应的意思，而不是完全由着他来。

帝曰：何谓初中？

岐伯曰：初凡三十度而有奇，中气同法。

帝曰：初中何也？

岐伯曰：所以分天地也。

帝曰：愿卒闻之。

天气地气各一半，所以整体一周是 60 度而有奇。所以一半分开的时候，也是各分30度而有奇。所以初气、中气天地各是30度而有奇，30度多一点。它们负责的从时间上来说是这么长。

从空间上，也是中间一分，上下合起来是60度多一点，上面30度多一点，下边30度多一点，上面通天气，下面通地气。从时间上来说，就是前半年通天气，后半年通地气。白天、晚上亦然。

如何感受天地之气？

感受天气：天枢以上的感受。

感受地气：会觉得脚腿、腰以下会凉，地气就开始交接了。

如果天气是火，会觉得上边，突然间到那一点的时候，心里有股热气腾上来、往上翻的感觉，这就交了热了。提前要有点这个心思，到那个交接的点的话就能够注意了。

一定要观察：2017年草木再荣。为什么？2017年五之气是厥阴风木，厥阴风木是什么？生气，所以草木再荣。

岐伯曰：初者地气也，中者天气也。

帝曰：其升降何如？

岐伯曰：气之升降，天地之更用也。

阳升始于下，故初者地气也；升极降于中，中者天气也。

我们人体是活的，整个天地之动静也是"神明为之纪"。

活，表现在什么地方？升得太高了就得降，降得太低了就得升。地气以升为顺，天气以降为顺。如果天气再高、再升就离决了，就不能够相交，不相交就没有生，就没有新的生命的开始，就是死，就是离决。

帝曰：愿闻其用何如？

岐伯曰：升已而降，降者谓天；降已而升，升者谓地。天气下降，气流

于地；地气上升，气腾于天。故高下相召，升降相因，而变作矣。

"相召"和"相因"是一个意思。在下边，在地下的就招呼"你下来"，这是"相召"。那上面就说"我正好要跟你接近呢，因为我那里头有你"，这是上下"相因"。天之所以是天，是因为有地，所以天地本来是一体的，天地结合在一起来，叫"天地氤氲，万物化醇"。这就跟男女一样。本来就是一个本体，但因为分别心一直在分别，把万物生生地分开了，而本心里头又是互相眷恋的，所以必须得合在一块儿。

举个例子：大家小的时候，兄弟姐妹在一块整天玩，你打我，我打你，不觉得亲近。等长大了，大家各奔东西了，一到过年聚在一起的时候，就觉得特别亲近。不管小时候打闹得多凶，长大了还是会特别亲近，还是会相互思念，为什么？因为大家共同生活过，彼此的生命当中都有对方，你的生命之所以是现在的这样子，是因为有那个时候的他。心跟心之间有碰撞、有交融。所以分开了以后必然要相互吸引、想念。因为本来是一体嘛！这是一个自然规律。

落叶归根、一方水土养一方人

人年纪大了之后，总是惦念着老家，甚至做梦总梦到老家的山、老家的水以及老家的父老乡亲。并且到家以后就觉得舒服，尤其是人特别虚的时候更加明显。你到北京可能睡不着，到老家就睡着了，一切的吃喝拉撒睡可能很快就调过来了，整个人从身体上到精神上都觉得特别舒服。为什么？因为你在那地方出生，那里成就了你的先天，你的先天再变，它也不会有根本性的变化。一个人的气的特点与其出生地地气的特点、天气的特点是共振的。所以回到老家去，对身体最好。

有人说北京雾霾太重，要跑到南方去，尤其是岁数大了，退休以后有钱了，在西双版纳、海口买的房子，这种情况很多呀。以为好像逃离了苦难一样，实际上不是，短时间还行，长时间得不偿失，反而是跳入了火海。其实雾霾没有那么可怕，但是你异地而居，那个地方的地气，对于异地来的老年人来说是最大的一个不利影响。这就是从中医的角度，从传统文化的角度全面来看，才能够分析出来。

大美中医

五运六气是超越"科学"的，其具有准确性、预测性、推演性，并且具有一定的深度，展现在历史、人文、科技等各个方面，甚至在大范围、大尺度上也是相应的。如黄巾起义，"苍天已死，黄天当立"，当时不是木运了，到土运了，要戴黄巾，要变天。总体上来讲都是有规律存在的。此外"白虎通义""五行大义"讲的都是五行治国。如舞蹈，只是把传统的文化的东西加进去一点点，呈现出来就是绝美的状态！

因此恢复传统文化是必须的，不然太可惜。中医学正好处在传统文化的前沿，中医里天道地道人道都有。因此我们中医人要有自尊心、自信心，并且要珍惜现在的条件、机会，认认真真学。

帝曰：善。寒湿相遘，燥热相临，风火相值，其有闻乎？〔遘：相遇，碰上。〕

前头是高下，高下相反，相反相成。现在是燥跟热，寒跟湿，风跟火，五行性相生的风与火相值是互助，五行性相反的燥与热相临是互敌，阴阳性相反的寒与湿相遘是互融互补。这些方面其有闻乎：他们之间到底是怎么转变的？

岐伯曰：气有胜复，胜复之作，有德有化，有用有变，变则邪气居之。
帝曰：何谓邪乎？

不管是哪一种气，有胜就有负，因为无我互依。

那胜负之作呢？有德有化，有的是好的、应该的，寒来暑往正常的四季转化。也有变的，是不应该的。不应该的、太过的时候，就邪气居之。就会生病，就生邪气。

岐伯曰：夫物之生从于化，物之极由乎变，变化之相薄，成败之所由也。故气有往复，用有迟速，四者之有，而化而变，风之来也。［风：动。］

"变化之相薄，成败之所由也"，在这种运动变化中，就出现了成败，出现了生死，来自它们之间的相互作用。

"故气有往复，用有迟速，四者之有，而化而变，风之来也"，气有胜有复，然后相互作用就产生了变化，产生了动，就是所谓的风。

帝曰：迟速往复，风所由生，而化而变，故因盛衰之变耳。成败倚伏游乎中，何也？

岐伯曰：成败倚伏生乎动，动而不已，则变作矣。

这里气到得慢与快、风的产生以及由风而生的各种变与化，均是由于气的过多与不足导致的。

"成败倚伏游乎中"，"中"该怎么理解？中，指无我共命之本性本体，即神明、本神、本心。无我则使表相变动不息，相变动而本性本体无变动。"游乎中"，相变动于无变动之本体中。

"成败倚伏生乎动，动而不已，则变作矣"，为什么要动？因为任何东西本性无我，由别的东西来形成，彼此之间互相依赖，没有恒定性，因缘本身也都不恒定，所以表象上万事万物没有恒定。

不能自主自立，不能自己保持住自己，必须得动，必须得变，所以这个动，这个风，成、败，生、住、异、灭就都出来了。

帝曰：有**期**乎？

岐伯曰：不生不化，静之期也。

帝曰：不生化乎？ ［**期**：时间规律。］

"不生不化，静之期也"，也有它不生不化的时候，安静的这个时候。

"不生化乎？" 黄帝再问，难道还有不生化的吗？还有不动的？我看到这些东西都是动的。

岐伯先解释生化是怎么回事儿。

岐伯曰：**出入废**则**神机化灭**，升降息则气立孤危。［**出入废**：个体有气出入，如果没有出入了，就死掉了。**神机化灭**：人死魂魄就走，出入彻底废时就是这个状态。］

出入障碍神志就变。

大小便不通——躁狂，烦躁。

气不通——喘。跟外界的交流只要出现了障碍，必然会引起神志变化。

气只降不升，神志上就黯淡萎靡，所以要用《伤寒论》厥阴篇白通汤，用葱白。一直腹泻，到最后要亡阳，要用什么药？附子、干姜、甘草这些阳药加上小便这个阴药，一阳一阴，同时又加一根葱。为什么加葱啊？通鼻腔，把阳气生出来，把跟天气相接的渠道打开，跟天气一通，神就提起来了。葱引气直接通天，姜附则偏通里。

掐人中——开窍醒神。人中为天地之交，掐之则天地气合而人神气回苏。

升降息则气立孤危：如厥阴病，升降逆乱。"气立孤危"，本来升降相因互相帮助，一逆乱就成打架了，就成对立了。它也是孤，没有同伴了嘛，本来它俩是一伙的，现在谁也不跟谁在一块干了，各自为政，都成了孤家寡人，成对立了，叫气立孤危。另，"升降息"，则气的内外交流也必障碍，内气不得天气之养而孤危。

开窍为什么不用姜、附子，姜附不也往上提气？

为什么不用蒜（入肝），却用葱？

《素问·六节藏象论》："天食人以五气，地食人以五味，五气入鼻，藏于心肺，上使五色修明，音声能彰。"

《素问·经脉别论》："饮入于胃，游溢精气，上输于脾，脾气散精，上归于肺。"

《素问·经脉别论》："脉气流经，经气归于肺，肺朝百脉，输精于皮毛。毛脉合精，行气于府。"〔毛：指天气从肺和毛窍而入。脉：指水谷精微。〕

人要阴阳离决时，《伤寒论》用白通汤：以小便至阴之精气补固元阴，用葱开鼻窍，把最高的天气接通，天地气合而真阳固。

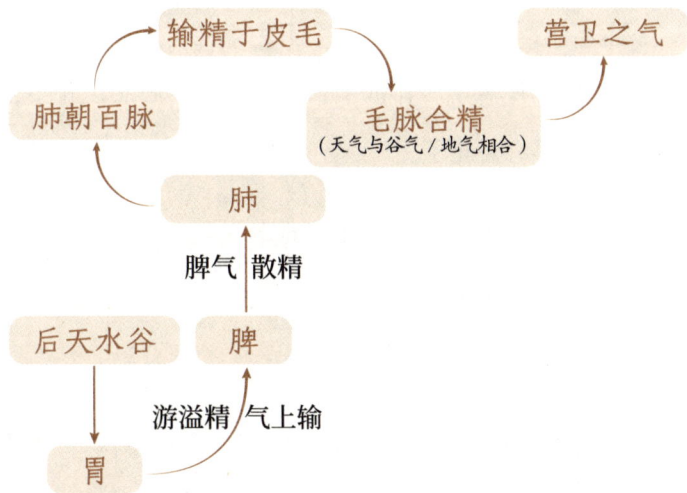

故非出入，则无以生、长、壮、老、已；非升降，则无以生、长、化、收、藏。

无气之出入，便没有一个人生长壮老死的整体外在显化；无气之升降，便没有一个人生长化收藏的内在转变；气之升降与出入，又相互协调，一方失则另一方亦败，"出入废则（内在之）神机（失灵而）化灭（死亡），升降息则（因外之）气（不能入内气失养）立（而）孤危（化绝）"。

内在气的升降失常，则与外气交流也必然失常，如大怒气逆于上成喘憋，天气不得入内而内气不立；同理，阳明腑实大便秘结则躁扰不宁，阴暑无汗则神昏愁乱，漏汗不止、大汗亡阳则神疲惮散。

是以升降出入，无器不有。故器者，生化之宇，器散则分之，生化息矣。

"是以升降出入，无器不有。"器包含生命和非生命。外边的石头、土也有升降出入，有跟外界能量的交换。

"故器者，生化之宇，器散则分之，生化息矣。"什么时候会生化息矣？前头说了，"不生不化，静之期也"。这个不生不化，是静之时，不是死亡性息灭，就像呼吸之间的停息期。器散了，肉体散了，石头风化了，才不再有气的升降出入，也不再有生化了。

故无不出入，无不升降。化有小大，期有近远。四者之有，而贵常守，反常则灾害至矣。故曰：无形无患，此之谓也。[化：形体。期：寿命。常守：顺从事物自己的内在规律。]

"故曰：无形无患，此之谓也。"无形就是气，对不对啊？只要是形，就必然有升降出入，必然有气立孤危的时候，必然有坏的时候，是吧？如果要想不坏，那就别生出形，不要以形为身体。

帝曰：善。有不生不化乎？

岐伯曰：悉乎哉问也！与道合同，唯真人也。

帝曰：善。[有不生不化乎：难道还有无形的、不生不化的东西存在吗？]

只有真人，才能有不生不化的那一面。

同质的续流不断叫不生不化。守住了不变的本性，就能不生不化。怎么安住在本性中？

无私：特别好的人，大公无私，谁的忙都帮，就是没有他自己，整天到处忙，整天乐呵呵，整天看不着他累。因为他无我。

例如开小卖部赚钱不嫌累，心没有总是考虑自己的需要，只关注又有客人来了，又能赚多少了，心安住在身体以外。

真人安住在无我，无我是每一个法的本性。凡人安住在有我，自我为中心的状态，所以就跟外界脱离，就累，有消耗。

原来我真正的生命本体是整个宇宙，别人都是我生命的一部分，没有什么你我的绝对之分，利益别人就是利益自己，利益自己也是为了利益别人。

无我生出一切，左右一切

妈妈因为怀了孩子才成为妈妈的身心状态，孩子是因，妈妈是果，妈妈也是被生出来的。所以，妈妈生了孩子，孩子也生了妈妈。

互生互依性是本性，是这种性让我们互生，也决定了我跟妈妈之间的关系。我出生以后她会照顾我，她老了以后我也照顾她，天经地义，也是由无我互依性的关系来决定的。无我互依性决定了所有的生和变化，此性永远不变。

不生不化：安住在这种状态，你就不变，表面上变化都像浮云，所有一切都不牵动你的心，因为你的心不动，是安住、不变的，有无限能量的状态，它不会动。以不变应万变。与道合同，唯真人。

真人提挈天地，把握阴阳，寿蔽天地，无有终时。

不生不化为真人——肉体虽然没有了，但是我还有，我并没有完全彻底地死亡，不靠肉体，我也还在。只要我的性不变，生命就没有断。

《素问·灵兰秘典论》里具体的修道方法："恍惚之数，起于毫氂，毫氂之数，起于度量，千之万之，可以益大，推之大之，其形乃制。"

根据《素问·灵兰秘典论》，我们就可以推断出具体的修道方法：十二官是分别度量而产生的，反之，从无分别度量入观，就可入住于无分别之本性状态。

大家一个班，下面开始点，谁当班长，谁当体育委员，谁当文艺委员……这都是分别出来的。你要不指定不分别，大家都一样啊。再如我们的身体本来是一体无别，即本体圆具一切功能，能见能听能知，而当分别心于必须得有一个单独的体来执行时，眼睛和耳朵就被分别心从本体中分别出来而产生了。

为什么手指甲有竖纹

肝血虚。肝血充盛，手指甲就很光滑，只有肝血虚了，这个地方才开始出现竖纹。大脚趾甲最容易翻着长，趾甲干枯。大脚趾是肝经的起始点。肝虚的时候，首先在它最远端的地方表现出来，于是大脚趾甲就干枯了。足部是生命活力到底有多强的一个表现。

高尿酸血症也是从大脚趾那儿开始疼，本质是肝经寒湿，肝气、肝精在那个地方凝结住了。

糖尿病

糖尿病患者的小便是甜的是吧？脾湿，脾的精气下流，从尿里出来。病因病机里，金土同盛郁木，木气上争又克土且生内风，脾虚肝风成阴火就得糖尿病。

高脂血症

高脂血症，是肾虚加虚火，肾虚则脂肪化不了。所以老年人才肥胖，而现在人年纪轻轻的都胖，也多是因为肾虚。

禀赋当中，运和气都阴，便生复气木火

禀赋当中，运和气都阴，便生复气，从下焦生复气木火。太金（岁运）太阳（司天）太阴（在泉）、太土（岁运）太阳（司天）太阴（在泉），这两种禀赋的人大部分都有复气，从肝、肾底下往上冲。热的复气，木火的复气。

复气偏在肝：月经提前，脾气大。复气偏在肾：爱吃咸，易得骨病，后槽牙易疼、牙髓炎，脚心热、燥，整个脚还怕凉，但夏天脚心热得要命。少数没有复气：特别怕冷，从小脚凉。

再如太火少阴司天禀赋的人，上焦水气来复，形成炙甘草汤证。

《伤寒论》第 177 条

伤寒，脉结代，心动悸，炙甘草汤主之。

炙甘草汤方：甘草四两（炙），生姜三两（切），人参二两，生地黄一斤，桂枝三两（去皮），阿胶二两，麦门冬半升（去心），麻仁半升，大枣三十枚（擘）。上九味，以清酒七升，水八升，先煮八味，取三升，去滓，内胶烊消尽，温服一升，日三服。一名复脉汤。

禀赋当中，火特别旺，水气从上边来复。典型方：炙甘草汤。炙甘草汤的禀赋：太火 + 少阴司天。二火合在一起水气必然来复，中伤心阳，易心藏病。或天特别热，突然气温骤降，伤心阳。

炙甘草汤，方中生地黄用量最大，而炙甘草次之，麻仁、麦冬、生地、阿胶等养阴药，是以养阴对治火气太过之本；炙甘草汤同时又有桂枝、清酒、生姜这些温药，是以温阳治寒水来复之标。

第四章　气交变大论

本章主要内容

一、释篇名

二、五运太过之气化与所致病

三、五运不及之气化与所致病

四、五运不及之四时之应

五、五方之气的德化政令灾变

六、五运太过不及之应显于五星

七、德化政令之善恶灾眚

八、天地万化人神通应

释篇名

气交变大论：

天气下降，地气上升，人在气交。五运和六气、天气和地气一升一降，人处在其中，那么人会有什么表现呢？

胜复：宇宙万事万物之间及各种事物的本性都是无我互依的，不是自生自养，是互生互养互依成一个整体，只要你有一方面的偏颇，整体的一体性就不会饶过你，肯定要让你的敌方逐渐成长起来，最后把你灭掉，这是宇宙的本性，是天之道。所以有胜就必然有克、有复气。

黄帝问曰：五运<u>更</u>治，上应天期，阴阳往复，寒暑迎随，真邪相薄，内外分离，<u>六</u>经波荡，五气<u>倾</u>移。〔更：规律性的更替、轮治。六：三阴三阳的气化。倾：交替、胜复。〕

阴阳往复，寒暑迎随		真邪相薄，内外分离	
本质	表象（应象）	正邪斗争	逆乱，升降出入乱
阴阳往复	寒热		

太过不及，专<u>胜</u>兼并，愿言其始，而有<u>常</u>名，可得<u>闻</u>乎？〔胜：这里都是描述气的状态。常：恒常之称名。闻：说一说最初的道。〕

太过：不该来，它来了。

不及：该来，但没来。

专：当值、专横、说一不二。

胜：太过分。

兼：协同、相加。

并：天符、合并。

愿言其始，而有常名。

我们要从背后的道上、原因上、根本上、本质上去把握，才能认识、把握和改变它。万物本性都是一样的，共命幻化，随心显象，因为命名不同而有了万象差别。

而有常名，即对恒常之本质能认得出来、说得出来。本质、根源、不变之道，亦是名，因心而有，所谓"道可道非常道，名可名非常名"。

岐伯稽首再拜对曰：昭乎哉问也！是明道也。此上帝所贵，先师传之，臣虽不敏，往闻其旨。

帝曰：余闻得其人不教，是谓失道，传非其人，慢泄天宝。余诚菲德，未足以受至道；然而众子哀其不终，愿夫子保于无穷，流于无极，余司其事，则而行之奈何？〔**明道**：天地大道。**上帝**：古来圣贤们。**无穷**：生生不息。**无极**：无限时空。〕

求师访道，就应该恭恭敬敬的，把自己的心思、目的、条件都讲一讲，再看老师适合传给什么，传多少。

岐伯曰：请遂言之也。《上经》曰：夫道者上知天文，下知地理，中知人事，可以长久，此之谓也。

帝曰：何谓也？

岐伯曰：本气位也。位天者，天文也，位地者，地理也，通于人气之变化者，人事也。故太过者先天，不及者后天，所谓治化而人应之也。〔**夫道者**：真人、得道之人。**气**：基于气的时空轮转。〕

五运六气相互轮转而交替出现，没到它来的时候，它来了，提前来了，这叫"太过";该来的气没有来,叫"不及"。气的太过与不及的循环往复,人会跟它有一个相应。

帝曰:五运之化,太过何如?

岐伯曰:岁木太过,风气流行,脾土受邪。民病飧泄,食减,体重,烦冤,肠鸣,支满,上应岁星。[岁星:木星。]

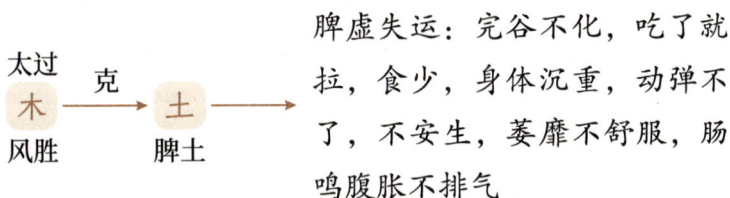

太过
木 —克→ 土 →
风胜　　脾土

脾虚失运:完谷不化,吃了就拉,食少,身体沉重,动弹不了,不安生,萎靡不舒服,肠鸣腹胀不排气

甚则忽忽善怒,眩冒颠疾。化气不政,生气独治,云物飞动,草木不宁,甚而摇落,反胁痛而吐甚,冲阳绝者死不治,上应太白星。[甚:风气太过。善怒:易怒,金气来复、金木交争则怒。化:土主化。生:木主生。反:木太旺而伤己。冲阳绝:冲阳穴为胃经原穴,冲阳绝是由于木亢压制胃土,而金气无法克制过亢的木气所致。太白星:金星。]

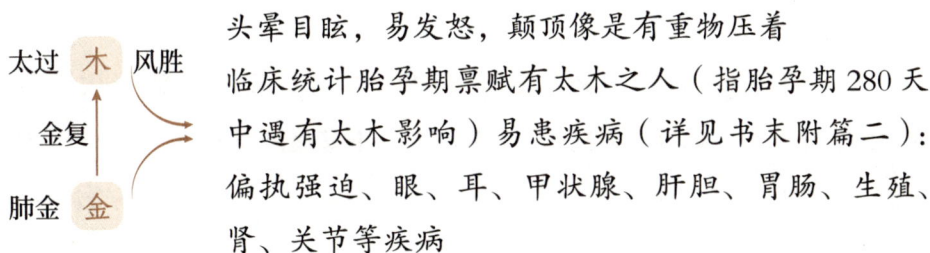

太过 木 风胜
金复　　↘
肺金 金

头晕目眩,易发怒,颠顶像是有重物压着
临床统计胎孕期禀赋有太木之人(指胎孕期280天中遇有太木影响)易患疾病(详见书末附篇二):偏执强迫、眼、耳、甲状腺、肝胆、胃肠、生殖、肾、关节等疾病

为什么称"易怒"为"善怒"

怒是苦,何以称善?自性本来无我无别,现木气自我太过则离本失德,自性之力便使金气来复之以使其归本,此为善举而非恶行,所谓"天地不仁,以万物为刍狗"。推而广之,即"感谢疾病,痛恨病因,重建生命,从

心开始"。

岁火太过，炎暑流行，肺金受邪。民病疟，少气咳喘，血溢血泄注下，嗌燥耳聋，中热肩背热，上应荧惑星。[嗌：咽喉。荧惑星：火星。]

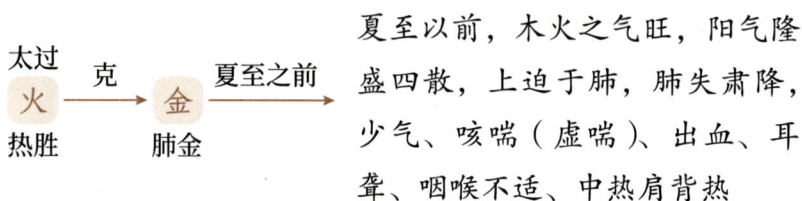

太过
火 ——克——> 金 ——夏至之前——>
热胜   肺金

夏至以前，木火之气旺，阳气隆盛四散，上迫于肺，肺失肃降，少气、咳喘（虚喘）、出血、耳聋、咽喉不适、中热肩背热

甚则胸中痛，胁支满胁痛，膺背肩胛间痛，两臂内痛，身热骨痛而为浸淫。[甚：火胜水复。浸淫：皮肤溃烂、流水。]

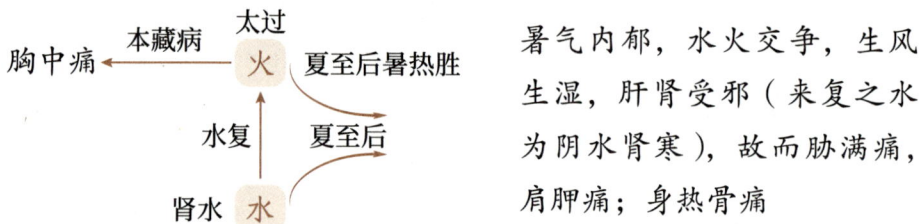

胸中痛 <——本藏病—— 太过
火 夏至后暑热胜
↑
水复   夏至后
↑
肾水 水

暑气内郁，水火交争，生风生湿，肝肾受邪（来复之水为阴水肾寒），故而胁满痛，肩胛痛；身热骨痛

收气不行，长气独明，雨水霜寒，上应辰星。上临少阴少阳，火燔焫，水泉涸，物焦槁，病反谵妄狂越，咳喘息鸣，下甚血溢泄不已，太渊绝者死不治，上应荧惑星。[收：金主收。长：火主长。雨水霜寒：为火太旺，金水之气来复所致。辰星：水星。太渊：肺经原穴。]

上临少阴少阳

上临少阴少阳，即少阴司天或者少阳司天。岁运是太火，司天之气为少阴君火或者少阳相火，运和气都是火，火太过了。

在自然界出现：水泉涸，物焦槁。

在人身上出现：躁狂、谵语、喘、出血甚等症状。

临床统计胎孕期禀赋太火之人（指胎孕期 280 天中遇有太火影响）易患疾病（详见书末附篇二）：兴奋、急慢肺病、心律失常、心肌炎、胆石症、胃肠溃疡出血、皮肤病、甲状腺、腰膝等疾患。

岁土太过，雨湿流行，肾水受邪。民病腹痛，清厥意不乐，体重烦冤，上应镇星。［清厥：四肢清冷。一般为肾虚所致，见《藏气法时论》曰："肾病者，腹大、胫肿、喘咳身重，寝汗出、憎风。虚则胸中痛，大腹、小腹痛，清厥意不乐。取其经少阴太阳血者。"镇星：土星。］

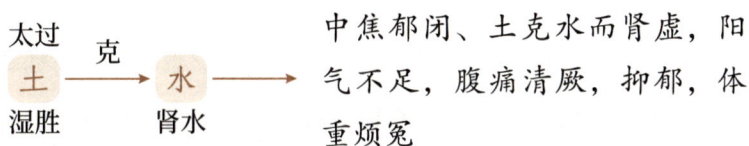

甚则肌肉萎，足痿不收，行善瘈（chì），脚下痛，饮发中满食减，四肢不举。［甚：土胜木复。瘈：筋脉拘急，一作瘛。《素问·玉机真藏论》云："病筋脉相引而急，病名曰瘈。"］

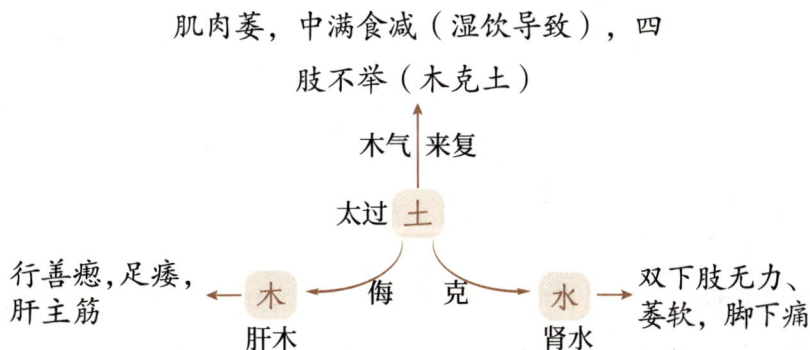

变生得位，藏气伏，化气独治之，泉涌河衍，涸泽生鱼，风雨大至，土崩溃，鳞见于陆，病腹满溏泄肠鸣，反下甚而太溪绝者死不治，上应岁星。
〔化：土主化。风：木气抗争。鳞：鱼类。〕

变生得位，藏气伏。

土旺不仅克水，还侮木，木主生，土侮木使得木之生发作用不得发挥称为变生，进而肝木藏气郁闭，无法正常升降出入。

临床统计胎孕期禀赋太土之人（指胎孕期 280 天中遇有太土影响）易患疾病（详见书末附篇二）：焦虑偏执、（胃肠、肝胆、生殖器官多处）良性肿物、胃肠肝胆炎症、肾脏病、关节风湿病、皮炎等。

岁金太过，燥气流行，肝木受邪。民病两胁下少腹痛，目赤痛眦疡，耳无所闻。肃杀而甚，则体重烦冤，胸痛引背，两胁满且痛引少腹，上应太白星。〔胸痛：本藏病。〕

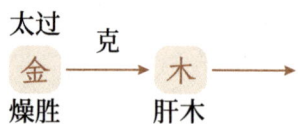

太过 ──克──→
金 木 →
燥胜 肝木

金克木，两胁、少腹痛，目红肿痛，耳聋"体重烦冤"，湿滞清阳，湿气重浊故"体重"；阳气不升，闷在心里就"烦"；憋在肝里，肝气不舒就"冤"。怨伤脾，只要自己觉得委屈的时候，肯定是气虚了。本篇大论中太土、太木、太金之年都有体重烦冤

甚则喘咳逆气，肩背痛，尻阴股膝髀腨（shuàn）䯒（Héng）足皆病，上应荧惑星。收气峻，生气下，草木敛，苍干雕陨，病反暴痛，胠胁不

可反侧，咳逆甚而<u>血溢</u>，太冲绝者死不治，上应太白星。［甚：金胜火复。喘咳逆气：火复伤肺的表现。腨：小腿肚子。腩：胫骨上部。火逆伤肾，肾主骨，故伤肾。收：金主收。生：木主生。血溢：金抑郁肝气于营血而生郁热，随肝之抗争而血随热出故血溢。］

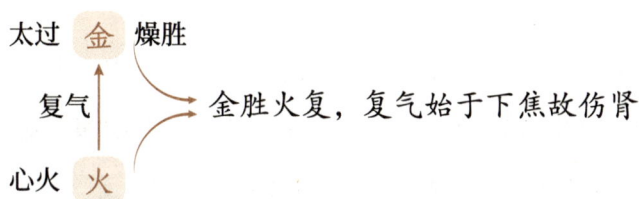

太过　金　燥胜

复气　↑　　　金胜火复，复气始于下焦故伤肾

心火　火

临床统计胎孕期禀赋太金之人（指胎孕期280天中遇有太金影响）易患疾病（详见书末附篇二）：重度抑郁、癫痫搐动、神经炎、多种眼病、耳病、呼吸窘迫、（胃肠、肝胆、生殖器官）良恶性肿物和炎症、血液病（贫血、出血）、皮肤病、1型糖尿病、红斑狼疮、肾病等重度自身免疫病、生殖功能受损等。

岁水太过，寒气流行，邪害心火。民病身热<u>烦心躁悸</u>，阴厥上下中寒，谵妄心痛，寒气早至，上应辰星。［烦：心神不安，此时神尚未离本位。躁：心神躁扰不宁，为烦的进一步发展，此时神已离开本位。］

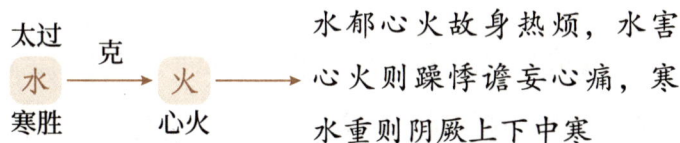

太过　克

水　→　火　→　水郁心火故身热烦，水害

寒胜　　心火　　　心火则躁悸谵妄心痛，寒

　　　　　　　　　水重则阴厥上下中寒

<u>甚</u>则腹大胫肿，<u>喘咳</u>，<u>寝汗</u>出憎风，大雨至，埃雾朦郁，上应镇星。<u>上临太阳</u>，则雨冰雪，霜不时降，<u>湿气变物</u>，病反腹满肠鸣，溏泄食不化，<u>渴而妄冒</u>，神门绝者死不治，上应荧惑、辰星。［甚：水胜土复。喘咳：土复同时伴有木火上冲而喘咳。寝汗：内有郁火而出现的盗汗。上临太阳：太阳司天。湿气变物：湿

气凝结成有形之物。渴：津液不能上承而渴。妄冒：妄，意为虚，不真实。妄冒，阳气虚浮在上，是戴阳证的表现。]

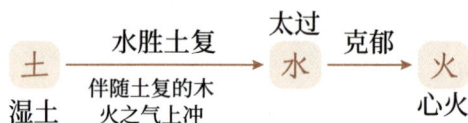

土 湿土 —— 水胜土复 伴随土复的木火之气上冲 —— → 太过 水 —— 克郁 —— → 火 心火

临床统计胎孕期禀赋太水之人（指胎孕期 280 天中遇有太水影响）易患疾病（详见书末附篇二）：心肌瓣膜病、心律失常、咳喘病、脑血管病、腰膝骨关节病、肝胆胰腺炎、肾膀胱病、（女）消化道出血等。

帝曰：善。其不及何如？

岐伯曰：悉乎哉问也！岁木不及，<u>燥</u>乃大行，<u>生</u>气失应，草木晚荣，肃<u>杀</u>而甚，则刚木辟着，柔萎苍干，上应太白星，民病中清，胠胁痛，少腹痛，<u>肠鸣溏泄</u>，凉雨时至，上应太白星，其谷苍。〔燥：金主燥。生：木主生。杀：金主杀。刚：爱出头，内在不扎实。肠鸣溏泄：木气克脾土所致。〕

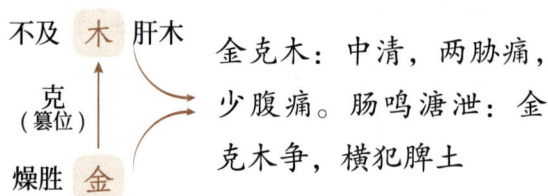

不及 木 肝木
克 (篡位) ↑
燥胜 金

金克木：中清，两胁痛，少腹痛。肠鸣溏泄：金克木争，横犯脾土

上临阳明，<u>生</u>气失政，草木<u>再荣</u>，<u>化</u>气乃急，上应太白、镇星，其主<u>苍早</u>。复则炎暑流火，湿性燥，柔脆草木焦槁，<u>下体</u>再生，<u>华实</u>齐化，病寒热疮疡痱（fèi）胗（zhēn）痈痤（cuó），上应荧惑、太白，其谷白坚。〔生：金胜火复。再荣：火复伤肺。化：火逆伤肾。苍早：金主收。下体：木主生。华实：金克木，木气上争。〕

不及　　克　　燥胜
　　（篡位）
木　←　金
肝木
　　　复　　→ 金旺火复，病寒热疮疡痈痤等

火

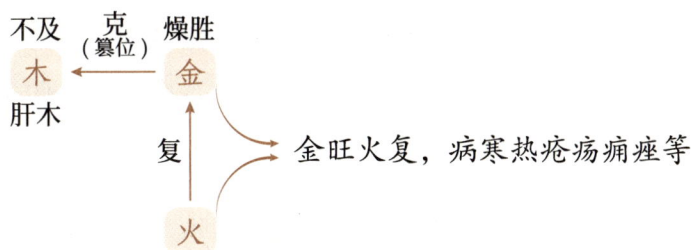

注：复气：木火之气是从下往上复，金水土之气是从上往下复。

白露早降，<u>收</u>杀气行，寒雨害物，<u>虫</u>食甘黄，<u>脾土受邪</u>，赤气后化，心气晚治，上胜肺金，白气乃屈，<u>其谷</u>不成，咳而<u>衄</u>，上应荧惑、太白星。

[<u>收</u>：金主收、杀。<u>虫</u>：甜味黄色植物生虫。<u>脾土受邪</u>：金克木土。<u>其谷</u>：与本年岁运相应之苍谷。<u>衄</u>：流鼻血。]

赤气后化，心气晚治，上胜肺金，白气乃屈。

复气要下半年来复，正好少阴君火在泉，有了复气，金的燥性才被折服，才会觉得不压抑了，舒服了。临床上 1927 年、1957 年、1987 年这三年上半年出生的人，易患病很多，下半年出生的人易患病明显减少。

大数据统计胎孕期禀赋有少木之人（指胎孕期 280 天中遇有少木影响）易患疾病（详见书末附篇二）：（男）精神分裂、（女）强迫症，呼吸暂停，泪囊炎、角膜病、视网膜病等多种眼病，嗅觉障碍，动脉粥样硬化，牙周炎，胃十二指肠炎、胆石症，皮肤囊肿，膝关节病、筋膜炎，膜性肾病，外生殖器官炎，糖尿病，（男）风湿病、眩晕、大小便困难、结核病、贫血，（女）红斑狼疮、自然流产、多处黏膜溃疡、肺癌、卵巢癌、白血病。表现的是金胜木、木郁虚争兼火气复金的肺眼鼻血管筋膜血液病、生殖器官自身免疫病，糖尿病为金克木抑土、木克土而致的阴火证。

岁火不及，寒乃大行，长政不用，物荣而下，凝惨而甚，则阳气不化，

乃折荣美，上应辰星，民病胸中痛，胁支满，两胁痛，膺背肩胛间及两臂内痛，郁冒朦昧，心痛暴喑（yīn），胸腹大，胁下与腰背相引而痛，甚则屈不能伸，髋髀如别，上应荧惑、辰星，其谷丹。

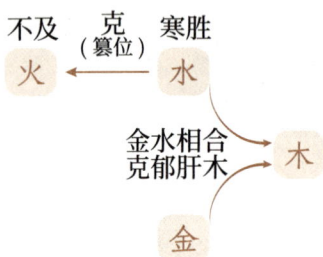

不及　　克
火 ← 水
（篡位）
寒胜

金水相合　　木
克郁肝木

金

胸中痛、郁冒朦昧，心痛暴喑，胸腹大等这些症状的原因即水克火，心阳不足但胁支满，两胁痛、髋髀如别等肝郁症状要怎么理解呢？——火不足，制不住金，不仅水旺，金也旺，金水相合克郁肝木

复则埃郁，大雨且至，黑气乃辱，病鹜（wù）溏（táng）腹满，食饮不下，寒中肠鸣，泄注腹痛，暴挛痿痹，足不任身，上应镇星、辰星，玄谷不成。［复：土复水。鹜溏：大便泄泻，清稀如水，状如鸭屎之证。又称鸭溏。］

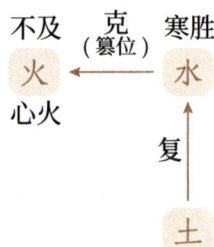

不及　　克
火 ← 水
心火
（篡位）
寒胜

复

土

大数据统计胎孕期禀赋有少火之人（指胎孕期280天中遇有少火影响）易患疾病（详见书末附篇二）：头、甲状腺、肝等多部位良恶性肿瘤（男喉癌、垂体、纵隔、牙龈、口腔、十二指肠、胰、四肢、面、腹、淋巴结，女骨髓瘤、肾上腺、椎管瘤、眼睑、结膜、外耳道、鼻、声带、胃、外阴、卵巢、肾），肋间神经病，虹膜炎，心肌病、心律失常，动静脉病，支气管炎、哮喘，牙龈炎出血，脊椎关节病、慢性肾炎综合征、肾/尿道结石，糖尿病，再生障碍性贫血，男躯体化障碍、阿尔茨海默病，女精神障碍，男十二指肠、肝胆胰炎，女结直肠、肛门、肝病，男神经性皮炎、银屑病、玫瑰痤疮、红斑狼疮，女荨麻疹、脓疱疮、结缔组织病。

少火则水克郁火、水火交争又生风生湿，兼土气又来复水，故少火与少木相比多有相似，但少木偏金木交争的呼吸道、肝胆、眼、鼻、神经、筋膜类，少火更偏多部位肿瘤、心脏、黏膜出血、神昏愦。

岁土不及，风乃大行，化气不令，草木茂荣，飘扬而甚，秀而不实，上应岁星，民病飧泄霍乱，体重腹痛，筋骨繇（yáo）复，肌肉瞤酸，善怒，藏气举事，蛰虫早附，咸病寒中，上应岁星、镇星，其谷黅（jīn）。〔化：土主化。繇：通"摇"，指动摇。黅：黄色。〕

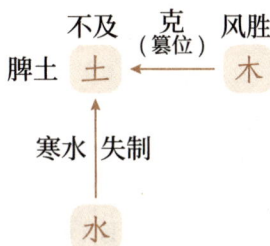

大自然：木旺，草木茂荣，但秀而不实。

人：飧泄霍乱，体重腹痛，肌肉酸痛，易怒，肾水失制闭藏过度，故蛰虫早附，咸病寒中（岁水太过上下中寒）。

复则收政严峻，名木苍雕，胸胁暴痛，下引少腹，善太息，虫食甘黄，气客于脾，黅谷乃减，民食少失味，苍谷乃损，上应太白、岁星。上临厥阴，流水不冰，蛰虫来见，藏气不用，白乃不复，上应岁星，民乃康。〔复：金复木。名木苍雕：水木不及为刚木苍雕。虫食甘黄：岁木不及，岁土不及皆有。上临厥阴：岁运少土，厥阴司天、少阳在泉。白乃不复：金气就不会来复了。〕

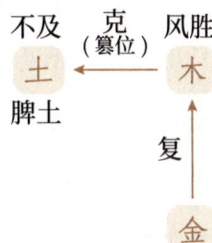

大数据统计胎孕期禀赋有少土之人（指胎孕期 280 天中遇有少土影响）易患疾病（详见书末附篇二）：慢性胃炎，男糖尿病性胃瘫，女胃下垂、阴道后壁脱垂、生殖功能低下、肾性贫血、血小板减少，皆是脾虚肾寒之表现；糖尿病，高血压，眼耳病，肝病，黏膜出血，男肝肺肿瘤，女白血病，脑肿瘤，皆是土虚木胜兼有复木之金之表现。

岁金不及，炎火乃行，生气乃用，长气专胜，庶物以茂，燥烁以行，上应荧惑星，民病肩背<u>瞀重</u>，<u>鼽嚏血便注下</u>，收气乃后，上应太白星，其谷坚芒。［瞀重：沉重。鼽嚏血：流鼻血、痔疮、肛裂。］

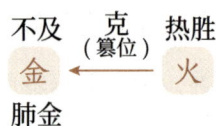

复则寒雨暴至，乃零冰雹霜雪杀物，阴厥且格，阳反上行，头脑户痛，延及囟顶发热，上应辰星，丹谷不成，民病<u>口疮</u>，甚则心痛。

［复：水复火。口疮：阳上去了，寒郁火则口疮心痛。］

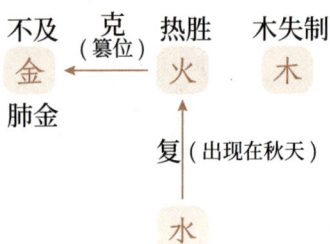

阴厥且格，阳反上行

木火上逆，下半年水来复，下寒，阳上寒下，阴阳相格。金不及火胜木失制，肾气上浮成火，沿少阴经上冲，故有头脑户痛，囟顶发热。

大数据统计胎孕期禀赋有少金之人（指胎孕期280天中遇有少金影响）易患疾病（详见书末附篇二）：眼底出血、消化道出血，焦虑抑郁，前庭性眩晕，男颅内、肝肾占位，女心动过速、失眠，为少金则火木旺气上冲；老年脑萎缩、痴呆、腰椎病、髌骨软化，下肢动脉硬化闭塞症，肾、膀胱病，贫血等，为少金则肾气上浮而肾虚。

岁水不及，湿乃大行，长气反用，其化乃速，<u>暑</u>雨数至，上应镇星，民病腹满身重，濡泄寒疡流水，腰股痛发，腘腨股膝不便，烦冤足痿清厥，脚下痛，甚则<u>跗</u>（fū）肿，藏气不政，肾气不衡，上应辰星，其谷<u>秬</u>（jù）。

［暑：土主长夏。跗：脚背。秬：黑色或黑黍。］

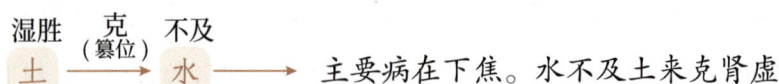

主要病在下焦。水不及土来克肾虚

上临太阴，则大寒数举，蛰虫早藏，地积坚冰，阳光不治，民病寒疾于下，甚则腹满浮肿，上应镇星，其主黅谷。复则大风暴发，草偃（yǎn）木零，生长不鲜，面色时变，筋骨并辟，肉瞤（shùn）瘛，目视晄晄（huāng），物疏璺（wèn），肌肉胗（zhēn）发，气并膈中，痛于心腹，黄气乃损，其谷不登，上应岁星。〔上临太阴：太阴司天，太阳在泉，寒上加寒。复：木复土。偃：倒伏。瞤：掣动。晄晄：眼视光异常。《素问·玉机真藏论》目晄晄无所见"。璺：裂痕。胗：嘴唇溃疡。〕

不及 克（篡位） 湿胜
水 ← 土
复
木

大数据统计胎孕期禀赋有少水之人（指胎孕期 280 天中遇有少水影响）易患疾病（详见书末附篇二）：生殖器官良恶性肿瘤，男兼头部面部肿瘤，汗疱疹、湿疹、荨麻疹、抑郁、癫痫、贫血、出血、心律失常、心肌损害、口腔消化道溃疡、角膜口腔干燥、阑尾炎，为少水则土湿重、木火上扰（含木气来复）；高脂血症、卵巢早衰、附睾 / 睾丸炎、遗尿、牙本质过敏、牙根残留、跟骨病，为肾虚。

帝曰：善。愿闻其时也。

岐伯曰：悉哉问也！木不及，春有鸣条律畅之化，则秋有雾露清凉之政，春有惨凄残贼之胜，则夏有炎暑燔（fán）烁（shuò）之复，其眚（shěng）东，其藏肝，其病内舍胠（qū）胁，外在关节。〔燔：焚烧。烁：指温度极高，能将金石熔化，形容酷热。眚：伤害。胠：腋下。关节：肝主筋，关节为筋之聚。〕

木不及（金篡位、火来复）		
无复气（正常状态）	春有鸣条律畅之化	秋有雾露清凉之政
有复气	春有惨凄残贼之胜	夏有炎暑燔烁之复

注：少木之年 + 大司天（火旺），为无复气之年，例如 2017 年。

火不及，夏有炳明光显之化，则冬有严肃霜寒之政，夏有惨凄凝冽之胜，则不时有埃昏大雨之复，其眚南，其藏心，其病内舍膺（yīng）胁，外在经络。［膺：指胸部。经络：对于果实，肝木其应果核，心火其应脉（果丝络），肺金其应壳（果皮），肾水其应濡（果汁），脾土其应肉（果肉）。］

火不及（水篡位、土来复）		
无复气（正常状态）	夏有炳明光显之化	冬有严肃霜寒之政
有复气	夏有惨凄凝冽之胜	不时有埃昏大雨之复

土不及，四维有埃云润泽之化，则春有鸣条鼓拆之政，四维发振拉飘腾之变，则秋有肃杀霖霪之复，其眚四维，其藏脾，其病内舍心腹，外在肌肉四肢。［四维：土不独主时，旺于四季，也不独主方，四方皆可见。心腹：剑突下的心，胃脾心同在。肌肉：脾主四肢，脾主肌肉。］

土不及（木篡位、金来复）		
无复气（正常状态）	四维有埃云润泽之化	春有鸣条鼓拆之政
有复气	四维发振拉飘腾之变	秋有肃杀霖霪之复

金不及，夏有光显郁蒸之令，则冬有严凝整肃之应，夏有炎烁燔燎之变，则秋有冰雹霜雪之复，其眚西，其藏肺，其病内舍膺胁肩背，外在皮毛。

金不及（火篡位、水来复）		
无复气（正常状态）	夏有光显郁蒸之令	冬有严凝整肃之应
有复气	夏有炎烁燔燎之变	秋有冰雹霜雪之复

水不及，四维有湍（tuān）润埃云之化，则不时有和风生发之应，四维发埃昏骤注之变，则不时有飘荡振拉之复，其眚北，其藏肾，其病内舍腰脊骨髓，外在溪谷踹（chuǎn）膝。［踹：小腿肚。］

水不及（土篡位、木来复）		
无复气（正常状态）	四维有湍润埃云之化	不时有和风生发之应
有复气	四维发埃昏骤注之变	不时有瓢荡振拉之复

夫五运之政，犹权衡也，高者抑之，下者举之，化者应之，变者复之，此生长化收藏之理，气之常也，失常则天地四塞矣。

万事万物都是无我互依的，是一个整体，是平衡的，只要有一方面出现过度偏颇，这个整体、无我互依性、一体性就会去制衡以达平衡，故高则抑，下则举，等等。

故曰：天地之动静，神明为之纪，阴阳之往复，寒暑彰其兆。此之谓也。

五运阴阳是神明之府，而运行五运阴阳的是神明，神明就是无我互依性，是万物的共同本性。

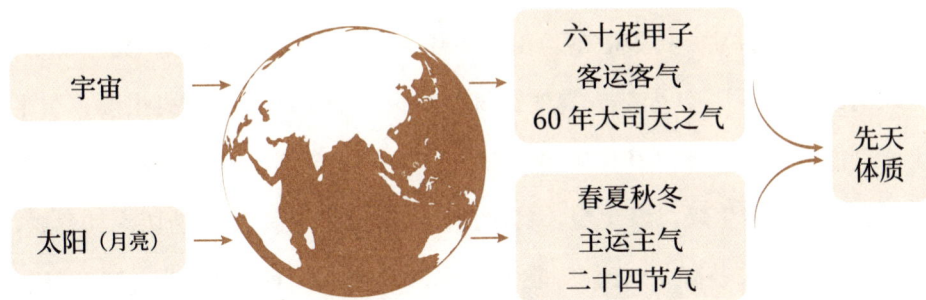

天地之气 = 客运客气 + 主运主气 + 地域气

帝曰：夫子之言五气之变，四时之应，可谓悉矣。[应：应化、应象。]

五气之变：五运太过不及。

四时之应：一年四季的常态要受每年的客运客气的修饰，每年的四季就

135

会有差别，就是主应对客。就像我们的家庭，我们和父母的亲情关系是终生不变的，但受社会环境变化的影响。

夫气之动乱，触遇而作，发无常会，卒然灾合，何以期之？

岐伯曰：夫气之动变，固不常在，而德化政令灾变，不同其候也。［动变：客运客气影响所致。］

气之动乱：指五气之变；突然间，灾难就来了，虽说天性难测，但在某种角度上也是可以预测的。

客运客气不像主运主气一样是固定的，它是变动的，这种变动加在不变的四时之上，就会出现一些修饰，这种修饰有时候会向着好的方面转化，自然界就是风调雨顺的；有时候是往灾害那方面转化，就会出现德化政令灾变这样的不同的气候现象。

帝曰：何谓也？

岐伯曰：东方生风，风生木，其德敷（fū）和，其化生荣，其政舒启，其令风，其变振发，其灾散落。南方生热，热生火，其德彰显，其化蕃茂，其政明曜（yào），其令热，其变销烁，其灾燔爇（ruò）。中央生湿，湿生土，其德溽（rù）蒸，其化丰备，其政安静，其令湿，其变骤注，其灾霖（lín）溃。西方生燥，燥生金，其德清洁，其化紧敛，其政劲切，其令燥，其变肃杀，其灾苍陨（yǔn）。北方生寒，寒生水，其德凄沧，其化清谧，其政凝肃，其令寒，其变溧（lì）冽（liè），其灾冰雪霜雹。［敷：舒展，伸展。曜：明亮。爇：点燃，焚烧。溽：湿润，湿气熏蒸。霖：久下不停的雨。陨：①坠落。如陨石；②通"殒"，指死亡。溧冽：均指寒冷。］

五位	五气	五行	德	化	政	令	变 （太过则复）	灾 （伤害）
东	风	木	敷和	生荣	舒启	风	振发	散落
南	热	火	彰显	蕃茂	明曜	热	销烁	燔炳
中	湿	土	溽蒸	丰备	安静	湿	骤注	霖溃
西	燥	金	清洁	紧敛	劲切	燥	肃杀	苍陨
北	寒	水	凄沧	清谧	凝肃	寒	溧冽	冰雪霜雹

冰雪霜雹的形成

冰雪霜雹的形成都要有寒，但并不是纯寒。

雪——冬寒与火相合。

霜——秋金与木相合。

雹——夏天的时候要有极重的寒气来复。

这些虽都是阴性的，但都是阴阳相合形成的。

是以察其动也，有德有化，有政有令，有变有灾，而物由之，而人应之
也。［**物**：非生命的。**由**：顺从。**应**：应对，改变，变化。］

观察四时之气，正常的是德，外在表现是化，有它的方式，有它的现
象，有它太过则复的变和郁发导致的灾。

帝曰：夫子之言岁候，其不及太过，而上应五星。今夫德化政令，灾眚
变易，非常而有也，卒然而动，其亦为之变乎。

岐伯曰：承天而行之，故无妄动，无不应也。卒然而动者，气之交变
也，其不应焉。故曰：应常不应卒。此之谓也。［**天**：本性。**常**：岁运岁气。**卒**：
临时的气候变化。］

五运的太过不及上应五星，但五星和五行是不能等同的，五行的性会应

化在五星上，五星是具体的物化，五运太过不及会表现在气候层面上，也会表现为五星的变化。

帝曰：其应奈何？

岐伯曰：各从其气化也。

帝曰：其行之徐疾逆顺何如？

岐伯曰：以道留久，逆守而小，是谓省下。以道而去，去而速来，曲而过之，是谓省遗过也。久留而环，或离或附，是谓议灾与其德也。应近则小，应远则大。芒而大倍常之一，其化甚；大常之二，其眚即发也。小常之一，其化减；小常之二，是谓临视，省下之过与其德也。德者福之，过者伐之。是以象之见也，高而远则小，下而近则大，故大则喜怒迩 ěr，小则祸福远。岁运太过，则运星北越，运气相得，则各行以道。故岁运太过，畏星失色而兼其母，不及，则色兼其所不胜。肖者瞿瞿（qú），莫知其妙，闵闵（mǐn）之当，孰者为良，妄行无征，示畏侯王。〔道：顺行停留过久。逆守：返回而远守。省下：审查下属。来：返。遗过：遗留的未解决的过失。离：远。附：近。迩：近。运星：与岁运相应之星。北越：向北偏离轨道。岁运太过：如太木。畏星失色：土镇星失色。其母：水星色减。不及：如少木。色：金星太白。瞿瞿：惊视不安的样子。闵闵：深远的样子。〕

帝曰：其灾应何如？

岐伯曰：亦各从其化也，故时至有盛衰，凌犯有逆顺，留守有多少，形见有善恶，宿属有胜负，征应有吉凶矣。

帝曰：其善恶何谓也？

岐伯曰：有喜有怒，有忧有丧，有泽有燥，此象之常也，必谨察之。

帝曰：六者高下异乎？

岐伯曰：象见高下，其应一也，故人亦应之。〔灾应何如：五星之德之化者为吉，为灾为变者为凶。〕

这些象的变化，高也好、下也好、顺也好、逆也好、大也好、小也好，所有的这一切都有五星的相应表现，人也与之相应的。

帝曰：善。其德化政令之动静损益皆何如？

岐伯曰：夫德化政令灾变，<u>不能相加</u>也。胜复盛衰，不能相多也。往来小大，不能相过也。用之升降，不能相无也。各从其动而复之耳。〔不能相加：不能长久。〕

不能相加、相多、相过、相无，指不能太过和不及，各从其动而复之。

帝曰：其病生何如？

岐伯曰：德化者<u>气</u>之祥，政令者气之章，<u>变</u>易者复之纪，<u>灾眚</u>者伤之始，气相胜者和，不相胜者病，重感于邪则甚也。〔气：正气。变：变则复。灾眚：灾则伤。〕

"气相胜者和，不相胜者病"，若从人体跟外界气的关系来说，人体的气能够胜过外界的太过的气，就没问题，胜不过人体就得病。

"重感于邪则甚也"，素体虚寒内伤，复感外寒，寒邪直中于内故病甚。

帝曰：善。所谓精光之论，大圣之业，宣明大道，通于无穷，究于无极也。

不论是天道、地道、人道都在这里了，因为万物有共同的本性，所以就有共同的道。这个道可运用于各个方面，无论哪条道都可通。

余闻之，善言天者，必应于人，善言古者，必验于今，善言气者，必彰于<u>物</u>，善言<u>应</u>者，同<u>天地之化</u>。〔物：形。应：天道之外显。天地之化：天地四时之化。〕

天人同道，古今同道，气聚成形为物，形化为气等，遵循的都是同样一个道。

善言化言变者，通神明之理，非夫子孰能言至道欤！

善于言说、追究这些变化的皆通神明之理。

"夫子"，万民之子、上天之子、苍天之子。

"至道"，最根本的道、无上的道、最圆满的道、最永恒的道。

乃择良兆而藏之灵室。

"良兆"，大道开始显现的时候，跟大道相通的时候，万众同心的时候，同心同德的时候。

"藏"，一是要保护好它，二是要躲避那些不好的人、不好的机缘，以确保能够保留和流传下来。

"灵室"，有神明庇佑的地方。

每旦读之。

旦是一天的开始，我要用这个指导我一天的、以后的、生生世世的生活。关于宇宙、人生的智慧、道理要熟记，天天都要读。经典的东西，为什么能够让我们生生世世地去读，仍觉得其味无穷、其意未尽，还是没有完全抓住？因为它体现的是宇宙人生最根本的、最圆满的、无上的道，它的内涵是无限的，指引我们由凡人、愚昧逐渐向着贤、圣、至、真的方向进取、前进。同样一句话，今天你感受到了这个层面的内涵，过两天随着自己智慧和阅历等方面的增长，对这句话又有了新的理解，所以就要经常温习，所以每旦都要温习。

命曰《气交变》，非斋戒不敢发，慎传也。

不同的命名有不同显现，一旦命名，就给了它一条命，给了性、相、用、体，它跟其他事物之间的差别和联系就通过这个名字体现出来了。

"斋戒"，一方面，在表象上、在形式上要斋戒，要沐浴，要不吃荤腥，另一方面更重要的是在心性上，要有戒律的、品德高尚的这些人才可以开启。

斋戒状态：让自己止住恶心、恶行，用善念、善心、善行、善愿的心和行，要止恶扬善，处在这样的生命状态才能够跟大道相通，合于大道，不是这种状态，绝对不敢开启。

"慎传"，非其人莫传，非其时莫传，非其地莫传等。

第五章　五常政大论

本章主要内容

一、释篇名

二、五气平气之纪之气化及所应

三、五气不及之纪之气化及所应

四、五气太过之纪之气化及所应

五、天地四方阴阳之异寿夭之别

六、六气主令而藏气不应不用之病症

七、六气胎孕不育治之不全与神机气立

八、六气在泉所制所生

九、治则治法

释篇名

五常政大论：

五，五运。

常，恒也，久也，正常的，不偏的。

政，正也，政以正民，规范管理。

五运的作用，有德、化、政、令，为何独谓之五常政？

《素问·气交变大论》云："岐伯曰：德化者气之祥，政令者气之章，变易者复之纪，灾眚者伤之始，气相胜者和，不相胜者病，重感于邪则甚也。"

《素问·六元正纪大论》云："五运宣行，勿乖其政。"

五运布政之常、之恒，是一个标准状态，一个参照点。

黄帝问曰：太虚寥廓，五运回薄，衰盛不同，损益相从，愿闻平气何如而名？何如而纪也？

岐伯对曰：昭乎哉问也！木曰敷和，火曰升明，土曰备化，金曰审平，水曰静顺。

帝曰：其不及奈何？

岐伯曰：木曰委和，火曰伏明，土曰卑监，金曰从革，水曰涸流。

帝曰：太过何谓？

岐伯曰：木曰发生，火曰赫（hè）曦（xī），土曰敦阜，金曰坚成，水曰流衍。［回薄：轮回，薄同搏、同迫。名：命名。纪：性能标显。委：屈而不伸。伏：压伏。卑监：降主为从。从：屈从。赫：炎热炽盛。曦：指阳光。］

语音疗法——读诵经典的力量

"木曰敷和，火曰升明，土曰备化，金曰审平，水曰静顺。"

这段可以唱诵，"敷—和—"理肝气，很舒服。古人造这几个字发这几个音，绝对通五藏。虚火上来时念"柔—和—"，补肾阴。

五运平气

五运平气：是太阳和月亮对地球的影响，形成的每年五步运，就像24节气、四季，年年恒定不变，以此为正常之气，称平气。

太过或不及之客运，加之于主运平气，称为五运之政的太过和不及。

客运客气

整个宇宙对地球的影响。

平气为理想状态，就像个均值，实际显象当中只有太过和不及两种，没有单独的平气之象。

宇宙万物因分别心而生，属后天层次。

三气之纪——平气

	气	性	用	化	类	政	候	令	藏	畏	主	谷	果	实	应	虫	畜	色	养	病	味	音	物	数
敷和	端	随	曲直	生荣	草木	发散	温和	风	肝	清	目	麻	李	核	春	毛	犬	苍	筋	里急支满	酸	角	中坚	八
升明	高	速	燔灼	蕃茂	火	明曜	炎暑	热	心	寒	舌	麦	杏	络	夏	羽	马	赤	血	瞤瘛	苦	徵	脉	七
备化	平	顺	高下	丰满	土	安静	溽蒸	湿	脾	风	口	稷	枣	肉	长夏	倮	牛	黄	肉	痞	甘	宫	肤	五
审平	洁	刚	散落	坚敛	金	劲肃	清切	燥	肺	热	鼻	稻	桃	壳	秋	介	鸡	白	皮毛	咳	辛	商	外坚	九
静顺	明	下	沃衍	凝坚	水	流演	凝肃	寒	肾	湿	二阴	豆	栗	濡	冬	鳞	彘	黑	骨髓	厥	咸	羽	濡	六

三气之纪——不及

	气	用	动	发	藏	实	果	味	谷	色	畜	主	虫	声	化	眚	复	主
委和	敛	聚	緛戾拘缓	惊骇	肝	核壳	枣李	酸辛	稷稻	白苍	犬鸡	雾露凄沧	毛介	角商	从金	三	萧飋肃杀则炎赫沸腾	飞蠹蛆雉，乃为雷霆
伏明	郁	暴	彰伏变易	痛	心	络濡	栗桃	苦咸	豆稻	玄丹	马彘	冰雪霜寒	羽鳞	徵羽	从水	九	凝惨凛冽则暴雨霖霪	骤注雷霆震惊，沉霒淫雨
卑监	散	静定	扬涌分溃痈肿	濡滞	脾	濡核	李枣	酸甘	豆麻	苍黄	牛犬	飘怒振发	倮毛	宫角	从木	四维	振拉飘扬则苍干散落	清气乃用，生政乃辱
从革	扬	躁切	铿禁瞀厥	咳喘	肺	壳络	李杏	苦辛	麻麦	白丹	鸡羊	明曜炎烁	介羽	商徵	从火	七	炎光赫烈则冰雪霜雹	鳞伏彘鼠，岁政乃寒，早至
涸流	滞	渗泄	坚止	燥槁	肾	濡肉	枣杏	甘咸	黍稷	黅玄	彘牛	埃郁昏翳	鳞倮	羽宫	从土	一	埃昏骤雨则振拉摧拔	堤坼毛显狐络，乃生大寒，变化不藏

三气之纪——太过

	化	气	政	令	动	德	变	谷	畜	果	色	味	象	经	藏	虫	物	病	眚
发生	生	美	散	条舒	掉眩巅疾	鸣靡启坼	振拉摧拔	麻稻	鸡犬	李桃	青黄白	酸甘辛	春	足厥阴少阳	肝脾	毛介	中坚外坚	怒	
赫曦	长	高	动	鸣显	炎灼	暄暑郁蒸	炎烈沸腾	麦豆	羊彘	杏栗	赤白玄	苦辛咸	夏	手少阴太阳、手厥阴少阳	心肺	羽鳞	脉濡	笑疟疮疡血流狂妄目赤	
敦阜	圆	丰	静	周备	濡积并蓄	柔润重淖	飘骤崩溃	稷麻	牛犬	枣李	黅玄苍	甘咸酸	长夏	足太阴阳明	脾肾	倮毛	肌核	腹满四肢不举	
坚成	成	削	肃	锐切	暴折疡疰	雾露萧飋	肃杀雕零	稻黍	鸡马	桃杏	白青丹	辛酸苦	秋	手太阴阳明	肺肝	介羽	壳络	喘喝胸凭仰息	
流衍	凛	坚	谧	流注	漂泄沃涌	凝惨寒雰	冰雪霜雹	豆稷	彘牛	栗枣	黑丹黅	咸苦甘	冬	足少阴太阳	肾心	鳞倮	濡满	胀	

五气的平气、不及、太过状态比较

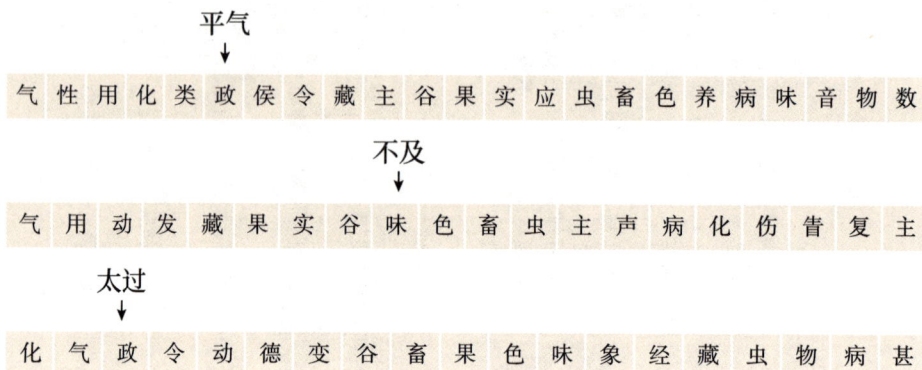

平气
↓

气	性	用	化	类	政	候	令	藏	主	谷	果	实	应	虫	畜	色	养	病	味	音	物	数

不及
↓

气	用	动	发	藏	果	实	谷	味	色	畜	虫	主	声	病	化	伤	眚	复	主

太过
↓

化	气	政	令	动	德	变	谷	畜	果	色	味	象	经	藏	虫	物	病	甚

性、德、政、令、化是对平气的描述，不及之气的时候没有；太过之气包含相应之经络；平气的时候不是没有病，是病单纯、轻微。

五行五德五藏

木性德仁——肝：仁，同体相亲曰仁，仁慈正直担当。念"仁心正真"养肝。

火性德礼——心：礼，道践于行，利敬存心。念"明礼"养心真阳。

土性德信——脾：念"意诚信"养脾。

金性德义——肺：念"行道义"降肺养阴，念"找好处"宣肺补气。

水性德智——肾：念"圆智慧"养肾气，念"认不是"养肾阴。

敷和之纪

帝曰：三气之纪，愿闻其候。

岐伯曰：悉乎哉问也！敷和之纪，木德周行，阳舒阴布，五化宣平，其气端，其性随，其用曲直，其化生荣，其类草木，其政发散，其候温和，其令风，其藏肝，肝其畏清，其主目，其谷麻，其果李，其实核，其应春，其虫毛，其畜犬，其色苍，其养筋，其病里急支满，其味酸，其音角，其物中坚，其数八。[纪：纲纪。敷和：敷，敷布；和，万物各得其所各从其欲，万物生发，欣欣向荣，和而不同，木运的标准状态。木德周行：木德即为仁，仁者爱人、和融人，没有疏漏，故曰周。端：正直、萌芽、天真。随：主动地跟随、从合。曲直：柔韧，在障难中守正成长。发散：上升外散。温和：舒适无抵触。藏：含藏形气神，为三者的统一体。脏指形，形体器官。清：降敛之气。麻：芝麻。果：有核为果，无核为蓏，木实曰果，草实曰蓏。核：核皆属木。应：相应、对应。毛：有毛的虫，属木。筋：肌腱筋膜。里急：腹内急迫，欲解下大便为爽。酸：酸味是收敛的，收敛方向有两个，酸温由内而外，酸寒由外而内。中坚：坚实不虚。八：生气所化，木之成数是八。]

病位：木气之异常化态，集中见于肝经所行部位；病性：木性。

升明之纪

升明之纪，正阳而治，德施周普，五化均衡，其气高，其性速，其用燔灼，其化蕃（fán）茂，其类火，其政明曜，其候炎暑，其令热，其藏心，心其畏寒，其主舌，其谷麦，其果杏，其实络，其应夏，其虫羽，其畜马，其色赤，其养血，其病瞤瘛，其味苦，其音徵（zhǐ），其物脉，其数七。[升明：温暖明亮。高：火性炎上，膨胀。速：疾，有力度。燔：焚。灼：烤炙，明。蕃：茂盛，兴旺。明曜：照也。麦：在五谷中唯一一个经历春夏秋冬四季，气全，对人体补养力量大。羽：毛也，羽虫属火。瞤：目动也。瘛：搐动，中医指手脚痉挛、口眼㖞斜的症状，这里应该指血病所致。脉：脉络，网络。]

备化之纪

备化之纪，气协天休，德流四政，五化齐修，其气平，其性顺，其用高下，其化丰满，其类土，其政安静，其候溽蒸，其令湿，其藏脾，脾其畏风，其主**口**，其谷**稷** (jì)，其果**枣**，其实肉，其应长夏，其虫**倮** (luǒ)，其畜牛，其色黄，其养肉，其病**痞** (pǐ)，其味甘，其音宫，其物**肤**，其数**五**。

[**气协天休**：土气于四季各旺十八日，与四时气和，似与天令无关。**修**：适度。**平**：分之而匀适，齐等。**顺**：随顺。**高下**：有形相称。**土**：阴阳二气交合生土，为形质之始，后天之本；人参归脾丸能补脾藏之源心肾。**溽蒸**：湿热郁闷。**脾**：对应胰腺、部分胃肠肝。**口**：脾开窍于口。**稷**：小米类的。**枣**：大枣。**倮**：不长毛的。**痞**：①指胸腹部满闷不舒，按之不痛的疾患。《伤寒论》曰："病发于阳，而反下之，热入，因作结胸；病发于阴，而反下之，因作痞。"②指胸腹部积块，属积聚类。**肤**：像肌肤一样柔软而韧。**五**：土的生数。]

家庭成员中爷爷奶奶属土，父火母水，长兄属木，姐妹属金。

审平之纪

审平之纪，收而不争，杀而无**犯**，五化宣明，其气**洁**，其性**刚**，其用散落，其化**坚敛**，其类金，其政劲肃，其候清切，其令燥，其藏肺，肺其畏热，其主鼻，其谷稻，其果桃，其实壳，其应秋，其虫**介**，其畜鸡，其色白，其养皮毛，其病咳，其味辛，其音商，其物**外坚**，其数九。[**犯**：过度，伤及根本。**洁**：清纯干净无杂染。**刚**：快速有力。**坚敛**：由丰满到坚敛，坚，密度增加。**介**：介虫负甲而外坚，犹金之甲胄。**外坚**：外层坚硬。]

四方之饮食文化对应于四方之体质。

用食疗药调整体质平衡。

难治性感染：参附注射液＋痰热清注射液静注或口服。

南方属火，火克金，稻属金，可以补肺；北方属寒，寒伤心，小麦属火，可以补心；西部金气旺克木，喜酸补肝体，山西人喜醋；东部木气易被金克，肝气郁，喜辛散肝气，山东人嗜葱。

肝被抑制得很厉害的时候，想吃辣椒，气味强烈的，从深层上把气给散出来，升上去；肝闭得比较浅，就从上面直接开肺，轻轻地就可以，可以用葱白。

静顺之纪

静顺之纪，**藏而勿害，治而善下，五化咸整**，其气明，其性下，其用**沃衍**，其化凝坚，其类水，其政流演，其候凝肃，其令寒，其藏肾，肾其畏湿，其主二阴，**其谷豆**，其果栗，**其实濡（rú）**，其应冬，其虫鳞，其畜**彘（zhì）**，其色黑，其养骨髓，其病厥，其味咸，其音羽，其物**濡（ruǎn）**，其数六。故生而勿杀，长而勿罚，化而勿制，收而勿害，藏而勿抑，是谓平气。〔下：谦恭。整：整洁。沃衍：水气丰沛遍满；沃，润泽，肥美；衍，本义为水广布或长流。濡：rú 音意为滋润，湿润；ruǎn 音意为柔软，柔弱。彘：猪。〕

厥证：土克水，所以肾气闭郁，阳气不达四末，四末就厥。虚寒性的厥很容易过肘过膝；食积厥证为实证之厥，仅仅手足冷。

"故生而勿杀，长而勿罚，化而勿制，收而勿害，藏而勿抑，是谓平气。"平气等于中庸，在均值附近波动而不会超过极限值，生的时候不会太厉害，长的时候也不会太过分，收的时候也不会损害，藏的时候也不会太抑制。

委和之纪

委和之纪，是谓**胜生**，生气不政，**化气乃扬，长气自平，收令乃早，凉雨时降，风云并兴**，草木晚荣，苍干雕落，物秀而实，肤肉内充，其气敛，其用聚，其动**緛（ruǎn）戾（lì）拘缓**，其发惊骇，其藏肝，其果枣李，**其实核壳**，其谷**稷稻**，其味**酸辛**，其色**白苍**，其畜**犬鸡**，其虫**毛介**，其主雾露凄沧，其声**角商**，其病摇动注恐，从金化也，少角与**判商**同，**上角**与正角同，上商与正商同，其病肢废痈肿疮疡，其甘虫，邪伤肝也；上宫与正宫同。萧飋sè肃杀则炎赫沸腾，眚于三，所谓复也，其主飞蠹（dù）蛆（qū）雉（zhì），乃为雷霆。[胜：胜过，压抑。化气：土气。长气：火气。凉雨：金胜故雨凉。风云并兴：风湿之气，金木或水火相合所生。雕：同"凋"。緛：软短。戾：损害性。惊骇：魂伤。枣李：土木。核壳：木金。稷稻：土金。酸辛：木金。白苍：金木。犬鸡：木金。毛介：木金。角商：木金。判商：半商。上角：厥阴司天时，少木转为同正角。正商同：阳明司天时，少木转为同正商。其病肢废痈肿疮疡：木气不足则被郁于营血而生痈疮、肝虚筋软则肢体废用。甘虫：虫食甘黄食物，同《气交变大论》。上宫与正宫同：太阴司天时，少木转为同正宫。飋：秋风，或秋风的声音。炎赫沸腾：火气来复。眚于三：时间指春分，九宫指东方。复：子复母仇。飞蠹蛆雉：少木之年，金郁木，木主生，故随火气复金之时，如春分时二之气少阴君火值令而火气复金，火飞虫和野鸡生，土保虫（蛆类）滋生于甜黄土类的食物和生物中、生于树木中、生于人的消化系统中（寄生虫）。雷霆：火复金时，被抑郁于地中的木气随复气而暴发，风撞金土生雷霆。]

伏明之纪

伏明之纪，是谓胜长（zhǎng），长（zhǎng）气不宣，藏气反布，收气自政，化令乃衡，寒清数举，暑令乃薄，承化物生，生而不长（zhǎng），成实而稚，遇化已老，阳气屈伏，蛰虫早藏，其气郁，其用暴，其动彰伏变易，其发痛，其藏心，其果栗桃，其实络濡，其谷豆稻，其味苦咸，其色玄丹，其畜马彘，其虫羽鳞，其主冰雪霜寒，其声徵羽，其病昏惑悲忘，从水化也，少徵与少羽同，上商与正商同，邪伤心也，凝惨凛冽则暴雨霖霪（yín），眚于九，其主骤注雷霆震惊，沉黓（yīn）淫雨。[胜长：水胜。藏气：水。收气：金。化：土。寒：水。清：金。薄：损而郁结。承化物生：顺承时气的转化而物生。成实而稚：结实时体仍幼稚。遇化已老：过夏即老，早衰。彰伏变易：显隐不定。栗桃：水金。络濡：火水。豆稻：水金。苦咸：火水。玄丹：水火。马骡：火水。

羽鳞：火水。徵羽：火水。上商与正商同：少火阳明司天，则少火转为同正商。暴雨霖霪：

水过土复，发于四之气太阴湿土。九：九宫，南方。黔：同"阴"，阴天。]

卑监之纪

卑监之纪，是谓减化，化气不令，生政独彰，长气整，雨乃愆（qiān），收气平，风寒并兴，草木荣美，秀而不实，成而秕（bǐ）也，其气散，其用静定，其动疡涌分溃痈肿，其发濡滞，其藏脾，其果李栗，其实濡核，其谷豆麻，其味酸甘，其色苍黄，其畜牛犬，其虫倮毛，其主飘怒振发，其声宫角，其病留满痞塞，从木化也，少宫与少角同，上宫与正宫同，上角与正角同，其病飧泄，邪伤脾也，振拉飘扬则苍干散落，其眚四维，其主败折虎狼，清气乃用，生政乃辱。[卑监：土镇中州以监管四旁之力屈。愆：错过（时期），迟到，晚到。秕：中空或不饱满的谷粒。飘怒振发：风木肆虐。宫：土音。上宫与正宫同：少土太阴司天，转为同正宫。上角与正角同：少土厥阴司天，转为同正角。振拉飘扬：风木太过。苍干散落：金气来复。眚：损害。生政乃辱：金来复木。]

从革之纪

从革之纪，是谓折收，收气乃后，生气乃扬，长化合德，火政乃宣，庶类以蕃，其气扬，其用躁切，其动铿禁瞀厥，其发咳喘，其藏肺，其果李杏，其实壳络，其谷麻麦，其味苦辛，其色白丹，其畜鸡羊，其虫介羽，其主明曜炎烁，其声商徵，其病嚏咳鼽（qiú）衄（nǜ），从火化也，少商与少徵（zhǐ）同，上商与正商同，上角（jué）与正角同，邪伤肺也，炎光赫烈则冰雪霜雹，眚于七，其主鳞伏彘鼠，岁气早至，乃生大寒。[长化：火土。

蕃：茂荣。铿：碰撞、敲击；金属玉器等碰撞敲击的响亮声音。嚏：打喷嚏。]

"其动铿禁瞀厥"，"铿"是金字旁，此处表躁动之声，很硬很刚很重，这是金的特点。"禁"，本来金有禁的作用，收敛。"瞀厥"是正气升不上去，邪气在那儿堵着，甚至上逆。故成厥之。厥，阳气郁闭或上逆，不能顺达四旁。

少金则肾气上扬，肾不闭藏，这是我们做实验做出来的。火上冲肺，肺失肃降，正常的宣发随之失职，所以邪气憋在肺。

"其发咳喘"：肺既没有劲，又有邪气被郁闭，所以就出现了咳喘。咳喘同时发作，往往喘的时候肺气不能够宣。金木相争，金胜则喘，木胜则咳，由喘到咳是病在减轻，由咳到喘是病情加重。内生的喘是肾虚引起的，肾不纳气，肾气虚故喘。这个气郁在肺里，所以才有铿禁瞀厥。

卫气就是阳气，卫气来源于下焦，滋养于中焦，开发于上焦。为什么少金的年份（比如 2015 年、2005 年等），脚冷的时候一念"行—道—义—"就暖和就不冷了？脚冷是不是厥？少金则肺气弱，宣发肃降都不行，念"行—道—义—"则肺气降，阳气回降于肾，脚就暖和了。

涸流之纪

涸流之纪，是谓反阳，藏令不举，化气乃昌，长气宣布，蛰虫不藏，土润水泉减，草木条茂，荣秀满盛，其气滞，其用渗泄，其动坚止，其发燥槁，其藏肾，其果枣杏，其实濡肉，其谷黍稷，其味甘咸，其色黅玄，其畜彘牛，其虫鳞倮，其主埃郁昏翳，其声羽宫，其病痿厥坚下，从土化也，少羽与少宫同，上宫与正宫同，其病癃（lóng）閟（bì），邪伤肾也，埃昏骤雨则振拉摧拔，眚于一，其主毛显狐貉 hé，变化不藏。故乘危而行，不速而至，暴虐无德，灾反及之，微者复微，甚者复甚，气之常也。〔反：同返。

其动坚止：动作生硬。**黍**：属火。**稷**：小米类的，属土。**埃郁昏翳**：土湿邪盛。**痿厥坚下**：肾水不足而土胜之，湿重则痿，肾虚则厥，土固下焦则便坚。**上宫与正宫同**：少水太阴司天，转同正宫。**振拉摧拔**：土气过胜则木气来复，时易在冬至，一阳来复助之故。**一**：北方。**毛显狐㹴，变化不藏**：木气胜则毛类动物猖獗无惧。**乘危而行，不速而至**：乘人之危，不请而至。速，邀请。]

发生之纪

发生之纪，是谓**启陈**，**土疏泄**，苍气达，阳和布化，阴气乃随，生气**淳化**，万物以荣，其化生，其气美，其政散，其令条舒，其**动**掉眩颠疾，其德鸣靡启**坼**（chè），其**变**振拉摧拔，其谷**麻稻**，其畜鸡犬，其果李桃，其色**青黄白**，其味酸甘辛，其象春，其经足厥阴少阳，其藏肝脾，其虫毛介，其物**中坚外坚**，**其病怒，太角与上商同**，**上徵则其气逆**，**其病吐利**，不务其德则收气复，秋气劲切，甚则肃杀，清气大至，草木雕零，邪乃伤肝。[**启陈**：启发陈藏。**疏泄**：木气，阳气疏土。**淳化**：气比较厚重。**动**：异常变动。**坼**：分开，裂开。**变**：木郁之发。**麻稻**：金木，后同。**青黄白**：木土金。**中**：金木之气。**其病怒，太角与上商同**：木盛金抑生怒，与阳明司天同为金郁木。**上徵则其气逆，其病吐利**：少阴司天，风火合气上逆，金水来复，金木水火交争，故见吐利。**务**：行。]

从 SARS 看传染病发生

瘟疫：金水郁木火，尤其是金郁木。

SARS 发病人群多见于青壮年，体质为金土之气旺夹湿热（有湿就闷着热），2003 年岁运少火太阴湿土司天，水土金盛（2002 年的阳明燥金在泉不退位），寒湿盛，初之气主客气都是厥阴风木，水土金郁抑风木，这就是 SARS 发病的运气基础，也是 SARS 的病证特点。地区从南方、沿海开始，内陆干燥的地方病例少，也证明其湿热郁滞性。

内火形成：人体必须有寒或金或土把阳气给憋住，这个内火才能形成。如果外面没有阴邪，内火就散开了，形不成内火。

SARS 流行，水土金（少火运＋太阴湿土司天＋上年阳明在泉不退位）三个阴邪，主气是春夏是木火，到了 5 月 21 号戛然而止，因为到小满为三之气，火旺（正常的火）冲破阴邪阻滞，所以不再发了。

2018 年运气分析

2018 年（太火太阳司天太阴在泉），如果有温性的温厉这样的传染病，可能从北方开始。因为南方地域属于热，又有太火，初之气木火，一个太阳寒水难以郁火，形不成内热，反倒是底下寒，所以 2018 年年初南方大家都在穿羽绒服，到处下雪。因为这一交运以后，木火加上太阳寒水加上南方地热，水火相合交争，雪就出来了，尤其是南方下了雪。冬天下了雪以后，一般不会有传染病。

二之气客气阳明主气少阴，太火跟少阴是两个火，阳明和太阳司天是两个阴，两阴两阳，所以总的来说形成瘟疫的可能性不大，可能在局部的某个地方会有一些小问题。假如说岁运不是太火，是一个阴性的运如太水，加上春天就能形成内热，热出不去很容易感受外来的这些疫厉之气。

赫曦之纪

赫曦之纪，是谓蕃茂，阴气内化，阳气外荣，炎暑施化，物得以昌，其化长，其气高，其政动，其令鸣显，其动炎灼妄扰，其德暄暑郁蒸，其变炎烈沸腾，其谷麦豆，其畜羊彘，其果杏栗，其色赤白玄，其味苦辛咸，其象夏，其经手少阴太阳，手厥阴少阳，其藏心肺，其虫羽鳞，其物脉濡，其病笑疟疮疡血流狂妄目赤，上羽与正徵同，其收齐，其病痓（zhì），上徵而收气后也，暴烈其政，藏气乃复，时见凝惨，其则雨水霜雹切寒，邪伤心也。

[阴气内化：阴精化气，阴邪化除。动：过盛。变：火郁之发。脉濡：火水。笑疟：热扰心神，热扰血行；心气旺，喜笑。上羽与正徵同：太火合太阳司天则与正火同。痉：指筋脉僵痹无力之病。上徵：太火又合少阴司天，火盛克金。藏气乃复：水气来复。]

敦阜之纪

敦阜之纪，是谓广化，厚德清静，顺长以盈，至阴内实，物化充成，烟埃朦郁，见于厚土，大雨时行，湿气乃用，燥政乃辟，其化圆，其气丰，其政静，其令周备，其动濡积并稸（xù），其德柔润重（zhòng）淖（nào），其变震惊飘骤崩溃，其谷稷麻，其畜牛犬，其果枣李，其色黅玄苍，其味甘咸酸，其象长夏，其经足太阴阳明，其藏脾肾，其虫倮毛，其物肌核，其病腹满四肢不举，大风迅至，邪伤脾也。[顺长以盈：随顺他人，自己也会所求遂愿，生命充实。大雨时行：雨水与太阴湿土，太阳寒水有关。其化圆：土性人，身材匀称厚实，油性皮肤，五藏比较充实，不会兴风作浪。稸：同"蓄"，积蓄。变：土郁之发。肌核：土木。其病腹满四肢不举：土气滞固，出现腹满，不能运化四旁。]

坚成之纪

坚成之纪，是谓收引，天气洁，地气明，阳气随，阴治化，燥行其政，物以司成，收气繁布，化洽不终，其化成，其气削，其政肃，其令锐切，其动暴折疡疰（zhù），其德雾露萧飋，其变肃杀雕零，其谷稻黍，其畜鸡马，其果桃杏，其色白青丹，其味辛酸苦，其象秋，其经手太阴阳明，其藏肺肝，其虫介羽，其物壳络，其病喘喝胸凭仰息，上徵与正商同，其生齐，其病咳，政暴变则名木不荣，柔脆焦首，长气斯救，大火流，炎烁且至，蔓将槁，邪伤肺也。[洁：洁癖与金气旺有关。地气明：金主令则水湿凝结，其气清明。阴治化：阴气主导，金气主燥，主收，主成。化治不终：土水之气失于圆润。治：沾湿，浸润；广博、普遍；和谐、和睦。锐切：带刺玫瑰，急。动：金郁之发。疰：有灌注和久住之意，多指具有传染性和病程长的慢性病，主要指劳瘵。变：金气过盛。稻黍：金火。鸡马：金火。桃杏：金火。络：火。喘喝胸凭仰息：金气闭郁，喘为主。上徵与正商同：太金少阴司天则运同正商。其生齐，其病咳：岁金太过，春天风木旺则受金克，表现为咳。政暴变则名木不荣，柔脆焦首：金郁之发则肃杀过重，名木先伤而焦首、草木失荣而柔脆。长气斯救，大火流：金过盛则火气来复。]

脉与络：脉柔软有纹理，如叶脉；络坚韧，如丝瓜络。在人体中脉指经脉（包裹经水的有形之脉和包裹经气的无形之脉），络指有形的小血管。

瓜果谷物进入金的生长阶段才成熟，丝瓜成熟时金气旺，其络转坚，是金郁火盛之象；植物之气与所生长的天气相反，故丝瓜络能对抗金郁之火，开郁散热。

流衍之纪

流衍之纪，是谓封藏，寒司物化，天地严凝，藏政以布，长令不扬，其化凛，**其气坚**，其政谧，其令流注，其**动**漂泄沃涌，其德凝惨寒**雰**（fēn），其**变**冰雪霜雹，其谷豆稷，其畜彘牛，其果栗枣，其色黑丹黔，其味咸苦甘，其象冬，其经足少阴太阳，其藏肾心，其虫鳞倮，其物濡满，**其病胀**，上羽而长气不化也。政过则**化气大举**，而埃昏气交，大雨时降，邪伤肾也。故曰：不恒其德，则所胜来复，**政恒其理，则所胜同化**。此之谓也。[其气坚：寒气坚凝，给人感觉凛凛然，皮肤触之有刺痛感。谧：安静闭藏。动：水郁之发。雰：霜雪很盛的样子。变：太过。其病胀：寒湿之气重，克火，寒湿之气固滞故出现胀，包括疮疡冻疮。化气大举：土气来复。政恒其理，则所胜同化：平气之岁，所胜不受克而同化，见前文平气论述。]

	平 气	太 过	不 及
五运	生而勿杀，长而勿罚，化而勿制，收而勿害，藏而勿抑，是谓平气	不恒其德，则所胜来复，政恒其理，则所胜同化。此之谓也	故乘危而行，不速而至，暴虐无德，灾反及之，微者复微，甚者复甚，气之常也
木	敷和之纪，木德周行，阳舒阴布，五化宣平。其类草木，其政发散，其候温和，其令风，其藏肝，其主目，其味酸，其色苍，其养筋，其病里急支满，其音角，其物中坚，其数八	岁木太过，风气流行，脾土受邪 发生之纪，是谓启陈，土疏泄，苍气达，阳和布化，阴气乃随，生气淳化，万物以荣。其色青黄白，其味酸甘辛，其病怒，上徵则其气逆，其病吐利，不务其德则收气复，秋气劲切，甚则肃杀，清气大至，草木雕零，邪乃伤肝	岁木不及，燥乃大行，生气失应，草木晚荣 委和之纪，是谓胜生，生气不政，化气乃扬，长气自平，收令乃早，凉雨时降，风云并兴，草木晚荣其味酸辛，其色白苍，其声角商，其病摇动注恐，从金化也，邪伤肝也
火	升明之纪，正阳而治，德施周普，五化均衡。其类火，其候炎暑，其令热，其藏心，其主舌，其味苦，其色赤，其养血，其病瞤瘛，其音徵，其物脉，其数七	岁火太过，炎暑流行，金肺受邪 赫曦之纪，是谓蕃茂，阴气内化，阳气外荣，炎暑施化，物得以昌。其色赤白玄，其味苦辛咸，其病笑、疟、疮疡、血流、狂妄、目赤，上徵而收气后也，暴烈其政，藏气乃复，时见凝惨，甚则雨水霜雹切寒，邪伤心也	岁火不及，寒乃大行，长政不用，物荣而下 伏明之纪，是谓胜长，长气不宣，藏气反布，收气自政，化令乃衡，寒清数举，暑令乃薄，承化物生，生而不长，成实而稚，遇化已老，阳气屈伏，蛰虫早藏。其味苦咸，其色玄丹，其声徵羽，其病昏惑悲忘，从水化也，邪伤心也
土	备化之纪，气协天休，德流四政，五化齐修。其类土，其候溽蒸，其令湿，其藏脾，其主口，其味甘，其色黄，其养肉，其病否，其音宫，其物肤，其数五	岁土太过，雨湿流行，肾水受邪 敦阜之纪，是谓广化，厚德清静，顺长以盈，至阴内实，物化充成，烟埃朦郁，见于厚土，大雨时行，湿气乃用，燥政乃辟。其色黔玄苍，其味甘咸酸，其病腹满四支不举，大风迅至，邪伤脾也	岁土不及，风乃大行，化气不令，草木茂荣 卑监之纪，是谓减化，化气不令，生政独彰，长气整，雨乃愆，收气平，风寒并兴，草木荣美，秀而不实，成而粃也。其色苍黄，其声宫角，其病留满否塞，从木化也，邪伤脾也

续表

	平　气	太　过	不　及
五运	生而勿杀，长而勿罚，化而勿制，收而勿害，藏而勿抑，是谓平气	不恒其德，则所胜来复，政恒其理，则所胜同化。此之谓也	故乘危而行，不速而至，暴虐无德，灾反及之，微者复微，甚者复甚，气之常也
金	审平之纪，收而不争，杀而无犯，五化宣明。其类金，其候清切，其令燥，其藏肺，其主鼻，其味辛，其色白，其养皮毛，其病咳，其音商，其物外坚，其数九	岁金太过，燥气流行，肝木受邪 坚成之纪，是谓收引，天气洁，地气明，阳气随，阴治化，燥行其政，物以司成，收气繁布，化洽不终。其色白青丹，其味辛酸苦，其病喘喝胸凭仰息，政暴变则名木不荣，柔脆焦首，长气斯救，大火流，炎烁且至，蔓将槁，邪伤肺也	岁金不及，炎火乃行，生气乃用，长气专胜 从革之纪，是谓折收，收气乃后，生气乃扬，长化合德，火政乃宣，庶类以蕃。其味苦辛，其色白丹，其声商徵，其病嚏咳鼽衄，从火化也，邪伤肺也，岁气早至，乃生大寒
水	静顺之纪，藏而勿害，治而善下，五化咸整。其类水，其候凝肃，其令寒，其藏肾，其主二阴，其味咸，其色黑，其养骨髓，其病厥，其音羽，其物濡，其数六	岁水太过，寒气流行，邪害心火 流衍之纪，是谓封藏，寒司物化，天地严凝，藏政以布，长令不扬。其色黑丹龄，其味咸苦甘，其病胀，政过则化气大举，而埃昏气交，大雨时降，邪伤肾也	岁水不及，湿乃大行，长气反用，其化乃速 涸流之纪，是谓反阳，藏令不举，化气乃昌，蛰虫不藏，土润水泉减，草木条茂。其味甘咸，其色黅玄，其病痿厥坚下，从土化也，邪伤肾也

帝曰：天不足西北，左寒而右凉，地不满东南，右热而左温，其故何也？

岐伯曰：阴阳之气，高下之理，太少之异也。东南方，阳也，阳者其精降于下，故右热而左温。西北方，阴也，阴者其精奉于上，故左寒而右凉。是以地有高下，气有温凉，高者气寒，下者气热，故适寒凉者胀，之温热者疮，下之则胀已，汗之则疮已，此腠理开闭之常，太少之异耳。〔天不足西北：西北人面南而立，左为北寒，右为西凉。**地不满东南：**东南人面南而立，左为东温，右为南火。**太少之异也：**太火太木属于东南，少木少火属于西北。〕

　　人心向往太阳初升的地方，故人以面南为正，日出东向南落西转北，故东南方阳盛，有形化无形，西北方阴盛，无形化有形，故东南方凹，西北方高。西北人高大，东南人小巧同此理。治疗亦同此理。

因西北方人禀天地之阴气以成体，故体高大，而其用为阳，性急暴，同时，外寒则内热，以抗天地之寒，加之多肉食乳食，故易内生胀满，"适寒凉者胀"。其体左寒而右凉，故左体易中寒邪，右体易中凉燥。

东南方人禀天地之阳气以成体，故体瘦小，而其用为阴，性柔缓，并内生阴气以抗天地之热，多食谷米以养肾精，以对治阳热过胜，故易生内寒，热甚则寒复于外，热闭成疮，"之温热者疮"。其体右热而左温，故右体易中热邪，左体易中风温之邪。

下之则胀已（去郁闭之内邪），汗之则疮已（汗之以发散寒郁之热）。疮疡类疾病、自身免疫性疾病，自己杀自己，是金杀木，故注重汗法；增生类疾病，是痰湿重，故注重消法和下法；痰湿重、阴气重的，得良恶性肿瘤（除白血病、淋巴瘤）概率均高于火气禀赋旺的。

再说"下之则胀已""冬吃萝卜"

胀：外边阴气太重，人体阳气上升以抗击寒气，金水之气闭郁，阳气又出不去，就出现胀，治则需从下法。

从取类比象的角度来说，地势高突的地域，人也高大，肚子也大，易生内胀之病；冬天的状态，同北方和西方，也是无形化成有形，就像西北地势高凸，易长往外凸的东西，里头胀，所以冬吃萝卜以泻内实。

所以治疗增生类病，要注重泻法。

帝曰：其于寿夭何如？

岐伯曰：阴精所奉其人寿，阳精所降其人夭。

帝曰：善。其病也，治之奈何？

岐伯曰：西北之气散而寒之，东南之气收而温之，所谓同病异治也。故曰：气寒气凉，治以寒凉，行水渍之。气温气热，治以温热，强其内守。必同其气，可使平也，假者反之。

西北部精气盛而气候寒，消耗得就慢，就像乌龟一样，寿命就相对长。东南阳气多，而阴精少，阴精过早就耗没了，所以寿命就相对短。

气寒气凉，治以寒凉：西北方人体质特点是外寒内热。

气温气热，治以温热：东南方人精气亏虚，宜甘温补气。

强其内守：内，内在根本，调整人体内在的精气神，即所谓扶正治本之法。

治疗需把人当成整体来看，外边天太热了，一看舌尖红，就清热，外边天太冷了，一看舌头也不太红，就温补，这都叫"粗工"。我们一定要知道，外边热是表皮、上边热，但是里头、中间、下边是寒的，要先强其内守，"用热远热，用寒远寒"，"以从其气"（《素问·六元正纪大论》）。说白了，治病是靠药食辅助人体把病祛除。一定要知道，治病的原则是急则治其标，治标多用祛邪法；缓则治其本，治本多强其内守。

体质形成

先天体质的差别由天地之气和地域之气来决定，表现的结果就是寿夭不同，这就是《黄帝内经》告诉我们的天人如何合一、疾病怎么去诊断、怎么去治疗，就是以体质异常为疾病内因产生的基础。先天体质异常的逐渐积累形成后天疾病的内因。

后天体质：五藏的精气随年龄盛衰变化，形成后天体质，有着相对的变动。

人有三套生命密码：形（DNA），气（五运六气），神（生生世世那个神魂）。这三套生命密码相互影响才形成了一个人的完整生命密码，主导一个人的全部生命。同卵双生的人性格也不一样，是因为神魂不一样，调心治病要包括调整神魂。

帝曰：善。一州之气，生化寿夭不同，其故何也？

岐伯曰：高下之理，地势使然也。崇高则阴气治之，污下则阳气治之，阳胜者先天，阴胜者后天，此地理之常，生化之道也。

帝曰：其有寿夭乎？

岐伯曰：高者其气寿，下者其气夭，地之小大异也，小者小异，大者大异。故治病者，必明天道地理，阴阳更胜，气之先后，人之寿夭，生化之期，乃可以知人之形气矣。〔崇高：西北人外寒内热。先天：其气先天时而至。**治病者**：大医，明医。〕

人体体质特点对疾病发病、治疗、预后指导

《阴阳应象大论》云："岐伯曰：天不足西北，故西北方阴也，而人右耳目不如左明也。地不满东南，故东南方阳也，而人左手足不如右强也。帝曰：何以然？岐伯曰：东方阳也，阳者其精并于上，并于上则上明而下虚，故使耳目聪明而手足不便。西方阴也，阴者其精并于下，并于下则下盛而上虚，故其耳目不聪明而手足便也。故俱感于邪，其在上则右甚，在下则左甚，此天地阴阳所不能全也，故邪居之。"

俱感于邪，同样是感受一个邪气，哪里虚哪里先受邪。如果感受风邪，病位在上，外来邪气在上边，应该是右边为重；如果感受湿气，则偏中下焦，左侧为重。不管感受的外邪是风寒、风热或风湿，是不是都是中午最轻？所谓"旦慧、昼安、夕加、夜甚"，所有外感病都是如此。日中是人体的气最旺盛的时候，这个气里头既有阴气又有阳气，不单单是阳气最旺，阴气也最旺，所以到日中的时候，不仅仅是风寒性的感冒、湿性的感冒最轻，即便是风热性、燥性也是最轻的。跟日中相应的是吃饭，吃饱了饭什么病都

可以减轻，有的人说我吃饱了才疼，那也是在减轻，为什么？气虚得已经都麻痹了，没有气攻它才不疼，有气攻邪才疼。吃完饭气旺，相当于日中，在这儿的道理也是一样的。哪个地方气最弱，哪个地方就最重；哪个时间气最弱，哪个时间病最重，都是同样的道理。

天人合一

中国人讲究合于道同于性，与天地同心，如人有生老病死，但生生不已，所以中国人寿终正寝都是按喜事来办。

老年人穿旧衣服最好，因为旧衣服有你自己的气，同气相求就养人。

《黄帝内经素问》开篇《上古天真论》讲了四种人：真人、至人、圣人、贤人。

真人是提挈天地，贤人已经明道，要开始行道，要正心诚意，修身齐家治国，是儒家的贤人阶段。

上知天文，下知地理，中通人事以养五藏。天气通于肺，地气通于嗌。风气通于肝，雷气通于心，谷气通于脾，雨气通于肾。如果一个人肾虚，可以听海潮的声音、下雨的声音、泉水叮咚的声音，可以补肾，余同此。

帝曰：善。其岁有不病，而藏气不应不用者何也？

岐伯曰：天气制之，气有所从也。〔藏气不应不用：不以岁运决定气候与人之五藏疾病，而是由司天之气引生的地域之气反亢或人体体质之胜气反亢来决定。类似的情况也可见于本篇前述五运不及之岁会"转运"，如少角遇阳明司天转为同正商。天气：主令的三阴三阳。〕

如少木太阴司天之年，岁运少木被太阴司天转为同正宫，即肝木不应，肺金不用。

帝曰：愿卒闻之。

岐伯曰：少阳司天，火气下临，肺气上从，白起金用，草木眚，火见燔炳，革金且耗，大暑以行，咳嚏鼽衄鼻窒（zhì），曰疡，寒热胕肿。**风行于地**，尘沙飞扬，心痛胃脘痛，厥逆膈不通，其主暴速。〔窒：阻塞，不通。**风行于地**：上半年少阳司天则下半年厥阴在泉，风木为金所抑而强力抗争，故有尘沙飞扬诸征。〕

什么地域、什么人容易出现金气上从现象呢？金气本盛之西部、金形人，禀赋太金少阳司天之人，禀赋少木阳明司天之人。

火旺本来克金伤肺，但金形人于少阳司天之年，火不但不会胜过金气，金气反而内盛成反亢，如同一个强壮汉子被一个孩子激怒，即肺气上从，白起金用。

阳明司天，燥气下临，肝气上从，苍起木用而立，土乃眚，凄沧数至，木伐草萎，胁痛目赤，掉振鼓栗，筋痿不能久立。**暴热至**，土乃暑，阳气郁发，小便变，寒热如疟，甚则心痛，火行于**稿**（gǎo），流水不冰，蛰虫乃见。〔**暴热至**：下半年少阴在泉。**稿**：禾秆。〕

素体肝木盛的人，如禀赋少土阳明司天之人，和禀赋少土厥阴司天之人。

金旺本来克木，但木旺之人于此阳明司天之年，肝木反而内盛，即肝气上从，苍起木用。

暴热至土乃暑：下半年少阴在泉，再加其他热性因素相协，如小雪少阴君火之节气，则暴热至而金被克，土气、地气阳气得舒，木火同盛于地，形成湿热内暑，寒热往来如疟流水不冰等。

标本中气

治疗要把天地人看成一个整体，夏天的天气是热，外边是火，人体上焦热，中内下是寒，治疗需寒热并用。如果外边湿，身觉沉重，但肾是燥。我们要把人看成一个太极，并非外边热就纯热，外边寒就纯寒。

如果天时岁运是太火，整个人体也都是一个太火的状态，如夏天外上偏热、内下偏虚寒，是为"本"。同时，人体又产生针对太火的水气来应、来平衡太火的（《六微旨大论》言"君火之下，阴精承之"），是为"标"。不同体质者对太火的反应又有不同，如老人／素体精气亏虚者易肾精过耗而阴阳分离，得上浮火下虚寒之病，烦热乏力、见太阳则虚喘，而腿脚反而特别畏寒。每个人不同的、相对稳定的体质状态，是为"中"，《六微旨大论》的标即中。

基于此，夏天可以吃点凉的，但是不能太过。如果吃冰，体弱者可以含在嘴里一点点咽，别嚼太快，如果仍然热，就攥在手里，可以清上焦的虚火，或洗个凉水澡，火一清降，就有气力了。

太阳司天，寒气下临，心气上从，而火且明，丹起金乃眚，寒清时举，胜则水冰，火气高明，心热烦，嗌干善渴，鼽嚏，喜悲数欠，热气妄行，寒乃复，霜不时降，善忘，甚则心痛。土乃润，水丰衍，寒客至，沉阴化，湿气变物，水饮内稸，中满不食，皮𤺥（qún）肉苛，筋脉不利，甚则胕肿身后痈。〔**寒气下临，心气上从**：素体心火旺之人，遇水抗争。**土乃润……中满不食**：下半年太阴在泉，合上从之火，则地气成暑湿而润、水气丰满，"湿气变物，水饮内稸，中满不食"；遇六之气太阳寒水，则"沉阴化"，郁火沿太阳经外行则有身后痈。**𤺥**：同"裙"，形容皮肤皱褶，不光滑。〕

厥阴司天，风气下临，脾气上从，而土且隆，黄起水乃眚，土用革，体重肌肉萎，食减口爽，风行太虚，云物摇动，目转耳鸣。火纵其暴，地乃暑，大热消烁，赤沃下，蛰虫数见，流水不冰，其发机速。〔**风气下临，脾气**

上从：素体脾土旺之人，遇木抗争。地乃暑：下半年少阳相火在泉，土气合火成湿，地气、下焦成大暑的状态。]

目转耳鸣

机制同中风，为过旺木气加金水湿之气，治疗用提壶揭盖法，辛散开窍，以减轻对木气的压抑。

少阴司天，热气下临，肺气上从，白起金用，草木眚，喘呕寒热，嚏鼽衄鼻窒，大暑流行，甚则疮疡燔灼，金烁石流。地乃燥清，凄沧数至，胁痛善太息，肃杀行，草木变。[热气下临，肺气上从：素体肺金旺之人，遇火抗争。地乃燥清：下半年阳明在泉，两金相合成燥清。沧：寒冷。]

太阴司天，湿气下临，肾气上从，黑起水变，埃冒云雨，胸中不利，阴痿气大衰而不起不用。当其时反腰脽（shuí）痛，动转不便也，厥逆。地乃藏阴，大寒且至，蛰虫早附，心下痞痛，地裂冰坚，少腹痛，时害于食，乘金则止水增，味乃咸，行水减也。[湿气下临，肾气上从：素体肾水旺之人，遇土抗争。阴痿气大衰而不起不用。当其时反腰脽痛，动转不便也：寒水害肾。脽，臀部。乘金则止水增，味乃咸，行水减也：水饮上冲射肺凌心，导致水肿；寒水郁肾则口咽味咸，水聚成饮则正常流动的津液减少。]

帝曰：岁有胎孕不育，治之不全，何气使然？

岐伯曰：六气五类，有相胜制也，同者盛之，异者衰之，此天地之道，生化之常也。

故厥阴司天，毛虫静，羽虫育，介虫不成；在泉，毛虫育，倮虫耗，羽虫不育。

少阴司天，羽虫静，介虫育，毛虫不成；在泉，羽虫育，介虫耗不育。

165

太阴司天，倮虫静，鳞虫育，羽虫不成；在泉，倮虫育，鳞虫不成。

少阳司天，羽虫静，毛虫育，倮虫不成；在泉，羽虫育，介虫耗，毛虫不育。

阳明司天，介虫静，羽虫育，介虫不成；在泉，介虫育，毛虫耗，羽虫不成。

太阳司天，鳞虫静，倮虫育；在泉，鳞虫耗，倮虫不育。〔太阳司天，鳞虫静，倮虫育；在泉，鳞虫耗，倮虫不育：据前述规则并证之以《玄隐遗秘》修正为："太阳司天，鳞虫静，倮虫育，羽虫不成；在泉，鳞虫育，羽虫耗，倮虫不育。"〕

岁有胎孕不育治化之不全，何气使然？三阴三阳六气与毛羽倮介鳞五类之间，有阴阳五行相胜制使然。与气同之虫孕育生长壮盛，与气反/异者衰之，此天地之道，生化之常也。前已言五运太过不及之岁的五谷五虫生长盛衰，今言六气司天在泉对胎孕生长的影响规律。于五虫如是，于木火土金水五行/五形人亦当如是，当留心焉。

胎孕不育规律：以上半年厥阴风木司天、下半年少阳相火在泉为例，全年皆是与在泉少阳同为火性的羽虫育、全年皆是在泉火所克的金性介虫不成（上半年）/耗/不成/不育（下半年）、下半年是与司天木性相同的毛虫不育，即全年皆育与在泉之气同气的虫、全年皆不成/耗被在泉之气克制的虫、下半年不育与司天之气同的虫，上半年虽有不成但无不育。

在泉之气与岁运类似，可以补养相应五藏的精气，而司天之气合春夏木火，反使相应五藏精血耗散。如厥阴风木在泉与岁运太木类似，肝木之体盛壮，肝精气盛，故木性毛虫育而土性倮虫耗；而厥阴风木司天则肝木之体精气耗散而虚，故木性毛虫生育能力一般而火性羽虫育。

这种在泉之气类似岁运、司天之气反岁运的规律，我们的大数据研究也有相同结果：如太火禀赋的人于太火年不易病，于少阴司天阳明在泉年易病，但于阳明司天少阴在泉年不易病，各岁运、岁气情况均如此，即岁运与岁气（司天之气）的致病规律多相反。

上半年不言不育，只言育而不成（夭折流产），说明生命的孕育需要阳气生、阴精养，上半年阳旺阴衰，易育不易成；下半年较易出现不易育和成虫易死，阳衰阴杀故。

人为倮虫属土，依据北京市 2014 年 1 月～ 2020 年 1 月共 6 年流产数据分析（王二巍 . 二十四节气五运六气与自然流产相关性研究 . 北京中医药大学 2020 年硕士研究生学位论文），结果与本篇所述基本相符。

由图可见，六年中流产率最高的是 2019 年大寒～大暑（除立春夏至白露），此年岁运少土厥阴风木司天，木旺土虚则倮虫耗，至下半年少阳在泉流产率才与其他年接近（除寒露节气金克木）。

2015 年岁运少金太阴司天太阳在泉，上半年太阴司天土气旺则得岁运少金之火气助，故流产率 6 年中最低；下半年太阳在泉"倮虫不育"，流产率从小暑接近余年而立冬～冬至渐进为 6 年中流产率第二高。

2018 年岁运气太火太阳司天太阴在泉，"太阳司天鳞虫静倮虫育"，故流产率上半年接近中等水平；而立冬～小寒则居最高位、次高位，似不符合本篇所言"太阴在泉倮虫育"，查其受孕人数确实在 6 年中居中偏上但流产人数仅次于 2019 年同期居第三高位，即易孕也易流产，符合《六元正纪大论》所言"凡此太阳司天之政……终之气，地气正，湿令行，阴凝太虚，埃昏郊野，民乃惨凄，寒风以致（木气来复），反者孕乃死"。

2016 年岁运气太水少阳司天厥阴在泉，上半年流产率高居第三位，符合"少阳司天羽虫静毛虫育倮虫不成"，下半年厥阴在泉而流产率中等水平，不符合"厥阴在泉毛虫育倮虫耗"，是因为岁运太水涵住了风木，土不太受克。

2014 年岁运气太土少阴司天阳明在泉，上半年流产率居第二位而下半年终居第一位，是因为全年土克水、少阴司天伤肾、阳明在泉闭肾共同造成

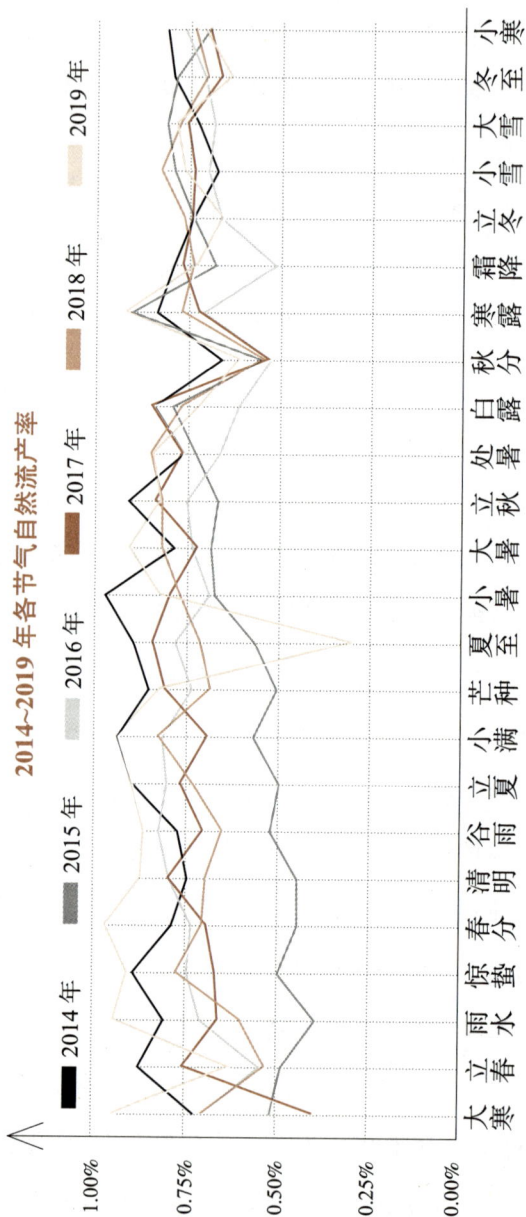

2014~2019 年各节气自然流产率

全年肾虚寒（我们另一项 100 年人口大数据统计发现每年受孕率最高的节气都是冬至、小寒、大寒，此时一阳复而肾精气最盛故，反之，夏季受孕率最低）。

另外，五运六气的影响力必然印记在胚胎发育中，人在胎孕期五运六气禀赋是先天体质特性的主要来源，也决定了疾病易患性及是否易流产。本研究显示易流产者之岁运禀赋依次以少火、太木、太土及太木－少火、少火－太土组合为最多，以少土、太火、少木、太金及太水－少木为最少；客气禀赋依次以太阴司天、阳明在泉、太阳在泉为最多，阳明司天、太阴在泉、厥阴在泉为最少；客气组合禀赋则以少阳在泉－少阴司天、太阴司天－太阳在泉、阳明在泉－太阴司天依次最多，以厥阴在泉－阳明司天、阳明司天－少阴在泉、太阳司天－太阴在泉最少。即肝肾寒者最易流产，总体上与《五常政大论》所述之胎孕不育规律相合。

诸乘所不成之运，则甚也。故气主有所制，岁立有所生，地气制己胜，天气制胜己，天制色，地制形，五类衰盛，各随其气之所宜也。故有胎孕不育，治之不全，此气之常也，所谓中根也。根于外者亦五，故生化之别，有五气五味五色五类五宜也。〔诸乘所不成之运，则甚也：如六气所致倮虫不成／耗／不育之岁，若再遇岁运太木，则甚。地气制己胜：如厥阴在泉毛虫育，倮虫耗。天气制胜己：如厥阴司天毛虫静，羽虫育，介虫不成。天制色：司天之气主上焦，主气色，主生。地制形：在泉之气主下焦，主阴精，主成。中根：育与不育，以当时生命内在的精气多少为根据。五：五行。有五气五味五色五类五宜也：年年不同。〕

帝曰：何谓也？

岐伯曰：根于中者，命曰神机，神去则机息。根于外者，命曰气立，气止则化绝。故各有制，各有胜，各有生，各有成。故曰：不知年之所加，气之同异，不足以言生化。此之谓也。

帝曰：气始而生化，气散而有形，气布而蕃育，气终而象变，<u>其致一</u><u>也</u>。然而五味所资，生化有薄厚，成熟有少多，终始不同，其故何也？〔**根**
于中者，命曰神机：生命的内在主宰，是神明。**根于外者，命曰气立**：生命的外养，是天
地之气。**各有制，各有胜，各有生，各有成**：指体质与天地之气有相应受益与不相应受
害。**其致一也**：都通于五运六气生化之道。〕

生命的孕育要阳气生、阴精养，要有父精母血，二十四节气影响肝肾精
气状态，也影响胎孕。木性人于岁运木火之年，容易孕育，但是厥阴司天之
年可能会出现肝体受伤，影响孕育；金性人在火气旺的年份，孕产不易。如
《灵枢经》有五形人，木火形人能春夏不能秋冬，土金水形人能秋冬不能春
夏，提示五行禀赋与时气同则益，反则害，然此规律不适合于六气禀赋。

气终而象变：气有生长衰亡，形有盛壮衰损，气终则形彻底变异，如人
死时神气去而肢体解。

岐伯曰：地气制之也，非天不生，地不长也。

帝曰：愿闻其道。

岐伯曰：寒热燥湿，不同其化也。

故少阳在泉，寒毒不生，其味辛，其治苦酸，其谷苍丹。

阳明在泉，湿毒不生，其味酸，其气湿，其治辛苦甘，其谷丹素。

太阳在泉，热毒不生，其味苦，其治淡咸，其谷黅秬（ jù ）。

厥阴在泉，清毒不生，其味甘，其治酸苦，其谷苍赤，其气专，其
味正。

少阴在泉，寒毒不生，其味辛，其治辛苦甘，其谷白丹。

太阴在泉，燥毒不生，其味咸，其气热，其治甘咸，其谷黅秬。

化淳则咸守，气专则辛化而俱治。

> **地气制之也，非天不生，地不长也。**

客运客气造成每年五谷的选择性生长，不是因为本土的地域差别和主运主气四季之气。地气制之是客运客气，地气寒热燥湿不同，所化生的味也不同。

> **少阳在泉，寒毒不生，其味辛，其治苦酸，其谷苍丹。**

少阳是火，与之相反的寒就不生。其味辛，辛入肺，火克金故大地生辛味以保全肺金。岁谷之味与胜气反，一阴一阳是谓道，此是大地太极生命的自我平衡保护反应，故"食岁谷以全其真"，这是天地慈恩。少阳在泉苍色和红色的植物长得好，此即前言"天制色、地制形"，色为气，故地气少阳相火使苍色红色盛，更使苍色红色植物成长旺盛；形为味，气与味阴阳相反，少阳相火在泉，辛味加重，辛味植物生长旺盛。要治这种在泉的火、地下的火要用味酸苦但气是辛散的，此即少阳相火之类的郁火当"以苦发之"，不是以苦味发之而是以苦味之辛气发之。

少阳在泉与少阴在泉的区别

二者都是寒毒不生，辛味生长旺盛，但其治不同，少阳在泉其治苦酸，发散郁火而护心肝之体；少阴在泉其治辛苦甘，补肺心脾之体，以治火热耗阴伤气；少阳相火在泉，火郁于下焦肝，少阴君火在泉，火上冲犯肺，肺金受伤，此为二火之不同。

> **阳明在泉，湿毒不生，其味酸，其气湿，其治辛苦甘，其谷丹素。**

阳明金气燥，湿毒不生，其味酸，阳明是金，金克木，木味酸，故大地生酸味以平衡金气之克木。其气湿，是说酸味的东西的气是湿的，湿气也格外加重，以对治阳明金气之燥，这与大地湿毒不生同时存在而性用相反。其治辛苦甘，对治阳明燥金的清凉敛降之气，用辛苦和甘味分别补肝气和心脾之体以护此三藏生发之气性。其谷丹素，素是白，丹是红，白色和红色植物长得好。

> **太阳在泉，热毒不生，其味苦，其治淡咸，其谷黅秬。**

太阳在泉，热毒不生，热性的味是苦，大地植物生苦味以对治寒水之克。其治淡咸，土克水，土是淡味，咸是水之味。太阳寒水在泉时则肾寒，故治以咸热；其谷黅秬，秬是黑粟，以前认为这是佳谷。

> **太阴在泉，燥毒不生，其味咸，其气热，其治甘咸，其谷黅秬。**
> **化淳则咸守，气专则辛化而俱治。**

太阴为湿，故燥毒不生，地生味咸气热的五谷以对治湿土克肾水；太阴湿土在泉其化淳则咸味正，肾水守位，土气太过则辛味和咸味俱生而对抗之。

圆融和合

祥和不仅是心里的舒服，气上也舒服。回到家里了，感觉其乐融融、团团圆圆。因为虽说形体上没法融合，但心是融合的，一家人互相关爱，没有互相的仇怨猜忌，尤其是跟父母孩子之间。心的融合带动气的融合，所以就舒服。养老、养病、身体很弱、心情很低落的时候，什么地方最合适？回家，回自己的小家，回老家。因为你吸收这个地方的气出生，跟此处地气同气相求，这是个规律。我们常说好男儿志在四方，身体强壮才有资格去适应外面的世界，岁数大了身体弱了，就老老实实守住家乡。我们吃饭也是一样，守住你的传统饮食，这是本。文化也是一样，以本民族的传统文化为本，有选择地吸收外来的文明。

故曰：补上下者从之，治上下者逆之，以所在寒热盛衰而调之。故曰：上取下取，内取外取，以求其过。能毒者以厚药，不胜毒者以薄药。此之谓也。

气反者，病在上，取之下；病在下，取之上；病在中，旁取之。治热以寒，温而行之；治寒以热，凉而行之；治温以清，冷而行之；治清以温，热而行之。故消之削之，吐之下之，补之泻之，久新同法。[补上下者：治六气所致之虚。治上下者：对治司天在泉之太过。气反者，病在上，取之下；病在下，取之上：如"浊气在上则生膜胀、清气在下则生飧泻"，对治反气之法是从反位用反性药，故病在上取之下、治热以寒，皆治邪之法而非补虚之法。]

气象的湿温风压与六气的对应

风力与厥阴风木对应，空气湿度与太阴湿土、太阳寒水对应，温度与少阴君火和太阳寒水对应，气压与阳明燥金对应。湿温风压与六气非绝对对应。

北京地区 60 年气象数据研究显示，温度最高之年并非太火，而是太木之年、厥阴风木司天时温度最高；次之就是少水之年，土气旺憋住热，少金金气不足，也是憋住热，温度也高。湿度最高的是太火运的下半年。上半年气压最高是太火，风最大的是太土，土气把上半年的春夏风火闷住后，风火反抗，反而大了。

寒热错杂治疗

2018 年，岁运太火，太阳寒水司天，太阴湿土在泉，太阳寒水郁住心阳，容易乏力、胸闷、气短，又有内热的感觉。太阳寒水有金的收敛性，伤心阳的同时也憋住心火，治疗需兼顾补心阳，清心火。炙甘草汤补心阳、补心气，养心阴、养心血。岁运太火太阳司天，下焦偏寒，需用附子温阳，山药、山萸肉养精，麻黄、附子、细辛散寒，喝药的时候不能凉着喝，也不能太热地喝，因为寒热夹杂，需温着喝。

帝曰：病在中而不实不坚，且聚且散，奈何？

岐伯曰：悉乎哉问也！无积者求其藏，虚则补之，药以祛之，食以随之，行水渍之，和其中外，可使毕已。［无积：没有实邪积滞于腑。］

帝曰：有毒无毒，服有约乎？

岐伯曰：病有久新，方有大小，有毒无毒，固宜常制矣。大毒治病，十去其六，常毒治病，十去其七，小毒治病，十去其八，无毒治病，十去其九，谷肉果菜，食养尽之，无使过之，伤其正也。不尽，行复如法，必先岁气，无伐天和，无盛盛，无虚虚，而遗人夭殃，无致邪，无失正，绝人长命。

中西医治疗肿瘤的差异

治疗肿瘤的化疗药物毒性很大，属于中医大毒药物，对患者正气伤损很大。现在的放化疗，治不活就直接治死了。治疗肿瘤时，如果留一部分肿瘤细胞，很快就长起来，所以高量超量的化疗放疗，要是能够耐受得住，是可以考虑的。

西医治疗，目前是把病当作人体的外敌，与人割裂，进行对抗性的治疗。而中医把病当成人的一部分，要招安，要改善体质，改善肿瘤细胞的生存环境，令其改邪归正，这需要时间。现在的靶向治疗药，又给中药的使用提供了机会。肿瘤细胞影响脏器功能、气血状态，因此也需要一定的压制，但是要让中药直接去杀肿瘤细胞、去抗争不太现实，一直也没有找到一个合适的中药，还需要结合西药，所以中西医结合的前景是非常美好的。肿瘤细胞太专了，跟特殊的传染病如结核等一样，必须有从"形"上对治的药物来制约它，单纯靠治"气"的药物不行，这就需要西药。西药可以帮我们解决局部问题、治标的问题，但整体的问题、治本的问题不解决，同样后患无穷，因此需要中医天人合一的思想，用中药乃至地域之气、家庭环境来补养正气，调整体质。

帝曰：其久病者，有气从不康，病去而瘠（jí），奈何？ 〔瘠：（身体）瘦弱。〕

岐伯曰：昭乎哉圣人之问也！化不可代，时不可违。夫经络以通，血气以从，复其不足，与众齐同，养之和之，静以待时，谨守其气，无使倾移，其形乃彰，生气以长，命曰圣王。故大要曰：无代化，无违时，必养必和，待其来复。此之谓也。

帝曰：善。

这里在"必先岁气无伐天和……无致邪无失正"之根本治则之后，对于久病而一时难以复原的情况，给出了极需注意的养治法——无代化（不可着急、更不可过于依赖药物）、无违时（顺时气将养），必养必和（以和养为主而不是以用药治病为主），待其来复（待天时之助而勿逞自功），这是天人合一高度的指南针、定心丸。

第六章　六元正纪大论

论述运气相合的变化规律

本章主要内容

一、释篇名

二、六气司天之政的气化与现代大数据印证

三、主客之五运六气的相应相合

四、六十岁运气司化之数及药食宜和大数据印证

五、五郁之发及现代气象数据印证

六、四时之正气至有早晏高下左右

七、岁六气之六正六变

八、岁六气之用各归不胜为化

九、岁六气盈虚及天地盈虚皆随岁运

十、顺时而治勿犯寒热，有故无殒有假无禁

释篇名

六元正纪大论：

六元，三阴三阳六气。

正纪，正常的变化轮值规律，纪是纲纪。

黄帝问曰：六化六变，胜复淫治，甘苦辛咸酸淡先后，余知之矣。〔六化：六气的正常变化。六变：客气的反常变化。胜复淫治：气过胜会受到复气的制约；淫，过度；治，正常。甘苦辛咸酸淡：指五味，亦指各种食物或药物。（辛甘淡属阳，酸苦咸涩属阴）先后：六气轮转有先有后，胜复有回互亦可称有先后。〕

夫五运之化，或从天气，或逆天气，或从天气而逆地气，或从地气而逆天气，或相得，或不相得。〔五运之化：即五运引生的万物的生长化收藏。明确五运与天气地气之别。从天气：岁运与司天之气五行性相同或相生；天气，司天之气。逆天气：岁运与司天之气五行性相反或相克。如太火太阳司天之年。相得：运与气之阴阳五行属性相同或相生。不相得：运与气之阴阳五行属性相克或相反。〕

欲通天之纪，从地之理，和其运，调其化，使上下合德，无相夺伦，天地升降，不失其宜，五运宣行，勿乖其政，调之正味，从逆奈何？〔通天之纪，从地之理：上晓天文而通天之纲纪，下知地理而依从五运之生化轨则，天文地理都是神的显象，见《天元纪大论》。和其运：与运相和谐。运为本为因，不可变。化：果，偏指气，变异，可调之。使上下合德，无相夺伦：使天地之气互相谐偶，不失其伦常秩序。载道显道者德，指共命谐和之本德。政：轨范。调之正味，从逆奈何：用药食去调整运气盛衰的作用，如何从治和逆治（正治和反治）呢？正味，饮食和药物。〕

岐伯稽首再拜对曰：昭乎哉问也。此天地之纲纪，变化之渊源，非圣帝孰能穷其至理欤！臣虽不敏，请陈其道，令终不灭，久而不易。〔纲纪：轨范统领者。变化之渊源：渊源就是父母。《天元纪大论》曰："夫五运阴阳者，天地之道也，万物之纲纪，变化之父母，生杀之本始，神明之府也。"**非圣帝孰能穷其至理欤**：除了圣人谁能穷尽这么高层次的真理呢！**令终不灭，久而不易**：道不变而术随缘应机而变，大道宣明则不为小道邪道所蔽所易。]

帝曰：愿夫子**推而次之**，**从其类序**，**分其部主**，**别其宗司**，**昭其气数**，**明其正化**，可得闻乎？［**推而次之**：推演其规律并加以条理化。天道是万物的共同本性，随众生的心业而显，故可推演。**从其类序**：五运六气轮值时间。类序，时间。**分其部主**：部，是方位、时间。部主，此时空轮值之运气。**别其宗司**：根据时空展开观其作用。宗司，因。**昭其气数**：轮值之运气的主令时数和力度，临床指病机机转。气数，机。**明其正化**：导致这个果，每个方面都不可或缺，其背后都有着严格的步骤性。正化，所应生果。]

岐伯曰：**先立其年以明其气**，**金木水火土运行之数**，**寒暑燥湿风火临御之化**，则天道可见，民气可调，**阴阳卷舒**，**近而无惑**，**数之可数者**，请遂言之。［**先立其年以明其气**：先确立六十甲子年，以干支纪年并显示其岁之运气。**金木水火土运行之数**：五运的轮值之依岁而行。**寒暑燥湿风火临御之化**：六气的依岁运行变化规律。客为宇宙、为大，主为日月、为小，客加之于主谓之临御；化，调其化。**天道可见**：自然变化规律清晰可见。**阴阳卷舒**，**近而无惑**：阴阳消长交互，玄远的天道变得近而不迷惑。**数之可数者**：指最粗的基本的术数规律。还有不可数者。]

天符	岁运与司天同气
同天符	太过之岁运与在泉同气
岁会	岁运与岁支同气
同岁会	不及之岁运与在泉同气
太乙天符	岁运与司天和岁支俱同气

阴阳有可数有不可数。阴阳之中还有阴阳，五行之中还有五行，每一个生命都不相同，生命有多少数之不清，从这个角度是不可数。但生命再多都

归属于阴阳五行，可以用阴阳五行分类，这是可数。阴阳五行分类一旦建立，宇宙中事物跟事物之间的相生相克远近关系网络便由此形成，从道的角度便可掌握它，叫数之可数者。

帝曰：太阳之政奈何？

岐伯曰：辰戌之纪也。

太阳 太角 太阴 壬辰 壬戌 其运风，其化鸣紊启拆。［**太阳之政**：太阳寒水司天之年，配的运均为太过。**辰戌之纪**：年支逢辰逢戌，都是太阳寒水司天之年。六十甲子年中，年支辰戌属于太阳寒水司天者计有壬辰、壬戌、戊辰、戊戌、甲辰、甲戌、庚辰、庚戌、丙辰、丙戌十年。**太阳 太角 太阴 壬辰 壬戌**：壬辰年和壬戌年，岁运太木，太阳寒水司天，太阴湿土在泉。**其运风**：使天地间风气偏胜。**其化鸣紊启拆**：太过的风木之气应化之象为鸣响紊乱开启散拆。］

其变振拉摧拔，其病眩掉目瞑。

太角^{初正} **少徵 太宫 少商 太羽**^终［**其变振拉摧拔**：岁木太过之年，出现的灾变是狂风大作，摧屋拔树。这是木被金克后，强烈抗争的征象。**其病眩掉目瞑**：人体容易出现头晕目眩、震掉抽搐、视物不清等肝病症状。其机制是木旺金复，肝气郁而抗争。**太角**^{初正} **少徵 太宫 少商 太羽**^终：指壬辰、壬戌年的主运和客运次序。**初正**：初，主运中的初之运；正，正位之木，指主运的初运与岁运同为角。**终**：主运中的终之运。］

参合后文："壬辰 壬戌岁，上太阳水，中太角木运，下太阴土。寒化六，风化八，雨化五，正化度也。其化上苦温，中酸和，下甘温，药食宜也。"

"天一生水，地六成之，地二生火，天七成之，天三生木，地八成之，地四生金，天九成之，天五生土，地十成之。"这里用生数表力弱小，成数表力强大。

五运太过用成数表示力强大，五运不及用生数表示力弱小，唯土运只用生数。

注：由本论对六十年各运气影响力大小的描述可知：①客气／岁气之影响力大小受同年岁运影响而大小不定，以其相应之五行生数成数表示；②岁运影响力只依自身之太过不及定，运太过其数成表力强、运不及其数生表力弱，土运之太过不及同只用生数，表无我而恒生生之性；③岁气却受岁运影响，故知岁运之力大于岁气。

"上中下"指上半年、全年、下半年，也相应偏指上中焦、中下焦之药食宜。岁太木太阳司天太阴在泉，上半年太木太阳与春夏之气相合，太阳寒水伤心火而不伤肝木，故治以苦温补心散寒；木运风旺伤肝体，故治中以酸和，不可过酸，因为岁气太阳太阴皆已是阴气偏重，可助酸敛；太木合在泉之太阴土，木使肾不藏，土克水伤肾，故治下焦以甘温补肾温阳。

综合起来，即上半年治以苦温酸和，下半年治以酸和甘温。余年亦皆同此理解。

注：一年内运气影响人体部位的偏重及胎孕期各运气作用于胎儿部位的不同造成的先天体质偏颇，同样依此判断，即五运影响全年，五运偏影响五藏，六气偏影响六府，司天偏影响上焦，在泉偏影响下焦，详见本书之导读篇。

木气太过金气来复，可以出现龙卷风，龙卷风剧烈狂暴，但局限不散。木性本上升弥散，为什么龙卷风聚而不散？必有阴性的能量包着它，也只有被阴性能量包裹住，它才能爆发出超强的风速和力量。

人正常不发怒的时候，肝风不会太盛，只有被压抑住的时候拼命集中能量，使肝气过旺，才会生过亢之肝风而生病。肝气旺时左关脉大，出现于秋天和早春，白露金郁木的时候左关脉最大，初春只是稍大且持续时间短，待肝木阳气一升上来肝脉就不大了。因此肝脉大的时候不能只是清肝，还要去除金抑，要辛温开郁，这是正治。若用龙胆泻肝丸则为纯粹泻肝之对症治疗，按说明量的三分之一、四分之一，吃一次尚可，不可久服。

太阳　太徵　太阴　戊辰　戊戌同正徵　其运热，其**化** 暄暑郁燠，其**变**炎烈沸腾，其病**热郁**。

太徵　少宫　太商　少羽^终　少角^初。［**化**：运气相合产生的结果。**暄暑郁燠**：太火为运在里，太阳寒水为气在表在外，阴水于外郁火于内而成暑热郁蒸。**变**：火被水郁，奋起抗争。**热郁**：火被寒郁。］

同正徵

太徵之岁运，与司天之太阳寒水相合，转运为正徵，以前医家多解释为太火转运为正火而成平气年，本书则解为太火主政但与正火同时行权或主从交替。根据即①《五常政大论》原文：少角（之年）少商同、少商（之年）少徵同，此"同"只能是"同时"行权，而不是主政岁运转运为后者。②本篇大论所述，岁运不及，如丁卯岁少角，一方面有金化之"清化热化胜复同所谓邪气化日也"，另一方面又有"风化二"之少角"正化日"，二者主从交替行权，如同新帝年少力弱，与辅政大臣同理朝政，时常屈从于大臣。

参合后文："戊辰 戊戌岁，上太阳水，中太徵火运，下太阴土。寒化六，热化七，湿化五，所谓正化日也。其化上苦温，中甘和，下甘温，所谓药食宜也。"

2018 年太火太阳司天，上半年怀孕者多无胎心。上半年，岁运太火与岁气太阳寒水同盛，与主气木火相合，水火剧烈交争，伤心气心体，又郁心火伤心神，伤胎心。故寒化热化均重，即是以水火各自成数六七表示。下半年太火合太阴湿土，与主气金水相合，水火均伤肾水，故中下皆以甘药补脾肾之精气，山药、芡实、黑豆类也。

太阳　太宫　太阴　甲辰岁会^{同天符}　甲戌岁会^{同天符}　其运阴埃，其化柔润重泽。其变震惊飘骤，其病湿下重。

太宫 少商 太羽^终 太角^初 少徵。〔太阳 太宫 太阴：岁运太土，太阳寒水司天，太阴湿土在泉。**甲辰岁会**^{同天符} **甲戌岁会**^{同天符}：甲辰、甲戌年岁运土运太过，年支辰戌五行属土，在泉之气也是土。大运与年支五行属性相同，所以是岁会之年。"太过而加同天符"，岁运太土逢太阴湿土在泉，又是同天符之年。**其化柔润重泽**：水土相合生雨湿水泽而沉下。**其变震惊飘骤**：土郁之发，出现地震惊雷暴风骤雨的灾变。**下重**：下肢沉重浮肿。木气来复乘克脾土，导致脾虚不能运化湿气，湿气下流不升则下重。若脾不虚，则只会出现中满或四肢沉懒。〕

参合后文："甲戌 甲辰岁，上太阳水，中太宫土运，下太阴土。寒化六，湿化五，正化日也。其化上苦热，中苦温，下苦温，药食宜也。"

上半年水土相合杀郁木火，寒气大行即寒化六。岁运太土，全年湿气重，故全年用苦燥药。若岁运太土而少阴君火司天阳明燥金在泉，则少阴之热化为二，阳明之燥化四，皆生数，可见太土之重浊阴湿之力很重，压制了少阴司天之火热和阳明在泉之燥。

太阳 太商 太阴 庚辰 庚戌 其运凉，<u>其化雾露萧飔，其变肃杀凋零，其病燥，背瞀胸满</u>。

太商 少羽^终 少角^初 太徵 少宫。〔**其化雾露萧飔**：金木交争，春天是雾，秋天是露。萧飔，既象形也象声，形容秋之萧瑟，雾露早降。**其变肃杀凋零**：物极谓之变，金郁之发，表现出荒凉肃杀，树凋叶落的灾变。**背瞀胸满**：胸背满闷，金气过盛则敛降过度，肺气闭塞，故背瞀胸满。〕

参合后文："庚辰 庚戌岁，上太阳水，中太商金运，下太阴土。寒化一，清化九，雨化五，正化度也。其化上苦热，中辛温，下甘热，药食宜也。"

金水相合与上半年春夏之阳剧烈交争而互伤，故寒水力仅为初生之一，而不是成熟之九；但毕竟水克火，首重是心阳受伤，同时也会造成郁热伤心体，郁热与凉燥同在，故苦热治上以补心；辛温开肺运脾以治中；甘热治金土相合所致之下焦寒燥，可用辛附、肉苁蓉。

太阳司天之年所合岁运皆是太过之运，而五运之中唯岁运太金之年太阳寒化力弱为一，余年皆为寒化力强为六，为什么呢？因为太金合太阳寒水闭郁春夏木火的力量最强，毫无疏漏，而上半年春夏之气主令，故不可能无力抗争，必生木火复气，故金水相合严密郁闭春夏之气便形成了内暑大热，反使太阳寒水之力降低。而太木、太火、太土乃至太水合太阳司天，都不能严密郁闭春夏木火，故皆寒化六。

太阳　太羽　太阴　丙辰天符　丙戌天符　其运寒，其化凝惨栗冽，其变冰雪霜雹，其病大寒留于溪谷。

太羽终 **太角**初 **少徵　太宫　少商。**［**太阳　太羽　太阴**：太阳寒水司天 岁运太水 太阴湿土在泉。**天符**：岁运是水，司天之气也是水，岁运与司天五行属性相同，所以丙辰、丙戌又是天符之年。**其化凝惨栗冽**：运气皆寒水，春夏之阳完全失政，故致寒气凛冽。**其变冰雪霜雹**：寒水郁极乘借木火之气而成为水郁之发，出现冰雪霜雹的灾变。变，水郁之发。**其病大寒留于溪谷**：易生大寒留滞溪谷的病，上半年为虚寒，下半年为实寒。溪谷，分肉间隙，阳气流注之所。］

溪谷，《素问·气穴论》谓："肉之大会为谷，肉之小会为溪。肉分之间，溪谷之会，以行荣卫，以会大气。"

参合后文："丙戌天符 丙辰岁天符，上太阳水，中太羽水运，下太阴土。寒化六，雨化五，正化度也。其化上苦热，中咸温，下甘热，药食宜也。"

"中咸温"，五藏过寒则火复于下，伤肾体，故治以甘咸之味补肾体涵复火和逆气。甘热不同于前述太木太火之年的甘温，热药指桂附辛，甘温指苁蓉、巴戟天、鹿茸类。

太阳司天十年气化及药食宜

壬辰 壬戌岁	上太阳水,中太角木运,下太阴土	寒化六,风化八,雨化五,正化度也	其化上苦温,中酸和,下甘温
戊辰 戊戌岁	上太阳水,中太徵火运,下太阴土	寒化六,热化七,湿化五,所谓正化日也	其化上苦温,中甘和,下甘温
甲戌 甲辰岁	上太阳水,中太宫土运,下太阴土	寒化六,湿化五,正化日也	其化上苦热,中苦温,下苦温
庚辰 庚戌岁	上太阳水,中太商金运,下太阴土	寒化一,清化九,雨化五,正化度也	其化上苦热,中辛温,下甘热
丙戌天符 丙辰岁天符	上太阳水,中太羽水运,下太阴土	寒化六,雨化五,正化度也	其化上苦热,中咸温,下甘热

由上知,各岁唯太金之岁上太阳寒化一,余岁皆寒化六,乃因五运之中唯太金闭气之力最甚,故上半年使春夏之气内郁化火,而使太阳寒化一。太阴湿化为阴、雨化为阳,太火太土使下之太阴湿化而非雨化,是因为太火使下之肾气上浮而肾偏虚寒如夏、太土在冬天湿气凝固;余运皆使下太阴雨化,生阳气也。药食宜,太木太火岁上苦温、太土太金太水上苦热,从五运之本阳本阴以定也。各岁下之用药唯太土岁用苦温治寒湿,余岁皆甘温甘热补肾散寒,显太阴在泉湿凝固涩、易合岁运伤肾阴精,其合太木太火为直接伤、合太金太水为引火气来复而伤。

每年运气,即流年运气,其作用会表现在疾病种类选择、易患病人群的选择上。我们利用北京地区 2013 年 1 月 21 日～2019 年 1 月 20 日(运气仍同为 2018 年戊戌)全部医保病人的全部急诊记录,按出生年和运气四季(春夏秋冬)分类人群[每个人群岁运岁气(司天在泉)禀赋相同],共 120 个运气组合,故分 120 个运气禀赋人群,统计出男女各人群六年中各年各节气的急诊率(不分疾病种类),再分别去除各人群禀赋和流年运气中大运大司天的影响,得到各人群/各运气禀赋在各年各节气的相对急诊率、半年急诊率均值,对比其高低,得附表"削弱禀赋及流年大运大司天后 120 类运气相合禀赋人群在 2013 ～ 2018 年各流年相对急诊率"（由研究生李坤辰完成，详见书末附表 7）。据这个表，可知各人群于何流年运气作用下易患病、不易患病的总体情况，可以了解这六年的气化影响的差别、对比出不同禀赋人群的体质差别，尤其是据于何流年最不易病可得治病处方，等等。由表可知，① 2013 ～ 2018 六年每年的岁运合司天之气依次为少火厥阴（类春）、太土少阴（类夏）、少金太阴（类夏长夏）、太水少阳（类长夏）、少木阳明（类秋）、太火太阳（类冬），有类似春夏长夏秋冬的区别；②男和女、同年不同季节出生者（即禀赋岁运相同而客气有差别），急诊率相差不大，说明影响急诊率高低的，最主要的是年运气/时气，其次是客运，再次才是客气，这与我们的常规认知相符。

凡此太阳司天之政，气化运行先天，天气肃，地气静，寒临太虚，阳气不令，水土合德，上应辰星、镇星。［**凡此太阳司天之政，气化运行先天：**六十甲子年中属于太阳寒水司天的十年都是岁运太过之年，气运先于大寒而至。先天，先时而至。**天气肃：**肃是金性，太阳寒水司天，上半年外是寒凝，内是春夏之气，阴阳交争。这就如同初秋气温尚高时，肃降之气已至，同样处于阴阳交争的状态。故太阳司天与秋天相似，出现金性肃的特点。**地气静：**地气是太阴湿土在泉，土主静，合秋冬之收藏，更有静谧之象。**寒临太虚，阳气不令：**春夏本是阳气占主导，被太阳寒水夺权，气候偏于寒冷，阳气不足以行令。**辰星、镇星：**水星、土星。］

水土合德

太阳寒水司天，太阴湿土在泉，水土和合，互相成就，遵行正道谓合德。注意：这里明确指示司天之水与在泉之土同在，则司天在泉各主上下半年气化当作何解？应解为主从同在，即上半年司天之气为主在泉之气为从，故行司天之令而在泉从辅之，下半年主从反。

其谷玄黅，其政肃，其令徐。寒政大举，泽无阳焰，则火发待时。［其谷玄黅：玄，黑色谷物。黅，黄色谷物。太阳司天之年玄谷、黅谷生长较好，是当年的岁谷。**其政肃，其令徐：**水土合德，其政用表现出金性肃的特点，其令表现出阳气不足土湿阻滞，故行令徐缓。］

> **寒政大举，泽无阳焰，则火发待时。**

寒气过胜，寒水郁火，水里所含阳气不能升腾故泽无阳焰，待时行之气木火突旺时则火郁而发。临床上，太阳寒水司天易见上热郁下寒凉。阳焰，指浮尘为日光所照时呈现的一种远望似水如雾的自然景象。

本篇后文有："火郁之发……华发水凝，山川冰雪，焰阳午泽（中午时湖水水面上见阳焰），怫之先兆也。"

少阳中治，时雨乃涯，止极雨散，还于太阴，云朝北极，湿化乃布，泽流万物，寒敷于上，雷动于下，寒湿之气，持于气交。民病寒湿，发肌肉萎，足痿不收，濡泻血溢。［**少阳中治，时雨乃涯：**主气三之气是少阳相火，司天太阳寒水也在三之气。二者相合，出现有时间和地域局限明显的雨。**止极雨散，还于太阴：**太阳寒水和少阳相火均具有收敛作用，三之气过后，进入太阴湿土主政，故过度的收止力停止，弥散力主政，雨散为湿。太阴，四之气主气＋在泉。**云朝北极，湿化乃布，泽流万物：**夏至后阴气生于天、生于北，雨化湿气上腾于天，阴凝湿气成云，故越向北云越厚，即"云朝北极"。湿气主政故湿化乃布，水流滋润万物。**寒敷于上，雷动于下：**水土合德，太阳寒水在上郁住阳气，太阴湿土在下郁住风气，风阳奋而抗争，则寒气敷布在上，雷气震动于下。雷动于下，下焦土郁木复。**气交：**天地之气交会之处。**发肌肉萎，足痿不收：**肌肉痿弱重在脾病寒湿，足痿重在肾病寒湿。足痿，土克水象。**血溢：**寒湿过重，木火郁于血分，外发成血出。］

六气主政之岁，其气化影响必然会留在当岁孕育、出生的人的先天体质中，通过考查此岁冬（11 月 1 日～次年 1 月 20 日大寒）出生者出生后之易患疾病，即可还原其胎孕期时的天地气化所致的易患疾病，可在一定程度上印证此篇经文的描述。我们利用北京地区 2016 ～ 2018 年全部医保人员医疗大数据，对 1924 ～ 2013 年每年冬天出生者之易患疾病进行了统计，提取相同客气禀赋者之共同易患疾病（详见附篇二），以显示各气主政时全年的易患疾病。同理，各气主政年各步气当令时的易患疾病，也以此法显示，见后各表。

太阳司天太阴在泉禀赋者之易患疾病	
男	上睑下垂，牙痛，椎间盘疾患，肾功能异常，感染性腹泻，梅毒，白血病，混合性贫血，出血倾向，白细胞减少，低血糖症，营养不良，兴奋状态，混合性焦虑和抑郁障碍，强迫性障碍，梨状肌综合征，植物神经功能紊乱，泪道狭窄，翼状胬肉，结膜下出血，角膜上皮脱落，外耳道炎，咽鼓管功能紊乱，良性阵发性位置性眩晕，神经性耳鸣，肺栓塞，下肢动脉狭窄，静脉血栓形成，静脉曲张，咳嗽变异性哮喘，过敏性支气管/肺疾患，牙酸蚀病，根尖囊肿，牙龈脓肿，口腔炎，十二指肠球部溃疡，肠消化不良，急性阑尾炎，结肠肿物，胆汁反流，特应性皮炎，变应性荨麻疹，酒渣鼻，皮下囊肿，瘢痕，关节积液，腰椎不稳定，狭窄性腱鞘炎，腱鞘囊肿，膜性肾病，鞘膜积液，窦性心动过缓，喘息，鼾症，下腹痛，痉挛，急躁，声嘶，不适，晕厥，多汗症
女	上睑下垂，牙痛，椎间盘疾患，肾功能异常，沙眼，带状疱疹性神经根炎，感染性发热，化疗后骨髓抑制，白细胞增多症，血小板增多，甲状腺囊肿，1 型糖尿病，糖耐量受损，维生素缺乏性周围神经病，肥胖症，高甘油三酯血症，代谢性酸中毒，偏执性反应，精神障碍，良性特发性震颤，痛性肌痉挛，眼睑蜂窝织炎，结膜结石，干眼症，角膜上皮损伤，视网膜脱离，高眼压症，原发性闭角型青光眼，玻璃体积血，眼疲劳，复视，视野缺损，眼眶痛，中耳炎，急性中耳炎，耳源性眩晕，高血压心脏病，室性心律失常，鼻炎，鼻息肉，鼻中隔偏曲，慢性喉/咽炎，慢性支气管炎慢性迁延期，慢性支气管炎伴肺气肿，慢性喘息性支气管炎，过敏性鼻炎伴哮喘，牙齿缺少，根尖肉芽肿，牙槽脓肿，龈乳头炎，单纯性牙周炎，牙龈出血，口干燥症，胃溃疡伴出血，慢性浅表性胃炎，功能性腹泻，肛乳头肥大，结肠溃疡，胆管结石，胃出血，过敏性湿疹，刺激性皮炎，玫瑰糠疹，扁平苔藓，嵌甲，斑秃，老年疣，原发性双侧膝关节病，踝关节痛，脊柱侧弯，腰椎关节强硬，臂丛神经炎，陈旧性腰肌劳损，骨刺，神经痛，肢体肿物，隐匿型肾小球肾炎，慢性肾病，肾小球肾炎，肾炎，乳腺纤维囊性增生，乳腺炎，轻度妊娠呕吐，产后即时出血，盆腔痛，呕吐，头部肿物，皮肤肿物，遗尿，高热，急性疼痛，出血，瘀斑

此岁气化是"寒敷于上、雷动于下、寒湿之气持于气交，民病寒湿"，初之气少阳相火合厥阴风木，易温病温厉，身热头痛呕吐、肌腠疮疡，此

作用留于胎儿体质中，对应于男女易患疾病，男有白血病、眼病、内耳病眩晕（呕吐）、肾病、痉挛、急躁、晕厥、多汗症，女有眩晕、眼耳鼻病、呕吐、高热、肾炎等泌尿系疾病。二之气大凉反至，金水郁木火、气郁中满。三之气病寒，反热中，痈疽注下，心热瞀闷，男女见情志抑郁、焦虑、躁狂、强迫、偏执、精神病，急慢性咳喘，心病窦缓（男）、室性早搏（女）等胸痹，皮肤、眼耳鼻口、小便、九窍病，胃病呕逆、出血、痉挛，肾炎，1型糖尿病（女）等多种自身免疫病；四之气风湿交争，肌肉萎，足萎，注下赤白，对应表中病即上眼睑下垂，胃肠炎腹泻，胃肠溃疡出血，痉挛腹痛、呕吐，口腔牙周炎，足踝病。终之气太阴寒湿凝滞、风木来复于下，对应下焦之结肠肿物溃疡、肾炎肾病、腰膝足关节病、鞘膜积液盆腔痛、女血细胞增多症、高脂血症、糖尿病。同病寒湿，男体性为木性故病偏阳，女体性为水故病偏阴湿，故病同中有异。

初之气，地气迁，气乃大温，草乃早荣，民乃厉，温病乃作，身热头痛呕吐，肌腠疮疡。［初之气：客气少阳相火。地气迁，气乃大温：在泉之气迁转，初之气主气厥阴风木，客气少阳相火，加之太阳寒水司天，金水郁木火，两阴盖住两阳，热散不出去，故气候大温。民乃厉，温病乃作，身热头痛呕吐，肌腠疮疡：此时段金水郁木火，内有郁热，容易发生温病，出现身热、头痛、呕吐、疮疡等病证。厉，受伤害较重，重至形体，内藏受伤。］

大温跟热有什么区别？

"温"通"闷"，火被热郁。热是弥散，不一定病，大温则必病。

初之气，太阳寒水中的少阳相火，仍具太阳寒水之本性，为金水共同郁木，故对主气初之气厥阴风木具压抑性，易成精神压抑，温疠，肝木抗争而出现一系列病症，结肠恶性肿瘤、淋巴瘤、甲状腺恶性肿瘤、消化道溃疡出血等，皆显示肝受抑之深、之甚而抗争之剧烈。（详见下表）

	禀赋太阳司天初之气少阳相火者之易患疾病
男	肠道感染 110，急性肠炎 011，肺结核 011，单纯疱疹 110，丝状疣 011，体癣 011，感染性发热 110，结肠恶性肿瘤 110，脂肪瘤 101，垂体瘤 011，缺铁性贫血 101，化疗后骨髓抑制 110，过敏性紫癜 101，结节性甲状腺肿 011，甲状腺炎 110，甲状腺肿物 111，2 型糖尿病 011，糖尿病性视网膜病变 011，糖尿病性低血糖症 110，低血糖 101，营养不良 111，维生素 B_6 缺乏 011，肥胖 011，高胆固醇血症 110，高脂血症 101，酸中毒 110，酮症 111，精神分裂症 101，偏执状态 110，兴奋状态 101，抑郁发作 011，神经症性障碍 110，性欲减退或缺失 011，男性勃起障碍 011，精神障碍 110，神经性头痛 101，血管性头痛 110，椎基底动脉供血不足 110，眶上神经痛 110，枕神经痛 101，肋间神经痛 011，神经麻痹 110，痛性肌痉挛 110，脑血管狭窄 110，睑板腺炎 111，睑腺炎 011，睑板腺囊肿 011，眼睑皮炎 101，倒睫 101，干眼症 011，角膜上皮脱落 101，眼底出血 110，黄斑水肿 110，闭角型青光眼 110，继发性青光眼 110，眼痛 110，慢性化脓性中耳炎 110，化脓性中耳炎 011，慢性中耳炎 110，咽鼓管炎 111，咽鼓管功能紊乱 011，眩晕综合征 011，风湿性心脏病 110，主动脉瓣关闭不全 110，房性心动过速 110，下肢动脉硬化闭塞症 110，下肢缺血 110，下肢血栓性静脉炎 110，下肢静脉血栓形成 110，颌下淋巴结炎 111，颈淋巴结炎 101，慢性支气管炎 011，慢性阻塞性肺病伴有急性加重 110，慢性阻塞性肺病 110，肺部感染 011，牙本质过敏症 101，牙髓炎 011，慢性龈炎 101，菌斑性龈炎 011，化脓性牙龈炎 110，牙冠周脓肿 111，急性冠周炎 011，牙周病 011，牙龈出血 110，牙面功能异常 011，牙列缺失 011，残根 110，牙痛 101，颌骨骨髓炎 110，溃疡性口炎 101，胃溃疡伴出血 110，胃酸过多 110，胃痉挛 011，单侧腹股沟疝 110，食管裂孔疝 101，溃疡性结肠炎 011，肠痉挛 110，肠道菌群失调 011，直肠炎 011，脂肪肝 110，胆囊结石 011，胆管结石 110，胆石症 011，脂溢性湿疹 110，接触性皮炎 011，慢性单纯性苔藓 [神经性皮炎]110，阴囊湿疹 101，寻常性银屑病 011，掌跖脓疱病 011，变应性荨麻疹 011，粉刺 011，白癜风 101，皮肤干燥症 110，瘢痕 011，关节炎 011，骶髂关节紊乱 110，关节积液 011，关节痛 011，踝关节痛 101，脊柱侧弯 110，腰椎滑脱 101，强直性脊柱炎 101，椎动脉型颈椎病 101，脊髓型颈椎病 110，腰椎关节强硬 110，腰椎不稳定 011，尾骨痛 011，臂丛神经炎 110，肌筋膜炎 011，臀肌筋膜炎 101，冻结肩 110，肩周炎 011，骨刺 110，风湿病 110，关节风湿病 110，神经痛 011，肾炎 101，肾结石 011，膀胱肿物 110，泌尿道感染 110，睾丸炎 011，包皮过长 101，龟头炎 101，精囊炎 111，附睾囊肿 011，心动过速 101，心动过缓 111，咯血 111，呃逆 101，喘憋 111，上腹痛 011，胃痛 011，恶心 011，腹腔积液 110，大便习惯改变 101，面部肿胀 110，头部肿物 011，头皮肿物 011，血尿 111，急性疼痛 011，疼痛 011，颈淋巴结肿大 101，盗汗 011，心电图异常 101，甲状腺功能异常 011
女	肠道感染 011，结肠炎 101，支原体感染 110，单纯疱疹 101，病毒性结膜炎 101，体癣 101，甲状腺恶性肿瘤 011，非霍奇金淋巴瘤 110，缺铁性贫血 011，骨髓抑制 011，中度贫血 101，抗磷脂综合征 011，抗心磷脂抗体综合征 011，紫癜 110，甲状腺功能减退症 101，非毒性单个甲状腺结节 011，慢性甲状腺炎 101，2 型糖尿病性多发性神经病 110，2 型糖尿病 011，糖尿病性背景性出血性视网膜病 110，糖尿病性斑点性视网膜病 110，糖尿病性低血糖症 110，卵巢雄激素分泌过多 011，肥胖症 011，肥胖 110，酸中毒 110，偏执性反应 111，抑郁发作 110，焦虑障碍

	禀赋太阳司天初之气少阳相火者之易患疾病
女	011, 躯体化障碍 011, 疲劳综合征 011, 周围神经病性震颤 110, 短暂性脑缺血 110, 三叉神经病 110, 重症肌无力 101, 眼睑疖肿 110, 眼睑皮炎 011, 眼睑水肿 110, 结膜结石 110, 虹膜炎 110, 视网膜病 011, 近视 110, 屈光不正 011, 耳郭感染 011, 急性外耳道炎 110, 慢性化脓性中耳炎 101, 急性中耳炎 110, 慢性中耳炎 101, 咽鼓管功能紊乱 101, 急性鼓膜炎 011, 鼓膜炎 011, 血管性耳鸣 110, 神经性耳鸣 011, 肺动脉高压 110, 心脏瓣膜病 110, 房性心动过速 110, 下肢动脉血栓形成 110, 内痔 011, 下肢静脉功能不全 011, 下肢静脉回流障碍 110, 颌下淋巴结炎 101, 低血压 101, 慢性咽炎 011, 慢性咽喉痛 011, 扁桃体周围蜂窝组织炎 110, 声带息肉 011, 声带炎 011, 慢性气管支气管炎 110, 慢性阻塞性肺病 110, 支气管哮喘(急性发作期)110, 呼吸道感染 011, 阻生牙 011, 继发龋 011, 牙隐裂 011, 慢性牙髓炎 011, 急性牙周炎 011, 牙周脓肿 011, 牙龈出血 101, 牙根滞留 011, 牙痛 111, 溃疡性口炎 110, 口腔感染 011, 颊间隙感染 101, 颌面间隙感染 101, 口腔肿物 110, 舌炎 011, 胃溃疡伴出血 110, 胃下垂 110, 肠痉挛 111, 肛乳头肥大 011, 肠上皮化生 110, 腹腔感染 101, 肝功能不全 011, 肝囊肿 011, 肝病 111, 慢性肝损害 011, 胆囊结石伴胆囊炎 011, 胆汁反流 101, 上消化道出血 110, 痒疹 101, 瘙痒症 111, 颜面再发性皮炎 011, 皮炎 011, 泛发性湿疹 111, 银屑病 011, 斑秃 011, 脱发 111, 粉刺 011, 酒渣鼻 110, 皮脂腺囊肿 110, 黄褐斑 011, 胼胝 110, 红斑狼疮 011, 粟丘疹 111, 关节肿胀 111, 肩关节痛 110, 狼疮性肾炎 110, 腰椎侧弯 111, 强直性脊柱炎 111, 神经根型颈椎病 011, 混合型颈椎病 110, 胸椎关节强硬 011, 腰椎不稳定 110, 神经根病 110, 第三腰椎横突综合征 011, 腰痛 011, 腰背痛 011, 腰肌劳损 111, 肌筋膜炎 110, 狭窄性腱鞘炎 111, 膝关节滑膜炎 110, 腰背部筋膜炎 011, 肩周炎 011, 肌腱炎 110, 股骨头缺血性坏死 110, 股骨头无菌性坏死 110, 膜性肾病 110, 慢性肾炎 011, 肾病综合征 110, 肾炎 011, 输尿管结石 111, 后天性肾囊肿 011, 肾病 110, 膀胱炎 111, 乳腺纤维囊性增生 011, 附件炎性包块 110, 女性盆腔炎 011, 急性阴道炎 011, 阴道溃疡 011, 子宫不规则出血 011, 排卵期出血 011, 盆腔积液 111, 冠状动脉肌桥 110, 心动过速 101, 窦性心动过缓 110, 胸膜炎 110, 喘憋 101, 反酸 011, 嗳气 101, 盆腔肿物 111, 口臭 101, 排便困难 110, 过敏性皮疹 011, 面部肿胀 011, 胸壁肿物 110, 皮肤肿物 101, 痉挛 101, 尿失禁 101, 晕厥 101, 口干 011, 糖耐量异常 011, 氮质血症 110, 蛋白尿 111, 颅内占位性病变 110, 肾占位性病变 101

注: 表中数字"1"表易患, "0"表不易患, 三个数字代表三个年龄组, 如胃肠炎 011, 指胃肠炎在 1924~1953 年出生组不易患, 在 1954~1983 年出生组为易患, 在 1984~2013 年出生组为易患。下表同。

二之气, 大凉反至, 民乃惨, 草乃遇寒, 火气遂抑, 民病气郁中满, 寒乃始。〔二之气: 客气阳明燥金。**民乃惨, 草乃遇寒, 火气遂抑:** 阳明燥金合司天太阳寒水, 故气寒杀, 而非仅是凉; 木气受伤, 故人有悲伤凄惨之感; 草木遇寒不易生长, 火气受到金水抑郁, 故民病气郁中满。**寒乃始:** 太阳寒水司天故上半年偏寒, 但初之气时段主气厥阴客气少阳, 并不会太冷, 真正的寒凉气候是从二之气开始, 即倒春寒。〕

　　二之气客气阳明燥金依太阳寒水之本性杀抑主气少阴君火，水火交争，寒热胜负，故出现器质性精神病和器质性心脏病，严重心律失常，血压血管痛，广泛的消化系统炎症、出血，血液病，咳喘类病，肺肾味淋巴恶性肿瘤（较初之气的恶性肿瘤病位偏上）。

禀赋太阳司天二之气阳明燥金者之易患疾病	
男	胃肠炎 011，肺结核 011，丹毒 101，细菌性感染 110，梅毒 011，病毒性皮疹 011，脚癣 110，陈旧性肺结核 110，非霍奇金淋巴瘤 110，淋巴瘤 110，血管瘤 011，过敏性紫癜 011，结节性甲状腺肿 101，甲状腺功能亢进症 110，2 型糖尿病 011，糖尿病性背景性出血性视网膜病 110，糖尿病性视网膜增厚性视网膜病 110，糖耐量受损 110，脚气病 110，维生素 B 缺乏性周围神经病 110，维生素缺乏性周围神经病 110，肥胖症 011，高甘油三酯血症 111，高脂血症 110，脱水 101，酸中毒 110，低钾血症 110，器质性精神病 110，焦虑障碍 101，神经衰弱 101，偏头痛 101，枕神经痛 110，痛性周围神经病 110，痛性肌痉挛 110，偏瘫 110，脑白质病 110，睑板腺囊肿 011，眼睑水肿 011，结膜结石 101，角膜结膜炎 011，暴露性角膜炎 011，角膜上皮脱落 011，视网膜静脉阻塞 110，视网膜病 011，高眼压症 101，开角型青光眼 011，眼疲劳 101，外耳道湿疹 011，化脓性中耳炎 110，中耳炎 111，咽鼓管功能紊乱 110，鼓膜炎 011，眩晕综合征 110，特发性突聋 011，听力减退 101，高血压 111，高血压肾脏病 101，肺源性心脏病 110，心脏瓣膜病 110，慢性心房颤动 110，心房颤动 110，室性自搏 110，动脉硬化 011，动脉粥样硬化 011，下肢深静脉血栓形成 110，下肢静脉炎 110，静脉曲张性皮炎 110，下肢静脉曲张 011，出血性内痔 110，低血压 101，慢性支气管炎 110，慢性阻塞性肺疾病 101，过敏性鼻炎伴哮喘 111，支气管哮喘 101，哮喘性支气管炎 110，胸腔积液 011，呼吸道感染 011，埋伏牙 101，继发龋 011，牙本质过敏症 110，牙隐裂 101，慢性根尖牙周炎 011，龈炎 011，边缘性龈炎 101，牙周病 101，牙龈出血 110，干槽症 011，溃疡性口炎 011，胃溃疡伴出血 101，十二指肠球部溃疡 110，应激性溃疡 011，慢性浅表性胃炎 110，慢性萎缩性胃炎 011，胃炎 111，十二指肠炎 110，消化不良 011，胃酸过多 110，慢性阑尾炎 011，阑尾炎 101，便秘 111，肠道菌群失调 101，肛裂 011，肛周脓肿 011，肛管炎 110，肝功能不全 101，慢性活动性肝炎 111，慢性肝炎 101，肝病 110，黑便 110，便血 110，上消化道出血 111，胃肠功能紊乱 110，结节性痒疹 110，荨麻疹 011，甲营养不良 011，皮肤干燥症 110，多关节炎 101，关节炎 111，髋股关节病 011，关节紊乱 101，膝关节痛 111，强直性脊柱炎 110，神经根型颈椎病 101，混合型颈椎病 011，腰椎关节强硬 110，腰椎不稳定 110，腰椎小关节紊乱 101，神经根炎 011，腰痛 110，背痛 111，滑囊炎 101，跖筋膜炎 101，冻结肩 110，肌腱炎 110，神经痛 011，纤维织炎 110，肢体肿胀 110，股骨头缺血性坏死 110，骨痛 101，膝关节骨软骨炎 110，肾病综合征 101，肾结石 011，输尿管结石 101，肾绞痛 101，肾性骨营养不良 110，睾丸炎 011，龟头炎 011，精索炎 011，心动过速 110，窦性心动过速 101，心悸 011，咯血 011，咳嗽 011，呃逆 101，胸闷 011，上腹痛 011，口臭 110，颈部肿物 101，躯干肿物 011，行走困难 011，血尿 011，尿频 111，眩晕 110，头晕 110，幻觉 110，声嘶 110，疲劳 110，颈淋巴结肿大 011，口干 110，心肌酶谱异常 011，血脂异常 110，蛋白尿 111，肺占位性病变 110，肾占位性病变 110，肾功能异常 011

续表

	禀赋太阳司天二之气阳明燥金者之易患疾病
女	病毒性疣 110，丝状疣 101，掌跖疣 011，扁平疣 101，寻常疣 110，病毒性皮疹 011，慢性乙型病毒性肝炎 011，脚癣 110，体癣 101，真菌感染 011，疥疮 110，带状疱疹后遗症 110，感染性发热 011，胃恶性肿瘤 110，急性白血病 011，痣 011，卵巢交界性肿瘤 011，全血细胞减少 110，粒细胞缺乏 110，白细胞减少 110，甲状腺功能亢进症 011，慢性甲状腺炎 011，甲状腺炎 101，糖尿病性背景性视网膜病 110，糖尿病伴神经系统并发症 110，维生素 B_1 缺乏（硫胺素缺乏）110，叶酸缺乏症 110，硒缺乏 101，家族性高胆固醇血症 011，高尿酸血症 011，高钙血症 110，低钾血症 101，精神分裂症 011，抑郁发作 011，焦虑状态 011，焦虑障碍 011，神经症性障碍 011，良性特发性震颤 110，锥体外系综合征 011，偏头痛 011，椎基底动脉供血不足 110，面肌痉挛 111，痛性周围神经病 110，重症肌无力 101，眼睑水肿 110，泪囊炎 011，巩膜炎 011，视网膜裂孔 110，视网膜病 111，视网膜变性 110，黄斑水肿 011，斜视 011，外耳道疖 011，分泌性中耳炎 111，慢性中耳炎 101，特发性突聋 011，听力减退 110，阵发性室上性心动过速 110，心房颤动 110，肢体动脉硬化 110，毛细血管扩张症 110，下肢静脉功能不全 110，慢性鼻炎 011，鼻炎 011，慢性咽炎 011，慢性咽喉痛 110，慢性鼻窦炎 111，鼻中隔偏曲 011，扁桃体脓肿 101，气管支气管炎 011，肺气肿 110，慢性阻塞性肺病 110，哮喘 011，过敏性支气管肺疾患 110，埋伏牙 011，继发龋 101，龋病 011，慢性牙髓炎 011，根尖脓肿 011，根尖囊肿 011，龈炎 101，边缘性龈炎 011，牙周脓肿 110，牙龈增生 101，牙龈出血 111，牙列不齐 101，残根 011，牙槽突不齐 011，口腔炎 011，反流性食管炎 011，胃溃疡 011，胃十二指肠炎 011，胃痉挛 110，急性阑尾炎 011，阑尾炎 011，肠道菌群失调 011，肛周脓肿 011，直肠肿物 110，腹腔感染 101，肝功能不全 011，慢性活动性肝炎 011，肝纤维化 110，原发性胆汁型肝硬化 110，肝炎 011，肝病 011，便血 011，丘疹性荨麻疹 011，瘙痒症 011，泛发性湿疹 011，斑秃 011，瘢痕 110，瘢痕疙瘩 111，双侧膝关节骨性关节病 110，关节病 110，半月板损伤 011，踝关节痛 101，腰椎侧弯 110，强直性脊柱炎 011，棘上韧带炎 011，颈椎间盘疾患 110，腰背痛 011，狭窄性腱鞘炎 110，腰背部筋膜炎 110，神经痛和神经炎 110，神经炎 011，肩痛 110，下肢疼痛 101，下肢肿胀 110，IgA 肾病 011，肾病 110，慢性膀胱炎 011，压力性尿失禁 101，乳头炎 011，乳腺脓肿 011，乳房肿物 110，慢性子宫内膜炎 011，子宫内膜炎 110，外阴疖 011，外阴溃疡 011，附件肿物 011，子宫不规则出血 011，痛经 011，产褥期乳腺炎 011，妊娠合并轻度贫血 011，窦性心动过速 111，窦性心动过缓 110，呼吸困难 110，咽痛 011，胸痛 011，胸膜炎 101，黄疸 011，大便习惯改变 110，面部肿胀 011，胸壁肿物 011，上肢肿物 110，皮下肿物 110，皮下结节 011，尿频 011，头晕 011，疼痛 101，出血 110，局部淋巴结肿大 011，CA199 升高 011，肺部阴影 011，肾占位性病变 011

三之气，天政布，寒气行，雨乃降。民病寒，反热中，痈疽注下，心热瞀闷，不治者死。〔天政布，寒气行，雨乃降：客气三之气是司天之气的本位，故曰天政布。太阳主寒，因此在三之气时段寒气行令，郁住夏火，水火相合，降雨增多。天政，太阳寒水司天主政。**民病寒，反热中：** 出现寒郁于表热结于里的表寒里热证。**痈疽：** 属阴性疮疡，寒邪胜热，虚热被郁在阴分，弥漫而散大坚硬。**注下：** 大便泄泻如水样。**心热瞀**

闷：**热憋在心口，满闷昏乱。不治者死**：素体心气虚弱者，内外合邪，病重不治而死。]

春捂——初春穿衣觉热，脱衣觉冷，因外有寒内郁火，且乍暖还寒，因此要春捂。

秋冻——秋季气温转凉爽，但暑热尚未退尽，因此要秋冻。但均要依时依自身体体质状况而定，不可强求。

禀赋太阳司天三之气者之易患疾病
肺结核 101，支原体感染 011，梅毒 011，单纯疱疹 111，病毒性疣 011，丝状疣 110，病毒性皮疹 101，股癣 110，蛔虫病 011，直肠恶性肿瘤 110，骨继发恶性肿瘤 110，血管瘤 110，肾性贫血 110，高纤维蛋白原血症 110，过敏性紫癜 110，甲状腺功能减退症 110，结节性甲状腺肿 101，甲状腺炎 110，甲状腺肿物 011，2 型糖尿病性周围神经病 110，2 型糖尿病 011，糖尿病性周围神经病 011，糖尿病足 110，脚气病 011，家族性高胆固醇血症 011，高脂血症 101，酸中毒 110，低钾血症 110，酮症 011，血管性痴呆 110，抑郁发作 110，神经衰弱 101，疲劳综合征 011，神经症性障碍 011，非器质性睡眠障碍 110，性欲减退或缺失 011，锥体外系综合征 110，癫痫 011，神经性头痛 011，血管性头痛 110，枕神经痛 101，尺神经炎 110，肋间神经痛 110，周围神经病 111，脑血管狭窄 110，睑腺炎 111，睑缘炎 101，眼睑肿物 110，泪囊炎 110，翼状胬肉 101，结膜水肿 011，角膜结膜炎 011，角膜上皮损伤 011，眼底出血 011，高眼压症 011，视神经萎缩 110，斜视 011，眼痛 011，中耳炎 011，风湿性关节炎 101，高血压 110，高血压肾脏病 110，冠心病 011，持续性心房颤动 110，室性期前收缩 110，窦性心律失常 110，心力衰竭 110，脑出血恢复期 110，动脉粥样硬化 110，下肢缺血 110，静脉炎 110，慢性气管炎 111，慢性喘息性支气管炎 110，慢性阻塞性肺疾病 110，过敏性鼻炎伴哮喘 110，哮喘 011，支气管哮喘 111，埋伏牙 011，牙本质龋 101，急性根尖周炎 011，根尖囊肿 110，牙龈脓肿 101，急性冠周炎 110，复合性牙周炎 110，牙龈增生 101，颞下颌关节紊乱病 011，残根 011，残冠 011，牙痛 011，牙槽突不齐 011，溃疡性口炎 101，舌炎 110，食管反流 110，十二指肠球部溃疡 110，肠消化不良 011，阑尾炎 110，肠梗阻 110，肛窦炎 101，直肠炎 101，结肠肿物 110，慢性活动性肝炎 110，脂肪肝 011，肝病 110，肝损害 110，胆囊结石 011，胆汁淤积症 110，急性胰腺炎 110，慢性胰腺炎 110，丘疹性荨麻疹 101，泛发性湿疹 011，湿疹 110，阴囊湿疹 101，寻常性银屑病 110，银屑病 011，脂溢性脱发 011，白癜风 111，瘢痕疙瘩 111，痛风 110，多关节病 110，关节病 101，半月板损伤 101，关节紊乱 011，关节积液 110，肩关节痛 011，髋关节痛 011，结缔组织病 101，腰椎退行性病变 011，颈椎间盘突出 101，颈椎间盘疾患 011，腰椎不稳定 101，腰神经根炎 110，神经根炎 011，背痛 110，膝关节滑膜炎 110，腱鞘囊肿 011，腰背部筋膜炎 101，筋膜炎 101，跟腱炎 110，关节风湿病 101，肢体肿胀 111，慢性肾炎 011，肾病综合征 101，慢性肾盂肾炎 110，慢性肾衰竭 110，尿道口炎 011，泌尿道感染 011，急性前列腺炎 110，鞘膜积液 011，睾丸炎 101，龟头炎 011，血精 101，心悸 011，鼻出血 101，胸膜炎 110，反酸 011，嗳气 110，大便习惯改变 110，上肢肿物 110，尿痛 101，眩晕 011，不适 101，晕厥 101，水肿 110，盗汗 011，心电图异常 101，肝功能异常 110

(表格左侧：男)

续表

	禀赋太阳司天三之气者之易患疾病
女	感染性腹泻 101，胃肠炎 011，丹毒 111，单纯疱疹 111，丝状疣 101，寻常疣 110，传染性软疣 011，甲癣 110，股癣 011，念珠菌性外阴阴道炎 011，感染性发热 011，子宫内膜恶性肿瘤 110，血管瘤 101，痣 011，子宫平滑肌瘤 101，低色素性贫血 110，维生素 C 缺乏性贫血 110，抗心磷脂抗体综合征 011，白细胞增多症 011，碘性甲状腺功能减退 011，甲状腺功能减退症 101，甲状腺功能亢进症 011，甲状腺肿物 101，2 型糖尿病性多发性神经病 110，2 型糖尿病伴血糖控制不佳 110，2 型糖尿病性多发性微血管并发症 110，药物性低血糖 110，高泌乳素血症 011，多囊卵巢综合征 011，内分泌失调 101，维生素 B$_1$ 缺乏（硫胺素缺乏）110，维生素 B$_6$ 缺乏 110，维生素 C 缺乏（抗坏血酸缺乏）110，硒缺乏 011，铁缺乏 011，高胆固醇血症 011，混合性高脂血症 110，脱水 011，偏执状态 111，兴奋状态 111，复发性抑郁障碍 110，强迫状态 101，咽异感症 011，疲劳综合征 101，血管性头痛 110，失眠 011，睡眠呼吸暂停低通气综合征 110，肋间神经炎 110，偏瘫 110，植物神经功能紊乱 111，眼睑水肿 110，眼睑肿物 011，眶蜂窝织炎 110，结膜下出血 011，巩膜炎 110，角膜溃疡 111，白内障 011，开角型青光眼 111，闭角型青光眼 110，玻璃体积血 110，缺血性视神经病变 110，弱视 011，视物模糊 110，外耳道疖 011，外耳道炎 101，耵聍栓塞 011，急性中耳炎 101，慢性中耳炎 110，鼓膜炎 110，前庭功能障碍 011，耳痛 111，风湿性关节炎 011，高血压肾脏病 110，继发性高血压 110，冠心病 110，室性心律失常 110，心律失常 110，下肢血栓性静脉炎 110，淤积性皮炎 110，下肢静脉功能不全 110，淋巴结炎 011，慢性鼻咽炎 101，鼻前庭炎 011，会厌囊肿 110，慢性支气管炎慢性迁延期 110，过敏性鼻炎伴哮喘 011，哮喘 110，支气管哮喘（急性发作期）110，间质性肺病 110，肺部感染 011，呼吸道感染 110，埋伏牙 011，牙本质过敏症 110，牙根纵裂 011，急性根尖周炎 101，龈炎 111，牙周脓肿 011，牙冠周脓肿 110，急性冠周炎 011，牙周病 011，牙龈增生 110，颞下颌关节紊乱病 011，牙痛 111，颌骨骨髓炎 011，口腔感染 011，颊间隙感染 101，口角炎 011，应激性溃疡 011，慢性萎缩性胃炎 101，急性阑尾炎 101，阑尾炎 101，肠梗阻 101，便秘 101，肠道菌群失调 011，肛管炎 110，药物性肝炎 111，肝炎 011，肝损害 111，慢性肝损害 111，慢性胆囊炎急性发作 110，胆囊息肉 101，胆管炎 110，胆汁反流 110，便血 011，上消化道出血 110，消化道出血 101，胃肠功能紊乱 110，脂溢性皮炎 110，过敏性皮炎 011，昆虫性皮炎 011，接触性皮炎 110，慢性单纯性苔藓（神经性皮炎）101，丘疹性荨麻疹 011，瘙痒症 011，皮炎 011，泛发性湿疹 111，湿疹样皮炎 011，掌跖脓疱病 110，慢性荨麻疹 011，荨麻疹 111，粉刺 011，酒渣鼻 011，皮脂腺囊肿 110，皮肤干燥症 110，瘢痕疙瘩 011，粟丘疹 011，痛风性关节炎 110，关节炎 101，膝关节退行性病变 011，重度骨关节病 101，关节肿胀 011，踝关节痛 110，皮肌炎 110，椎动脉型颈椎病 101，混合型颈椎病 110，颈椎病 111，腰椎间盘突出 110，腰椎不稳定 101，神经根病 110，颈神经根炎 110，坐骨神经痛 111，肌肉劳损 111，陈旧性腰肌劳损 101，腱鞘囊肿 011，筋膜炎 111，神经炎 011，肩痛 110，纤维织炎 011，骨质疏松 110，肾病综合征 011，肾盂积水 110，肾结石 011，急性膀胱炎 101，膀胱炎 011，乳腺炎 011，乳腺增生 111，乳房硬结 111，乳房肿物 011，女性盆腔炎 110，卵巢巧克力样囊肿 011，子宫内膜息肉 011，经期延长 011，乳汁过少 011，心动过缓 101，喘息 101，呃逆 101，功能性腹痛 011，腹痛 101，腹胀 011，盆腔肿物 101，大便习惯改变 101，肢体麻木 110，皮肤肿物 111，尿频 110，头晕和眩晕 110，头晕 111，急躁 110，发热 110，头痛 011，疼痛 111，乏力 011，不适 101，瘀斑 101，腋下淋巴结肿大 011，水肿 011，多汗症 011，转氨酶升高 111，心肌酶谱异常 110，CA199 升高 110，颅内占位性病变 110，肾占位性病变 110，心电图异常 011，肾功能异常 011，甲状腺功能异常 011

太阳司天致病特点是外寒郁内热于上中焦，而下焦虚寒，"痈疽注下心热瞀闷"，即表中所示之急躁、偏执、心律失常、肿物、泻下、血精、阴道炎等。

四之气，风湿交争，风化为雨，乃长乃化乃成，民病大热少气，肌肉萎足痿，注下赤白。［四之气，风湿交争：四之气主气太阴湿土，客气厥阴风木，在泉太阴湿土，风气与湿气互有胜复，谓风湿交争。交，时而相和，共同发挥作用。争，时而互争互伤，互有胜复。风化为雨：水火相合生雨。四之气之时主气太阴湿土合在泉太阴湿土，胜过客气四之气厥阴风木，故风木不能胜湿，反为湿胜，风郁成火，与阴气相合转化为雨。］

民病大热少气，肌肉萎足痿，注下赤白。

大热是郁热，壮火食气，故少气，人体易患热病、气短、肌肉萎缩（肉萎）、下肢痿废难行（筋萎、足萎）；厥阴属肝，肝主血，厥阴为寒湿所胜，肝气被郁，营血分生郁滞之湿热，故有赤白痢疾等病证。大热，必须有阴性能量把阳憋住，才能在里头形成热，好比火减小了得盖住锅盖儿，才能有高压高温。赤白痢，肝木营血分湿热。

禀赋太阳司天四之气厥阴风木者之易患疾病
肠道感染 110，胃肠炎 011，支原体感染 110，隐性梅毒 011，丝状疣 101，扁平疣 110，寻常疣 111，传染性软疣 110，慢性乙型病毒性肝炎 110，甲癣 110，花斑癣 011，皮肤真菌感染 110，真菌感染 110，胃恶性肿瘤 110，高纤维蛋白原血症 110，非毒性单个甲状腺结节 110，甲状腺囊肿 110，非毒性多个甲状腺结节 110，甲状腺肿 111，2 型糖尿病性背景性视网膜病 110，2 型糖尿病性周围神经病 110，糖尿病性视网膜病变 111，糖尿病性周围血管病 110，肾上腺肿物 110，硒缺乏 110，高甘油三酯血症 011，复合性高脂血症 011，脑外伤后综合征 101，焦虑抑郁状态 110，焦虑性抑郁症 110，强迫性障碍 101，咽异感症 110，神经衰弱 011，帕金森叠加综合征 110，周围神经病性震颤 110，锥体外系综合征 011，脑萎缩 110，癫痫 110，神经血管性头痛 110，短暂性脑缺血发作 110，失眠 011，面神经麻痹 110，神经麻痹 111，痛性肌痉挛 110，植物神经功能紊乱 110，倒睫 011，上睑下垂 101，眼睑肿物 111，泪道狭窄 110，角膜结膜炎 111，暴露性角膜炎 111，角膜炎 111，角膜干燥症 111，虹膜睫状体炎 110，虹膜炎 101，视网膜静脉阻塞 110，视网膜变性 110，复视 110，耳郭感染 111，弥漫性外耳道炎 011，听力减退 110，肺源性

（男）

续表

	禀赋太阳司天四之气厥阴风木者之易患疾病
男	心脏病 110，肥厚性心肌病 110，室性期前收缩 110，内痔 011，下肢静脉功能不全 011，慢性气管炎 110，过敏性鼻炎伴哮喘 101，咳嗽变异性哮喘 101，肺部感染 101，呼吸道感染 111，牙槽脓肿 101，根尖周囊肿 011，牙龈脓肿 110，单纯性牙周炎 110，牙槽突不齐 110，颌骨骨髓炎 011，溃疡性口炎 111，咬肌间隙感染 110，唇炎 101，食管炎 011，十二指肠溃疡伴出血 110，消化性溃疡伴出血 101，应激性溃疡 110，慢性萎缩性胃炎 101，糜烂性胃炎 011，消化不良 111，胃酸过多 110，慢性阑尾炎 110，肠梗阻 110，肠痉挛 111，便秘 110，肛裂 101，肛瘘 011，肛管炎 110，直肠炎 101，肛乳头肥大 110，结肠息肉 011，肠上皮化生 110，药物性肝损害 111，肝功能不全 011，慢性活动性肝炎 111，慢性肝炎 111，肝纤维化 011，肝病 110，胆囊结石伴胆囊炎 111，胆囊结石伴慢性胆囊炎 111，急性胆囊炎 110，胆囊炎 110，胆汁淤积症 011，胆汁反流 110，慢性胰腺炎 110，黑便 110，刺激性皮炎 111，结节性痒疹 101，汗疱疹 011，湿疹 011，银屑病 110，玫瑰糠疹 101，雄激素性脱发 011，脱发 101，皮脂腺囊肿 110，脂溢性角化病 110，胼胝 110，瘢痕 011，皮肤溃疡 011，类风湿性关节炎 110，痛风性关节炎 101，重度骨关节病 111，关节痛 110，棘上韧带炎 011，椎动脉型颈椎病 110，颈椎间盘突出 110，狭窄性腱鞘炎 011，膝关节滑膜炎 111，筋膜炎 101，跟腱炎 110，风湿病 110，神经痛 110，神经炎 110，下肢肿胀 110，膜性肾病 110，IgA 肾病 011，慢性肾病 110，肾炎 101，尿毒症 011，肾绞痛 110，高血压肾损害 110，附睾炎 011，龟头炎 110，阴囊肿物 111，心动过速 101，窦性心动过缓 011，鼻出血 101，呃逆 111，咽痛 011，胸痛 011，喘憋 111，上腹痛 101，胃痛 110，嗳气 101，皮疹 101，颈部肿物 111，下肢肿物 110，震颤 110，行走困难 110，情绪冲动 011，高热 101，头痛 101，疼痛 011，颈淋巴结肿大 011，下肢水肿 110，口干 111，糖耐量异常 101，转氨酶升高 110，CA199 升高 110，CEA 升高 110，颅内占位性病变 110，心电图异常 110
女	结核感染 101，丹毒 101，隐性梅毒 011，单纯疱疹 110，带状疱疹性神经根炎 110，病毒性疣 110，传染性软疣 011，慢性丙型病毒性肝炎 011，甲癣 011，皮肤真菌感染 011，真菌性阴道炎 110，陈旧性肺结核 110，感染 101，脂肪瘤 110，肝血管瘤 101，卵巢良性肿瘤 011，缺铁性贫血 110，低色素性贫血 011，化疗后骨髓抑制 110，再生障碍性贫血 011，骨髓抑制 011，贫血 111，轻度贫血 101，过敏性紫癜 110，血小板减少性紫癜 110，血小板减少 110，白细胞减少 101，结节性甲状腺肿 110，甲状腺功能亢进症 101，糖尿病伴神经系统并发症 110，维生素 C 缺乏后遗症 110，低蛋白血症 101，高甘油三酯血症 110，高钙血症 110，脱水 111，代谢性酸中毒 101，高钾血症 110，低钾血症 011，血管性痴呆 110，痴呆 110，焦虑障碍 101，咽异感症 111，椎基底动脉供血不足 110，后循环缺血 111，睡眠障碍 110，梨状肌综合征 110，痛性周围神经病 110，周围神经病 011，缺血性周围神经病 110，植物神经功能紊乱 101，眼睑皮炎 110，泪囊炎 110，睑裂斑 110，巩膜炎 011，虹膜睫状体炎 110，虹膜炎 111，视网膜病 101，闭角型青光眼 110，青光眼 011，玻璃体积血 110，视神经病 110，视神经萎缩 110，视觉障碍 011，耳郭感染 110，急性外耳道炎 011，慢性中耳炎 110，咽鼓管炎 110，咽鼓管功能紊乱 111，前庭周围性眩晕 110，前庭功能障碍 011，听力减退 101，耳鸣 110，神经性耳鸣 110，高血压 101，室性期前收缩 110，室性自搏 111，心肌炎 011，脑出血后遗症 110，肢体闭塞性动脉硬化 110，动脉硬化 101，下肢缺血 110，下肢深静脉血栓形成 110，下肢血栓性静脉炎 110，静脉炎 110，淤积性皮炎 110，静脉曲张 111，混合痔 110，血栓性外痔 110，下肢静脉功能不全 011，颈淋巴结炎 101，淋巴结炎 011，淋巴管炎 110，低血压 111，慢性咽

	禀赋太阳司天四之气厥阴风木者之易患疾病
女	炎 011、慢性咽喉痛 101、慢性鼻窦炎 011、鼻中隔偏曲 101、慢性扁桃体炎 110、扁桃体周围蜂窝组织炎 110、慢性喉炎 101、声带炎 011、会厌囊肿 111、慢性支气管炎 110、慢性气管炎 011、哮喘 101、支气管哮喘 111、支气管哮喘（急性发作期）110、肺间质纤维化 110、过敏性支气管肺疾患 101、呼吸道感染 011、牙本质龋 101、根尖脓肿 110、慢性龈炎 110、牙龈出血 011、牙面功能异常 011、颞下颌关节紊乱病 111、牙根滞留 110、牙痛 110、溃疡性口炎 011、咬肌间隙感染 101、反流性食管炎 110、喉咽反流 110、急性胃溃疡 011、十二指肠球部溃疡 111、应激性溃疡 101、慢性胃炎 011、慢性胃窦炎 110、糜烂性胃炎 110、胃十二指肠炎 011、慢性阑尾炎 101、阑尾炎 110、肠梗阻 110、肠痉挛 110、便秘 110、肠道菌群失调 110、肛周脓肿 110、肛乳头肥大 011、胆囊结石伴胆囊炎 011、急性胆囊炎 111、胆囊息肉 110、胆管炎 110、慢性胰腺炎 111、胃肠功能紊乱 110、刺激性皮炎 110、湿疹样皮炎 101、寻常性银屑病 011、玫瑰糠疹 110、荨麻疹 110、皮肤干燥症 101、类风湿性关节炎 110、多关节炎 011、肩关节痛 101、风湿性多肌痛 110、脊柱侧弯 111、椎动脉型颈椎病 110、神经根型颈椎病 011、交感神经型颈椎病 011、腰椎退行性病变 111、腰椎不稳定 110、腰椎小关节紊乱 110、神经根炎 110、腰痛伴有坐骨神经痛 101、腱鞘炎 101、筋膜炎 111、跟腱炎 110、腕关节周围炎 110、神经痛和神经炎 110、神经炎 110、肩痛 101、纤维织炎 110、肢体肿胀 101、下肢肿胀 110、骨质增生 011、骨痛 110、膝关节骨软骨炎 110、膜性肾病 011、IgA 肾病 101、尿毒症 101、肾结石 011、输尿管结石 101、肾性骨病 011、乳头溢液 011、女性慢性盆腔腹膜炎 011、阴道后壁脱垂 011、外阴囊肿 011、外阴肿物 111、先兆流产 011、产褥期乳腺炎 011、肾错构瘤 110、心动过缓 110、鼻出血 011、呼吸困难 110、喘息 111、下腹痛 110、腹痛 011、呕吐 111、腹部肿物 111、盆腔肿物 110、过敏性皮疹 110、颈部肿物 110、腹壁肿物 111、排尿困难 110、尿急 110、尿痛 110、幻觉 011、声嘶 110、肢体无力 101、晕厥 101、颈淋巴结肿大 011、腹股沟淋巴结肿大 011、淋巴结反应性增生 110、下肢水肿 111、糖耐量异常 101、心肌酶谱异常 111、血脂异常 101、肾占位性病变 110、宫腔占位 011

五之气，阳复化，草乃长乃化乃成，民乃舒。[五之气：客气少阴君火，主气阳明燥金。]

五之气主气阳明燥金，客气少阴君火，太阴湿土在泉，燥热与湿土正好平衡。因此阳气再次化用，植物生长化育成熟，人体也觉舒缓调畅。

	禀赋太阳司天五之气少阴君火者之易患疾病
男	肠道感染 101、感染性腹泻 110、急性肠炎 110、隐性梅毒 011、扁平疣 011、传染性软疣 011、体癣 101、皮肤真菌感染 110、疥疮 101、陈旧性肺结核 110、感染 101、感染性发热 011、食管恶性肿瘤 110、结肠恶性肿瘤 110、直肠恶性肿瘤 110、甲状腺恶性肿瘤 110、急性白血病 011、白血病 011、脂肪瘤 110、肾肿瘤 110、缺铁性贫血 101、肾性贫血 011、过敏性紫癜 110、紫癜 110、甲状腺结节 101、2 型糖尿病性视网膜病变 110、2 型糖尿病 101、糖尿病性增殖性视网膜病 110、糖尿病性多发性神经病 110、糖尿病性周围神经病 011、营养

禀赋太阳司天五之气少阴君火者之易患疾病
男	不良 110，维生素 B₁ 缺乏（硫胺素缺乏）110，叶酸缺乏症 110，混合性高脂血症 110，高脂血症 101，酮症 110，兴奋状态 101，抑郁发作 110，强迫性障碍 011，神经症性障碍 110，非器质性睡眠障碍 110，脑萎缩 110，神经性头痛 110，椎基底动脉供血不足 110，末稍神经退行性改变 111，植物神经功能紊乱 011，睑腺炎 011，睑缘炎 101，眼睑皮炎 101，上睑下垂 101，结膜结石 101，结膜下出血 101，视网膜分支静脉阻塞 110，视物模糊 110，视觉障碍 011，眼痛 110，急性中耳炎 110，咽鼓管炎 101，良性阵发性位置性眩晕 101，耳源性眩晕 110，神经性耳鸣 101，肺栓塞 011，室性自搏 101，期前收缩 110，下肢动脉血栓形成 110，血栓性静脉炎 101，静脉曲张 101，血栓性外痔 101，气管支气管炎 101，慢性支气管炎伴肺气肿 110，龋病 110，牙根纵裂 110，急性牙髓炎 101，牙髓坏死 011，急性根尖周炎 101，急性牙周炎 101，急性冠周炎 101，牙龈出血 101，牙槽突不齐 110，舌炎 101，十二指肠溃疡 110，十二指肠球部溃疡 101，十二指肠炎 110，消化不良 101，胃息肉 110，阑尾炎 111，肠梗阻 110，便秘 101，功能性腹泻 101，肠道菌群失调 101，药物性肝损害 101，肝炎 110，胆囊息肉 110，胃出血 110，上消化道出血 110，脂溢性湿疹 011，结节性痒疹 110，湿疹 101，荨麻疹 101，酒渣鼻 101，皮脂腺囊肿 011，双侧膝关节骨性关节病 011，关节紊乱 101，膝关节痛 101，脊柱骨关节病 101，腰椎间盘突出 101，腰椎不稳定 110，腰椎小关节紊乱 111，神经根炎 011，腰肌劳损 110，肌筋膜炎 110，陈旧性腰肌劳损 101，滑膜炎 101，筋膜炎 101，肩痛 110，骨质疏松伴有病理性骨折 110，股骨头缺血性坏死 011，肾病综合征 011，肾小球肾炎 011，肾炎 011，肾盂积水 111，慢性肾衰竭 101，尿毒症 101，肾绞痛 110，肾性骨病 011，肾肿物 110，膀胱过度活动症 111，慢性前列腺炎 101，多囊肾 110，心动过速 101，心动过缓 101，鼻出血 101，咳嗽 101，呃逆 101，下腹痛 101，吞咽困难 110，颈部肿物 101，下肢肿物 110，皮下结节 011，震颤 110，血尿 110，情绪冲动 110，晕厥 101，黏膜出血 011，出血 101，颈淋巴结肿大 011，淋巴结病 110，下肢水肿 110，口干 011，糖耐量异常 110，血糖升高 101，CEA 升高 110，肿瘤标记物升高 101，肾占位性病变 110，甲状腺功能异常 011
女	急性肠炎 101，沙眼 101，带状疱疹性神经根炎 110，传染性软疣 110，慢性丙型病毒性肝炎 110，传染性单核细胞增多症 011，病毒性结膜炎 110，真菌性阴道炎 011，念珠菌性外阴阴道炎 011，疥疮 110，陈旧性肺结核 111，感染性发热 011，结肠恶性肿瘤 110，缺铁性贫血 011，叶酸缺乏性贫血 110，过敏性紫癜 110，非毒性单个甲状腺结节 011，甲状腺毒症 011，甲状腺炎 101，糖尿病性斑点性视网膜病 110，硒缺乏 101，多种营养元素缺乏 011，肥胖症 011，低蛋白血症 011，家族性高胆固醇血症 111，家族性混合性高脂血症 110，脱水 011，代谢性酸中毒 011，酮症 011，痴呆 110，偏执状态 110，兴奋状态 110，疲劳综合征 101，精神障碍 011，运动障碍 110，良性特发性震颤 110，脑萎缩 110，神经血管性头痛 011，短暂性脑缺血 110，眶上神经痛 011，肋间神经炎 111，缺氧缺血性脑病 110，眼睑蜂窝织炎 110，睑缘炎 111，上睑下垂 101，眼睑水肿 110，眼睑肿物 101，睑裂斑 110，结膜结石 101，结膜出血 111，角膜上皮损伤 101，开角型青光眼 110，缺血性视神经病变 110，弱视 011，视物模糊 101，慢性化脓性中耳炎 111，耳痛 101，窦性心律失常 110，脑出血后遗症 110，肢体动脉硬化 110，下肢深静脉血栓形成 111，下肢血栓性静脉炎 110，混合痔 101，血栓性外痔 011，颈淋巴结炎 101，淋巴结炎 101，干燥性鼻炎 101，鼻前庭囊肿 110，鼻中隔偏曲 101，慢性扁桃体炎 011，扁桃体周围蜂窝组织炎 110，慢性喉炎 101，慢性喉咽炎 011，声带息肉 110，慢性支气管炎急性加重期 110，慢性支气管炎伴肺气肿 110，胸

	禀赋太阳司天五之气少阴君火者之易患疾病
女	腔积液 101，牙齿缺少 111，埋伏牙 011，急性牙髓炎 101，急性龈炎 101，牙冠周脓肿 111，牙槽突不齐 110，食管反流 101，胃溃疡伴出血 011，慢性消化性溃疡 110，消化性溃疡 101，慢性萎缩性胃炎 101，消化不良 101，食管裂孔疝 110，功能性腹泻 110，肠道菌群失调 101，肛窦炎 011，肠上皮化生 110，慢性活动性肝炎 101，肝炎 110，胆管结石 111，胆囊息肉 110，结节性痒疹 110，痒疹 011，荨麻疹 101，斑秃 011，老年疣 110，胼胝 110，皮肤干燥症 110，皮肤溃疡 101，痛风 011，多关节病 110，关节病 111，半月板损伤 110，关节紊乱 101，骶髂关节紊乱 101，关节积液 111，关节肿胀 110，系统性红斑狼疮 101，强直性脊柱炎 110，滑膜炎 011，多部位筋膜炎 110，肱骨外上髁炎 110，腕关节周围炎 110，骨刺 101，关节风湿病 011，肌痛 110，神经痛 101，肾病综合征 110，后天性肾囊肿 110，高血压肾损害 110，肾病 110，膀胱炎 101，慢性子宫内膜炎 011，宫颈炎性疾病 101，慢性外阴阴道炎 101，子宫内膜息肉 101，子宫腔积液 110，胎停育 011，先兆流产 011，窦性心动过缓 110，咳嗽 101，呕吐 110，吞咽困难 110，腹水 110，腹部肿物 101，皮疹 101，颈部肿物 110，上肢肿物 110，痉挛 110，尿急 110，头晕和眩晕 110，头晕 101，幻觉 110，急躁 101，头痛 101，多汗症 011，肺肿物 110，宫腔占位 101，肝功能异常 101，甲状腺功能异常 011

太阳司天五之气为寒湿性的少阴君火，主气为阳明燥金，故易金土水郁火，男性木旺强烈抗争，情绪冲动则成各种恶性肿瘤；女性水旺故恶性肿瘤少，但下焦阴寒重，故显为疲劳、胎停育、流产。

终之气，地气正，湿令行，阴凝太虚，埃昏郊野，民乃惨凄，寒风以至，反者孕乃死。［**地气正，湿令行**：客气终之气是在泉之气的本位，地气至其正位曰地气正。太阴湿土在泉，湿气行令。正，太阴湿土正位主政。**埃昏郊野**：太阴湿土在泉时木火复于下，故内明外昏，郊外旷野尘埃漫天，天昏地暗。**民乃惨凄**：土盛克水加冬寒，则肾冷，故人有悲惨凄凉之态。**寒风以至，反者孕乃死**：在泉的太阴湿土若再与过盛的寒气相合，则肾虚冷不利于受孕也不利于胚胎发育。先天禀赋有厥阴风木在泉或少阴君火在泉者，则素体肾虚寒，于此阴寒凝惨之时受孕则易胎停育。］

临床大数据统计发现，太阳寒水在泉禀赋者易胎停育，1920～2018年，每年小寒～立春（肾中含有来复的阳气）都是受孕高峰期，出生率最高，说明受孕和保胎，均需肾气充盛，肾虚寒则反。

	禀赋太阳司天终之气太阴在泉者之易患疾病
男	支原体感染 111，梅毒 110，沙眼 111，混合性贫血 110，出血倾向 110，白细胞减少 110，营养不良 011，高同型半胱氨酸血症 101，兴奋状态 111，抑郁发作 110，混合性焦虑和抑郁障碍 111，强迫性障碍 101，非器质性睡眠障碍 110，帕金森叠加综合征 110，锥体外系综合征 110，神经血管性头痛 110，面肌痉挛 110，梨状肌综合征 101，末梢神经病（末梢神经炎）110，植物神经功能紊乱 110，泪道狭窄 110，泪道阻塞 110，翼状胬肉 110，结膜下出血 111，角膜炎 101，角膜上皮损伤 101，角膜上皮脱落 110，视网膜病 101，黄斑前膜 110，外耳道炎 110，中耳炎 101，咽鼓管功能紊乱 101，高血压肾脏病 110，肢体动脉硬化 110，颈动脉硬化 110，下肢静脉曲张 101，静脉曲张 101，颌下淋巴结炎 011，气管支气管炎 110，肺间质纤维化 110，过敏性支气管肺疾患 111，牙酸蚀病 110，牙根纵裂 110，急性牙髓炎 101，根尖囊肿 011，牙龈脓肿 101，牙列不齐 011，牙痛 111，口腔炎 101，舌炎 110，十二指肠球部溃疡 101，肠消化不良 011，胃息肉 110，急性阑尾炎 110，肛裂 110，直肠息肉 011，慢性肝炎 101，肝纤维化 110，胆汁反流 101，便血 101，过敏性皮炎 101，慢性单纯性苔藓（神经性皮炎）011，湿疹 101，变应性荨麻疹 110，荨麻疹 101，脱发 110，酒渣鼻 110，皮下囊肿 011，瘢痕 110，瘢痕疙瘩 110，关节积液 101，关节痛 101，椎间盘疾患 101，腰椎不稳定 110，肌肉劳损 110，狭窄性腱鞘炎 111，腱鞘囊肿 101，滑囊炎 011，筋膜炎 110，骨刺 110，神经炎 110，膜性肾病 110，鞘膜积液 111，睾丸炎 011，附睾囊肿 011，窦性心动过缓 110，鼻出血 101，鼾症 011，咽痛 101，上腹痛 101，颈部肿物 101，痉挛 110，急躁 110，声嘶 111，不适 110，多汗症 101，肾功能异常 111
女	沙眼 101，单纯疱疹 101，病毒性疣 110，感染性发热 101，卵巢恶性肿瘤 011，缺铁性贫血 101，化疗后骨髓抑制 110，白细胞增多症 011，甲状腺囊肿 011，1 型糖尿病 011，糖尿病性视网膜增厚性视网膜病 110，糖耐量受损 111，维生素 C 缺乏（抗坏血酸缺乏）110，维生素缺乏性周围神经病 110，铁缺乏 011，肥胖症 011，高胆固醇血症 101，家族性高胆固醇血症 101，高脂血症 101，偏执性反应 101，咽异感症 101，精神障碍 011，泪囊炎 101，暴露性角膜炎 110，角膜上皮损伤 101，视网膜脱离 110，原发性闭角型青光眼 110，青光眼 111，玻璃体积血 101，眼疲劳 110，复视 110，视野缺损 110，视觉障碍 101，耳郭感染 110，中耳炎 011，急性中耳炎 101，鼓膜炎 110，良性阵发性位置性眩晕 101，耳源性眩晕 101，风湿性心脏病 110，高血压心脏病 110，继发性高血压 011，室性心律失常 110，静脉炎 011，下肢静脉曲张 101，颈淋巴结炎 110，鼻炎 101，鼻窦炎 101，鼻中隔偏曲 101，慢性喉咽炎 101，气管支气管炎 101，慢性支气管炎慢性迁延期 110，过敏性鼻炎伴哮喘 110，牙齿缺少 011，埋伏牙 110，阻生牙 101，牙本质过敏症 101，牙槽脓肿 110，龈乳头炎 101，牙周病 101，牙龈出血 101，错合畸形 011，牙痛 110，颌骨骨髓炎 110，口干燥症 110，口腔感染 110，胃溃疡伴出血 110，应激性溃疡 101，慢性浅表性胃炎 110，糜烂性胃炎 011，阑尾炎 101，溃疡性结肠炎 101，肠梗阻 110，功能性腹泻 111，肠道菌群失调 101，肛乳头肥大 111，结肠溃疡 110，慢性活动性肝炎 101，胆管结石 101，胃出血 110，过敏性湿疹 111，刺激性皮炎 101，慢性单纯性苔藓（神经性皮炎）110，玫瑰糠疹 011，嵌甲 110，原发性双侧膝关节病 110，关节肿胀 101，关节痛 101，膝关节痛 101，踝关节痛 101，系统性红斑狼疮 110，脊柱侧弯 011，强直性脊柱炎 101，腰骶关节强硬 101，椎间盘疾患 111，腰椎小关节紊乱 101，臂丛神经炎 110，腰痛 101，陈旧性腰肌劳损 111，跟腱炎 101，肌痛 110，神经痛 101，足痛 110，隐匿型肾小球肾炎 110，慢性肾病 110，肾小球肾炎 011，泌尿系结石 110，肾性骨病 101，肾肿物 110，乳腺纤维囊性增生 101，乳头炎 011，乳腺炎 110，乳房结节 110，阴道前壁脱垂 101，轻度妊娠剧吐 011，妊娠期糖尿病 011，咳嗽 101，呼吸困难 101，胸痛 101，恶心 011，呕吐 111，头部肿物 011，皮肤肿物 110，排尿困难 110，急躁 110，高热 101，急性疼痛 110，晕厥 101，出血 110，瘀斑 110，局部水肿 110，盗汗 101，肺部阴影 101，肺占位性病变 110，肝占位性病变 110，肾功能异常 101，先兆流产 / 难免性流产 011

太阴在泉，男木性之脾虚得补，故明显少病；女性禀此者阴寒水湿重，表现有肥胖、高脂血症、易流产等。

故岁宜苦以燥之温之，必折其郁气，先资其化源。［**故岁宜苦以燥之温之：**太阳寒水司天之年宜苦味且性温燥的药食。苦补心体之虚，燥之温之祛湿祛寒以助心之用，祛除司天在泉之气的淫害。苦，属味入心。燥之温之，温燥属气。**必折其郁气：**泻偏胜之司天在泉之气。张介宾注："折其郁气，泻有余也……如上文寒水司天则火气郁，湿土在泉则水气郁，故必折去其致郁之气，则郁者舒也。"折，针对主害方。**先资其化源：**化源有二，一是自体之体，二是己母之用。太阳寒水主令，心火受伤，故以苦味补心之体，温燥之气助木火之生发为补心之母肝木。化源，受伤者的化源，火之体、木之用。］

抑其运气，扶其不胜，无使暴过而生其疾，食岁谷以全其真，避虚邪以安其正。

抑其运气，扶其不胜，无使暴过而生其疾。

太阳司天之年，岁运均为太过，太过者抑之，太阳寒水司天则心火不胜，太阴湿土在泉则肾水不胜，不胜者扶之，使其不至于因客运气的过度偏胜而发病。运气：当令之客运客气。扶其不胜：扶持被其压抑的。

食岁谷以全其真

岁谷，感当年岁运司天在泉之气而生的谷物，长盛质优，精气充实，能对治岁运气之偏胜导致的相应藏府伤损，故食岁谷能全真气。如同夏热之时，地生瓜果性凉食品，以平衡天之热；秋冬之时，树生干果性温之食品，以平衡天之寒，客运客气之偏胜，自有岁谷以平衡之、人气以应之，此是天地共命一体、互相平衡之本性使然，一阴一阳之道之必然。智者明之，自知随时之所取舍处。

避虚邪以安其正

虚邪，与自内已虚之正气相反的邪气，如人阳虚逢寒、阴虚逢火。如少阴君火在泉之人，肾精虚阳浮而肾虚寒，遇岁运太水则补之，遇太阳寒水在泉则加重其寒，遇少阴君火司天或在泉则加重其肾精虚，二者均为虚邪。

适气同异，多少制之，同寒湿者燥热化，异寒湿者燥湿化，故同者多之，异者少之，用寒远寒，用凉远凉，用温远温，用热远热，食宜同法。
[故同者多之，异者少之：岁运与岁气相同，燥热药食用量多些，若不相同，也须考虑岁气寒湿的影响，用量少些。]

同寒湿者燥热化，异寒湿者燥湿化。

人体内有寒湿者，与岁运岁气同为寒湿，以燥热性质的药食调和。体质与岁运气相反，即体内燥热者，以燥性药食对治岁运气之寒湿，以湿性药食平衡人体之燥热。同寒湿：体质状态。

用寒远寒，用凉远凉，用温远温，用热远热，食宜同法。

常规的治疗原则一般是治热以寒、治寒以热，反治是治热以热、治寒以寒，又不可太过，怎么理解呢？时气外寒，则人体外上寒而内下热；时气外热，则外上热而内下虚寒。所以治内治下法是外寒用寒、外热用热，是顺从时气；治外治上法是逆时气。如"冬吃萝卜夏吃姜"，再如夏天特别燥热的时候，吃凉拌西红柿加红糖和五香粉，拍黄瓜用花椒油或辣椒，即清上温下同时用。这是从其根本，标本同治的治法，药食同法。

有假者反常，反是者病，所谓时也。〔假：反于常态的时节。〕

不符合常规天时规律者，气候反常，易病。此处的规律只谈气，没说运，同一个气跟不同的五运相配，会出现相反的情况。木火跟太阳寒水司天相合与金水跟太阳寒水司天相合必然不同，所以有时符合，有时会反，此时就不能照搬原来的规矩，要因时因地制宜，根据具体的运气相合的综合性结果来决定。

帝曰：善。阳明之政奈何？

岐伯曰：卯酉之纪也。

阳明　少角　少阴　清热胜复同，同正商。〔卯酉之纪：年支逢卯逢酉的年份，都是阳明燥金司天之年。六十甲子年中，年支卯酉属于阳明燥金司天者计有丁卯、丁酉、癸卯、癸酉、己卯、己酉、乙卯、乙酉、辛卯、辛酉十年。**阳明　少角　少阴：**阳明燥金司天、岁运少木、少阴君火在泉。**清热胜复同：**清指少角，少角木不足则金气旺，金性清凉燥，金是篡位之气，过胜则必有火气来复，火性热，所以清热胜复。**胜复：**热胜清，其一，指岁运少木则金胜，合司天之客气阳明燥金，必致火气来复；其二，上半年金郁热，下半年少阴在泉则火胜金。〕

同正商。

少角主政，但受阳明司天影响，少角与正商同时行权。即后文丁卯丁酉岁"清化热化胜复同，邪气化日也（正商行权之日），灾三宫"；而"燥化九风化三热化七，所谓正化日也"，即少角行权之日。概主政少角，而行权则正商、少角同时或主从交替，如同新帝年少，与辅政大臣同理朝政。

丁卯岁会　丁酉　其运风清热。

少角初正　**太徵　少宫　太商　少羽**终。［丁卯岁会：岁运与年支五行属性相同者为岁会。丁卯年岁运少木，年支卯同属木，属于岁会之年。］

其运风清热。

运，岁运所产生的气化作用；少角则金篡木位，火气又来复金。按时间分，岁运少角→先风→再清凉燥→再热。如同幼帝先登基行令，再被篡位，故岁运不及取其生数，岁运太过取其成数。例：2017年是丁酉年，阳明少角少阴，该年春天狂风大作，乍起乍静。运少木金旺，又加上阳明司天，金胜抑木，金木交争，胜复交替，木火胜则风骤起，金气胜则风骤静。夏天凉燥，湿热不显，冬天气温偏高，是个暖冬，但此暖冬为客运气致热，不是前述的复金之火盛。

岁运太过，未必有复气。岁运不及，必有复气。

参合后文："丁卯岁会　丁酉岁，上阳明金，中少角木运，下少阴火，清化热化胜复同，所谓邪气化日也。灾三宫。燥化九，风化三，热化七，所谓正化日也。其化上苦小温，中辛和，下咸寒，所谓药食宜也。"

"清化热化胜复同"，少木合阳明司天则金气胜为清化，金过胜则火热复之为热化，二化先后反复。

"所谓邪气化日也"，少木则金胜木，此为邪胜。

"灾三宫"，按九宫定位，三宫为东方。少木则东部生气尤易受伤而灾。

"燥化九，风化三，热化七"，此年上半年金气极盛，风气被抑，下半年热化盛，为燥热，全年燥。

"所谓正化日也"，此运气的正常气化状态，如太木之日、太水之日；在人，则太水少阴司天阳明在泉禀赋者（1966年冬和1996年冬出生者）应之，为谐和不病，成正化。

"其化上苦小温，中辛和，下咸寒"，少木则金胜而土失制，以苦治湿，小温宣肺金；上半年金胜火复则心亢体伤，以苦补心体；金胜木郁故治以辛开郁救木，燥热在下则咸寒救肾水。

什么运气禀赋者于什么年岁易患病、于什么年岁不易患病，见附表7"削弱禀赋及流年大运大司天后120类运气相合禀赋人群在2013～2018年各流年相对急诊率"表。

九宫图

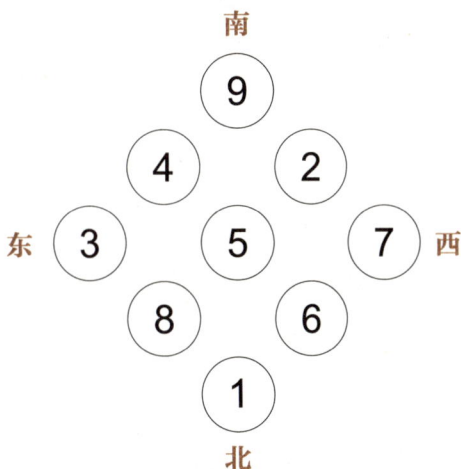

2017年冬出生体质分析

2017年冬出生的人，禀赋阳明司天、岁运少木金胜、少阴在泉，上风中燥下热。阳明司天金气旺，憋住风，上焦是风，必然通肺，易患肺病、呼吸系统的病。呼吸道金木交争，易咳喘，木旺者咳，金旺者喘。

中焦偏燥，食欲旺盛但胃不好。

在下焦，少阴在泉伤肾精，肾中浮动的虚火自少阴经上冲，脚易凉但青年时也可能较热。如果地域在东北，阴气重，又是女性，少阴君火被憋在下焦无法上腾，就不怎么脚凉。如果在南方地域，君火上腾下焦寒，脚可能就凉。女性的月经或是特别提前，或是越来越错后。君火被憋住，下焦郁热，月经就容易提前，热腾上来，下焦寒，月经就错后。此种禀赋的女性，肾精被少阴君火所伤，往往 45 ~ 47 岁就提前闭经。

2017 年岁运少木是金，金是阴性能够压得住在泉的君火，年轻人肾精足的多下焦偏热。等到阳明少宫少阴之年，少宫是木胜是阳，便把下焦火引上来，下焦就凉。

阳明 少徵 少阴 寒雨胜复同，同正商。癸卯^{同岁会}**癸酉**^{同岁会}。［阳明 少徵 少阴：阳明燥金司天，岁运少火，少阴君火在泉。寒雨胜复同：少徵火不足，寒水胜，其性寒，水是篡位之气必有土气来复，雨湿流行，所以寒雨胜复。寒雨，寒是水气，雨是土气。同正商：少徵火不足不能克金，加之阳明燥金司天，则其年转运为同正商→则其年主政少徵与正商同时行权。《五常政大论》曰："伏明之纪……上商与正商同。"癸卯^{同岁会} 癸酉^{同岁会}："不及而加同岁会"，岁运不及而与在泉之气五行属性相同者叫同岁会。岁运火运不及，遇少阴君火在泉，是同岁会之年。］

其运热寒雨。

少徵 太宫 少商 太羽^终 **太角**^初。［其运热寒雨：少徵，是水篡火位，水郁火，土气又来复水。按时间分，春夏主气热，被寒水和燥金所杀所郁，寒水胜则土湿来复，子复母仇，形成雨，故上半年火热与寒水交替。］

参合后文："癸酉^{同岁会} 癸卯^{同岁会}，上阳明金，中少徵火运，下少阴火，寒化雨化胜复同，所谓邪气化日也。灾九宫。燥化九，热化二，所谓正化日也。其化上苦小温，中咸温，下咸寒，所谓药食宜也。"

"寒化雨化胜复同，所谓邪气化日也"，少火则寒化，土气来复寒水则雨化，胜复交替，均是不正常的气化即邪气化日。

"灾九宫"，火位在九宫南方，少火则寒水伤心火，在南方长气不足而生灾变。在人为心阳被寒水郁杀而昏聩。

"燥化九"，少火则金失制，合阳明燥金司天，故金气过盛而成燥化九。

"热化二"，少火水胜，连同少阴君火亦受抑，故全年火气不足，为热化二。

"所谓正化日也"，没有邪正胜复时的气化状态，如太木太火之日；在人，则太火少阴君火司天阳明燥金在泉禀赋者（1978年冬、2008年冬出生者），及与此人相邻年出生者，体内气化与天地气化相谐偶而人安少病。

"其化上苦小温，中咸温，下咸寒"，上苦补心体，小温宣肺金之抑，也补心气；少火合阳明司天，则中焦之肾气亦虚寒，故中以咸温补水中火；少火合少阴在泉则下焦之肾体受灼，故治以咸寒。

阳明 少宫 少阴 风凉胜复同。己卯 己酉 其运雨风凉。少宫 太商 少羽^终 **少角**^初 **太徵。**［**阳明 少宫 少阴：**岁运少土，阳明燥金司天，少阴君火在泉。**风凉胜复同：**少宫土运不足，木气胜，其候风。金克木，木为篡位之气必有金气来复，金性凉，所以风凉胜复。**其运雨风凉：**少宫主政故先土湿行权为雨，继为木气所胜而风胜雨，风盛则金气来复生大清凉，故依次有雨风凉之化现。］

参合后文："己卯 己酉岁，上阳明金，中少宫土运，下少阴火，风化清化胜复同，邪气化度也。灾五宫。清化九，雨化五，热化七，正化度也。其化上苦小温，中甘和，下咸寒，药食宜也。"

"风化清化胜复同，邪气化度也"，少土则木胜成风化，上半年合阳明司天更易时有狂风，风胜则金复为清化，此皆非正常之气化气候。

"灾五宫"，少土则中原地带、中焦更易受风扰生灾病。

"热化七"，少土则木旺，合少阴君火在泉故火弥散为热化盛为七，此与少火少阴在泉之热化二不同，以少火则水郁火、杀火，故成不得伸张之郁火、弱火。

"其化上苦小温，中甘和，下咸寒"，其化上苦小温宣肺补心，中甘和补脾土，下咸寒救肾水。

阳明 少商 少阴 热寒胜复同，同正商。乙卯天符 乙酉岁会，太一天符，其运凉热寒。少商 太羽^终 太角^初 少徵 太宫。[阳明 少商 少阴：阳明燥金司天，岁运少金，少阴君火在泉。热寒胜复同：少商金运不足，火气胜，其性热。水克火，火为墓位之气必有水气来复，水性寒，所以热寒胜复。同正商：金运不及之年，逢阳明燥金司天，岁运转为同正商。乙卯天符：岁运与司天五行属性相同为天符。乙卯年岁运少金，司天阳明燥金，是天符之年。乙酉岁会，太一天符：岁运与年支的五行属性相同为岁会。乙酉年岁运少金，年支酉是金，阳明司天也是金，既是天符也是岁会，为太乙天符之年。其运凉热寒：岁运少金，金性凉，火来乘金，其性热，水来复火，其性寒，故其运金凉火热水寒。]

参合后文："乙酉 乙卯岁，上阳明金，中少商金运，下少阴火，热化寒化胜复同，邪气化度也。灾七宫。燥化四，清化四，热化二，正化度也。其化上苦小温，中苦和，下咸寒，药食宜也。"

"灾七宫"，西方金位，人之肺藏易为火伤生灾病。

"燥化四"，司天之阳明金被少金之火克而力弱为四。

"清化四"，金运不及故自清化力弱。

"热化二"，少金火胜合少阴在泉成过火精虚水气恒来复之，故热化反弱为二。在人，则少金少阴在泉禀赋者肾极其虚寒，自幼足冷，月经量少，易得再生障碍性贫血等肾虚病。

单纯的少阴在泉，应该是暖冬。

根据 1956～2016 年六十年北京地区气象资料统计，少阴在泉与少商火合是寒，与少宫木合是凉，与少羽土合是风，与少木金合是燥热，与少徵水合是雨,这些都与本篇经文所述相符。雨是水火相合的结果,有热才有雨,冬天为什么不下雪反而下雨?因为暖和。夏天下雨最多,夏天是火,水来复火,水火相合,就下雨。土与火合生风,太阴湿土司天的时候,风气最大,或者少水的时候,风气最大,这些都是上述气象资料统计的结果。

阳明 少羽 少阴 雨风胜复同,同少宫。辛卯 辛酉 其运寒雨风。

少羽终 **少角**初 **太徵 少宫 太商。**[阳明 少羽 少阴:阳明燥金司天,岁运少水,少阴君火在泉。雨风胜复同:少羽水运不足,土气胜,其候雨。木克土,土为篡位之气必有木气来复,其候风,所以雨风胜复。同少宫:同土运不及之年。水运不及,土来乘之,容易从土化。《五常政大论》曰:"涸流之纪……少羽与少宫同。"其运寒雨风:少羽主政先水化故寒,继而土湿胜之为雨,雨胜又引风来复。]

少羽是土湿,冬天反而成风而不是雨雪,因为此时不会很冷,到冬天不下雪而成风。冬之风气发生在肾脏、肾上腺、卵巢、子宫、生殖器等厥阴经循经络属的脏器,男性易病疝气、精索静脉曲张、睾丸疾病等。

根据 2013 ～ 2019 年 1 月 20 日共六年的北京地区全部医保病人的医疗大数据分析得出:①流年岁运,如太土之年,使禀赋有少火、太土、少金者安稳少病,即禀赋与流年岁运相同或相近运者安;使禀赋者有太火、少土、太金者易患病,即与少病者禀赋反者易患病。② 流年岁气,如阳明司天少阴在泉,禀赋与之正相反的气者安而少病,即禀赋有少阴司天阳明在泉,或太阴司天太阳在泉,或厥阴司天少阳在泉者少病;相反,禀赋与流年气相同及相近者易病。③ 运气相合的易患病与不易患者的规律,①＋②更明显,2015 年岁运少金、太阴司天太阳在泉,禀少火阳明少阴、太土太阳太阴、少金厥阴少阳者安,禀少金太阴太阳者易患病,禀少水阳明少阴者易病,禀少土阳明少阴者一般。

凡此阳明司天之政，气化运行<u>后天</u>，<u>天气急</u>，<u>地气明</u>，<u>阳专其令，炎暑大行</u>，<u>物燥以坚，淳风乃治</u>。[后天：后天时而至，至而不至，运气比季节来得晚。《气交变大论》谓："故太过者先天，不及者后天。"**天气急**：阳明燥金司天之时，阳明属金，性凉燥，主收主杀，金气与木火交争，天气劲急。**地气明**：少阴君火在泉，君火以明。**阳专其令，炎暑大行**：上半年阳明燥金郁住木火之气，成暑热，下半年少阴君火内郁亦成暑热，暑热之气大行其道。**物燥以坚，淳风乃治**：上半年金气肃杀故物燥以坚，待五之气客气厥阴风木时，肝木之气得助，植物才能较好生长，人气得舒。《五常政大论》曰："审平之纪……其实壳……其物外坚。"后文："五之气，春令反行，草乃生荣，民气和。"]

风燥横运，流于气交，多阳少阴，云趋雨府，湿化乃敷，燥极而泽。[**风燥横运，流于气交**：风燥专横，容易干涉主客气运。**多阳少阴**：燥金与君火合德，故阳多阴少。**云趋雨府，湿化乃敷，燥极而泽**：燥热则水湿来复，或四之气时段，太阴湿土主气，太阳寒水自北加临，云气急聚，雨水自北而南，由燥转湿。]

其谷白丹，间谷命太者。[**其谷白丹**：白，白色谷物，稻类。丹，红色谷物，高粱类。阳明燥金司天，少阴君火在泉，有利于白谷、丹谷生长，是当年的岁谷。]

间谷命太者。

这一年的岁谷间谷胎孕不育、太过不及等。岁谷，与岁运和司天在泉之气相应而生长繁盛之谷为岁谷。食岁谷以全其真，岁谷用以扶正补虚。（岁谷其性味与在泉之气反，与岁运同，见《素问·至真要大论》）间谷，指与本年间气相应的谷物。间气的初之气必与司天之气反，四之气必与在泉之气反，故与间气相应之谷必与司天在泉相应的谷物之气反，间谷可以是当年的，也可以是另年的，如阳明司天少阴在泉之年的芝麻为间谷，可以祛当年过盛之燥热；太阴司天之年的小米，性偏湿糯也可以对治阳明司天之邪。食间谷以祛除岁气太过所成之邪。

其耗白甲品羽，金火合德，上应太白荧惑。[**金火合德：**阳明是金，少阴是火，金火相互影响共同作用。**上应太白荧惑：**太白是金星，荧惑是火星，两星会较平常年份大而明亮。]

其耗白甲品羽。

白甲，白色甲壳类的动物，是金中金。该年白色甲壳类动物受损耗。品羽是助长羽虫生长，羽虫类动物易于繁育。上半年阳明司天，介虫静，羽虫育，介虫不成。下半年少阴在泉，羽虫育，介虫耗不育。（见《素问·五常政大论》）故该年介虫生而不成，长而不育。因此当年甲壳类的虫子，尤其是蟑螂类会少，因为蟑螂属金，属于壳类。但阳明之政全年都是羽虫育，火性的羽虫生长胎孕良好，飞虫特别多。

其政切，其令暴，蛰虫乃见，流水不冰，民病咳嗌塞，寒热发，暴振溧癃闷。[**其政切，其令暴：**金之政切，火之令暴。阳明燥金司天之年，上半年气候偏凉，金气偏胜时，火气来复，气候暴热。**蛰虫乃见，流水不冰：**少阴君火在泉，冬天应冷不冷，蛰虫不藏，水不冻结。**民病咳嗌塞：**民易病咳嗽、咽喉堵塞。]

寒热发，暴振溧癃闷。

上半年阳明司天，下半年少阴在泉，都易导致外寒内热，故寒热发，或外寒内热，或寒热往来。木火上冲，故暴振，阴寒下降，故凛冽战栗、二便癃闭；上半年金木交争，下半年水火交争，皆生内风，肝气冲逆，或发如疟，寒热往来。

《至真要大论》云："岁阳明司天，燥淫所胜，则木乃晚荣，草乃晚生，筋骨内变。民病左胠胁痛，寒清于中，感而疟，大凉革候，咳，腹中鸣，注泄鹜溏，名木敛，生菀于下，草焦上首，心胁暴痛，不可反侧，嗌干面尘腰痛，丈夫癞疝，妇人少腹痛，目眜眦，疡疮痤痈，蛰虫来见，病本于肝。太冲绝，死不治。"

"岁少阴在泉，热淫所胜，则焰浮川泽，阴处反明。民病腹中常鸣，气上冲胸，喘不能久立，寒热皮肤痛，目瞑齿痛项颔肿，恶寒发热如疟，少腹中痛，腹大，蛰虫不藏。"

清先而劲，毛虫乃死，热后而暴，介虫乃殃，其发躁，胜复之作，扰而大乱，清热之气，持于气交。[清先而劲，毛虫乃死：阳明司天，清凉之气在上半年先出现，强劲有力。金胜乘木，木性的毛虫死亡。**热后而暴，介虫乃殃：**少阴在泉，火热之气在下半年后出现，暴热赤烈，或上半年火来复金，火胜乘金，金性的甲壳类介虫就受损害。热后而暴，也可以之指火气复金。**其发躁：**气候变化快而急。**胜复之作：**清金之气偏胜，火热之气来复。**扰而大乱：**气候严重反常。]

阳明司天主政之岁，其气化影响必然会留在当岁孕育、出生的人的先天体质中，从此岁冬（11月1日～次年1月20日大寒）出生者出生后之共同易患疾病，即可印证其胎孕期时的天地气化所致的易患疾病（具体研究材料及方法见书末附篇二）。

阳明司天少阴在泉禀赋者之易患疾病	
共同易患病	病毒性结膜炎，紫癜，精神分裂症，强迫性障碍，锥体外系综合征，慢性化脓性中耳炎，间质性肺病，急性荨麻疹，椎间盘突出，神经痛，过敏性皮疹，尿痛

	阳明司天少阴在泉禀赋者之易患疾病
男	结核病，丹毒，梅毒血清反应阳性，皮肤真菌感染，非霍奇金淋巴瘤，血管瘤，肝血管瘤，全血细胞减少，肾性贫血，非毒性单个甲状腺结节，甲状腺炎，药物性低血糖，酸中毒，酮症，脑外伤后综合征，倒睫，暴露性角膜炎，视网膜脱离，黄斑水肿，眼外肌麻痹，视野缺损，前庭功能障碍，心房扑动，心肌炎，脑出血恢复期，下肢动脉闭塞，颈淋巴结炎，淋巴结炎，哮喘，支气管扩张伴咯血，过敏性支气管肺疾患，继发龋，边缘性龈炎，牙列缺失，颌骨骨髓炎，口腔炎，颌面间隙感染，胃溃疡伴出血，消化性溃疡伴出血，慢性胃窦炎，溃疡性结肠炎，肛裂，肠上皮化生，脂溢性湿疹，接触性皮炎，掌跖脓疱病，变应性荨麻疹，慢性荨麻疹，脂溢性脱发，膝关节痛，系统性红斑狼疮，结缔组织病，神经根型颈椎病，颈肩综合征，颈痛，骨质疏松伴有病理性骨折，后天性睾囊肿，泌尿道感染，鞘膜积液，窦性心动过速，喘憋，嗳气，排便困难，皮疹，排尿困难，乏力，糖耐量异常，肝占位性病变
女	感染性腹泻，急性肠炎，隐性梅毒，病毒性疣，扁平疣，头癣，手癣，体癣，子宫颈上皮内瘤变Ⅲ级（CINⅢ级），重度贫血，高凝状态，高纤维蛋白原血症，血小板减少性紫癜，血小板减少，粒细胞缺乏，白细胞减少，淋巴结结节病，甲状腺囊肿，桥本甲状腺炎，糖尿病性周围血管病，糖耐量受损，维生素缺乏性周围神经病，低钠血症，混合性焦虑和抑郁障碍，躯体化障碍，癫痫，神经性头痛，神经血管性头痛，继发性失眠，臀上皮神经卡压综合征（臀上皮神经炎），周围神经病，重症肌无力，睑腺炎，睑缘炎，结膜水肿，玻璃体变性，视神经炎，咽鼓管炎，听力减退，神经性耳鸣，心包积液，心肌病，肢体动脉硬化，下肢动脉硬化闭塞症，闭塞性动脉硬化，血栓性外痔，慢性喉咽炎，慢性支气管炎急性加重期，胸腔积液，牙本质过敏症，急性牙髓炎，急性牙周炎，牙周脓肿，复合性牙周炎，单纯性牙周炎，颞下颌关节紊乱病，颞颌关节炎，干槽症，颊间隙感染，慢性消化性溃疡，应激性溃疡，反流性胃炎，肠消化不良，肛周脓肿，直肠炎，直肠肿物，肝硬化，胆汁淤积症，急性胰腺炎，黑便，消化道出血，过敏性湿疹，特应性皮炎，湿疹，银屑病，脱发，痱子，白癜风，膝关节痛，髌骨软骨软化，髋关节痛，脊柱侧弯，棘上韧带炎，胸椎间盘突出伴神经根病，椎间盘疾患，背痛，狭窄性腱鞘炎，膝关节滑膜炎，跖筋膜炎，肢体肿物，隐匿型肾小球肾炎，急性膀胱炎，膀胱过度活动症，压力性尿失禁，乳腺脓肿，宫颈炎性疾病，子宫粘连，前庭大腺脓肿，细菌性阴道炎，卵巢巧克力样囊肿，膀胱膨出，妊娠呕吐，双胎妊娠，冠状动脉肌桥，肾错构瘤，咯血，口臭，肢体麻木，遗尿，高热，颈淋巴结肿大

阳明司天少阴在泉，上半年"阳专其令、炎暑大行"，金郁木火燥热证为本，兼风燥及复气寒湿郁杀胸阳证，"民病咳嗌塞、寒热发、躁扰而大乱、病中热胀、鼽衄呕淋"，乃至"厉大至民善暴死"之风火暴酷，验之于此时胎孕之人之终生易患病，为咳喘咯血、心肌心包炎、房扑、胃出血、甲状腺炎、淋巴结炎、眼病、泌尿系感染、贫血、血小板减少性紫癜、男脑出血、

视网膜脱离、红斑狼疮，女抑郁焦虑、癫痫、头痛、失眠、耳鸣、耳聋等。

四之气客气太阳合主气太阴，寒湿郁火、暑湿入血动血生风，病暴仆，振栗谵妄、少气引饮、心痛、痈肿疮疡、疟寒、骨痿血便，及五六之气又是主气阳明燥金郁客气厥阴风木、主气太阳寒水郁客气少阴君火，此应显于此时胎孕者，终生易病心肌心包炎、中风肢体麻木、血液病、胃肠炎溃疡出血、肝胆病、生殖器官病、肝结直肠肿物、梅毒真菌乘湿乘虚而染。

初之气，地气迁，阴始凝，气始肃，水乃冰，寒雨化。〔初之气：阳明司天，初之气客气太阴湿土。**阴始凝，气始肃，水乃冰，寒雨化**：初之气太阴湿土与阳明司天主令，阴气才开始凝结，气候才开始清肃，水才开始结冰，寒雨也随之化用。〕

注意：各间气时段，间气与司天或在泉同时主令。此处初之气客气太阴湿土，主气厥阴风木，若没有司天之阳明燥金的作用，则湿气弥散，不可能有"阴始凝，气始肃，水乃冰，寒雨化"，故可明了矣。

其病中热胀，面目浮肿，善眠。鼽衄嚏欠呕，小便黄赤，甚则淋。〔**其病中热胀，面目浮肿**：初之气金土郁木的征象。**善眠**：睡不醒。体内湿重，运化不开，疲乏思睡，睡再久也不解乏，昏昏沉沉精神困顿，睡不踏实，身上懒散重，活动出汗后精神转好，暑天容易出现此症状，也是金土郁木火所成之湿滞。**鼽衄嚏欠呕**：鼽衄，鼻出血，阳明司天肺经郁热所致；嚏欠，打喷嚏、打哈欠，阴阳交争时以嚏欠的方式使阴阳相合，使人舒服清醒有气力；呕，上逆呕吐。**小便黄赤，甚则淋**：初之气时，春气还没升上来，被金气郁在下焦，小便黄赤甚至淋沥疼痛。〕

"春困秋乏夏打盹儿，睡不醒的冬三月。"

春困，春木为金土所郁而清阳不升；秋乏，秋金杀伐阳气，神气不足；夏打盹，暑湿困住火气，暑湿重时则欲眠，眠则阳气入内与暑火并而返上，故即寐即醒成"打盹"；冬三月阴凝极重，阳气闭藏不出，故睡多且沉。

	禀赋阳明司天初之气太阴湿土者之易患疾病
男	肠道感染 111，感染性腹泻 101，肺结核 101，结核性胸膜炎 011，支原体感染 110，扁平疣 110，病毒性皮疹 101，慢性丙型病毒性肝炎 011，手癣 101，体癣 011，真菌性外耳道炎 011，真菌感染 110，疥疮 011，感染性发热 011，直肠恶性肿瘤 110，膀胱恶性肿瘤 110，血管瘤 101，肝血管瘤 011，营养性贫血 110，再生障碍性贫血 110，肾性贫血 110，出血倾向 111，紫癜 101，血小板增多 111，结节性甲状腺肿 011，甲状腺肿物 011，2 型糖尿病性增殖性视网膜病 110，2 型糖尿病 111，糖尿病性视网膜病变 111，糖尿病性周围神经病 011，糖尿病性神经根病 110，药物性低血糖 110，低血糖症 111，肾上腺肿物 110，内分泌失调 110，营养不良 011，低蛋白血症 110，高胆固醇血症 011，高尿酸血症 011，高胆红素血症 011，代谢性酸中毒 011，低钾血症 101，痴呆 110，精神分裂症 011，偏执状态 011，兴奋状态 011，抑郁状态 101，焦虑状态 011，焦虑障碍 011，强迫状态 111，强迫性障碍 011，咽异感症 011，帕金森综合征 110，脑萎缩 110，枕神经痛 110，末梢神经病（末梢神经炎）011，睑腺炎 011，眼睑水肿 111，眼睑肿物 101，结膜结石 111，结膜下出血 011，结膜水肿 111，暴露性角膜炎 011，角膜上皮损伤 101，角膜干燥症 110，角膜上皮脱落 101，虹膜睫状体炎 101，虹膜炎 110，眼底出血 110，视神经病 110，耳郭感染 101，急性外耳道炎 111，分泌性中耳炎 011，化脓性中耳炎 011，急性中耳炎 111，特发性突聋 011，听力减退 111，耳鸣 101，神经性耳鸣 111，风湿性关节炎 101，慢性肺源性心脏病 110，室性期前收缩 111，窦性心律失常 011，脑梗死 011，动脉硬化 011，动脉粥样硬化 011，下肢动脉闭塞 110，下肢静脉炎 110，淤积性皮炎 110，静脉曲张 101，血栓性外痔 110，精索静脉曲张 011，颌下淋巴结炎 101，淋巴结炎 011，慢性气管炎 101，慢性喘息性支气管炎 110，慢性阻塞性肺疾病 110，过敏性鼻炎伴哮喘 110，间质性肺病 110，间质性肺炎 110，过敏性支气管肺疾患 110，埋伏牙 011，阻生牙 101，龋病 110，牙隐裂 110，牙髓炎 011，边缘性龈炎 011，牙周脓肿 101，慢性牙周炎 011，单纯性牙周炎 101，侵袭性牙周炎 011，牙列缺损 111，牙根滞留 101，残根 101，食管反流 110，十二指肠炎 011，肠消化不良 111，胃酸过多 110，胃痉挛 101，直肠息肉 110，肛管炎 110，肛乳头肥大 011，酒精性肝炎 110，药物性肝炎 110，脂肪肝 011，肝囊肿 101，胆囊结石伴胆囊炎 110，胆囊结石伴慢性胆囊炎 110，慢性胆囊炎 111，脂溢性皮炎 101，过敏性皮炎 011，皮炎 101，湿疹 011，阴囊湿疹 110，扁平苔藓 110，变应性荨麻疹 011，脱发 111，脂溢性脱发 011，粉刺 011，皮脂腺痣 011，瘢痕疙瘩 011，重度骨关节病 011，半月板损伤 101，关节积液 011，肩关节痛 101，腰椎侧弯 110，强直性脊柱炎 011，脊髓型颈椎病 110，脊柱骨关节病 111，腰椎退行性病变 011，腰椎间盘突出 011，颈神经根炎 011，腰背痛 110，滑膜炎 101，腕关节周围炎 011，关节风湿病 110，神经痛 011，肩痛 110，骨质疏松 111，骨痛 011，肾炎 011，尿毒症 111，输尿管结石 101，泌尿系结石 101，肾绞痛 011，肾肿物 110，高血压肾损害 110，急性前列腺炎 110，睾丸炎 011，包皮过长 111，龟头包皮炎 101，心动过速 101，心悸 011，呃逆 111，胸膜炎 011，上腹痛 011，反酸 101，痉挛 110，走路不稳 110，尿急 110，尿痛 110，头晕和眩晕 110，声嘶 101，发热 110，急性疼痛 011，疲劳 011，晕厥 101，下肢水肿 110，糖耐量异常 011，心电图异常 111
女	肺结核 101，滴虫性阴道炎 011，丝状疣 111，扁平疣 011，疣 111，慢性丙型病毒性肝炎 110，念珠菌性阴道炎 110，念珠菌性外阴阴道炎 011，卵巢恶性肿瘤 110，痣 101，脑膜瘤 110，缺铁性贫血 011，维生素 C 缺乏性贫血 110，轻度贫血 011，中度贫血 011，高凝状态 011，过敏性紫癜 011，紫癜 011，白细胞减少 101，结节病 110，甲状腺结节 011，

	禀赋阳明司天初之气太阴湿土者之易患疾病
女	非毒性多个甲状腺结节 101，结节性甲状腺肿 011，2 型糖尿病 011，糖尿病性视网膜病变 110，糖尿病性神经根病 110，糖尿病性低血糖症 011，糖尿病伴血糖控制不佳 110，糖耐量受损 110，卵巢雄激素分泌过多 011，叶酸缺乏症 011，铁缺乏 011，单纯性肥胖 011，高同型半胱氨酸血症 011，高尿酸血症 011，代谢性酸中毒 011，认知障碍 110，脑外伤后综合征 011，睡眠呼吸暂停低通气综合征 011，肋间神经痛 111，末梢神经病（末梢神经炎）011，周围神经病 011，痛性肌痉挛 101，眼睑水肿 011，泪囊炎 110，泪道狭窄 101，泪道阻塞 111，翼状胬肉 111，睑裂斑 011，结膜出血 101，巩膜炎 111，角膜结膜炎 011，暴露性角膜炎 011，虹膜睫状体炎 101，白内障 011，视网膜静脉阻塞 110，视网膜出血 110，远视 011，近视 011，眼痛 011，急性外耳道炎 011，外耳道炎 011，耵聍栓塞 011，化脓性中耳炎 011，慢性中耳炎 110，咽鼓管功能紊乱 011，前庭周围性眩晕 101，前庭功能障碍 110，眩晕综合征 011，继发性高血压 110，肺动脉高压 110，二尖瓣关闭不全 110，慢性心房颤动 110，心房颤动 110，室性期前收缩 110，心律失常 011，心力衰竭 101，心脏扩大 110，下肢动脉闭塞 110，下肢静脉炎 110，静脉炎 111，静脉血栓形成 011，淤积性皮炎 110，下肢静脉曲张 110，静脉曲张 011，颈淋巴结炎 011，淋巴结炎 101，萎缩性鼻炎 110，慢性鼻窦炎 110，鼻中隔偏曲 111，扁桃体周围炎 101，声带息肉 011，声带小结 011，声带炎 011，上呼吸道过敏反应 110，慢性气管炎 011，慢性支气管炎急性加重期 011，咳嗽变异性哮喘 011，哮喘 101，支气管哮喘（急性发作期）111，牙本质龋 111，牙本质过敏症 011，牙隐裂 011，急性牙髓炎 111，慢性龈炎 101，龈炎 011，牙冠周脓肿 011，急性冠周炎 101，复合性牙周炎 110，牙周病 011，牙龈增生 011，牙龈出血 111，牙列不齐 011，牙体缺损 011，牙根滞留 111，残根 011，残冠 011，牙槽突不齐 011，口腔感染 011，唇炎 110，慢性萎缩性胃炎 011，胃息肉 011，胃酸过多 110，胃下垂 110，阑尾炎 101，溃疡性结肠炎 011，肠功能紊乱 011，肛周脓肿 011，直肠息肉 101，肠上皮化生 110，药物性肝损害 101，原发性胆汁型肝硬化 110，自身免疫性肝炎 110，肝炎 101，慢性肝损害 101，胆囊结石伴胆囊炎 011，胆囊结石伴慢性胆囊炎 110，胆囊结石 111，急性胆囊炎 111，胆汁反流 011，胆囊切除术后综合征 110，便血 011，过敏性湿疹 111，特应性皮炎 011，脂溢性皮炎 011，接触性皮炎 101，慢性单纯性苔藓（神经性皮炎）110，结节性痒疹 101，汗疱疹 011，颜面再发性皮炎 101，银屑病 111，副银屑病 011，急性荨麻疹 011，慢性荨麻疹 011，荨麻疹 011，痤疮 011，皮脂腺囊肿 101，白癜风 011，胼胝 101，粟丘疹 011，痛风 110，膝关节退行性病变 011，陈旧性膝半月板损伤 110，关节紊乱 110，骶髂关节紊乱 101，关节积液 110，肩关节痛 111，皮肌炎 110，腰椎侧弯 101，腰椎滑脱 011，神经根型颈椎病 101，混合型颈椎病 111，腰椎退行性病变 011，椎间盘疾患 110，腰椎不稳定 110，腰椎小关节紊乱 110，颈神经根炎 101，神经根炎 011，坐骨神经痛 011，腰肌劳损 110，背痛 011，髋关节滑膜炎 011，膝关节滑膜炎 101，腰背部筋膜炎 110，神经痛和神经炎 110，神经炎 011，股骨头缺血性坏死 011，IgA 肾病 011，肾小球肾炎 101，肾盂积水 110，输尿管结石 101，输卵管积水 011，慢性盆腔蜂窝织炎 011，子宫粘连 011，盆腔囊肿 011，急性阴道炎 011，阴道松弛 011，宫颈息肉 011，子宫腔积液 011，排卵期出血 011，绝经后出血 110，先兆流产 011，妊娠期发生的糖尿病 011，窦性心动过速 110，窦性心动过缓 110，喘息 011，咽痛 011，胸痛 011，胸膜炎 011，胸闷 011，上腹痛 101，恶心 101，呕吐 110，胃胀气 011，脾大 110，尿急 110，尿潴留 011，不适 101，颈淋巴结肿大 101，盗汗 101，消瘦 111，转氨酶升高 011，宫腔占位 011

男体质木性，与阳明司天形成强烈对抗，故于初之气乃至全年各间气，恶性肿瘤、精神神志疼痛都比女性多。

女性则更易患良性肿瘤、皮肤关节、肾脏等湿性病。

二之气，阳乃布，民乃舒，物乃生荣。厉大至，民善暴死。［二之气，阳乃布，民乃舒，物乃生荣：二之气主气少阴君火，客气少阳相火，司天阳明燥金，木火金化去初之气的阴湿，阳气才开始布散，人们才感到舒适，万物才开始生长繁茂。厉大至，民善暴死：瘟疫大流行，人们容易暴病而死。二之气为司天阳明合少阳相火，再合主气少阴君火，成暑疫温厉。］

据 1800 年疫病资料统计，阳明燥金大司天或大在泉，以及岁运少木之年，疫病多发，这都是金郁木成少阳相火而成瘟疫。瘟疫类烈性传染病的共性，一为传染，在中医属风性；一为伤害，在中医属金杀性。金木相合即少阳相火，故少阳相火是瘟疫的共性。《至真要大论》中载：少阳司天，火淫所胜，则温气流行。《六元正纪大论》中，明确记载病厉、病温厉的有四处：三处间气为少阳，一处为少阴君火。见下表。

《黄帝内经素问·六元正纪大论》所载温厉

太阳司天之政	初之气（少阳＋厥阴），地气迁，气乃大温，草乃早荣，民乃厉，温病乃作
阳明司天之政	二之气（少阳＋少阴），阳乃布，民乃舒，物乃生荣，厉大至，民善暴死
太阴司天之政	二之气（少阴＋少阴），大火正，物承化，民乃和，其病温厉大行，远近咸若，湿蒸相薄，雨乃时降
厥阴司天之政	终之气（少阳＋太阳），畏火司令，阳乃大化，蛰虫出见，流水不冰，地气大发，草生，人乃舒，其病温厉
《至真要大论》少阳司天	少阳司天，火淫所胜，则温气流行，金政不平，民病头痛发热恶寒而疟

论文摘要：目的：基于中国古今文献中的疫病记录，探索疫病的发生与五运六气的关系。方法：依现有疫病文献收集整理中国古今发生的疫病资料，选取范围从 184～1983 年，分别从大司天与岁运的角度进行常规频数统计、名次比较以及构成比加和之比较，综合分析找出最易致疫的各运气因素。结果：大司天分析中（将大司天 60 年分为大司天 30 年及大在泉 30 年）最易致疫的是阳明大司天，其次是阳明大在泉、厥阴大在泉、少阴大在泉、太阳大司天，最不易致疫的是太阳大在泉；岁运中最易致疫的是少木、太木，其次是太金、少土，最不易致疫的是少水、太水，其次是太土、少金。结论：疫气的总特性首先是郁木之阴金性，其次是郁之寒水性，并兼有风木性共成金郁木之疫气共同的基本特性；疫病总特点为金水压抑郁克木火，尤其是金克木形成火热证或阴寒证，但以寒热虚实错杂之证最具代表性。

（徐倩霞，张洪钧，疫病发生与五运六气的关系探析，中国中医基础医学杂志，2022 年 2 月第 28 卷第 2 期，187～190）

禀赋阳明司天二之气少阳相火者之易患疾病

男	结肠炎 111，肺结核 011，丹毒 110，传染性软疣 111，病毒性皮疹 011，慢性乙型病毒性肝炎 110，体癣 111，股癣 011，真菌性外耳道炎 111，结肠恶性肿瘤 110，血管瘤 011，营养性贫血 110，贫血 011，中度贫血 110，过敏性紫癜 011，粒细胞缺乏 011，肺结节病 110，甲状腺肿物 011，脚气病 101，肥胖症 011，高同型半胱氨酸血症 101，复合性高脂血症 101，高尿酸血症 011，认知障碍 110，抑郁发作 110，强迫状态 011，疲劳综合征 101，男性勃起障碍 101，运动障碍 110，周围神经病性震颤 110，癫痫 011，周围神经病 011，植物神经功能紊乱 110，睑缘炎 101，眼睑皮炎 011，结膜结石 110，结膜水肿 101，角膜结膜炎 111，暴露性角膜炎 011，虹膜睫状体炎 111，虹膜炎 111，视网膜静脉阻塞 110，视网膜出血 110，外耳道疖 101，外耳道湿疹 101，急性外耳道炎 110，外耳道炎 101，耵聍栓塞 110，分泌性中耳炎 110，化脓性中耳炎 101，慢性中耳炎 011，鼓膜炎 011，高血压 011，血栓性静脉炎 110，血栓性外痔 101，慢性支气管炎 011，慢性喘息性支气管炎 101，哮喘 011，哮喘性支气管炎 110，牙本质龋 101，继发龋 011，牙本质过敏症 101，急性牙髓炎 111，慢性牙髓炎 011，根尖脓肿 101，龈炎

禀赋阳明司天二之气少阳相火者之易患疾病	
男	101，牙龈脓肿 101，复合性牙周炎 110，牙龈出血 101，牙体缺损 011，牙列缺失 110，牙根滞留 101，残根 011，残冠 011，牙槽突不齐 110，溃疡性口炎 101，颌面间隙感染 101，唇炎 011，反流性食管炎 011，慢性浅表性胃炎 011，胃息肉 101，单侧腹股沟疝 011，便秘 101，直肠息肉 011，慢性肝炎 110，肝炎 011，肝病 101，胆管结石 110，胆汁反流 011，慢性胰腺炎 111，特应性皮炎 101，汗疱疹 011，皮炎 011，掌跖脓疱病 110，玫瑰糠疹 111，荨麻疹 011，皮脂腺囊肿 101，白癜风 110，瘢痕疙瘩 110，关节肿胀 101，腰椎滑脱 110，强直性脊柱炎 101，混合型颈椎病 011，腰椎关节强硬 111，腰椎不稳定 110，神经根炎 011，颈痛 101，腰背肌筋膜炎 111，腰肌劳损 011，跖筋膜炎 011，筋膜炎 011，骨刺 110，足痛 110，下肢肿胀 101，慢性肾小球肾炎 111，慢性肾病 011，肾性骨病 110，泌尿道感染 101，附睾炎 101，睾丸炎 101，龟头炎 111，心动过速 111，心悸 011，鼻出血 111，上腹痛 011，腹痛 111，胃胀气 110，嗳气 111，黄疸 110，腹部肿物 110，头皮肿物 110，血尿 011，头晕和眩晕 110，颈淋巴结肿大 111，水肿 110，糖耐量异常 011，转氨酶升高 011，肿瘤标记物升高 101
女	肠道感染 011，结肠炎 011，肺结核 110，滴虫性阴道炎 011，水痘 011，病毒性结膜炎 110，真菌感染 101，血管瘤 101，肝血管瘤 111，血小板减少 011，肺结节病 110，慢性甲状腺炎 110，甲状腺炎 011，2 型糖尿病性视网膜病变 110，糖尿病性低血糖症 110，多囊卵巢综合征 011，叶酸缺乏症 011，维生素 C 缺乏（抗坏血酸缺乏）101，肥胖症 011，低蛋白血症 111，复合性高脂血症 110，低钙血症 110，低钠血症 110，低钾血症 011，偏执状态 101，抑郁状态 011，锥体外系综合征 110，神经血管性头痛 110，睡眠障碍 011，神经麻痹 110，重症肌无力 110，眼睑皮炎 101，眼睑水肿 110，巩膜炎 011，角膜上皮损伤 011，白内障 101，视网膜脱离 110，高眼压症 111，缺血性视神经病变 110，斜视 101，耳郭感染 101，外耳道湿疹 011，慢性外耳道炎 011，外耳道炎 101，咽鼓管炎 111，耳鸣 011，高血压心脏病 110，二尖瓣关闭不全 110，窦性心律失常 110，脑梗死 011，脑出血后遗症 110，下肢静脉炎 110，下肢静脉血栓形成 110，下肢静脉曲张 110，静脉曲张 101，下肢静脉功能不全 101，颈淋巴结肿大 011，鼻前庭炎 101，扁桃体肥大 011，慢性支气管炎 101，慢性阻塞性肺病 110，过敏性鼻炎伴哮喘 101，继发龋 101，龈炎 011，龈乳头炎 110，边缘性龈炎 011，牙冠周脓肿 011，复合性牙周炎 110，牙龈增生 111，牙列缺损 011，牙根滞留 011，颌骨骨髓炎 011，口腔黏膜溃疡 011，唇炎 101，口腔肿物 101，慢性浅表性胃炎 011，糜烂性胃炎 011，急性阑尾炎 110，肠梗阻 110，功能性腹泻 111，肛瘘 011，肛周脓肿 011，肝功能不全 011，慢性活动性肝炎 110，急性胆囊炎 110，慢性胰腺炎 111，接触性皮炎 101，激素依赖性皮炎 011，外阴湿疹 011，寻常性银屑病 011，变应性荨麻疹 011，脂溢性脱发 011，酒渣鼻 101，皮脂腺囊肿 011，炎症后色素沉着过度 011，瘢痕 101，红斑狼疮 110，皮肤溃疡 101，膝关节退行性病变 110，肩关节粘连 110，关节积液 011，膝关节痛 011，结缔组织病 101，腰椎侧弯 110，后天性腰椎滑脱 110，强直性脊柱炎 011，脊柱骨关节病 011，椎间盘突出 110，椎间盘疾患 110，腰椎不稳定 011，陈旧性腰肌劳损 011，膝关节滑膜炎 101，跟腱炎 101，肱骨内上髁炎 110，风湿病 110，神经痛 101，隐匿型肾小球肾炎 011，肾病综合征 110，肾炎 011，肾盂肾炎 111，输尿管结石 011，细菌性阴道炎 101，慢性外阴阴道炎 111，窦性心动过速 101，呃逆 101，胸膜炎 011，胸闷 011，上腹痛 111，反酸 111，嗳气 101，腹部肿物 101，颈部肿物 110，腹壁肿物 011，皮下结节 110，尿急 110，情绪冲动 011，声嘶 111，高热 111，疼痛 110，水肿 011，体重异常减轻 110，糖耐量异常 011，CA199 升高 110，蛋白尿 011，肺部阴影 011，肺肿物 110

二之气少阳相火与主气少阴君火相合，气纯阳，故男女之病均减少，暑火过旺所主之疴病不会留在先天体质之中。

三之气，天政布，凉乃行，燥热交合，燥极而泽，民病寒热。〔三之气，天政布，凉乃行：三之气，阳明司天之气施行政令，凉气施用。**燥热交合**：阳明燥金司天，主气少阳相火，燥热交替或相合。**燥极而泽**：燥热至极，水气来复而下雨。**民病寒热**：民病寒热往来，水火交争故。〕

禀赋阳明司天三之气者之易患疾病
肺结核 101，丹毒 011，寻常疣 111，疣 111，慢性乙型病毒性肝炎 111，手癣 111，胃恶性肿瘤 110，肝恶性肿瘤 110，垂体良性肿瘤 110，营养性贫血 110，肾性贫血 110，紫癜 011，2型糖尿病性周围神经病 110，2型糖尿病伴血糖控制不佳 110，糖尿病伴有多个并发症 110，低血糖症 011，营养不良 101，高同型半胱氨酸血症 011，高胆固醇血症 111，高脂血症 011，认知障碍 110，抑郁发作 110，广泛性焦虑障碍 101，焦虑状态 110，强迫状态 011，咽异感症 011，周围神经病性震颤 110，睡眠呼吸暂停低通气综合征 011，面神经麻痹 110，肋间神经痛 011，痛性周围神经病 110，眼睑皮炎 011，泪囊炎 110，结膜出血 011，角膜结膜炎 101，暴露性角膜炎 101，黄斑变性 101，黄斑前膜 110，可疑青光眼 111，开角型青光眼 011，青光眼 011，单纯性青光眼 110，老视 110，屈光不正 011，眼痛 110，耵聍栓塞 011，分泌性中耳炎 101，中耳炎 110，慢性中耳炎 110，咽鼓管炎 111，咽鼓管功能紊乱 011，耳鸣 111，高血压 011，继发性高血压 110，肥厚型心肌病 110，室性期前收缩 110，室性心律失常 110，心律失常 011，眼底动脉硬化 011，动脉硬化 011，动脉粥样硬化 011，股动脉闭塞 110，淤积性皮炎 011，内痔 011，颌下淋巴结炎 011，淋巴管炎 110，气管支气管炎 101，肺大疱 110，慢性阻塞性肺疾病 110，过敏性鼻炎伴哮喘 011，支气管扩张伴咯血 110，胸腔积液 011，牙髓炎 011，急性牙髓炎 101，慢性牙髓炎 111，急性根尖周炎 101，急性龈炎 110，牙冠周脓肿 101，复合性牙周炎 111，牙周病 011，残根 101，残冠 011，唇炎 011，口角炎 111，舌炎 110，反流性食管炎 011，反流性胃炎 011，糜烂性胃炎 101，十二指肠炎 011，肠梗阻 110，肠痉挛 101，肛裂 011，肛瘘 101，药物性肝损害 011，肝功能不全 011，慢性活动性肝炎 011，慢性肝炎 011，肝纤维化 110，脂肪肝 101，肝肿物 110，急性胆囊炎 110，黑便 110，过敏性湿疹 110，特应性皮炎 011，过敏性皮炎 111，刺激性皮炎 101，慢性单纯性苔藓（神经性皮炎）110，瘙痒症 011，汗疱疹 011，皮炎 011，银屑病 011，扁平苔藓 011，脱发 101，酒渣鼻 101，皮脂腺囊肿 011，瘢痕 011，痛风 011，多关节炎 011，关节炎 101，关节肿胀 011，颈椎病 011，椎间盘疾患 101，第三腰椎横突综合征 110，腰背痛 101，背痛 110，膝关节滑膜炎 111，跖筋膜炎 110，跟腱炎 110，骨刺 110，足痛 011，骨痛 011，膜性肾病 011，肾病综合征 110，肾绞痛 111，肾性骨病 111，前列腺增生 011，附睾囊肿 011，阴囊肿物 011，窦性心动过速 101，窦性心动过缓 110，鼻出血 011，喘息 011，呃逆 101，喘憋 110，胃痛 011，功能性腹痛 110，呕吐 110，反酸 111，嗳气 011，腹水 110，排便困难 101，皮疹 011，面部肿胀 110，上肢肿物 011，皮肤肿物 011，皮下结节 011，尿急 110，遗尿 011，尿频 011，头晕和眩晕 110，头晕 011，幻觉 110，疼痛 101，疲劳 011，盗汗 110，血糖升高 101，肿瘤标记物升高 110，肝占位性病变 110

续表

禀赋阳明司天三之气者之易患疾病

女	胃肠炎 110，幽门螺旋杆菌感染 101，滴虫性阴道炎 011，寻常疣 111，疣 011，手癣 011，股癣 101，皮肤真菌感染 101，脂肪瘤 101，血管瘤 101，营养性贫血 110，骨髓抑制 101，混合性贫血 110，过敏性紫癜 011，粒细胞缺乏 011，肺结核病 110，甲状腺结节 011，桥本甲状腺炎 110，甲状腺炎 011，糖尿病性酮症 011，糖尿病性低血糖症 110，糖尿病性多发性微血管并发症 110，糖尿病性高血压 110，高胰岛素血症 101，糖耐量受损 111，卵巢雄激素分泌过多 011，内分泌失调 110，叶酸缺乏症 011，铁缺乏 011，家族性高胆固醇血症 111，复合性高脂血症 011，家族性混合性高脂血症 110，高脂血症 111，精神分裂症 110，兴奋状态 110，抑郁状态 101，复发性抑郁障碍 011，焦虑状态 111，焦虑障碍 101，精神障碍 111，锥体外系综合征 101，脑萎缩 110，癫痫 011，后循环缺血 101，失眠 101，睡眠障碍 111，眶上神经痛 011，面神经炎 011，尺神经炎 011，末梢神经退行性改变 101，睑缘炎 101，眼睑皮炎 110，倒睫 011，眼睑肿物 011，结膜出血 111，干眼症 110，角膜上皮损伤 101，角膜上皮脱落 110，虹膜睫状体炎 110，白内障 110，慢性闭角型青光眼 110，青光眼 111，视神经病 110，眼疲劳 101，外耳道疖 101，慢性外耳道炎 101，慢性化脓性中耳炎 011，慢性中耳炎 110，咽鼓管炎 011，鼓膜炎 101，前庭功能障碍 110，眩晕综合征 011，高血压心脏病 110，继发性高血压 110，冠心病 110，心房颤动 110，室性期前收缩 101，心律失常 110，心力衰竭 011，动脉硬化 110，下肢动脉狭窄 110，毛细血管扩张症 011，静脉曲张 011，混合痔 011，病毒性感冒 011，慢性鼻炎 011，上颌窦炎 011，慢性鼻窦炎 111，鼻窦炎 011，鼻窦滴漏综合征 011，鼻中隔偏曲 011，慢性喉咽炎 101，声带炎 110，会厌囊肿 101，气管支气管炎 110，慢性支气管炎 101，慢性气管支气管炎 110，慢性支气管炎伴肺气肿 110，咳嗽变异性哮喘 011，哮喘 110，支气管哮喘 011，胸腔积液 101，呼吸道感染 111，龋病 011，牙酸蚀病 111，急性牙髓炎 011，慢性牙髓炎 011，牙髓坏死 110，根尖脓肿 101，根尖囊肿 110，龈炎 011，边缘性龈炎 011，急性冠周炎 101，牙周病 110，牙列不齐 011，牙面功能异常 110，牙槽突不齐 101，干槽症 011，口腔感染 011，口角炎 110，舌炎 101，胃溃疡 011，十二指肠溃疡 110，慢性浅表性胃窦炎 011，慢性胃炎 110，慢性胃窦炎 011，胃炎 111，胃十二指肠炎 011，消化不良 110，胃息肉 011，肠痉挛 110，便秘 011，肠功能紊乱 111，慢性肛裂 011，肛裂 101，肛瘘 011，肛乳头肥大 011，结肠肿物 110，肠上皮化生 111，肝功能不全 011，肝硬化 110，原发性胆汁型肝硬化 110，肝炎 101，肝损害 111，慢性肝损害 101，慢性胆囊炎急性发作 110，慢性胆囊炎 101，胆囊息肉 110，胆管炎 110，急性胰腺炎 110，慢性胰腺炎 110，过敏性皮炎 011，刺激性皮炎 011，慢性单纯性苔藓（神经性皮炎）011，激素依赖性皮炎 011，银屑病 011，斑秃 110，脂溢性脱发 011，白发 011，老年疣 110，胼胝 110，关节炎 011，膝关节病 101，髌骨软骨软化 011，关节积液 011，关节肿胀 101，棘上韧带炎 011，椎动脉型颈椎病 111，胸椎间盘突出伴神经根病 011，腰椎间盘突出 111，腰神经根炎 111，肌肉劳损 101，跖筋膜炎 101，臀肌筋膜炎 011，腰背部筋膜炎 011，肩周炎 110，关节风湿病 110，神经痛和神经炎 110，肩痛 101，足痛 110，肢体肿胀 011，骨痛 011，慢性肾小球肾炎 011，慢性肾炎 110，慢性肾病 011，肾炎 101，尿毒症 101，肾性骨病 011，肾病 111，乳腺炎 011，急性乳腺炎 011，浆细胞性乳腺炎 011，乳腺增生 101，子宫内膜炎 110，女性慢性盆腔腹膜炎 011，女性盆腔炎 101，前庭大腺炎 011，阴道炎 011，急性外阴阴道炎 011，急性外阴炎 011，子宫腔积液 111，绝经后出血 110，妊娠期糖尿病 011，心动过速 011，心悸 011，鼻出血 110，咯血 110，呼吸困难 110，喘息 111，胸痛 111，胸膜炎 011，胸闷 111，功能性腹痛 101，腹痛 011，口臭 011，肢体麻木 111，皮疹 110，皮下结节 110，行走困难 101，尿痛 110，血尿 011，头晕和眩晕 011，头晕 110，急躁 011，高热 011，疼痛 011，不适 111，出血 110，水肿 101，多汗症 011，消瘦 101，血糖升高 011，CEA 升高 110，肿瘤标记物升高 011，肺部阴影 011，肺占位性病变 011

三之气"燥极而泽"即水湿来复，表中示病即中耳炎、哮喘、胸腔积液、心脏病、湿性皮肤病、关节炎、尿急等。

四之气，寒雨降，病暴仆，振栗谵妄，少气嗌干引饮，及为心痛、痈肿疮疡、疟寒之疾，骨痿血便。〔四之气，寒雨降：四之气客气太阳寒水，主气太阴湿土，太阳主寒，太阴主湿，寒雨降。〕

> **病暴仆，振栗谵妄，少气嗌干引饮，**
> **及为心痛、痈肿疮疡、疟寒之疾，骨痿血便。**

四之气合秋金，成金土水胜而木火被郁的状态，故易生内风，振栗谵妄。阳杀则气短，风痰寒热交并于上则嗌干引饮，并出现心痛、皮肤生痈肿疮疡，以及寒热往来之疟病。寒湿阴金迫下伤肾则骨痿，迫肝血下泻则便血。以上病证都是厥阴病表现。《伤寒论》所谓："厥阴之为病，消渴，气上撞心，心中疼热，饥不欲食。"心痛是寒加于心阳，郁伤心阳；心阳与阴寒抗争才痛，因此治疗冠心病、心痛胸痹的药，如瓜蒌薤白白酒汤（或加半夏、附子、桂枝）、速效救心丸、冠心苏合等，都是寒热并用。

禀赋太金少阳司天或太阴司天者，心事较重，里有郁火，很负责，心里容易存事儿，易患心脏病。葱、蒜、薤白都辛散肺肝，但葱偏上升开肺窍，蒜偏内散偏入肝，唯薤白兼葱蒜之用，入胸开胸阳。冠心病为心血管管壁闭阻，血管壁属筋而为肝所主，故薤白通畅肝气即治冠心病，此为开胸阳之西医病理所对应处。

禀赋阳明司天四之气太阳寒水者之易患疾病
男	肠道感染 101，胃肠炎 101，结肠炎 101，肺结核 110，丹毒 011，幽门螺旋杆菌感染 110，丝状疣 110，手癣 011，体癣 011，真菌感染 110，陈旧性肺结核 101，感染性发热 110，食管恶性肿瘤 110，膀胱恶性肿瘤 110，膀胱肿瘤 110，缺铁性贫血 011，肾性贫血 111，血小板减少 011，白细胞减少 101，甲状腺结节 110，非毒性多个甲状腺结节

禀赋阳明司天四之气太阳寒水者之易患疾病
男	011，甲状腺功能亢进症 011，2 型糖尿病性肾病 110，糖尿病性白内障 110，药物性低血糖 110，肾上腺肿物 101，营养不良 110，维生素 C 缺乏（抗坏血酸缺乏）111，肥胖 111，高胆固醇血症 011，脱水 101，低钾血症 011，认知障碍 110，偏执状态 101，兴奋状态 110，抑郁状态 110，焦虑障碍 110，强迫状态 011，神经衰弱 101，疲劳综合征 101，神经症性障碍 111，早泄 011，帕金森叠加综合征 110，帕金森综合征 110，肌张力障碍 110，神经血管性头痛 101，椎基底动脉供血不足 110，阻塞性睡眠呼吸暂停综合征 011，面神经麻痹 011，面神经炎 101，肋间神经炎 110，肋间神经痛 011，痛性肌痉挛 101，结膜结石 101，结膜下出血 101，暴露性角膜炎 110，角膜上皮损伤 110，角膜上皮脱落 101，虹膜睫状体炎 011，视网膜动脉供血不足 011，眼底出血 101，可疑青光眼 111，高眼压症 101，闭角型青光眼 110，继发性青光眼 011，视物模糊 101，急性外耳道炎 101，分泌性中耳炎 110，慢性化脓性中耳炎 111，鼓膜炎 111，眩晕综合征 110，听力减退 101，高血压肾脏病 110，冠心病 111，室性期前收缩 110，动脉硬化 110，周围血管疾病 110，下肢静脉炎 110，静脉炎 101，静脉血栓形成 110，混合痔 111，淋巴管炎 101，过敏性鼻炎伴哮喘 101，哮喘 110，支气管扩张伴咯血 110，呼吸衰竭 110，牙本质龋 110，牙髓炎 011，急性根尖周炎 101，慢性根尖牙周炎 011，慢性龈炎 110，龈炎 011，牙周脓肿 101，慢性牙周炎 110，单纯性牙周炎 101，牙周 - 牙髓联合病变 110，牙体缺损 110，牙面功能异常 110，牙列缺损 101，残根 110，残冠 111，牙槽突不齐 011，颌骨骨髓炎 011，颌骨骨炎 111，口腔黏膜溃疡 011，口腔炎 011，口腔肿物 111，反流性食管炎 110，急性胃溃疡 011，十二指肠球部溃疡 101，慢性胃炎 110，糜烂性胃炎 111，胃炎 101，胃下垂 110，急性阑尾炎 110，阑尾炎 011，肠道菌群失调 111，肠功能紊乱 110，肛乳头肥大 101，药物性肝损害 101，肝功能不全 111，肝纤维化 110，肝炎 110，肝损害 110，胆囊结石 101，胆囊炎 101，胆汁反流 110，上消化道出血 011，特应性皮炎 011，脂溢性湿疹 110，刺激性皮炎 101，接触性皮炎 011，结节性痒疹 110，银屑病 111，玫瑰糠疹 101，雄激素性脱发 011，粉刺 011，酒渣鼻 101，皮脂腺囊肿 011，痛风性关节炎 011，膝关节退行性病变 110，关节紊乱 101，骶髂关节紊乱 011，髋关节痛 011，踝关节痛 111，系统性红斑狼疮 101，强直性脊柱炎 011，颈椎病 110，脊柱骨关节病 110，神经根病 110，背痛 110，狭窄性腱鞘炎 101，滑膜炎 101，跖筋膜炎 101，肱骨外上髁炎 110，跟骨骨刺 101，肩痛 110，骨质增生 011，骨痛 101，慢性膀胱炎 011，膀胱炎 110，膀胱过度活动症 111，尿道狭窄 110，前列腺增生 110，前列腺囊肿 011，包皮过长 101，龟头炎 111，阴囊炎 110，心动过速 111，窦性心动过速 110，窦性心动过缓 110，喘息 110，胸痛 101，吞咽困难 111，嗳气 011，大便习惯改变 111，腹壁肿物 110，皮下肿物 011，血尿 110，尿失禁 110，尿频 110，头晕和眩晕 111，头晕 111，高热 110，头痛 110，乏力 101，黏膜出血 101，水肿 101，盗汗 011，CEA 升高 110，肝功能异常 101
女	幽门螺旋杆菌感染 011，丝状疣 101，病毒性皮疹 011，病毒性结膜炎 111，手癣 110，脚癣 101，念珠菌性外阴阴道炎 011，真菌感染 011，蛔虫病 011，感染性发热 110，结肠恶性肿瘤 110，直肠恶性肿瘤 110，血管瘤 110，营养性贫血 111，混合性贫血 110，中度贫血 111，血小板减少 110，血小板增多 101，甲状腺功能减退症 110，非毒性多个甲状腺结节 101，甲状腺炎 011，甲状腺肿物 110，2 型糖尿病伴血糖控制不佳 110，糖尿病性斑点性视网膜病 110，高胰岛素血症 011，糖耐量受损 111，维生素 B6 缺乏 111，维生素 C 缺乏（抗坏血酸缺乏）110，维生素缺乏性周围神经病 110，多种营养元素缺乏

续表

禀赋阳明司天四之气太阳寒水者之易患疾病
女	011，高胆固醇血症 110，高甘油三酯血症 011，高胆固醇血症伴内源性高甘油酯血症 110，低钙血症 110，酮症 111，复发性抑郁障碍 110，强迫状态 110，强迫性障碍 110，运动障碍 110，失眠 111，继发性失眠 110，睡眠障碍 101，眶上神经痛 110，面肌痉挛 101，面神经炎 101，肋间神经痛 011，重症肌无力 011，植物神经功能紊乱 111，脑血管狭窄 110，眼睑疖肿 110，睑缘炎 011，眼睑皮炎 110，眼睑肿物 110，泪囊炎 110，结膜结石 011，干眼症 110，角膜上皮脱落 110，视网膜分支静脉阻塞 110，缺血性视网膜病变 110，青光眼 111，眼疲劳 101，黑矇 101，眼痛 110，急性外耳道炎 110，外耳道炎 110，慢性化脓性中耳炎 110，慢性中耳炎 110，咽鼓管炎 101，冠心病 110，室性期前收缩 011，肢体动脉硬化 110，肢体闭塞性动脉硬化 110，动脉硬化 110，动脉狭窄 110，血栓性外痔 011，颌下淋巴结炎 110，淋巴结炎 110，慢性咽喉痛 101，鼻窦滴漏综合征 110，鼻中隔偏曲 111，鼻前庭炎 111，腺样体肥大 011，扁桃体脓肿 101，声带麻痹 110，声带息肉 011，声带小结 011，气管支气管炎 111，慢性支气管炎 011，慢性阻塞性肺疾病 110，哮喘 101，支气管哮喘 011，哮喘性支气管炎 011，支气管扩张伴咯血 110，肺间质纤维化 110，胸腔积液 110，肺部感染 110，急性牙髓炎 111，慢性牙髓炎 011，急性根尖周炎 110，牙槽脓肿 111，根尖囊肿 111，边缘性龈炎 101，牙龈脓肿 110，牙周病 110，牙列不齐 110，错合畸形 011，颞下颌关节紊乱病 011，牙列缺损 011，残冠 011，口腔炎 111，颊间隙感染 111，颌面间隙感染 101，舌炎 110，食管炎 110，反流性食管炎 111，十二指肠球部溃疡 101，慢性浅表性胃炎 011，慢性胃炎 110，慢性胃窦炎 111，糜烂性胃炎 110，急性阑尾炎 110，阑尾炎 110，食管裂孔疝 110，肠痉挛 011，功能性腹泻 110，肠功能紊乱 110，肛周脓肿 101，直肠息肉 110，腹腔感染 101，肝性脑病 110，肝纤维化 110，肝炎 110，肝损害 110，肝内胆管结石 011，胆管炎 011，胆汁反流 110，急性胰腺炎 110，胆囊切除术后综合征 110，过敏性湿疹 110，湿疹样皮炎 110，玫瑰糠疹 101，慢性荨麻疹 110，荨麻疹 110，酒渣鼻 111，黄褐斑 011，皮肤干燥症 110，瘢痕 111，瘢痕疙瘩 101，痛风性关节炎 110，肩关节痛 110，踝关节痛 101，血栓性微血管病 110，脊柱骨关节病 011，腰椎退行性病变 011，颈椎不稳定 101，腰神经根炎 110，颈痛 011，肌筋膜炎 011，狭窄性腱鞘炎 111，跖筋膜炎 011，纤维瘤病 011，神经炎 110，IgA 肾病 110，肾小球肾炎 011，肾盂积水 110，泌尿系结石 011，后天性肾囊肿 011，肾病 110，膀胱炎 101，乳房纤维囊性乳腺病 110，乳腺腺病 011，乳腺增生 111，乳房肿物 110，女性盆腔炎 111，阴道炎 111，慢性外阴炎 110，子宫腺肌病 011，附件肿物 011，宫颈囊肿 011，外阴白斑 101，外阴肿物 110，闭经 011，葡萄胎 011，胎停育 011，窦性心动过缓 110，咳嗽 110，喘息 111，胸膜炎 111，喘憋 011，胸闷 110，上腹痛 110，腹痛 111，胃胀气 110，腹胀 110，脾大 110，口臭 011，排便困难 110，皮疹 011，头部肿物 011，躯干肿物 011，排尿困难 110，尿痛 101，尿频 011，头晕和眩晕 101，眩晕 011，急躁 110，声嘶 101，全身疼痛 011，乏力 110，转氨酶升高 011，颅内占位性病变 110，肝占位性病变 110，子宫内膜增厚 011，肾功能异常 101

经文所述四之气之"暴仆、振栗谵妄"，见于表中的帕金森等痉挛性疾病、肝衰、肝性脑病；骨痿见脊柱骨关节病等，余所述病皆于表中易见，胎停育缘于太阳寒水。

五之气，春令反行，草乃生荣，民气和。

五之气客气厥阴风木，在泉少阴君火，主气阳明燥金，木火之气与金气相平，故秋行春令，反而出现春天的气候和物候现象，草木再荣，人体气机相对平和。

禀赋阳明司天五之气厥阴风木者之易患疾病
男	肠道感染 111，肺结核 101，幽门螺旋杆菌感染 110，扁平疣 111，寻常疣 101，头癣 110，脚癣 011，股癣 101，疥疮 101，直肠恶性肿瘤 110，血管瘤 011，肝血管瘤 101，骨髓增生异常综合征 110，维生素 C 缺乏性贫血 110，肾性贫血 101，紫癜 110，血小板增多 110，非毒性单个甲状腺结节 110，非毒性多个甲状腺结节 111，甲状腺肿 110，甲状腺功能亢进症 101，甲状腺炎 110，2 型糖尿病性肾病 110，糖尿病性背景性视网膜病 110，糖尿病性斑点性视网膜病 110，内分泌失调 101，维生素 C 缺乏（抗坏血酸缺乏）101，硒缺乏 011，高胆红素血症 110，轻度认知障碍 110，认知障碍 110，脑外伤后综合征 110，精神分裂症 101，抑郁发作 101，复发性抑郁障碍 110，焦虑状态 111，混合性焦虑和抑郁障碍 110，强迫状态 011，强迫性障碍 101，神经症性障碍 110，精神障碍 011，锥体外系综合征 011，脑萎缩 110，偏头痛 111，神经性头痛 101，失眠 101，睡眠呼吸暂停低通气综合征 110，阻塞性睡眠呼吸暂停低通气综合征 011，重症肌无力 110，偏瘫 110，植物神经功能紊乱 011，泪道狭窄 110，结膜下出血 011，暴露性角膜炎 110，角膜上皮脱落 101，黄斑水肿 101，青光眼 110，单纯性青光眼 110，弱视 011，眼疲劳 101，复视 110，外耳道疖 011，中耳炎 011，急性中耳炎 101，慢性中耳炎 110，咽鼓管功能紊乱 011，听力减退 111，耳痛 110，耳鸣 111，血管性耳鸣 110，神经性耳鸣 110，风湿性心脏病 110，高血压心脏病 110，二尖瓣关闭不全 110，持续性心房颤动 110，心肌炎 011，脑出血后遗症 110，肾动脉狭窄 110，下肢动脉硬化闭塞症 110，下肢动脉栓塞 110，下肢深静脉血栓形成 110，大隐静脉曲张 110，静脉曲张 101，内痔 101，颈淋巴结炎 110，过敏性鼻炎伴哮喘 101，咳嗽变异性哮喘 101，尘肺 110，肺部感染 101，牙本质龋 101，继发龋 101，牙髓炎 110，急性牙髓炎 111，慢性牙髓炎 101，牙体缺损 110，牙列缺损 011，牙痛 011，颌骨骨髓炎 110，溃疡性口炎 011，口腔黏膜溃疡 110，口腔感染 011，口腔肿物 011，食管炎 101，食管肿物 110，十二指肠溃疡 011，慢性胃炎 011，慢性胃窦炎 011，糜烂性胃炎 110，肠消化不良 011，肛裂 101，直肠炎 101，肛乳头肥大 011，腹腔感染 110，慢性活动性肝炎 111，肝纤维化 110，肝囊肿 110，胆总管结石 110，急性胆囊炎 101，胆囊息肉 110，胃肠功能紊乱 101，过敏性湿疹 110，结节性痒疹 110，丘疹性荨麻疹 101，瘙痒症 101，泛发性湿疹 101，湿疹 101，阴囊湿疹 011，急性荨麻疹 101，雄激素性脱发 011，粉刺 011，痤疮 110，白癜风 110，脂溢性角化病 110，瘢痕 011，双侧膝关节骨性关节病 110，髌骨软骨软化 110，关节紊乱 011，髋关节痛 110，膝关节痛 101，结缔组织病 110，腰椎侧弯 110，神经根型颈椎病 101，混合型颈椎病 101，腰椎关节增硬 110，腰神经根炎 110，神经根炎 011，颈痛 101，腰背痛 110，陈旧性腰肌劳损 101，肩周炎 101，神经痛 101，肢体肿胀 111，下肢肿胀 101，肢体肿物 111，肾绞痛 011，肾性骨病 101，膀胱肿物 110，泌尿道感染 111，急性前列腺炎 110，附睾炎 101，阴囊炎 011，心动过缓 110，心悸 101，鼻出血 011，咯血 110，胸膜炎 110，上腹痛 110，胃痛 011，胃胀气 110，嗳气 111，肠

续表

	禀赋阳明司天五之气厥阴风木者之易患疾病
男	胀气 011，黄疸 110，皮疹 011，皮下肿物 011，震颤 111，痉挛 011，行走困难 011，尿失禁 110，眩晕 101，声嘶 110，晕厥 011，口干 011，糖耐量异常 011，血糖升高 110，心肌酶谱异常 110，CA199 升高 110，CEA 升高 011，心电图异常 101，甲状腺功能异常 011
女	细菌性感染 011，丝状疣 111，病毒性皮疹 111，病毒性结膜炎 101，头癣 111，甲癣 110，手癣 011，体癣 110，感染性发热 111，肝恶性肿瘤 110，垂体瘤 011，原发性血小板增多症 110，混合性贫血 111，贫血 111，中度贫血 101，重度贫血 110，抗磷脂综合征 011，紫癜 011，血小板减少 011，白细胞增多症 110，结节病 110，甲状腺肿 110，慢性甲状腺炎 111，甲状腺肿物 110，糖尿病性周围神经病 110，肾上腺肿物 110，维生素缺乏性多神经炎 110，高同型半胱氨酸血症 110，血管性痴呆 110，痴呆 110，轻度认知障碍 110，焦虑状态 110，焦虑障碍 101，神经衰弱 110，疲劳综合征 110，精神障碍 111，周围神经病性震颤 110，锥体外系综合征 101，后循环缺血 110，枕神经痛 110，肌无力 110，倒睫 011，眼睑水肿 111，眼睑肿物 110，结膜结石 110，角膜结膜炎 111，暴露性角膜炎 110，晶体混浊 110，黄斑水肿 011，玻璃体变性 110，视神经病 110，斜视 011，耳郭感染 110，慢性中耳炎 011，咽鼓管炎 111，良性阵发性位置性眩晕 101，耳痛 110，继发性高血压 110，慢性肺源性心脏病 110，心包积液 110，窦性心律失常 110，脑出血后遗症 110，周围血管疾病 110，股动脉闭塞 110，动脉狭窄 110，毛细血管扩张症 011，下肢静脉血栓形成 110，静脉炎 101，下肢静脉曲张 101，血栓性外痔 101，下肢深静脉瓣膜功能不全 110，淋巴管炎 011，低血压 101，病毒性感冒 110，慢性鼻咽炎 110，气管支气管炎 110，慢性气管炎 011，咳嗽变异性哮喘 101，支气管哮喘（急性发作期）110，间质性肺炎 110，牙齿缺少 110，阻生牙 110，牙本质龋 111，牙本质过敏症 011，根尖脓肿 101，牙槽脓肿 110，龈乳头炎 011，菌斑性龈炎 110，化脓性牙龈炎 110，急性牙周炎 101，牙周脓肿 111，牙冠周脓肿 110，急性冠周炎 101，慢性牙周炎 110，颞下颌关节紊乱病 101，牙列缺损 110，残根 111，牙痛 101，牙槽突不齐 011，口腔黏膜溃疡 111，喉咽反流 110，十二指肠球部溃疡 011，应激性溃疡 110，胃息肉 110，不完全性肠梗阻 110，便秘 110，肛裂 111，肛周脓肿 110，肛管炎 111，直肠炎 110，肛乳头肥大 111，肝性脑病 110，肝功能不全 110，慢性活动性肝炎 110，肝囊肿 110，肝病 110，胆囊结石伴胆囊炎 110，胆囊结石 110，胆管结石 101，急性胆囊炎 111，胆囊息肉 110，消化道出血 110，胃肠功能紊乱 110，慢性单纯性苔藓（神经性皮炎）110，痒疹 101，丘疹性荨麻疹 110，泛发性湿疹 011，湿疹 101，寻常性银屑病 011，急性荨麻疹 011，慢性荨麻疹 101，甲营养不良 110，脱发 110，皮下囊肿 011，痱子 011，胼胝 110，红斑狼疮 011，单侧膝关节骨性关节病 110，髌骨软骨软化 101，肩关节痛 110，髋关节痛 110，脊柱侧弯 011，腰椎侧弯 110，棘上韧带炎 101，颈椎间盘突出 011，椎间盘突出 110，颈肩综合征 110，尾骨痛 011，神经根病 110，肌筋膜炎 111，狭窄性腱鞘炎 110，髋关节滑膜炎 110，腱鞘炎 101，肩周炎 110，腕关节周围炎 110，关节风湿病 110，肩痛 101，下肢疼痛 110，肢体肿物 101，老年性骨质疏松 110，膝关节骨软骨炎 110，持续性血尿 110，输尿管结石 110，肾绞痛 110，肾病 111，膀胱炎 110，乳房结节 101，附件炎性包块 101，子宫粘连 011，外阴疖 011，子宫内膜异位症 011，附件肿物 101，子宫内粘连 011，外阴白斑 101，外阴肿物 111，先兆流产 011，冠状动脉肌桥 110，肾错构瘤 110，咯血 111，呼吸困难 011，呃逆 101，功能性腹痛 110，反酸 011，盆腔肿物 110，排便困难 101，尿急 011，尿痛 110，尿频 111，晕厥 101，颈淋巴结肿大 111，局部水肿 110，下肢水肿 101，多汗症 101，口干 011，糖耐量异常 101，肌酸激酶增高 110，CA199 升高 011，肺占位性病变 110，子宫内膜增厚 101，心电图异常 111

五之气，草木再荣，即是良恶性肿瘤、息肉等增生类疾病。

终之气，阳气布，候反温，蛰虫来见，流水不冰，民乃康平，其病温。

[**终之气，阳气布：**终之气少阴君火，故阳气施用。**候反温：**冬季应寒，但气候反而偏温。**蛰虫来见，流水不冰：**因冬季气候偏温，故蛰虫不藏，显露于外，流动的活水不能冻结成冰。**民乃康平：**此时段水火相合，人气可平和。**其病温：**民乃康平需要心平气和之调神功夫。冬季应寒不寒，应藏不藏，易患温病。]

禀赋阳明司天终之气少阴君火者之易患疾病	
男	丹毒101，梅毒血清反应阳性011，梅毒011，沙眼110，慢性丙型病毒性肝炎110，病毒性结膜炎111，甲癣101，皮肤真菌感染101，陈旧性肺结核110，感染性发热111，非霍奇金淋巴瘤110，血管瘤101，化疗后骨髓抑制110，全血细胞减少110，高纤维蛋白原血症110，紫癜011，甲状腺肿101，甲状腺炎110，糖尿病性周围神经病110，药物性低血糖110，低血糖症110，男性性腺功能低下110，叶酸缺乏症110，肥胖101，酸中毒011，酮症111，脑外伤后综合征110，偏执状态011，抑郁状态011，焦虑性抑郁症110，强迫性障碍110，周围神经病性震颤110，锥体外系综合征111，椎基底动脉供血不足110，短暂性脑缺血发作110，三叉神经病110，倒睫101，结膜结石101，暴露性角膜炎011，视网膜脱离101，眼疲劳011，耳郭感染011，外耳道炎101，分泌性中耳炎110，慢性化脓性中耳炎110，化脓性中耳炎110，中耳炎111，肺源性心脏病110，慢性肺源性心脏病110，心房扑动110，窦性心律失常110，脑出血恢复期110，眼底动脉硬化110，下肢动脉闭塞110，下肢静脉曲张110，出血性内痔011，颈淋巴结炎110，淋巴结炎110，肺气肿110，哮喘101，支气管哮喘101，间质性肺病110，间质性肺炎110，过敏性支气管肺疾患011，牙本质龋111，继发龋101，根尖脓肿110，边缘性龈炎011，复合性牙周炎110，牙龈出血101，牙列缺失110，牙痛101，口腔黏膜溃疡111，颌面间隙感染110，食管反流011，胃溃疡伴出血011，慢性胃炎101，胃炎101，肠消化不良101，阑尾炎110，溃疡性结肠炎101，肠痉挛011，肠道菌群失调101，肛裂011，腹腔感染101，慢性活动性肝炎110，胆囊结石011，胆管结石110，上消化道出血110，胃肠功能紊乱101，脂溢性湿疹101，接触性皮炎110，掌跖脓疱病011，荨麻疹101，皮肤干燥症110，多关节病110，髋股关节病110，肩关节痛101，膝关节痛111，系统性红斑狼疮110，结缔组织病110，强直性脊柱炎110，棘上韧带炎101，神经根型颈椎病101，腰椎关节强硬110，颈椎病101，椎间盘突出110，腰背痛101，跖筋膜炎110，跟腱炎101，骨质疏松伴有病理性骨折110，骨痛101，泌尿道感染101，鞘膜积液011，窦性心动过速011，呃逆110，喘憋011，嗳气111，腹水110，过敏性皮疹110，上肢肿物011，尿痛110，头晕和眩晕110，高热011，乏力110，肝占位性病变110

续表

禀赋阳明司天终之气少阴君火者之易患疾病	
女	感染性腹泻 011，急性肠炎 110，寻常疣 011，慢性丙型病毒性肝炎 011，手癣 101，体癣 011，脂肪瘤 110，缺铁性贫血 110，混合性贫血 110，轻度贫血 101，高凝状态 011，高纤维蛋白原血症 110，紫癜 110，血小板减少 110，粒细胞缺乏 101，白细胞减少 110，淋巴结结节病 110，甲状腺功能减退症 101，甲状腺囊肿 101，甲状腺功能亢进症 101，桥本甲状腺炎 111，糖耐量受损 110，胰岛素抵抗 011，营养不良 110，维生素缺乏性周围神经病 110，家族性高胆固醇血症 111，低钠血症 110，高钾血症 110，精神分裂症 110，兴奋状态 110，混合性焦虑和抑郁障碍 101，强迫性障碍 101，咽异感症 011，神经性头痛 101，继发性失眠 110，眶上神经痛 110，臀上皮神经卡压综合征（臀上皮神经炎）101，神经麻痹 110，末梢神经病（末梢神经炎）101，周围神经病 101，重症肌无力 110，睑腺炎 110，睑缘炎 101，结膜水肿 110，眼底出血 110，化脓性中耳炎 011，中耳炎 101，慢性中耳炎 110，咽鼓管炎 111，咽鼓管功能紊乱 011，前庭功能障碍 110，听力减退 111，肢体动脉硬化 110，下肢动脉硬化闭塞症 110，闭塞性动脉硬化 011，下肢动脉狭窄 110，血栓性外痔 101，下肢静脉功能不全 101，干燥性鼻炎 110，鼻中隔偏曲 110，扁桃体肥大 011，扁桃体脓肿 110，慢性喉咽炎 101，慢性支气管炎急性加重期 110，肺间质纤维化 110，间质性肺病 110，胸腔积液 011，过敏性支气管肺疾患 110，牙本质过敏症 101，牙根纵裂 110，急性牙髓炎 101，根尖脓肿 110，根尖周囊肿 011，牙周脓肿 110，牙冠周脓肿 110，复合性牙周炎 110，单纯性牙周炎 101，颞颌关节炎 011，残根 011，干槽症 110，颊间隙感染 110，消化性溃疡 101，应激性溃疡 101，反流性胃炎 101，肠消化不良 011，肛周脓肿 111，直肠炎 011，肝硬化 101，肝损害 110，慢性肝损害 101，胆石症 101，胆汁反流 101，急性胰腺炎 110，黑便 101，过敏性湿疹 111，特应性皮炎 111，丘疹性荨麻疹 110，湿疹 101，甲营养不良 011，脱发 110，白癜风 110，皮肤干燥症 110，髌骨软骨软化 101，髋关节痛 110，狼疮性肾炎 011，脊柱侧弯 011，混合型颈椎病 011，椎间盘突出 011，椎间盘疾患 110，第三腰椎横突综合征 110，背痛 101，狭窄性腱鞘炎 101，神经痛 101，肢体肿胀 101，老年性骨质疏松 110，骨痛 101，隐匿型肾小球肾炎 101，急性膀胱炎 101，膀胱过度活动症 111，乳腺脓肿 011，乳房肿物 110，宫颈炎性疾病 011，子宫粘连 011，前庭大腺脓肿 011，细菌性阴道炎 110，卵巢巧克力样囊肿 011，膀胱膨出 011，阴道前壁脱垂 110，痛经 011，冠状动脉肌桥 110，心动过速 101，窦性心动过速 101，心悸 101，喘息 011，反酸 110，吞咽困难 101，腹腔积液 110，口臭 011，肢体麻木 101，过敏性皮疹 110，遗尿 101，头晕 101，高热 101，颈淋巴结肿大 011，糖耐量异常 110，转氨酶升高 101

阳明司天十年气化及药食宜

丁卯 丁酉岁	少角 阳明 少阴	燥化九，风化三，热化七	上苦小温，中辛和，下咸寒
癸酉 癸卯岁	少徵 阳明 少阴	燥化九，热化二	上苦小温，中咸温，下咸寒
己卯 己酉岁	少宫 阳明 少阴	清化九，雨化五，热化七	上苦小温，中甘和，下咸寒
乙酉 乙卯岁	少商 阳明 少阴	燥化四，清化四，热化二	上苦小温，中苦和，下咸寒
辛卯 辛酉岁	少羽 阳明 少阴	清化九，寒化一，热化七	上苦小温，中苦和，下咸寒

由上知，岁少木少火则阴重，上合司天阳明使之阴燥化九，少土少水则阳气湿气偏重，上合阳明使之清化九，唯少金使阳明燥热化四；下之热化二或七依五行生克胜复可解；上下之药食宜则诸岁皆同，不依化度差别。

阳明司天与不同五运六气禀赋的人群如何相应而易不易发生疾病，可主要参见附表 7 中 2017 年一列。

故食岁谷以安其气，食间谷以去其邪，岁宜以咸以苦以辛，汗之清之散之，安其运气，无使受邪，折其郁气，资其化源。以寒热轻重少多其制，同热者多天化，同清者多地化，用凉远凉，用热远热，用寒远寒，用温远温，食宜同法。有假者反之，此其道也。反是者，乱天地之经，扰阴阳之纪也。
[**岁宜以咸以苦以辛**：咸苦二味补心肾之体，以对治全年燥热伤阴；辛，发汗散寒以对治阳明燥金司天。**同热者多天化，同清者多地化**：火性为主体质之人易上盛下虚，金性为主体质之人阳明之政年易上虚下实。]

帝曰：善。少阳之政奈何？

岐伯曰：寅申之纪也。

少阳　太角　厥阴　壬寅^{同天符}**　壬申**^{同天符}**　其运风鼓，其化鸣紊启坼，其变振拉摧拔，其病掉眩支胁惊骇。**

太角^{初正}**　少徵　太宫　少商　太羽**^终

少阳　太徵　厥阴　戊寅^{天符}**　戊申**^{天符}**　其运暑，其化暄嚣郁燠，其变炎烈沸腾，其病上热郁，血溢血泄心痛。**

太徵　少宫　太商　少羽^终**　少角**^初。[**其化暄嚣郁燠**：炎热喧嚣，心中烦闷，郁恼不伸。**变**：物极则变，郁极乃发，此处指火郁之发。**其变炎烈沸腾，其病上热郁，血溢血泄心痛**：水来复火，火与之抗争，出现气候酷热沸腾的突变，在人体则出现上焦郁热，上窍溢血、二便下血、心痛的病证。]

少阳 太角 厥阴 壬寅 ^{同天符} 壬申 ^{同天符} 其运风鼓，
其化鸣紊启坼，其变振拉摧拔，其病掉眩支胁惊骇。

岁运太木少阳司天厥阴在泉，全年风气流行。上半年多风热，下半年多风寒郁木气弱火。四之气客气阳明，五之气客气太阳，各合其主气而郁杀木气，六之气虽厥阴在泉主令，然纵然合岁运太木，其力亦不及主气寒水，故下半年木气时时受金水之杀郁，生振拉摧拔，郁发之变，肝木受伤而抗争故有掉眩支胁惊骇。

少阳 太宫 厥阴 甲寅 甲申 其运阴雨，其化柔润重泽，其变震惊飘骤，其病体重胕肿痞饮。

太宫 少商 太羽^终 太角^初 少徵。[少阳 太宫 厥阴 甲寅 甲申：甲寅、甲申年，岁运太土，少阳相火司天，厥阴风木在泉。其运阴雨：从初之气少阴君火至四之气阳明燥金，都是土火二气偏胜，多阴雨。其化柔润重泽：柔和滋润，雨水较多。其变震惊飘骤，其病体重胕肿痞饮：土郁之发，出现惊雷、地震暴风骤雨的灾变，在人体则出现身体沉重、皮肤水肿、水饮内停胸腹痞满的病症。]

少阳 太商 厥阴 庚寅 庚申 同正商 其运凉，其化雾露清切，其变肃杀凋零，其病肩背胸中。

太商 少羽^终 少角^初 太徵 少宫。[少阳 太商 厥阴：少阳相火司天 岁运太金 厥阴风木在泉。其运凉：金性凉，太金之年，气候清凉。其化雾露清切：春雾秋露，洁净凄切。其变肃杀凋零，其病肩背胸中：金郁之发，出现荒凉肃杀、树凋叶落的灾变，在人体则发生肩背胸中的病变。]

太商金气过旺，上焦闭肺，气张不开，容易喘不来气，压得慌，吸气像被堵着。

少阳 太羽 厥阴 丙寅 丙申 其运寒肃，其化凝惨栗冽，其变冰雪霜雹，

其病寒浮肿。

太羽^終 太角^初 少徵 太宫 少商。[少阳 太羽 厥阴：少阳相火司天，岁运太水，厥阴风木在泉。其运寒肃：水性寒，金性肃。其化凝惨栗冽：天寒地冻，水结成冰，寒气凛冽。]

其变冰雪霜雹。

物极则变，太水不受土火之过抑而强行恢复自己的主导地位，战胜土火。冰雪霜雹的形成不是单纯的寒，必得有火与之交争。水火交争，在夏天以火为主就成雨，在冬天以水为主就成了雪和冰雹。单纯的火热或单纯的水寒都不可能形成湿气。

凡此少阳司天之政，气化运行先天，天气正，地气扰，风乃暴举，木偃沙飞，炎火乃流，阴行阳化，雨乃时应，火木同德，上应荧惑岁星。[凡此少阳司天之政，气化运行先天：六十甲子年中属于少阳相火司天的十年都是岁运太过之年，运气先于大寒而至。配的运均为太过。阴行阳化，雨乃时应：金水来复，阴阳相合，化暴烈之风火而为雨。上应荧惑岁星：荧惑是火星，岁星是木星。]

天气正，地气扰。

少阳相火司天，少阳的本质是金郁木，是个弱阳，郁在正中，守位不动，不像少阴散而张扬，也不像厥阴扰动不宁，故六气之中，独少阳之气称"气正"，此称亦见于"厥阴司天之政，天气扰，地气正"，和此少阳司天之政，"终之气，地气正，风乃至，万物反生"，终之气虽为厥阴风木，但此风木被严冬紧束而不得升散，类似少阳相火，故亦称"气正"。地气扰，地气是厥阴风木，扰动不宁，这是指全年尤其是下半年的总体地气状态，与"终之气地气正"之常不扰动并不矛盾。

其谷丹苍，其政<u>严</u>，其令扰。故风热参布，云物沸腾，<u>太阴横流，寒乃时至，凉雨并起</u>。<u>民病寒中，外发疮疡，内为泄满</u>。故圣人遇之，<u>和而不争</u>。往复之作，<u>民病寒热疟泄，聋瞑呕吐，上怫肿色变</u>。〔严：严格，认真，不松散。少阳相火有金气，故严。**太阴横流，寒乃时至，凉雨并起：**四之气太阴湿土合客气阳明燥金当令，才能转风热为时寒凉雨。**民病寒中，外发疮疡，内为泄满：**少阳司天厥阴在泉，木火性偏在表皮，所以外发疮疡，是热象；而下中内虚，至四之气太阴横流，金水之气来复则生中寒，所以内为泄满，是寒湿象。**和而不争：**制怒，用和的方法，柔和是水性。**往复：**水胜火，金胜木，阴阳交争，升降逆乱，故病寒热疟泄。**上怫肿色变：**少阳在上，厥阴在下，均以木火内郁为主，成怫肿。〕

少阳司天主政之岁，其气化影响必然会留在当岁孕育、出生的人的先天体质中，从此岁冬（11月1日～次年1月20日大寒）出生者出生后之共同易患疾病，即可印证其胎孕期时的天地气化所致的易患疾病（具体研究材料及方法见书末附篇二）。

	少阳司天厥阴在泉禀赋者之易患疾病
共同易患病	白血病，肝血管瘤，咽异感症，神经麻痹，巩膜炎，角膜溃疡，牙隐裂，牙震荡，丘疹性荨麻疹，表皮囊肿，关节积液，肢体肿物
男	支原体感染，丝状疣，头癣，疥疮，感染，肝恶性肿瘤，淋巴瘤，血管瘤，营养性贫血，粒细胞缺乏，甲状腺炎，甲状腺肿物，低血糖症，男性性腺功能低下，高胆固醇血症，酸中毒，轻度抑郁发作，混合性焦虑和抑郁障碍，躯体化障碍，癫痫部分性发作，偏头痛，臀上皮神经卡压综合征（臀上皮神经炎），痛性周围神经病，偏瘫，植物神经功能紊乱，结膜下出血，黄斑水肿，继发性青光眼，单纯性青光眼，鼓膜炎，听力减退，风湿性心脏病，肾动脉狭窄，闭塞性动脉硬化，淤积性皮炎，淋巴结炎，低血压，阻生牙，慢性牙髓炎，化脓性牙龈炎，边缘性龈炎，牙龈脓肿，颌面间隙感染，十二指肠炎，胃下垂，单侧腹股沟斜疝，肠功能紊乱，肠上皮化生，酒精性肝硬化，药物性肝炎，慢性肝炎，肝炎，肝病，胆管结石，胆管炎，消化道出血，刺激性皮炎，斑秃，脂溢性角化病，瘢痕，双侧膝关节骨性关节病，单侧膝关节骨性关节病，关节病，椎间盘疾患，腰痛伴有坐骨神经痛，腱鞘炎，滑囊炎，筋膜炎，肌痛，跟骨骨突炎，膜性肾病，肾病综合征，膀胱炎，泌尿道感染，龟头炎，腹痛，恶心，肠胀气，腹壁肿物，背部肿物，尿痛，疲劳，肝占位性病变

续表

少阳司天厥阴在泉禀赋者之易患疾病	
女	肠道感染，胃肠炎，幽门螺旋杆菌感染，沙眼，皮肤真菌感染，子宫内膜恶性肿瘤，骨继发恶性肿瘤，紫癜，非毒性单个甲状腺结节，结节性甲状腺肿，脱水，代谢性酸中毒，抑郁状态，强迫状态，强迫性障碍，非器质性失眠症，肌张力障碍，面神经麻痹，痛性肌痉挛，睑板腺炎，翼状胬肉，浅层点状角膜炎，老年性白内障，眼底出血，可疑青光眼，屈光不正，眼眶痛，慢性化脓性中耳炎，血管性耳鸣，神经性耳鸣，二尖瓣关闭不全，下肢动脉硬化闭塞症，下肢动脉栓塞，下肢动脉血栓形成，下肢深静脉血栓形成，静脉炎，大隐静脉曲张，血栓性外痔，干燥性鼻炎，慢性喉炎，声带息肉，上呼吸道过敏反应，气管支气管炎，呼吸道感染，牙酸蚀病，牙髓坏死，根尖肉芽肿，慢性龈炎，复合性牙周炎，溃疡性口炎，唇炎，舌炎，喉咽反流，十二指肠球部溃疡，反流性胃炎，胃息肉，急性阑尾炎，直肠息肉，胆囊息肉，胆汁淤积症，黑便，上消化道出血，过敏性湿疹，结节性痒疹，急性荨麻疹，口周皮炎，瘢痕疙瘩，多关节病，原发性双侧膝关节病，髌股关节病，脊柱骨关节病，腰骶神经根炎，神经根炎，颈痛，下背肌筋膜炎，背痛，肌筋膜炎，跖筋膜炎，足痛，特发性骨质疏松，肾炎，慢性肾盂肾炎，肾盂肾炎，泌尿系结石，肾绞痛，肾肿物，慢性膀胱炎，乳腺纤维囊性增生，子宫粘连，阴道炎，老年性阴道炎，乳汁过少，窦性心动过速，呃逆，肋软骨痛，下腹痛，胃胀气，黄疸，过敏性皮疹，面部肿胀，上肢肿物，下肢肿物，皮下结节，痉挛，行走困难，尿急，遗尿，尿潴留，头晕和眩晕，高热，全身疼痛，局部淋巴结肿大

少阳司天厥阴在泉，上火下风，上半年三步气均为郁火暑热，病咳呕血溢、聋瞑喉痹目赤，验之于此时胎孕者，易病焦虑抑郁、癫痫、痉挛、头痛，风湿性心脏病，消化道出血，肾炎、肾病、膀胱炎，眼、耳、牙龈病。

下半年风郁下焦、肾气不藏，病泄漏冲逆、心痛呛咳，胎孕于此者，易病胃反流、出血，十二指肠炎、溃疡，多种肝胆病，结直肠病，生殖器官病，腰膝关节病，肾炎、肾病，男肝癌、淋巴瘤，女子宫癌、骨癌。

与阳明少阴主政相比，二者皆有郁火。然此少阳厥阴主政之郁火轻于阳明司天，且重在心胃肝而不是肺（唯女易有鼻气管炎），下焦是肝风内扰肾不闭藏故更多肝胆眼病变，生殖力及哺乳受影响，而不是少阴在泉致肾虚气浮而肾虚寒肝郁火。

初之气，地气迁，风胜乃摇，寒乃去，候乃大温，草木早荣。寒来不

杀，**温病乃起**，其病气怫于上，**血溢目赤**，咳逆头痛，**血崩胁满**，肤腠中疮。[**初之气**：主气厥阴，客气少阴，合司天少阳中的金气，易生风。**寒乃去**：上一年终之气是太阳寒水，而今岁初之气以木火为主，故曰寒乃去。**候乃大温，草木早荣**：木火相合，阳生生升太过故过温，草木提前萌芽生长茂荣。**寒来不杀**：木火相合虽可引生寒气来复，但仍抵抗不住这强盛的生发之气，草木照样早荣，温病由是而生。**温病乃起**：风火本身是宣散阳气的，单纯的风火形不成温病。只有早春之时外寒未散，逢运上是寒，如太金太水，或金水来复才能郁住木火形成郁热，才会出现温病。**咳逆头痛，血崩胁满**：早春时节郁热在厥阴肝，肝脉大，所以崩漏胁满，咳逆头痛。**肤腠中疮**：营血郁热于表之表现。]

禀赋少阳司天初之气少阴君火者之易患疾病
男	肠道感染 101，病毒性疣 111，疣 101，慢性丙型病毒性肝炎 111，头癣 011，甲癣 011，花斑癣 111，感染 011，感染性发热 110，血管瘤 111，缺铁性贫血 011，重度贫血 110，甲状腺囊肿 011，甲状腺功能亢进症 101，2 型糖尿病伴血糖控制不佳 110，糖尿病性肾病 110，糖尿病性背景性出血性视网膜病 110，糖尿病性斑点性视网膜病 110，糖尿病性周围神经病 011，糖尿病伴神经系统并发症 110，糖尿病性多发性微血管并发症 110，低血糖症 110，高同型半胱氨酸血症 011，家族性高胆固醇血症 011，高脂血症 011，高尿酸血症 110，低钾血症 101，认知障碍 110，脑外伤后综合征 110，偏执状态 111，抑郁状态 110，焦虑抑郁状态 011，神经衰弱 011，男性勃起障碍 011，症状性癫痫 [继发性癫痫]110，偏头痛 101，三叉神经痛 011，神经麻痹 110，末梢神经病 [末梢神经炎]011，痛性周围神经病 101，偏瘫 110，缺氧缺血性脑病 110，睑板腺炎 101，睑腺炎 011，倒睫 011，泪道阻塞 110，角膜干燥症 101，虹膜炎 110，老年性黄斑变性 110，黄斑水肿 101，可疑青光眼 110，屈光不正 110，视野缺损 110，视觉障碍 011，耳郭感染 011，化脓性中耳炎 111，急性中耳炎 110，慢性中耳炎 110，听力减退 101，风湿性心脏病 110，肥厚性心肌病 110，室性期前收缩 011，心力衰竭 011，脑梗死 011，肢体动脉硬化 110，下肢动脉栓塞 110，静脉炎 101，下肢静脉功能不全 011，颈淋巴结炎 011，慢性气管支气管炎 110，肺间质纤维化 110，胸腔积液 110，过敏性支气管肺疾患 110，牙隐裂 011，牙髓坏死 110，边缘性龈炎 011，牙冠周脓肿 111，牙周病 011，牙列不齐 011，牙列缺失 101，残冠 011，口腔感染 011，唇炎 101，舌炎 110，反流性食管炎 011，胃溃疡 011，应激性溃疡 110，慢性萎缩性胃炎 110，糜烂性胃炎 011，胃痉挛 101，阑尾炎 111，食管裂孔疝 110，直肠肿物 110，肝功能不全 111，慢性活动性肝炎 101，胆囊结石 011，急性胆囊炎 110，胆囊炎 011，胆囊息肉 011，胆管炎 110，急性胰腺炎 011，胃出血 110，结节性痒疹 110，汗疱疹 011，阴囊湿疹 111，湿疹样皮炎 011，掌跖脓疱病 011，荨麻疹 110，痤疮 101，瘢痕 101，关节积液 011，关节肿胀 011，混合型颈椎病 011，腰椎关节强硬 111，颈椎间盘疾患 110，腰椎间盘突出 011，神经根炎 111，腰背痛 011，腰肌劳损 011，肌筋膜炎 011，膝关节滑膜炎 011，滑囊炎 101，臀肌筋膜炎 110，肱骨内上髁炎 110，神经炎 110，下肢疼痛 011，足痛 101，骨质疏松伴有病理性骨折 110，骨质增生 011，肾盂积水 110，输尿管结石 011，肾绞痛 111，泌尿道感染 011，附睾－睾丸炎 011，龟头炎 011，附睾囊肿 011，阴囊肿物 011，窦性心动

续表

	禀赋少阳司天初之气少阴君火者之易患疾病
男	过缓 110，呃逆 011，下腹痛 101，嗳气 011，腹腔积液 110，颈部肿物 101，躯干肿物 011，下肢肿物 011，痉挛 011，行走困难 011，头晕和眩晕 110，眩晕 011，幻觉 011，水肿 110，体重异常减轻 110，口干 011，血糖升高 110，肿瘤标记物升高 011，精液标本异常 011
女	肺结核 101，淋巴结结核 011，沙眼 110，单纯疱疹 101，寻常疣 011，疣 011，病毒性皮疹 110，脚癣 110，疥疮 011，感染 011，甲状腺恶性肿瘤 101，脂肪瘤 101，子宫平滑肌瘤 011，卵巢良性肿瘤 011，全血细胞减少 110，肾性贫血 110，粒细胞缺乏 011，白细胞减少 101，结节性甲状腺肿 011，甲状腺肿物 111，2 型糖尿病性背景性视网膜病 110，2 型糖尿病性视网膜病变 110，2 型糖尿病 011，糖尿病性周围神经病 110，糖尿病足 110，低血糖症 011，糖耐量受损 011，维生素 B_1 缺乏（硫胺素缺乏）110，维生素 B_{12} 缺乏性周围神经病 110，维生素 C 缺乏（抗坏血酸缺乏）011，高同型半胱氨酸血症 011，家族性高胆固醇血症 011，高脂血症 011，高尿酸血症 011，高钾血症 110，低钾血症 011，酮症 110，精神分裂症 101，复发性抑郁障碍 011，焦虑状态 011，焦虑抑郁状态 110，焦虑障碍 111，疲劳综合征 101，失眠 011，面神经麻痹 011，肋间神经痛 111，枕大神经痛 110，周围神经病 011，睑缘炎 011，眼睑水肿 111，泪道阻塞 110，结膜结石 110，角膜干燥症 101，虹膜睫状体炎 111，后发性白内障 110，白内障 111，视网膜分支静脉阻塞 110，黄斑裂孔 110，可疑青光眼 110，慢性闭角型青光眼 110，青光眼 111，视野缺损 101，外耳道湿疹 111，急性外耳道炎 110，化脓性中耳炎 101，慢性中耳炎 101，咽鼓管炎 110，特发性突聋 011，耳痛 011，血管性耳鸣 110，风湿性心脏病 110，高血压 011，冠心病 011，室性自搏 110，窦性心律失常 110，心律失常 011，肢体闭塞性动脉硬化 110，眼底动脉硬化 101，颈动脉硬化 011，下肢深静脉血栓形成 110，下肢静脉炎 110，静脉炎 110，静脉血栓形成 011，下肢静脉曲张 011，静脉曲张 011，下肢静脉功能不全 111，颌下淋巴结炎 110，颈淋巴结炎 101，干燥性鼻炎 011，鼻中隔偏曲 101，鼻前庭炎 101，扁桃体脓肿 011，扁桃体周围炎 110，慢性喉咽炎 101，声带炎 011，慢性支气管炎伴肺气肿 110，过敏性鼻炎伴哮喘 011，支气管哮喘（急性发作期）011，胸腔积液 110，过敏性支气管肺疾患 110，牙隐裂 101，根尖囊肿 111，根尖周囊肿 111，慢性龈炎 101，牙龈脓肿 011，牙周病 011，牙龈增生 011，牙列不齐 101，颞下颌关节紊乱病 110，牙槽突不齐 011，口干燥症 110，颊间隙感染 011，咬肌间隙感染 011，胃溃疡 011，慢性胃窦炎 011，胃痉挛 101，慢性阑尾炎 011，阑尾炎 101，肠功能紊乱 011，肛裂 110，肛窦炎 110，肛管炎 110，直肠肿物 110，结肠息肉 011，肝功能不全 111，慢性肝炎 101，肝硬化 110，脂肪肝 110，肝病 110，肝损害 011，慢性肝损害 011，胆囊结石 011，胆囊切除术后综合征 110，便血 011，瘙痒症 011，泛发性湿疹 011，外阴湿疹 011，寻常性银屑病 011，痤疮 101，酒渣鼻 011，表皮囊肿 011，瘢痕 011，粟丘疹 011，类风湿性关节炎 011，痛风 011，多关节炎 101，关节炎 011，全身性骨关节炎 011，膝关节病 111，双侧膝关节骨性关节病 110，单侧膝关节骨性关节病 110，重度骨关节病 011，髌骨软骨软化 011，关节紊乱 110，关节积液 011，关节痛 011，肩关节痛 011，踝关节痛 110，系统性红斑狼疮 011，皮肌炎 110，后天性腰椎滑脱 110，椎动脉型颈椎病 101，椎管狭窄 101，椎间盘疾患 011，神经根病 110，神经根炎 110，腰痛伴有坐骨神经痛 011，下背痛 011，腰背痛 011，腰背肌筋膜炎 011，腰肌劳损 011，陈旧性腰肌劳损 011，踝关节滑膜炎 110，滑膜炎 110，滑囊炎

禀赋少阳司天初之气少阴君火者之易患疾病	
女	110，筋膜炎 011，肩周炎 011，肌痛 111，神经痛 111，神经炎 110，肩痛 011，下肢肿胀 101，骨痛 011，膝关节骨软骨炎 110，慢性肾炎 101，肾病综合征 011，尿毒症 110，肾绞痛 110，肾性骨营养不良 110，肾性骨病 011，肾病 101，乳腺纤维囊性增生 101，乳房结节 011，乳头溢液 011，急性阴道炎 011，阴道脱垂 011，阴道前壁脱垂 011，附件肿物 011，卵巢肿物 011，外阴肿物 101，子宫不规则出血 011，异位妊娠 011，心动过速 101，窦性心动过速 111，心悸 011，咯血 011，呼吸困难 111，胸膜炎 111，胸闷 011，上腹痛 110，下腹痛 011，恶心 011，反酸 011，胃胀气 110，腹部肿物 110，大便习惯改变 110，口臭 011，皮疹 110，面部肿胀 101，头部肿物 101，背部肿物 011，皮肤肿物 101，行走困难 011，尿频 011，头晕 011，幻觉 101，疼痛 011，全身疼痛 110，腋下淋巴结肿大 011，多汗症 111，盗汗 011，消瘦 111，血糖升高 011，血脂异常 110，蛋白尿 011

二之气，火反郁，白埃四起，云趋雨府，风不胜湿，雨乃零，民乃康。其病热郁于上，咳逆呕吐，疮发于中，胸嗌不利，头痛身热，昏愦脓疮。

[**二之气**：主气少阴，客气太阴，合司天少阳中的金气。**火反郁**：金合湿土郁住木火。**白埃四起**：金土合木火生类似于霾之雾。**雨乃零**：零星降雨。**其病热郁于上，咳逆呕吐**：热郁上逆。**胸嗌不利，头痛身热，昏愦脓疮**：昏愦是心火受伤心神蒙蔽之象。少阴是心火，被湿郁后形成痰湿蒙蔽心窍。脓疮病位在肉里、在内藏，乃至于肠道痔疮，而非表皮，热郁表皮表现为斑疹、白痦。]

禀赋少阳司天二之气太阴湿土者之易患疾病	
男	肺结核 110，隐性梅毒 011，病毒性疣 101，疣 110，病毒性皮疹 101，股癣 110，花斑癣 011，真菌感染 101，疥疮 011，感染性发热 101，结肠恶性肿瘤 110，直肠恶性肿瘤 110，淋巴瘤 101，化疗后骨髓抑制 110，血小板减少 101，血小板增多 011，淋巴结结节病 110，甲状腺囊肿 110，非毒性多个甲状腺结节 110，糖尿病性背景性出血性视网膜病 110，硒缺乏 011，高同型半胱氨酸血症 101，家族性高胆固醇血症 011，高甘油三酯血症 011，抑郁发作 110，混合性焦虑和抑郁障碍 110，强迫性障碍 101，咽异感症 011，神经衰弱 101，运动障碍 110，偏头痛 110，椎基底动脉供血不足 110，睡眠呼吸暂停低通气综合征 011，三叉神经病 110，面神经炎 011，周围神经病 101，重症肌无力 110，睑板腺炎 110，睑腺炎 011，睑缘炎 011，睑板腺功能障碍 110，翼状胬肉 101，睑裂斑 011，结膜结石 101，角膜结膜炎 101，暴露性角膜炎 101，角膜炎 011，白内障 011，高眼压症 101，玻璃体积血 110，眼疲劳 011，化脓性中耳炎 111，咽鼓管炎 011，耳源性眩晕 110，特发性突聋 110，听力减退 110，高血压 011，高血压肾脏病 011，继发性高血压 011，窦性心律失常 110，心律失常 011，动脉硬化 011，静脉曲张 111，血栓性外痔 111，颈淋巴结炎 101，慢性阻塞性肺病伴有急性加重 110，过敏性鼻炎伴哮

续表

	禀赋少阳司天二之气太阴湿土者之易患疾病
男	喘101，牙本质龋111，慢性牙髓炎011，慢性根尖牙周炎101，根尖脓肿110，牙槽脓肿110，牙周脓肿101，应激性溃疡011，慢性胃窦炎110，糜烂性胃炎111，胃痉挛101，肛裂011，肛乳头肥大011，腹腔感染101，药物性肝炎011，肝纤维化110，肝囊肿101，胆囊结石110，胆石症110，慢性胆囊炎111，胆囊炎111，刺激性皮炎011，结节性痒疹110，阴囊湿疹101，白癜风101，胖胀110，瘢痕疙瘩110，痛风性关节炎011，痛风011，关节积液110，脊柱侧弯011，腰椎滑脱110，椎动脉型颈椎病011，腰椎不稳定110，腰肌劳损101，背痛011，腱鞘炎101，腱鞘囊肿011，跖筋膜炎101，筋膜炎101，肩周炎101，跟腱炎110，肱骨内上髁炎110，跟骨骨刺110，风湿病111，关节风湿病110，神经痛011，慢性肾炎011，尿毒症110，输尿管结石110，肾绞痛011，尿道狭窄110，心动过速110，窦性心动过缓110，心悸110，鼻出血101，呃逆111，咽痛011，胸膜炎110，胸闷111，胃胀气011，腹部肿物111，肢体麻木110，腹壁肿物011，痉挛011，高热101，晕厥011，颈淋巴结肿大011，局部水肿110，水肿011，血脂异常011，肾功能异常110
女	感染性腹泻101，隐性梅毒011，丝状疣111，疣011，慢性丙型病毒性肝炎011，头癣011，体癣101，念珠菌性阴道炎011，念珠菌性外阴阴道炎011，陈旧性肺结核110，感染性发热111，淋巴瘤110，甲状腺良性肿瘤101，出血倾向011，甲状腺肿011，慢性甲状腺炎011，糖尿病性多发性神经病110，低血糖症011，糖耐量受损110，低蛋白血症110，家族性高胆固醇血症011，高胆固醇血症伴内源性高甘油酯血症110，高脂血症111，焦虑障碍011，帕金森叠加综合征110，肌张力障碍110，神经性头痛110，眶上神经痛110，面神经麻痹011，肋间神经炎110，神经功能障碍110，神经麻痹110，末梢神经病（末梢神经炎）110，痛性周围神经病110，脑白质病110，睑板腺功能障碍101，眼睑水肿111，眼睑肿物110，泪囊炎110，翼状胬肉011，暴露性角膜炎011，视网膜分支静脉阻塞110，黄斑水肿011，近视011，黑矇110，耳郭感染011，慢性化脓性中耳炎101，二尖瓣狭窄110，风湿性心脏病110，下肢动脉狭窄110，下肢深静脉血栓形成110，下肢静脉炎011，静脉曲张101，混合痔110，下肢静脉功能不全110，慢性扁桃体炎111，声带炎111，上呼吸道过敏反应110，慢性阻塞性肺疾病111，哮喘101，支气管哮喘110，肺间质纤维化110，胸腔积液110，过敏性支气管肺疾患110，呼吸道感染011，急性牙髓炎011，牙槽脓肿011，根尖囊肿111，龈乳头炎011，牙龈增生110，牙体缺损110，牙痛110，口腔感染101，急性胃溃疡011，胃溃疡伴出血110，十二指肠球部溃疡111，急性阑尾炎101，阑尾炎101，肝功能不全011，胆囊炎111，黑便110，消化道出血101，过敏性湿疹011，过敏性皮炎110，接触性皮炎011，瘙痒症011，泛发性湿疹101，寻常性银屑病011，酒渣鼻011，皮肤赘生物011，髌骨软骨软化011，后天性腰椎滑脱110，腰椎退行性病变011，尾骨痛011，腰痛伴有坐骨神经痛011，腰背肌筋膜炎011，腰肌劳损011，肌肉劳损101，跟骨骨刺101，肢体肿物101，输尿管结石011，肾性骨病011，膀胱炎011，乳腺纤维囊性增生101，乳腺炎111，浆细胞性乳腺炎011，附件炎性包块110，子宫内膜炎011，宫颈炎性疾病110，外阴白斑011，外阴肿物011，排卵期出血011，盆腔积液011，胎停育011，妊娠期糖尿病011，窦性心动过速110，心悸110，呼吸困难101，胃痛011，下腹痛101，功能性腹痛011，呕吐110，反酸011，嗳气110，腹水110，腹部肿物101，排便困难111，皮下肿物101，头晕011，全身疼痛111，肢体无力110，虚弱011，疲劳011，腋下淋巴结肿大011，腹股沟淋巴结肿大011，水肿110，口干011，肿瘤标记物升高101，子宫颈标本异常011，肺部阴影111，子宫内膜增厚011

经文中所述"昏愦"为二之气太阴湿土合主气少阴君火成痰湿蒙蔽心窍，表中见为神经衰弱、脑白质病、晕厥虚弱。所述余症均可于表中见到。

三之气，天政布，炎暑至，少阳临上，雨乃涯。民病热中，聋瞑血溢，脓疮咳呕，鼽衄渴嚏欠，喉痹目赤，善暴死。［三之气：主客气均为少阳相火。少阳的特点是金郁木，本身就是郁气郁火。炎暑至：主客气均为少阳相火，金郁木火成炎暑。雨乃涯：三之气时雨止，成燥热。涯，边界。民病热中：热中指心口，是少阳司天的病位所在，即食管的中下段到胃之贲门。聋瞑血溢、目赤：木火上冲。善暴死：《黄帝内经》中多处出现"暴死"，都是指火气极盛，肾水急耗而阴阳离决。］

禀赋少阳司天者之易患疾病	
男	肠道感染 110，支原体感染 011，沙眼 110，丝状疣 101，头癣 011，甲癣 011，手癣 011，疥疮 011，非霍奇金淋巴瘤 110，过敏性紫癜 011，甲状腺功能减退症 110，糖尿病性视网膜病变 110，糖尿病性多发性神经病 110，糖尿病伴神经系统并发症 110，糖尿病性多发性微血管并发症 110，代谢综合征 011，营养不良 101，维生素 B_1 缺乏（硫胺素缺乏）110，维生素 B_6 缺乏 110，叶酸缺乏症 110，低钾血症 011，兴奋状态 110，抑郁发作 110，抑郁状态 011，神经衰弱 110，神经官能症 111，睡眠障碍 011，眶上神经痛 011，面神经麻痹 110，睑缘炎 011，泪囊炎 110，泪道狭窄 110，角膜结膜炎 110，暴露性角膜炎 101，角膜上皮损伤 011，黄斑变性 101，开角型青光眼 110，屈光不正 101，视觉障碍 110，眼痛 011，咽鼓管炎 011，眩晕综合征 101，室上性心动过速 110，心房扑动 110，室性期前收缩 110，心力衰竭 011，动脉硬化 011，动脉狭窄 110，内痔 101，血栓性外痔 101，下肢静脉功能不全 011，淋巴管炎 110，慢性阻塞性肺病伴有急性加重 110，慢性喘息性支气管炎 011，胸腔积液 110，慢性牙髓炎 101，牙列不齐 011，颞下颌关节紊乱病 011，口腔黏膜溃疡 110，胃溃疡 110，慢性萎缩性胃炎 011，糜烂性胃炎 011，肛瘘 011，肛周脓肿 101，肛窦炎 101，直肠炎 111，结肠息肉 111，腹膜炎 110，药物性肝损害 101，肝硬化 101，肝炎 011，肝病 110，胆汁反流 011，急性胰腺炎 011，结节性痒疹 011，汗疱疹 101，阴囊湿疹 011，银屑病 101，变应性荨麻疹 011，雄激素性脱发 011，脱发 101，皮脂腺囊肿 101，白癜风 101，脂溢性角化病 110，皮肤溃疡 011，类风湿性关节炎 101，痛风性关节炎 101，痛风 011，肩关节痛 011，髋关节痛 110，腰椎滑脱 110，颈椎病 011，脊柱骨关节病 110，腰椎不稳定 011，腰痛伴有坐骨神经痛 110，腰背痛 110，腱鞘囊肿 110，跖筋膜炎 101，筋膜炎 110，肩痛 011，下肢疼痛 011，下肢肿胀 111，股骨头缺血性坏死 110，骨痛 101，膜性肾病 110，慢性肾小球肾炎 101，肾绞痛 110，肾病 101，泌尿道感染 111，前列腺增生 011，急性附睾炎 011，血精 110，冠状动脉肌桥 110，呼吸困难 011，喘息 110，上腹痛 101，腹痛 110，恶心 110，反酸 011，嗳气 101，腹腔积液 110，颈部肿物 110，上肢肿物 011，血尿 111，尿频 110，声嘶 011，发热 110，疲劳 011，下肢水肿 110，糖耐量异常 101，心电图异常 101

	禀赋少阳司天者之易患疾病
女	急性肠炎101，慢性乙型病毒性肝炎011，慢性丙型病毒性肝炎011，脚癣011，念珠菌性外阴阴道炎011，卵巢良性肿瘤011，化疗后骨髓抑制110，再生障碍性贫血101，中度贫血011，继发性贫血011，血小板减少111，桥本甲状腺炎011，甲状腺炎110，糖尿病伴神经系统并发症110，高胰岛素血症011，高胆固醇血症011，脱水011，低钾血症101，抑郁状态101，强迫状态110，躯体化障碍110，疲劳综合征101，周围神经病性震颤110，偏头痛110，血管性头痛110，后循环缺血110，短暂性脑缺血110，枕神经痛101，梨状肌综合征101，上睑下垂110，角膜炎111，角膜上皮损伤110，视网膜动脉供血不足011，远视111，眼眶痛011，急性中耳炎110，咽鼓管炎011，室性心律失常011，心脏扩大110，动脉硬化110，动脉狭窄110，下肢静脉功能不全101，腹股沟淋巴结炎110，颈淋巴结炎110，萎缩性鼻炎011，鼻中隔偏曲101，慢性喉炎011，会厌囊肿110，上呼吸道过敏反应110，慢性支气管炎伴肺气肿110，胸腔积液110，继发龋110，慢性龈炎111，化脓性牙龈炎110，牙列不齐101，口腔感染011，慢性胃窦炎110，十二指肠炎110，胃息肉011，肛周脓肿011，胆管结石110，胆囊炎110，胆汁反流011，慢性胰腺炎110，湿疹样皮炎101，银屑病110，玫瑰糠疹011，脂溢性脱发011，粉刺111，胼胝111，瘢痕疙瘩101，多关节炎110，膝关节退行性病变111，髌骨软骨软化110，关节紊乱101，关节积液101，踝关节痛101，结缔组织病011，脊柱侧弯111，腰椎侧弯101，混合型颈椎病101，脊柱骨关节病110，颈椎间盘突出011，腰椎间盘突出111，腰椎不稳定110，肌肉劳损101，臀肌筋膜炎111，关节风湿病011，神经痛110，慢性肾小球肾炎011，急性肾盂肾炎011，乳房硬结110，前庭大腺炎011，细菌性阴道炎101，慢性外阴阴道炎110，阴道脱垂011，心脏杂音101，喘息110，胸痛011，喘憋011，反酸011，盆腔肿物011，肢体麻木110，尿频011，头晕和眩晕111，头晕101，幻觉101，发热110，疲劳101，出血110，水肿101，盗汗011，消瘦101，颅内占位性病变110

经文中所述"善暴死"，表中示为严重心律失常、心力衰竭，余症亦皆可于表中见到。

四之气，凉乃至，炎暑间化，白露降，民气和平，其病满身重。〔**四之气，凉乃至：**四之气主气太阴，客气阳明燥金，金性凉。**间：**闲，去除。**白露降，民气和平：**白露降，三之气的极热终于过去，凉气雨气至，人体之气和谐平衡，但金气燥土湿，故雨不大如白露。**其病满身重：**四之气阳明燥金合主气太阴湿土，金土相合外燥内湿，故中满身重，即立秋时的典型状态。〕

	禀赋少阳司天四之气阳明燥金者之易患疾病
男	胃肠炎 011，结肠炎 101，幽门螺旋杆菌感染 110，单纯疱疹 110，带状疱疹性神经根炎 011，扁平疣 110，股癣 101，感染性发热 110，直肠恶性肿瘤 110，甲状腺恶性肿瘤 011，淋巴瘤 110，脂肪瘤 011，肝血管瘤 110，营养性贫血 110，骨髓抑制 110，全血细胞减少 110，肾性贫血 111，高纤维蛋白原血症 110，过敏性紫癜 110，紫癜 110，甲状腺功能减退症 110，甲状腺功能亢进症 101，内分泌失调 011，叶酸缺乏症 110，肥胖症 011，低蛋白血症 110，A 族高脂血症 110，高胆固醇血症伴内源性高甘油酯血症 110，低钾血症 101，脑外伤后综合征 111，焦虑障碍 101，强迫状态 011，神经症性障碍 011，早泄 011，帕金森叠加综合征 110，锥体外系综合征 111，癫痫 011，后循环缺血 111，三叉神经痛 101，枕大神经痛 011，痛性周围神经病 110，睑板腺功能障碍 101，泪道阻塞 110，结膜结石 110，角膜上皮脱落 110，视网膜脱离 011，视网膜静脉阻塞 110，可疑青光眼 110，开角型青光眼 101，青光眼 111，眼痛 101，鼓膜炎 111，良性阵发性位置性眩晕 101，听力减退 110，脑出血后遗症 110，周围血管疾病 110，下肢静脉曲张 101，混合痔 110，血栓性外痔 110，支气管炎 110，慢性气管支气管炎 110，慢性支气管炎慢性迁延期 110，肺大疱 110，慢性阻塞性肺病 110，过敏性鼻炎伴哮喘 101，支气管哮喘 110，尘肺 110，肺间质纤维化 110，埋伏牙 011，牙本质龋 011，继发龋 011，牙髓炎 110，牙髓坏死 101，边缘性龈炎 011，牙周脓肿 110，牙冠周脓肿 110，急性冠周炎 110，慢性牙周炎 011，颞下颌关节紊乱病 011，牙列缺损 111，残冠 101，牙槽突不齐 011，颌骨骨髓炎 101，溃疡性口炎 110，唇病 110，口腔肿物 011，反流性食管炎 110，胃溃疡伴出血 110，胃溃疡 110，消化性溃疡 110，慢性胃窦炎 011，糜烂性胃炎 101，胃炎 110，急性阑尾炎 110，阑尾炎 101，单侧腹股沟疝 110，肠痉挛 101，肠道菌群失调 110，肠功能紊乱 110，直肠肿物 110，结肠息肉 011，腹膜炎 110，腹腔感染 011，慢性活动性肝炎 101，肝纤维化 101，脂肪肝 110，慢性肝损害 110，肝肿物 110，胆囊结石伴胆囊炎 101，胆石症 110，胆囊息肉 110，胆汁反流 101，慢性胰腺炎 110，接触性皮炎 110，结节性痒疹 111，湿疹 110，湿疹样皮炎 110，玫瑰糠疹 111，酒渣鼻 101，白癜风 101，脂溢性角化病 110，痛风 110，双侧膝关节骨性关节病 011，重度骨关节病 111，关节肿胀 101，脊柱侧弯 011，腰椎滑脱 110，混合型颈椎病 111，颈椎间盘疾患 110，腰椎间盘突出 110，颈肩综合征 011，颈神经根炎 110，坐骨神经痛 110，腰背痛 101，狭窄性腱鞘炎 011，腱鞘囊肿 011，滑囊炎 101，肩周炎 111，骨刺 110，神经炎 101，下肢疼痛 011，足痛 101，下肢肿胀 110，骨痛 101，肾盂肾炎 110，肾盂积水 111，膀胱结石 110，肾性骨病 111，高血压肾损害 110，前列腺增生 110，附睾-睾丸炎 011，血精 101，附睾囊肿 101，腹痛 110，大便习惯改变 110，排尿困难 011，黏膜出血 011，颈淋巴结肿大 011，下肢水肿 110，CEA 升高 110，肺占位性病变 110
女	肺结核 101，支原体感染 110，慢性乙型病毒性肝炎 110，病毒性结膜炎 110，花斑癣 011，陈旧性肺结核 101，感染 101，淋巴瘤 110，子宫颈上皮内瘤变Ⅲ级（CIN Ⅲ级）011，子宫壁内平滑肌瘤 110，卵巢良性肿瘤 011，缺铁性贫血 110，维生素 C 缺乏性贫血 110，轻度贫血 011，粒细胞缺乏 110，甲状腺结节 110，结节性甲状腺肿 110，慢性甲状腺炎 110，甲状腺炎 101，1 型糖尿病 111，继发性糖尿病性周围神经病变 110，糖尿病性肾病 011，糖尿病性斑点性视网膜病 110，糖尿病性视网膜病变 011，糖尿病性多发性神经病 110，糖尿病伴神经系统并发症 110，卵巢早衰 011，维生素 B_6 缺乏 110，维生素缺乏性周围神经病 110，高同型半胱氨酸血症 101，高胆固醇血症伴内源性高甘油酯血症 110，高脂血症 111，酸中毒 110，高钾血症 110，兴奋状态 101，强

续表

禀赋少阳司天四之气阳明燥金者之易患疾病	
女	迫性障碍 110，咽异感症 101，神经衰弱 011，非器质性睡眠障碍 101，周围神经病性震颤 110，偏头痛 110，眶上神经痛 011，面肌痉挛 101，枕神经痛 110，痛性周围神经病 011，痛性肌痉挛 111，眼睑皮炎 110，眶蜂窝织炎 011，结膜结石 101，角膜上皮脱落 101，视网膜静脉阻塞 110，黄斑前膜 110，耳郭感染 011，咽鼓管功能紊乱 101，风湿性关节炎 111，高血压 110，房性心动过速 110，窦性心律失常 111，心力衰竭 110，下肢动脉闭塞 110，下肢静脉曲张 101，血栓性外痔 110，干燥性鼻炎 110，扁桃体周围蜂窝组织炎 110，慢性喉咽炎 101，声带小结 110，声带炎 011，会厌囊肿 011，支气管炎 110，慢性气管炎 011，慢性支气管炎急性加重期 101，慢性喘息性支气管炎 110，支气管哮喘（急性发作期）110，胸腔积液 110，牙酸蚀病 011，急性牙髓炎 110，急性牙周炎 011，牙面功能异常 110，颞下颌关节紊乱病 101，牙列缺损 110，牙根滞留 101，颌骨骨髓炎 011，干槽症 011，口腔炎 011，喉咽反流 101，应激性溃疡 101，慢性萎缩性胃炎 101，糜烂性胃炎 011，肛周脓肿 110，肛窦炎 011，药物性肝炎 111，药物性肝损害 101，肝炎 110，非酒精性脂肪性肝炎 110，肝损害 011，胆囊结石伴胆囊炎 011，胆石症 011，胆汁反流 101，消化道出血 110，过敏性湿疹 110，接触性皮炎 111，痒疹 101，颜面再发性皮炎 011，泛发性湿疹 101，慢性荨麻疹 101，酒渣鼻 110，瘢痕 111，瘢痕疙瘩 011，红斑狼疮 101，类风湿性关节炎 111，膝关节病 011，膝关节退行性病变 110，腕骨关节病 110，半月板损伤 110，骶髂关节紊乱 110，关节积液 111，踝关节痛 111，腰椎侧弯 110，强直性脊柱炎 101，棘上韧带炎 011，颈椎间盘疾患伴有神经根病 011，颈椎间盘突出 110，椎间盘疾患 101，腰背痛 110，狭窄性腱鞘炎 110，膝关节滑膜炎 110，滑膜炎 110，臀肌筋膜炎 101，跟腱炎 110，腕关节周围炎 011，肌腱炎 110，风湿病 111，神经痛和神经炎 110，下肢肿胀 101，股骨头缺血性坏死 101，骨质增生 101，慢性肾小球肾炎 011，慢性肾病 110，肾结石 101，后天性肾囊肿 110，肾病 110，膀胱炎 101，压力性尿失禁 101，乳腺腺病 011，浆细胞性乳腺炎 011，乳腺增生 111，女性盆腔炎 011，阴道炎 011，慢性外阴阴道炎 110，宫颈息肉 011，子宫复旧不全 011，子宫腔积液 011，闭经 011，胎停育 011，心动过缓 110，心脏杂音 011，呼吸困难 110，胸膜炎 110，胸闷 101，胃痛 111，腹胀 110，腹腔积液 101，大便习惯改变 110，口臭 110，尿潴留 110，头晕 110，急躁 101，头痛 110，急性疼痛 110，瘀斑 101，局部淋巴结肿大 011，多汗症 110，消瘦 011，口干 111，转氨酶升高 111，肺部阴影 111，肝占位性病变 110

四之气阳明燥金之本为在泉之厥阴风木，故此时之气为金、木合主气太阴湿土，男性最易表现为各种肿瘤、增生；女性则向内阴湿转化，表中示为风湿类风湿性关节炎、皮疹、心衰、胎停育、卵巢早衰等。

五之气，阳乃去，寒乃来，雨乃降，气门乃闭，刚木早凋，民避寒邪，君子周密。[**五之气，阳乃去，寒乃来：**五之气客气太阳，主气阳明，金水性寒凉，阳去寒来。**雨乃降：**此时为何降雨？五之气主客气是金水，五之气属秋，阳气开始转化为阴精储存起来，但因厥阴风木在泉的扰动，所以阳气转阴受阻而内里反郁风热，因此阴阳交争形成雨。**刚木：** 少水之木，易被金折。]

禀赋少阳司天五之气太阳寒水者之易患疾病	
男	肠道感染 101，胃肠炎 101，结核病 101，支原体感染 110，隐性梅毒 011，寻常疣 111，股癣 101，疥疮 110，陈旧性肺结核 110，感染性发热 011，脂肪瘤 111，血管瘤 101，肝血管瘤 011，肺结节病 110，甲状腺功能亢进症 101，2 型糖尿病性多发性微血管并发症 110，营养不良 110，高胆固醇血症 111，家族性高胆固醇血症 111，家族性混合性高脂血症 110，低钙血症 101，脱水 101，抑郁发作 101，强迫性障碍 011，神经衰弱 101，神经症性障碍 101，运动障碍 110，锥体外系综合征 111，脑萎缩 110，枕神经痛 111，肋间神经痛 110，周围神经病 101，植物神经功能紊乱 101，睑腺炎 101，倒睫 011，眼睑水肿 111，眼睑肿物 101，翼状胬肉 011，结膜结石 111，角膜溃疡 110，角膜结膜炎 101，干眼症 101，暴露性角膜炎 110，角膜炎 101，视网膜动脉供血不足 110，青光眼 101，屈光不正 011，眼痛 110，化脓性中耳炎 110，特发性突聋 110，耳鸣 110，高血压心脏病 110，房性期前收缩（房性早搏）110，静脉血栓形成 101，下肢静脉曲张 101，静脉曲张 111，内痔 101，混合痔 101，精索静脉曲张 110，下肢静脉功能不全 111，颌下淋巴结炎 011，慢性气管炎 101，慢性喘息性支气管炎 110，咳嗽变异性哮喘 111，哮喘性支气管炎 011，埋伏牙 011，龋病 110，牙本质过敏症 101，牙震荡 011，急性龈炎 011，慢性龈炎 110，龈炎 111，边缘性龈炎 011，急性牙周炎 101，急性冠周炎 101，慢性牙周炎 101，牙周病 111，牙根滞留 011，牙痛 111，口角炎 011，食管炎 110，应激性溃疡 110，慢性萎缩性胃炎 011，反流性胃炎 111，胃痉挛 110，单侧腹股沟疝 110，功能性腹泻 110，肠功能紊乱 101，肛裂 101，肛管炎 110，药物性肝炎 011，肝炎 101，肝囊肿 101，胆囊结石伴胆囊炎 111，胆囊息肉 101，胆管炎 110，胰腺肿物 110，黑便 011，便血 101，消化道出血 101，过敏性皮炎 111，慢性单纯性苔藓（神经性皮炎）110，瘙痒症 101，阴囊湿疹 011，寻常性银屑病 101，银屑病性关节炎 011，慢性荨麻疹 101，粉刺 011，表皮囊肿 011，瘢痕 110，瘢痕疙瘩 011，关节炎 101，双侧膝关节骨性关节病 111，重度骨关节病 101，关节紊乱 101，腰椎滑脱 011，脊髓型颈椎病 110，脊椎病 110，腰椎间盘突出 101，颈肩综合征 011，腰神经根炎 110，神经根炎 101，背痛 101，腱鞘囊肿 011，神经炎 101，老年性骨质疏松 110，骨痛 101，膜性肾病 011，慢性肾小球肾炎 110，肾病综合征 110，肾炎 101，肾绞痛 101，急性前列腺炎 110，龟头包皮炎 110，心动过速 101，鼻出血 011，呃逆 101，上腹痛 011，下腹痛 110，嗳气 111，黄疸 110，腹水 110，颈部肿物 101，腹壁肿物 110，排尿困难 101，头晕和眩晕 011，幻觉 111，黏膜出血 011，蛋白尿 101，肺占位性病变 111
女	支原体感染 101，滴虫性阴道炎 110，扁平疣 101，疣 101，甲癣 110，脚癣 110，真菌感染 101，感染 011，结肠恶性肿瘤 110，血管瘤 111，肝血管瘤 111，痣 011，子宫腺肌瘤 011，脑膜瘤 110，垂体良性肿瘤 111，骨髓抑制 110，贫血 110，中度贫血 011，出血倾向 110，过敏性紫癜 110，血小板减少 110，粒细胞缺乏 011，非毒性单个甲状腺结节 110，慢性甲状腺炎 110，脆性糖尿病 110，2 型糖尿病伴血糖控制不佳 101，低血糖 011，高同型半胱氨酸血症 101，饥饿性酮症 011，焦虑状态 110，躯体化障碍 110，咽异感症 011，神经症性障碍 101，锥体外系综合征 110，后循环缺血 101，三叉神经痛 111，眶上神经痛 111，三叉神经病 110，臀上皮神经卡压综合征（臀上皮神经炎）101，

续表

禀赋少阳司天五之气太阳寒水者之易患疾病	
女	肋间神经炎 110，睑板腺炎 011，眼睑肿物 011，结膜水肿 110，干眼症 110，角膜上皮损伤 011，角膜上皮脱落 110，高眼压症 110，玻璃体积血 110，远视 011，近视 110，屈光不正 111，眼疲劳 110，外耳道炎 011，急性中耳炎 011，前庭性眩晕 101，神经性耳鸣 110，继发性高血压 110，肺栓塞 110，肺动脉高压 110，心房颤动 110，房性期前收缩（房性早搏）110，窦性心律失常 110，颈动脉硬化 110，动脉硬化 011，下肢动脉闭塞 110，下肢血栓性静脉炎 110，静脉曲张 101，出血性内痔 101，下肢静脉功能不全 101，低血压 101，干燥性鼻炎 110，慢性鼻窦炎 011，扁桃体周围蜂窝组织炎 101，咽旁间隙感染 011，上呼吸道过敏反应 101，胸腔积液 101，阻生牙 110，牙本质过敏症 011，慢性牙髓炎 011，慢性根尖牙周炎 110，慢性龈炎 111，化脓性牙龈炎 101，急性牙周炎 101，急性冠周炎 101，侵袭性牙周炎 011，牙周－牙髓联合病变 101，牙体缺损 011，牙列缺损 110，牙痛 110，颊间隙感染 011，口角炎 110，十二指肠球部溃疡 110，消化性溃疡 011，胃息肉 101，胃下垂 101，急性阑尾炎 111，慢性阑尾炎 110，阑尾炎 111，单侧腹股沟疝 011，溃疡性结肠炎 110，肛裂 110，腹腔感染 111，药物性肝损害 101，肝硬化 110，肝炎 110，肝囊肿 101，慢性肝损害 101，胆囊结石伴胆囊炎 011，胆囊结石 011，肝内胆管结石 011，胆囊炎 101，黑便 110，过敏性湿疹 110，刺激性皮炎 110，慢性单纯性苔藓（神经性皮炎）011，寻常性银屑病 110，甲营养不良 011，斑秃 111，脂溢性脱发 011，白癜风 110，红斑狼疮 011，皮肤溃疡 101，痛风 110，多关节病 101，全身性骨关节炎 011，关节肿胀 101，肩关节痛 011，踝关节痛 011，腰椎侧弯 110，腰椎峡部裂 110，混合型颈椎病 011，颈椎间盘突出 101，颈肩综合征 011，腰椎小关节紊乱 101，颈痛 101，背痛 011，肌肉挛缩 110，膝关节滑膜炎 101，踝关节滑膜炎 101，腱鞘炎 110，骨刺 101，肩痛 111，肢体肿物 110，特发性骨质疏松 011，慢性肾炎 110，急性肾盂肾炎 011，输尿管结石 110，泌尿系结石 111，肾性骨病 110，膀胱过度活动症 011，压力性尿失禁 111，乳腺腺病 011，乳腺纤维囊性增生 110，乳痛症 011，乳房肿物 110，宫颈炎性疾病 011，女性盆腔炎 110，阴道炎 101，子宫内膜异位症 011，阴道前壁脱垂 110，卵巢肿物 011，子宫内膜息肉 110，子宫腔积液 110，瘢痕子宫 011，外阴肿物 110，绝经后出血 110，老年性阴道炎 110，胎停育 011，产褥期乳汁淤积 011，妊娠合并甲状腺功能障碍 011，心动过速 110，窦性心动过速 110，喘息 101，呃逆 110，肋软骨痛 110，胸膜炎 101，功能性腹痛 110，嗳气 111，排便困难 110，肢体麻木 110，头皮肿物 011，皮下肿物 101，皮下结节 110，排尿困难 110，尿痛 011，血尿 101，嗅觉障碍 110，急躁 111，虚弱 011，晕厥 101，局部淋巴结肿大 111，体重异常减轻 110，消瘦 111，心肌酶谱异常 011，血脂异常 101，蛋白尿 101，肺部阴影 110，肝占位性病变 110，宫腔占位 011

五之气为在泉厥阴风木中的太阳寒水，合主气阳明燥金，最易致强迫症、焦虑、高血压、眩晕、应激性呼吸道消化道反应、心律失常和腰椎病变，见表中。

终之气，地气正，风乃至，万物反生，霜雾以行。其病关闭不禁，心

痛，阳气不藏而咳。［**终之气：**客气厥阴风木，主气太阳寒水。**地气正：**少阳司天是地气正，厥阴在泉也是地气正，气正指气不是太旺盛，在正中间，不乱跑乱散。厥阴在泉时木气被郁，所以气正。**万物反生：**风木主生，故此时有再生之花木。**其病关闭不禁：**此时易出现漏症，如崩漏、泻泄、老年人遗尿、前列腺炎症或肥大。**霜雾以行：**金水加于风木，雾霾出现。**心痛，阳气不藏而咳：**此处心痛指胃痛，非指心脏病的心痛。风气扰动，冲心则痛，厥阴扰动，肾气不藏，木气旺沿冲脉上冲，冲到肺就咳，冲在中间就胃痛。］

	禀赋少阳司天终之气厥阴风木者之易患疾病
男	支原体感染111，丝状疣101，脚癣101，疖疮011，感染110，肝恶性肿瘤110，淋巴瘤110，白血病011，血管瘤111，肝血管瘤110，营养性贫血110，贫血101，紫癜110，粒细胞缺乏101，甲状腺囊肿110，甲状腺炎011，甲状腺肿物110，糖尿病性背景性出血性视网膜病110，糖尿病性视网膜增厚性视网膜病110，糖尿病性神经根病110，低血糖症011，男性性腺功能低下110，叶酸缺乏症110，维生素缺乏性周围神经病110，高同型半胱氨酸血症110，高胆固醇血症101，混合性焦虑和抑郁障碍011，强迫性障碍101，咽异感症111，疲劳综合征111，非器质性失眠症110，癫痫部分性发作101，神经血管性头痛110，面神经麻痹110，面肌痉挛110，面神经炎011，臀上皮神经卡压综合征（臀上皮神经炎）110，神经麻痹101，痛性周围神经病101，偏瘫110，植物神经功能紊乱011，结膜下出血011，巩膜炎011，角膜上皮损伤011，角膜上皮脱落111，继发性青光眼110，单纯性青光眼110，耵聍栓塞110，慢性化脓性中耳炎101，听力减退101，闭塞性动脉硬化110，动脉狭窄110，大隐静脉曲张110，静脉曲张101，颌下淋巴结炎110，淋巴结炎101，低血压011，慢性阻塞性肺病伴有急性加重110，阻生牙110，牙隐裂011，急性牙髓炎101，慢性牙髓炎110，根尖脓肿110，牙龈脓肿110，急性冠周炎110，复合性牙周炎110，牙体缺损110，牙列缺损101，颌面间隙感染101，胃溃疡伴出血110，胃溃疡101，应激性溃疡101，肠消化不良111，单侧腹股沟斜疝110，肛管炎011，肠上皮化生110，药物性肝炎110，药物性肝损害110，慢性肝炎101，肝炎101，肝病111，肝肿物110，胆管结石110，胆管炎110，上消化道出血110，刺激性皮炎110，丘疹性荨麻疹011，皮炎101，斑秃110，表皮囊肿011，脂溢性角化病110，胼胝110，皮肤干燥症110，半月板损伤011，关节积液111，混合型颈椎病101，颈椎间盘疾患110，椎间盘疾患011，腰痛伴有坐骨神经痛101，腱鞘炎110，滑囊炎111，筋膜炎110，肩周炎101，骨刺110，关节风湿病110，肌痛011，肢体肿物101，骨痛011，慢性肾病011，肾病综合征101，肾盂肾炎110，膀胱炎110，泌尿道感染110，鞘膜积液011，附睾炎101，龟头炎011，心动过速110，心悸101，腹痛101，恶心101，肠胀气101，大便习惯改变110，腹壁肿物110，皮肤肿物101，尿痛101，声嘶101，高热110，疲劳101，肝占位性病变011，肾占位性病变011，肝功能异常101

续表

禀赋少阳司天终之气厥阴风木者之易患疾病
女	肠道感染 110，急性肠炎 101，幽门螺旋杆菌感染 110，慢性丙型病毒性肝炎 111，皮肤真菌感染 101，真菌感染 101，子宫内膜恶性肿瘤 110，白血病 110，血管瘤 011，肝血管瘤 101，垂体良性肿瘤 011，混合性贫血 110，轻度贫血 011，紫癜 101，非毒性单个甲状腺结节 111，桥本甲状腺炎 111，2 型糖尿病性背景性视网膜病 110，糖尿病性视网膜病变 110，糖尿病性低血糖症 101，低血糖症 111，维生素 B_6 缺乏 110，叶酸缺乏症 110，维生素 C 缺乏（抗坏血酸缺乏）110，多种营养元素缺乏 011，高胆固醇血症伴内源性高甘油酯血症 110，高钙血症 110，脱水 110，高钾血症 110，兴奋状态 110，强迫状态 011，咽异感症 110，疲劳综合征 101，肌张力障碍 101，运动障碍 110，三叉神经病 110，面神经麻痹 101，梨状肌综合征 110，肋间神经痛 101，枕大神经痛 110，神经麻痹 110，痛性肌痉挛 101，眼睑水肿 011，结膜出血 110，巩膜炎 110，角膜溃疡 110，浅层点状角膜炎 110，角膜炎 101，老年性白内障 110，后发性白内障 110，眼底出血 110，老视 110，屈光不正 110，眼眶痛 110，耳郭感染 011，耵聍栓塞 011，慢性化脓性中耳炎 110，化脓性中耳炎 110，慢性中耳炎 101，咽鼓管功能紊乱 110，血管性耳鸣 110，神经性耳鸣 101，风湿性心脏病 110，高血压心脏病 110，二尖瓣关闭不全 110，室性自搏 110，下肢动脉栓塞 110，下肢动脉血栓形成 110，下肢深静脉血栓形成 011，下肢静脉曲张 111，大隐静脉曲张 110，血栓性外痔 101，下肢静脉功能不全 111，慢性喉炎 101，慢性喉咽炎 110，声带息肉 111，声带小结 110，上呼吸道过敏反应 110，气管支气管炎 110，咳嗽变异性哮喘 011，过敏性支气管肺疾患 110，呼吸道感染 110，埋伏牙 011，阻生牙 110，牙酸蚀病 101，牙隐裂 101，牙髓坏死 101，急性根尖周炎 110，根尖肉芽肿 110，根尖囊肿 110，根尖周囊肿 011，牙冠周脓肿 110，复合性牙周炎 101，牙体缺损 110，溃疡性口炎 101，口腔感染 101，唇炎 110，舌炎 101，胃溃疡伴出血 011，反流性胃炎 101，胃息肉 111，急性阑尾炎 111，直肠息肉 011，肛管炎 110，结肠息肉 110，慢性活动性肝炎 011，肝硬化 101，肝囊肿 110，胆汁淤积症 111，黑便 101，上消化道出血 011，过敏性湿疹 110，特应性皮炎 110，刺激性皮炎 110，接触性皮炎 101，丘疹性荨麻疹 101，急性荨麻疹 110，口周皮炎 011，表皮囊肿 011，雀斑 011，瘢痕疙瘩 011，粟丘疹 110，原发性双侧膝关节病 110，关节积液 110，肩关节痛 110，踝关节痛 110，脊柱骨关节病 110，腰神经根炎 110，腰骶神经根炎 110，神经根炎 101，颈痛 111，下背肌筋膜炎 110，肌筋膜炎 111，跖筋膜炎 111，冻结肩 110，下肢疼痛 110，足痛 110，特发性骨质疏松 011，骨痛 101，慢性肾盂肾炎 110，肾盂肾炎 110，肾盂积水 011，泌尿系结石 101，肾绞痛 110，肾肿物 111，慢性膀胱炎 110，乳腺炎 011，子宫粘连 011，阴道炎 110，阴道脱垂 110，附件肿物 110，乳汁过少 011，胸膜炎 011，下腹痛 110，胃胀气 110，盆腔肿物 110，口臭 110，过敏性皮疹 101，皮疹 101，颈部肿物 101，上肢肿物 110，下肢肿物 011，皮下肿物 101，痉挛 101，行走困难 101，尿急 101，遗尿 011，尿潴留 110，头晕和眩晕 101，高热 011，全身疼痛 110，颈淋巴结肿大 101，糖耐量异常 111，颅内占位性病变 101，肝占位性病变 110

　　厥阴在泉，风动于下，最易表现为白血病、肝肿瘤、生殖器官疾病、少腹部位疾病、眩晕、反流性胃食管炎等风气上冲，并肾不闭藏之肾病蛋白尿，男性性腺功能低下，女水性能涵木则表现为遗尿。

少阳司天十年气化及药食宜

壬申 壬寅岁	太角 少阳 厥阴	火化二，风化八	上咸寒，中酸和，下辛凉
戊寅 戊申岁	太徵 少阳 厥阴	火化七，风化三	上咸寒，中甘和，下辛凉
甲申 甲寅岁	太宫 少阳 厥阴	火化二，雨化五，风化八	上咸寒，中咸和，下辛凉
庚寅 庚申岁	太商 少阳 厥阴	火化七，清化九，风化三	上咸寒，中辛温，下辛凉
丙寅 丙申岁	太羽 少阳 厥阴	火化二，寒化六，风化三	上咸寒，中咸温，下辛温

由上知，少阳司天合太火太金皆火化七为相火不减，合太土太水火化二为少阳被阴湿寒水所对治，而合太木为何也火化力减？概少阳相火之本质为金郁木，故合太木则越出金郁而火泄，故火化为二；下风木之化以太火之岁风化三为难解，目前试解为木火相合引金来复，故风化三治以辛凉；各岁药食宜上皆咸寒、下除太水岁为辛温余皆为辛凉，说明唯太水能涵木能转木。

少阳司天与不同五运六气禀赋的人群如何相应而易不易发生疾病，可主要参见书末附表 7 中 2016 年一列。

抑其运气，赞所不胜，必折其郁气，先取化源，暴过不生，苛疾不起。故岁宜咸辛宜酸，渗之泄之，渍之发之，观气寒温以调其过，同风热者多寒化，异风热者少寒化，用热远热，用温远温，用寒远寒，用凉远凉，食宜同法，此其道也。有假者反之，反是者病之阶也。〔赞所不胜：赞即帮助，帮助弱方、被胜过方。**故岁宜咸辛宜酸：**咸以治火固肾，辛以去金水复气，酸以补肝体。**渗之泄之，渍之发之：**炎暑则易生湿，故渗之，渗对治湿，火旺者开泄之。渍之是养阴生津，同时又敛。发之，少阳是郁火，要加辛药开发。**同风热者多寒化，异风热者少寒化：**体质风热盛者遇岁气之热风，成上盛下虚，下焦寒化，用药以寒；体质非风热者，略用寒凉即可。〕

帝曰：善。太阴之政奈何？

岐伯曰：__丑未之纪也__。[太阴之政：太阴湿土司天之年，配的运均为不及。丑未之纪：年支逢丑逢未的年份，都是太阴湿土司天之年。六十甲子年中，年支丑未属于太阴湿土司天者计有丁丑、丁未、癸丑、癸未、己丑、己未、乙丑、乙未、辛丑、辛未十年。]

太阴 少角 太阳 清热胜复同，同正宫。丁丑 丁未 其运风清热。

少角^{初正} 太徵 少宫 太商 少羽^终。

太阴 少徵 太阳 寒雨胜复同。癸丑 癸未 其运热寒雨。

少徵 太宫 少商 太羽^终 太角^初。

岁少木太阴司天太阴在泉，春之客气为厥阴、少阴，合岁运少木之金郁木，则春多风，风盛金复为清，火复母仇来克金为热，此自春至秋四之气间的气象变动。

岁少火太阴司天太阳在泉，春之客气厥阴少阴，合岁运少火之水郁火，则春多郁热，热盛水复为寒，土复母仇来克水为雨，此自春至秋四之气间的气象变动。

太阴 少宫 太阳 风清胜复同，同正宫。己丑太一天符 己未太一天符 其运雨风清。

岁少土太阴司天太阳在泉，运气相合转运为正宫正土，岁运少土与司天太阴、地支丑之五行性均为土，故为太一天符之年。自春至秋，先多雨，继而风气来复，再而子复母仇金来克木成清气。冬则寒。

少宫 太商 少羽^终 少角^初 太徵。

太阴 少商 太阳，热寒胜复同。乙丑 乙未 其运凉热寒。

少商 太羽^终 太角^初 少徵 太宫。

太阴 少羽 太阳 雨风胜复同，同正宫。辛丑同岁会 辛未同岁会 其运

寒雨风。

少羽^终 少角^初 太徵 少宫 太商。

此太阴司天之政的五年，春天的气候皆依岁运而化，即岁运虽皆为不及之运，但春天却依运生相应的如同运太过时的气候。可能是因为太阴司天之时，初之气主客同是厥阴，二之气主客同是少阴，此二间气时段皆易生复气金水，成金木同在、火水同在，而究竟气候取决于谁，便由岁运之五行本性来定了。

凡此太阴司天之政，气化运行后天，阴专其政，阳气退辟，大风时起，天气下降，地气上腾，原野昏霧，白埃四起，云奔南极，寒雨数至，物成于差夏。〔太阴司天之政：上一年的阳明在泉不退位，至少延至二之气少阴君火才退位，此之证据为即便是太阴司天之年的冬天出生的（禀赋有上一年的在泉阳明），其脸皆方。阴专其政：太阴司天太阳在泉都属阴，所以阴专其政，阳气退避。天气下降，地气上腾：阳气被抑而下降，地气过盛而弥天。云奔南极：南方地气热，能与阴合成雨。物成于差夏：后延，晚熟，晚荣之意。〕

大风时起

上半年太阴司天合不退位之阳明，木被金土抑，木气抗争时会出现大风。据 1956 ～ 2016 年六十年北京地区气象资料统计结果，太阴司天全年的平均风力最强，尤其上半年，超过了太木。风太大为怒，若风木未被压抑，也不会太强，因为风性散，就像盖住锅盖水温才能更高，风同此理。所以左关脉盛大时，一定不能只清肝，还须开金气、化湿气、温肾寒，因这是憋住肝的三个条件。中风的治疗也一样，不能只是清肝，单用疏肝丸、加味逍遥丸都不行，还须宣肺。

民病寒湿腹满，身膜愤，胕肿痞逆，寒厥拘急。湿寒合德，黄黑埃昏，流行气交，上应镇星、辰星。其政肃，其令寂，其谷黅玄。[腹满，身膜愤，胕肿痞逆，寒厥拘急：水金土郁木于内则满胀，气郁在心口叫痞。逆，手足逆冷。寒湿阴气过重，木气抗争，导致手足逆冷和拘急。湿寒合德，黄黑埃昏：黄是土湿，黑是水寒；埃昏，尘雾，弥漫昏蒙、不清楚。上应镇星、辰星：镇星是土星，辰星是水星。其政肃：肃是金政，所以太阴湿土司天有金气旺，太阴湿土司天禀赋的人，都是方圆脸，方脸是金，圆是土。其令寂：土性静，水性寂。寂，毫无动象，亦无欲动之机。]

故阴凝于上，寒积于下，寒水胜火，则为冰雹，阳光不治，杀气乃行。故有余宜高，不及宜下，有余宜晚，不及宜早，土之利，气之化也，民气亦从之，间谷命其太也。[故阴凝于上：太阴司天有金气，所以阴凝。若太阴司天加上主气木火，就是散，所以阴凝于上必定要有金的作用。寒积于下：太阳寒水在泉，加上主气的秋冬之气，故寒积于下。寒水胜火，则为冰雹：如果只有寒水没有火，形不成冰雹，必须水火同在且寒水胜过火，才有冰雹。故冰雹生于夏而非生于冬。间谷命其太：与四个间气相应的谷物为木火燥性，对治此岁寒湿太过之弊。]

故有余宜高，不及宜下，有余宜晚，不及宜早。

西北之地、禀赋太土之人为土有余，宜升散化邪，且待时气之土到来之后；东南之地、禀赋土气不足之人，为土不及，宜降逆固下，且待时气之土到来之前。

太阴司天主政之岁，其气化影响必然会留在当岁孕育、出生的人的先天体质中，从此岁冬（11月1日～次年1月20日大寒）出生者出生后之共同易患疾病，即可印证其胎孕期天地气化所致的易患疾病（具体研究材料及方法见书末附篇二）。

太阴司天太阳在泉禀赋者之易患疾病	
男	支原体感染，结缔组织病，椎间盘疾患，慢性肾盂肾炎，扁平疣，肝血管瘤，痣，膀胱肿瘤，糖尿病性前期肾病，糖尿病伴血糖控制不佳，肾上腺肿物，维生素缺乏性周围神经病，高胆固醇血症伴内源性高甘油酯血症，低钠血症，偏执状态，椎基底动脉供血不足，面神经麻痹，上睑下垂，角膜上皮损伤，眼底出血，继发性青光眼，外耳道湿疹，神经性耳鸣，出血性内痔，急性牙髓炎，慢性龈炎，龈乳头炎，复合性牙周炎，颌骨骨髓炎，喉咽反流，溃疡性直肠炎，药物性肝损害，肝硬化，胆囊结石伴胆囊炎，脂溢性湿疹，接触性皮炎，痒疹，激素依赖性皮炎，寻常性银屑病，酒渣鼻，脂溢性角化病，多关节病，髌骨软骨软化，半月板损伤，脊柱侧弯，神经根病，狭窄性腱鞘炎，腰背部筋膜炎，神经痛和神经炎，肾病综合征，肾炎，膀胱结石，膀胱炎，前列腺囊肿，包皮过长，龟头炎，嗳气，脾大，头皮肿物，震颤，头晕和眩晕，糖耐量异常，血糖升高，血脂异常，肝占位性病变
女	支原体感染，结缔组织病，椎间盘疾患，慢性肾盂肾炎，单纯疱疹，病毒性皮疹，慢性乙型病毒性肝炎，带状疱疹后遗症，肝恶性肿瘤，慢性甲状腺炎，2型糖尿病性多发性神经病，低血糖，脚气病，高甘油三酯血症，偏执性反应，咽异感症，神经官能症，帕金森病，老年性脑萎缩，后循环缺血，梨状肌综合征，肋间神经炎，末稍神经退行性改变，睑板腺囊肿，睑缘炎，结膜出血，浅层点状角膜炎，晶体混浊，视网膜出血，单纯性青光眼，慢性化脓性中耳炎，前庭周围性眩晕，房性心动过速，室性自搏，血栓性外痔，淋巴回流障碍，鼻炎，萎缩性鼻炎，扁桃体周围蜂窝组织炎，上呼吸道过敏反应，肺不张，牙髓炎，侵袭性牙周炎，牙龈出血，颌面间隙感染，消化性溃疡伴出血，肠功能紊乱，自身免疫性肝炎，胆汁淤积症，颜面再发性皮炎，变应性荨麻疹，斑秃，单侧膝关节骨性关节病，关节病，骶髂关节紊乱，髋关节痛，腰椎关节强硬，尾骨痛，腰背肌筋膜炎，骨刺，关节风湿病，肢体肿物，老年性骨质疏松，IgA肾病，肾小球肾炎，泌尿系结石，后天性肾囊肿，肾病，膀胱过度活动症，压力性尿失禁，输卵管炎，慢性外阴炎，阴道溃疡，盆腔积液，产后即时出血，窦性心动过缓，盆腔痛，口臭，头部肿物，皮下肿物，排尿困难，急躁，声嘶，嗜睡，CA199升高，子宫颈标本异常

太阴司天太阳在泉之政，上一年在泉之阳明燥金不退位，上半年合太阴湿土成寒湿郁杀木火、怒风时起，"民病寒湿腹满，身膜愤，胕肿痞逆，寒厥拘急"，木火被郁于肝中，则有"血溢筋络拘强，关节不利，身重筋萎，温厉"。胎孕于此时者，上表所示易患疾病为偏执，男湿疹、酒渣鼻，女荨麻疹、多部位囊肿物、肝脏良/恶肿瘤、肝胆微生物感染或自身免疫病肝硬化、消化道溃疡出血、多种关节病、糖尿病、多种眼病等。

下半年寒气为主，使人下焦阴寒，兼木火来复于下。验证于胎孕期禀此者之易患疾病，即多种腰膝髋关节病，骨质疏松、骨软化，肾炎、肾病、膀胱炎、尿失禁或排尿困难，前列腺炎，外生殖器官炎症，高脂血症等。

初之气，地气迁，寒乃去，春气正，风乃来，生布万物以荣，民气条舒，风湿相薄，雨乃后。民病血溢，筋络拘强，关节不利，身重筋痿。〔初之气，地气迁：初之气主客气均为厥阴，初之气由上年终之气阳明迁过来。**春气正：**主客气均为厥阴风木，木性正直。然此风木受司天太阴湿土之制，故无扰动之害而言"春气正"。**风湿相薄：**"薄"通"搏"，主客气两个风木加太阴司天，出现风湿相搏。**雨乃后：**初之气早春形不成雨，主客气均为厥阴，湿气被风散开了，要二之气时火胜水复才可以出现雨。**民病血溢：**风木主营血，湿土加风木，在血液和营分，不会太深层。**筋络拘强，关节不利：**筋络拘强、强直、僵直，筋痿是风湿相搏的表现，关节为筋聚之处，故关节不利。〕

身重筋痿

身重是湿，湿滞于筋则筋痿。《生气通天论》云："因于湿，首如裹，湿热不攘，大筋緛短，小筋弛长，緛短为拘，弛长为痿。"小筋，为肌肉里的筋络，如神经纤维。

禀赋太阴司天初之气厥阴风木者之易患疾病
男	肠道感染 101，结肠炎 011，沙眼 110，慢性丙型病毒性肝炎 011，甲癣 011，脚癣 110，感染性发热 011，肝血管瘤 011，缺铁性贫血 011，过敏性紫癜 011，白细胞减少 011，肺结节病 110，淋巴结结节病 110，甲状腺功能减退症 011，甲状腺功能亢进症 101，1 型糖尿病 011，糖尿病性增殖性视网膜病 110，糖尿病性周围血管病 110，低血糖症 110，糖耐量受损 111，营养不良 110，维生素 C 缺乏（抗坏血酸缺乏）110，高同型半胱氨酸血症 110，脱水 011，低钾血症 011，偏执状态 111，兴奋状态 110，抑郁发作 011，抑郁状态 011，复发性抑郁障碍 011，广泛性焦虑障碍 011，神经衰弱 110，非器质性失眠症 110，帕金森病 110，神经血管性头痛 110，短暂性脑缺血发作 101，面神经麻痹 011，神经麻痹 011，周围神经病 011，睑板腺功能障碍 011，眼睑肿物 011，结膜下出血 101，角膜结膜炎 101，暴露性角膜炎 011，视网膜分支静脉阻塞 110，缺血性视神经病变 110，眼疲劳 101，视物模糊 101，眼痛 111，急性外耳道炎 111，慢性中耳炎 011，咽鼓管炎 011，继发性高血压 101，冠心病 011，心脏瓣膜病 110，阵发性心房颤动 110，肾动脉狭窄 110，肢体动脉硬化 110，静脉曲张 011，颈淋巴结炎 011，慢性气管炎 011，慢性阻塞性肺病伴有急性加重 110，慢性阻塞性肺疾病 111，胸腔积液 011，牙本质龋 110，根尖脓肿 110，牙周脓肿 011，牙龈脓肿 110，牙周病 110，牙龈出血 110，牙列不齐 011，颊间隙感染 101，颌面间隙感染 101，结肠功能紊乱 011，直肠息肉 101，慢性胰腺炎 110，消化道出血 111，刺激性皮炎 011，皮炎 011，玫瑰糠疹 011，

	禀赋太阴司天初之气厥阴风木者之易患疾病
男	荨麻疹 011，类风湿性关节炎 011，多关节炎 011，多关节病 110，膝关节退行性病变 110，双侧膝关节骨性关节病 111，关节痛 011，踝关节痛 101，风湿性多肌痛 110，脊柱侧弯 011，腰椎间盘突出 011，臂丛神经炎 110，神经根炎 011，坐骨神经痛 011，腰痛 011，肌筋膜炎 011，膝关节滑膜炎 101，腱鞘囊肿 011，滑囊炎 011，跖筋膜炎 011，肩周炎 011，风湿病 011，关节风湿病 101，肩痛 110，足痛 101，慢性肾病 110，膀胱炎 101，膀胱过度活动症 110，尿道狭窄 110，泌尿道感染 011，前列腺囊肿 011，男性不育症 011，咳嗽 011，呃逆 110，胸膜炎 101，胃痛 011，下腹痛 011，功能性腹痛 011，呕吐 110，反酸 101，大便习惯改变 111，上肢肿物 011，行走困难 011，血尿 011，眩晕 011，高热 110，乏力 011，疲劳 110，糖耐量异常 111，PSA 升高 110，肝功能异常 011
女	肠道感染 101，胃肠炎 011，沙眼 101，带状疱疹性神经根炎 011，扁平疣 101，慢性丙型病毒性肝炎 111，病毒性结膜炎 110，脚癣 101，体癣 101，念珠菌性阴道炎 101，螨性皮炎 011，脂肪瘤 101，脑膜瘤 110，营养性贫血 011，中度贫血 101，血小板增多 101，结节病 110，慢性甲状腺炎 011，甲状腺炎 011，2 型糖尿病 110，糖尿病性神经根病 110，糖尿病伴神经系统并发症 110，高泌乳素血症 011，脚气病 110，高脂血症 110，偏执状态 111，复发性抑郁障碍 011，强迫状态 011，咽异感症 110，神经症性障碍 011，非器质性失眠症 110，精神障碍 011，锥体外系综合征 101，癫痫 110，椎基底动脉供血不足 101，短暂性脑缺血 011，失眠 011，睡眠障碍 011，三叉神经痛 101，面肌痉挛 011，肋间神经痛 101，周围神经病 011，眼睑皮炎 011，睑板腺功能障碍 011，泪道狭窄 101，睑裂斑 011，结膜结石 110，结膜出血 110，白内障 011，高血压性视网膜病变 110，开角型青光眼 110，近视 011，眼痛 101，外耳道湿疹 011，化脓性中耳炎 111，咽鼓管炎 011，眩晕综合征 011，耳痛 101，冠心病 011，心房颤动 110，阵发性心房颤动 110，室性自搏 011，室性心律失常 110，脑梗死 011，颈动脉硬化 110，下肢静脉炎 110，颈淋巴结炎 101，低血压 101，鼻炎 011，慢性鼻咽炎 110，慢性咽炎 011，鼻息肉 111，声带息肉 011，慢性支气管炎 011，慢性支气管炎慢性迁延期 110，过敏性支气管肺疾患 110，阻生牙 101，牙酸蚀病 011，牙隐裂 011，牙根纵裂 110，急性冠周炎 101，咬合创伤 110，颊间隙感染 011，口腔肿物 011，舌炎 101，反流性食管炎 111，胃溃疡 011，慢性萎缩性胃炎 011，反流性胃炎 110，急性阑尾炎 011，慢性阑尾炎 101，肠梗阻 111，肝囊肿 011，胆囊结石伴胆囊炎 011，急性胆囊炎 111，急性胰腺炎 110，脂溢性皮炎 011，过敏性皮炎 011，结节性痒疹 110，瘙痒症 110，颜面再发性皮炎 011，泛发性湿疹 011，外阴湿疹 101，荨麻疹 011，斑秃 110，脱发 110，酒渣鼻 011，皮脂腺囊肿 110，炎症后色素沉着过度 011，胼胝 111，瘢痕疙瘩 011，红斑狼疮 011，多关节炎 011，关节炎 011，多关节病 110，全身性骨关节炎 101，关节病 110，膝关节游离体 110，腰椎侧弯 111，棘上韧带炎 011，椎动脉型颈椎病 110，脊柱骨关节病 101，颈椎间盘突出 111，腰椎间盘突出 011，腰椎小关节紊乱 101，颈痛 111，背痛 111，肌肉劳损 111，臀肌筋膜炎 011，筋膜炎 011，纤维织炎 011，骨质疏松 011，股骨头缺血性坏死 110，膜性肾病 110，肾病综合征 011，肾盂积水 101，输尿管结石 110，泌尿系结石 011，肾性骨病 111，膀胱炎 101，泌尿道感染 011，压力性尿失禁 110，子宫内膜炎 111，女性盆腔炎 101，前庭大腺脓肿 011，细菌性阴道炎 110，宫颈息肉 011，排卵期出血 011，胎停育 011，产褥期乳汁淤积 011，妊娠合并贫血 011，心动过速 101，咳嗽 110，鼾症 011，肋软骨炎 011，胸膜炎 110，呕吐 110，脾大 111，皮肤肿物 011，痉挛 110，尿急 011，尿频 101，眩晕 110，声嘶 101，疼痛 011，晕厥 101，局部水肿 110，糖耐量异常 011，血糖升高 101，肺占位性病变 110，肝占位性病变 011，甲状腺功能异常 011

经文所述"筋络拘强"等病，表中即癫痫、帕金森、面神经麻痹、痉挛、类风湿性关节炎、风湿性多肌痛、脊柱及筋膜病变等。

二之气，大火正，物承化，民乃和，其病温厉大行，远近咸若，湿蒸相薄，雨乃时降。〔二之气：主客均为少阴，火热极盛而主令，其令无有扰乱故称正，合司天太阴湿土，形成湿热。〕

其病温厉大行，远近咸若。

两个少阴火，引金水来强复，阴杀阳争、风温流动，形成温厉。若逢运上是火，形不成温厉；若逢运是阴性的少木等，则必然形成温厉。传染病的形成，须有足够的阴邪抑住木火，才能形成郁热。阴邪如果力量不足，郁不住阳气，温厉便无法形成。

禀赋太阴司天二之气少阴君火者之易患疾病	
男	结肠炎 011，丹毒 011，幽门螺旋杆菌感染 101，带状疱疹性神经根炎 011，病毒性结膜炎 110，头癣 110，疥疮 101，感染性发热 110，肝恶性肿瘤 110，膀胱恶性肿瘤 110，紫癜 101，甲状腺炎 011，糖尿病性视网膜病变 110，糖尿病性多发性神经病 110，糖尿病性神经根病 110，糖尿病足 110，叶酸缺乏症 110，维生素 B 缺乏性周围神经病 110，高同型半胱氨酸血症 011，低蛋白血症 110，高胆固醇血症伴内源性高甘油酯血症 110，高脂血症 011，低钾血症 011，轻度认知障碍 111，偏执状态 011，焦虑状态 011，躯体化障碍 011，咽异感症 011，神经衰弱 011，非器质性睡眠障碍 110，精神障碍 111，锥体外系综合征 101，血管性头痛 110，失眠 011，睡眠障碍 011，植物神经功能紊乱 011，睑腺炎 011，睑缘炎 111，眼睑肿物 011，结膜出血 101，虹膜睫状体炎 111，白内障 101，眼底出血 110，视物模糊 101，神经性耳鸣 011，高血压 011，高血压心脏病 110，冠心病 011，室性期前收缩 110，室性心律失常 110，心脏扩大 110，脑梗死 110，下肢动脉血栓形成 110，出血性内痔 011，下肢静脉回流障碍 110，肺间质纤维化 110，呼吸道感染 011，牙本质龋 110，牙髓炎 011，急性牙髓炎 101，牙髓坏死 110，牙周 – 牙髓联合病变 101，残根 011，牙痛 011，颌面间隙感染 101，口角炎 011，反流性食管炎 011，喉咽反流 011，胃溃疡伴出血 110，应激性溃疡 111，反流性胃炎 111，肠消化不良 101，胃息肉 111，胃痉挛 011，食管裂孔疝 111，溃疡性结肠炎 011，功能性腹泻 111，直肠息肉 111，肛管炎 011，腹腔感染 111，慢性活动性肝炎 101，肝纤维化 011，胆囊结石伴慢性胆囊炎 110，上消化道出血 111，胃肠功能紊乱 011，过敏性皮炎 011，玫瑰糠疹 110，荨麻疹 011，皮脂腺囊肿 101，胂胀 111，皮肤溃疡 011，双侧膝关节骨性关节病 110，关节积液 111，肩关节痛 011，踝关节痛 111，系统性红斑狼疮 110，后

续表

禀赋太阴司天二之气少阴君火者之易患疾病
男 天性腰椎滑脱 110、棘上韧带炎 011、混合型颈椎病 111、椎间盘疾患 110、腰背痛 011、腰背肌筋膜炎 011、背痛 011、肌筋膜炎 011、跖筋膜炎 101、肩周炎 011、肌痛 101、骨质疏松伴有病理性骨折 110、骨质疏松 011、IgA 肾病 011、慢性肾炎 011、肾结石 011、慢性膀胱炎 110、泌尿道感染 011、龟头包皮炎 110、精囊炎 101、血精 101、心动过速 011、心悸 011、咯血 110、下腹痛 101、吞咽困难 101、口臭 011、上肢肿物 011、痉挛 011、排尿困难 101、尿频 011、头晕 011、声嘶 011、疼痛 111、乏力 011、颅内占位性病变 011、肾占位性病变 011
女 肺结核 101、丹毒 101、病毒性皮疹 011、陈旧性肺结核 110、感染性发热 110、子宫腺肌瘤 011、垂体良性肿瘤 011、维生素 C 缺乏性贫血 101、全血细胞减少 110、紫癜 011、血小板减少 011、粒细胞缺乏 110、非毒性多个甲状腺结节 011、糖尿病性神经根病 110、糖尿病性低血糖症 110、卵巢雄激素分泌过多 011、饮食性硒缺乏 011、多种营养元素缺乏 011、肥胖 011、高脂血症 011、酸中毒 110、焦虑性抑郁症 110、强迫性障碍 111、躯体化障碍 110、咽异感症 101、后循环缺血 101、失眠 011、睡眠障碍 011、眶上神经痛 110、面神经麻痹 101、枕神经痛 111、梨状肌综合征 110、痛性肌痉挛 101、眼睑脓肿 011、眼睑水肿 110、眶蜂窝织炎 011、暴露性角膜炎 101、角膜上皮脱落 101、黄斑变性 011、玻璃体脱离 110、视觉障碍 110、急性外耳道炎 110、慢性中耳炎 110、咽鼓管炎 101、鼓膜炎 011、良性阵发性位置性眩晕 011、耳痛 011、冠心病 011、心房颤动 110、窦性心律失常 011、心律失常 011、脑梗死 011、下肢静脉功能不全 011、腹股沟淋巴结炎 011、气管支气管炎 110、肺气肿 110、慢性阻塞性肺病伴有急性加重 110、慢性阻塞性肺病 110、慢性阻塞性肺疾病 110、胸腔积液 011、阻生牙 101、牙髓坏死 011、牙冠周脓肿 111、复合性牙周炎 011、牙面功能异常 011、牙槽突不齐 011、颌面间隙感染 101、十二指肠球部溃疡 011、慢性浅表性胃炎 101、阑尾炎 110、功能性腹泻 011、胆汁反流 011、急性胰腺炎 110、慢性单纯性苔藓（神经性皮炎）110、痒疹 110、扁平苔藓 011、慢性荨麻疹 011、粉刺 011、皮肤干燥症 011、瘢痕 011、痛风 110、关节病 111、髌骨软骨软化 011、踝关节痛 101、血栓性微循环病 110、结缔组织病 110、混合型颈椎病 101、颈肩综合征 011、颈痛 011、第三腰椎横突综合征 011、腰背肌筋膜炎 011、背痛 011、肌筋膜炎 111、狭窄性腱鞘炎 011、冻结肩 110、骨刺 110、肌痛 110、脂膜炎 110、下肢疼痛 101、慢性肾炎 101、乳头炎 011、乳腺增生 101、子宫内膜异位症 011、阴道前壁脱垂 110、卵巢囊肿 011、外阴白斑 101、先天性白内障 011、咳嗽 011、喘息 101、鼾症 011、恶心 110、盆腔肿物 110、大便习惯改变 101、上肢肿物 011、皮下肿物 101、皮下结节 011、行走困难 011、尿潴留 110、幻觉 101、肢体无力 110、转氨酶升高 011

"湿蒸相薄"，于表中显为各种微生物感染性炎症，尤其是人体中上部位的各种炎症，泌尿系炎症，火过盛则水来复伤心肺，表中显为心律失常、咳喘。

三之气，天政布，湿气降，地气腾，雨乃时降，寒乃随之。感于寒湿，则民病身重胕肿，胸腹满。〔三之气：主气少阳、太阴湿土司天。天政布：指太阴之气，在正位上得令。**湿气降，地气腾，雨乃时降，寒乃随之：**湿气下降，地之阳气凝而上腾，与湿土气合而雨生，寒气随之。三之气进入夏天，湿土主令，降雨增多，气候不会太热，而且出现寒。夏天往往是北方最热，而非南方最热，因为南方多雨水，热气一蒸湿气上腾，很快就降雨降温，所以不太热。而北方经常是燥热，南方如果逢少雨的年份则过热。]

禀赋太阴司天三之气者之易患疾病	
男	肠道感染 101，感染性腹泻 101，单纯疱疹 110，病毒性疣 101，感染 011，肝恶性肿瘤 110，缺铁性贫血 011，出血倾向 101，甲状腺肿物 011，糖尿病性神经根病 110，糖尿病伴神经系统并发症 110，肾上腺肿物 110，肥胖 011，低蛋白血症 110，低钙血症 011，酸中毒 110，低钾血症 011，精神分裂症 011，复发性抑郁障碍 101，焦虑障碍 101，疲劳综合征 110，非器质性失眠症 110，非器质性睡眠障碍 101，神经血管性头痛 110，三叉神经痛 101，三叉神经病 110，植物神经功能紊乱 101，睑腺炎 110，睑板腺功能障碍 011，结膜结石 110，干眼症 011，角膜上皮脱落 101，视网膜动脉供血不足 011，开角型青光眼 101，青光眼 110，视野缺损 110，视觉障碍 011，急性外耳道炎 110，咽鼓管炎 101，耳鸣 011，高血压肾脏病 101，继发性高血压 011，冠心病 011，心肌病 101，心力衰竭 111，动脉硬化 011，动脉粥样硬化 110，动脉狭窄 110，下肢血栓性静脉炎 110，静脉曲张 011，下肢静脉阻塞 110，气管支气管炎 110，慢性气管炎 011，过敏性鼻炎伴哮喘 110，尘肺 110，龋病 011，牙髓炎 011，急性牙周炎 110，牙周脓肿 110，牙龈增生 110，牙列不齐 110，牙面功能异常 011，牙槽突不齐 110，口腔炎 110，食管反流 110，胃溃疡伴出血 011，胃溃疡 011，应激性溃疡 011，反流性胃炎 110，消化不良 011，肠消化不良 111，胃息肉 011，胃痉挛 011，慢性阑尾炎 101，便秘 110，肛管炎 110，腹腔感染 101，药物性肝损害 011，脂肪肝 011，肝肿物 011，胆囊结石伴胆囊炎 110，胆囊结石 110，胆管结石 110，胆石症 110，急性胆囊炎 110，刺激性皮炎 110，结节性痒疹 011，痒疹 101，皮炎 110，湿疹 110，寻常性银屑病 110，慢性荨麻疹 011，皮脂腺囊肿 011，痱子 011，关节紊乱 111，腰椎滑脱 110，后天性腰椎滑脱 110，强直性脊柱炎 101，神经根型颈椎病 110，脊柱骨关节病 011，神经根炎 011，腰痛伴有坐骨神经痛 011，腰背痛 011，肩周炎 110，跟骨骨刺 110，神经痛和神经炎 110，神经炎 011，肩痛 011，下肢疼痛 110，肢体肿物 111，慢性肾炎 011，肾炎 011，尿毒症 110，肾绞痛 011，肾肿物 110，龟头包皮炎 101，多囊肾 011，心动过速 011，心悸 011，胸膜炎 110，胸闷 111，上腹痛 101，腹痛 011，嗳气 110，过敏性皮疹 110，震颤 110，痉挛 101，尿频 011，幻觉 011，出血 011，颈淋巴结肿大 011，口干 011，肺部阴影 101
女	支原体感染 110，慢性乙型病毒性肝炎 011，病毒性结膜炎 110，脚癣 011，真菌性外耳道炎 011，念珠菌性外阴阴道炎 011，念珠菌病 011，甲状腺恶性肿瘤 110，非霍奇金淋巴瘤 110，白血病 011，子宫颈良性肿瘤 110，重度贫血 011，肺结节病 110，甲状腺功能减退症 101，桥本甲状腺炎 011，甲状腺炎 011，糖耐量受损 101，维生素 B_6 缺乏 110，维生素 C 缺乏（抗坏血酸缺乏）011，维生素 C 缺乏后遗症 110，家族性混合性高脂血症 110，低钙血症 110，偏执状态 110，抑郁发作 111，抑郁状态 011，焦虑状态 111，疲劳综合征 011，不安腿综合征 110，失眠 011，梨状肌综合征 101，结膜结石

续表

	禀赋太阴司天三之气者之易患疾病
女	110、浅层点状角膜炎 011、角膜云翳 110、角膜上皮损伤 110、后发性白内障 110、白内障 011、黄斑裂孔 110、玻璃体积血 110、近视 011、屈光不正 101、咽鼓管功能紊乱 111、良性阵发性位置性眩晕 011、前庭性眩晕 101、神经性耳鸣 101、高血压 011、心包积液 110、心脏瓣膜病 110、房性期前收缩（房性早搏）101、肢体动脉硬化 110、眼底动脉硬化 101、下肢深静脉血栓形成 011、混合痔 011、慢性喉炎 110、慢性喉咽炎 101、咽旁间隙感染 011、慢性支气管炎急性加重期 011、牙隐裂 011、急性牙髓炎 110、牙周–牙髓联合病变 011、牙龈出血 101、牙面功能异常 011、胃溃疡伴出血 011、应激性溃疡 110、慢性浅表性胃炎 011、胃十二指肠炎 011、肠消化不良 110、胃酸过多 110、肛裂 110、肛瘘 110、肛管炎 011、肠上皮化生 111、药物性肝损害 101、肝病 111、肝损害 011、慢性肝损害 011、胆囊结石伴胆囊炎 101、胆管结石 011、胆汁反流 011、黑便 110、刺激性皮炎 110、接触性皮炎 110、瘙痒症 110、湿疹样皮炎 111、寻常性银屑病 110、扁平苔藓 101、酒渣鼻 110、皮脂腺囊肿 101、皮肤干燥症 111、皮肤溃疡 110、关节病 110、膝关节痛 101、脊柱侧弯 101、强直性脊柱炎 011、棘上韧带炎 110、腰椎不稳定 110、腰神经根炎 110、腰痛伴有坐骨神经痛 111、腰痛 110、滑膜炎 011、骨刺 110、关节风湿病 011、下肢肿胀 110、特发性骨质疏松 110、老年性骨质疏松 110、骨痛 101、慢性肾炎 110、肾病综合征 111、肾结石 110、泌尿系结石 101、高血压肾损害 110、浆细胞性乳腺炎 011、阴道脱垂 011、阴道前壁脱垂 110、外阴肿物 101、排卵期出血 011、呼吸困难 011、喘息 011、功能性腹痛 110、恶心 110、腹胀 101、排便困难 101、面部肿物 011、腹壁肿物 011、上肢肿物 110、排尿困难 110、头痛 011、多汗症 011、盗汗 011、转氨酶升高 011、CA125 升高 011、肝占位性病变 011、肾占位性病变 011

夏季受寒湿之诸病，于表中显示为湿性皮肤病、肠道炎症、神经根炎、睑腺炎，尤其是病毒、支原体、真菌类阴湿性微生物感染（女性尤易患）。

四之气，畏火临，溽蒸化，地气腾，天气否隔，寒风晓暮，蒸热相薄，草木凝烟，湿化不流，则白露阴布，以成秋令。民病腠理热，血暴溢疟，心腹满热胪胀，其则胕肿。〔**四之气，畏火临：**畏火指少阳相火。四之气客气少阳，主气太阴湿土，有湿和郁火。**寒风晓暮，蒸热相薄：**在泉太阳寒水、主气太阴湿土、客气少阳相火，寒湿郁弱火，白天阴阳之气相对平衡故无风，而蒸热如火上之锅内；早晨风木旺则风起，晚上是少阳被抑郁而抗争形成风，但均因阳弱而成寒风。**草木凝烟，湿化不流：**草木的水分在白天经热气蒸腾为水雾，又被阴性力量压制，不会很快散掉，出现草木周围雾气浓密像烟气的现象，如白露。湿化不流，形不成雨。**民病腠理热，血暴溢**

疟，心腹满热胕胀，甚则胕肿：四之气主气太阴客气少阳，太阳寒水在泉，少阳本身就是个郁火，又被两个阴压在里头，加上夏末初秋之暑热内郁，热散不出来就形成腠理热；血暴溢疟、心腹满热、胕胀、胕肿，成因都在少阳。]

	禀赋太阴司天四之气少阳相火者之易患疾病
男	急性肠炎 101，病毒性疣 011，丝状疣 101，慢性乙型病毒性肝炎 011，慢性丙型病毒性肝炎 011，头癣 101，花斑癣 011，真菌感染 110，疥疮 011，陈旧性肺结核 111，带状疱疹后遗症 110，结肠恶性肿瘤 110，甲状腺恶性肿瘤 011，脂肪瘤 011，肝血管瘤 101，高纤维蛋白原血症 110，血小板增多 101，结节性甲状腺肿 011，甲状腺炎 011，甲状腺肿物 011，2 型糖尿病性视网膜病变 110，2 型糖尿病伴血糖控制不佳 101，糖尿病性视网膜病变 101，糖尿病性周围神经病 011，代谢综合征 011，酸中毒 110，高钾血症 011，偏执状态 111，焦虑状态 110，强迫性障碍 111，神经衰弱 011，疲劳综合征 111，非器质性失眠症 110，精神障碍 101，运动障碍 110，锥体外系综合征 101，脑萎缩 110，神经血管性头痛 011，血管性头痛 111，睡眠障碍 110，枕神经痛 011，重症肌无力 011，睑腺炎 011，睑缘炎 101，结膜下出血 011，角膜结膜炎 110，虹膜睫状体炎 110，虹膜炎 110，视网膜脱离 011，高眼压症 101，开角型青光眼 011，眼疲劳 101，耵聍栓塞 110，咽鼓管炎 110，耳痛 011，下肢动脉硬化闭塞症 110，动脉狭窄 110，大隐静脉曲张 110，混合痔 110，血栓性外痔 011，下肢静脉功能不全 011，慢性气管炎 110，慢性阻塞性肺病伴有急性加重 110，牙本质过敏症 101，牙髓坏死 101，急性牙周炎 110，单纯性牙周炎 111，牙周病 011，残根 110，口腔感染 011，唇炎 101，消化性溃疡 011，慢性萎缩性胃炎 101，肠消化不良 011，胃痉挛 011，食管裂孔疝 110，肠痉挛 111，功能性腹泻 111，肛周脓肿 101，肛窦炎 110，直肠炎 110，肝功能不全 110，肝纤维化 011，肝硬化 011，胆囊结石伴胆囊炎 110，慢性胆囊炎 110，胆囊炎 110，胆汁反流 011，胃肠功能紊乱 011，过敏性湿疹 011，脂溢性皮炎 110，刺激性皮炎 110，痒疹 011，皮炎 011，阴囊湿疹 101，寻常性银屑病 011，玫瑰糠疹 110，雄激素性脱发 011，痤疮 101，酒渣鼻 110，皮脂腺囊肿 011，白癜风 110，皮肤溃疡 110，痛风 110，全身性骨关节炎 110，单侧膝关节骨性关节病 110，关节积液 101，结缔组织病 111，椎动脉型颈椎病 101，颈椎病 011，腰椎退行性病变 011，椎间盘疾患 101，腰椎不稳定 110，腰神经根炎 011，坐骨神经痛 011，腱鞘囊肿 110，跖筋膜炎 101，腰背部筋膜炎 110，冻结肩 110，跟骨骨刺 110，慢性肾小球肾炎 101，泌尿道感染 110，睾丸炎 110，包皮过长 011，心动过速 110，窦性心动过速 101，心动过缓 101，呼吸困难 101，上腹痛 011，下腹痛 011，腹痛 110，反酸 101，胃胀气 110，嗳气 110，腹水 110，过敏性皮疹 101，躯干肿物 011，皮下肿物 011，头晕 110，肿瘤标记物升高 011
女	肺结核 011，支原体感染 011，细菌性感染 011，滴虫性阴道炎 011，单纯疱疹 110，慢性丙型病毒性肝炎 011，病毒性结膜炎 110，甲癣 111，皮肤真菌感染 110，陈旧性肺结核 011，直肠恶性肿瘤 110，膀胱恶性肿瘤 110，脂肪瘤 110，子宫良性肿瘤 110，缺铁性贫血 110，维生素 C 缺乏性贫血 110，混合性贫血 110，轻度贫血 101，出血倾向 110，过敏性紫癜 110，血小板减少 111，甲状腺囊肿 101，甲状腺肿 101，结节性甲状腺肿 101，糖耐量受损 111，饮食性硒缺乏 011，低蛋白血症 110，痴呆 110，混合性焦虑和抑郁障碍 011，非器质性睡眠障碍 101，周围神经病性震颤 110，脑萎缩 110，癫痫 101，神经血管性头痛 101，失眠 111，臀上皮神经卡压综合征（臀上皮神经炎）101，梨

续表

	禀赋太阴司天四之气少阳相火者之易患疾病
女	状肌综合征 011，植物神经功能紊乱 110，睑缘炎 011，睑板腺功能障碍 011，睑裂斑 011，角膜干燥症 101，黄斑变性 011，黄斑水肿 110，开角型青光眼 110，闭角型青光眼 110，视神经萎缩 110，急性中耳炎 110，慢性中耳炎 111，耳痛 111，神经性耳鸣 011，高血压 011，继发性高血压 011，肺栓塞 011，慢性肺源性心脏病 110，二尖瓣关闭不全 110，室性心律失常 110，颈动脉硬化 110，动脉粥样硬化 101，动脉狭窄 110，干燥性鼻炎 011，慢性鼻咽炎 110，扁桃体周围蜂窝组织炎 110，慢性喉炎 101，慢性喉咽炎 110，上呼吸道过敏反应 110，肺间质纤维化 110，龋病 011，牙根纵裂 110，急性龈炎 111，龈乳头炎 011，牙冠周脓肿 101，牙列缺损 101，颌骨骨髓炎 111，干槽症 011，舌炎 111，食管炎 110，胃溃疡伴出血 011，胃溃疡 110，十二指肠球部溃疡 110，慢性萎缩性胃炎 110，胃下垂 111，食管裂孔疝 110，肠痉挛 011，肛裂 110，肛瘘 011，肝炎 011，脂肪肝 011，胆管结石 101，急性胰腺炎 110，脂溢性皮炎 110，脂溢性湿疹 011，丘疹性荨麻疹 101，寻常性银屑病 110，银屑病 111，慢性荨麻疹 011，脱发 110，皮下囊肿 011，脂溢性角化病 101，老年疣 110，关节炎 011，膝关节退行性病变 101，半月板损伤 110，关节肿胀 011，关节痛 011，强直性脊柱炎 011，棘上韧带炎 111，椎动脉型颈椎病 101，神经根型颈椎病 110，颈椎间盘突出 111，颈椎不稳定 011，下背肌筋膜炎 110，陈旧性腰肌劳损 101，臀肌筋膜炎 101，筋膜炎 101，风湿病 101，神经痛和神经炎 011，绝经后骨质疏松伴有病理性骨折 110，肾盂肾炎 101，肾盂积水 110，输尿管结石 110，肾绞痛 101，肾病 110，膀胱过度活动症 011，压力性尿失禁 110，乳房纤维囊性乳腺病 101，乳腺增生 011，乳房肿物 110，急性阴道炎 011，慢性外阴阴道炎 111，阴道脱垂 011，子宫阴道脱垂 011，盆底肌肉陈旧性裂伤 011，附件肿物 011，宫颈息肉 011，外阴肿物 011，盆腔积液 011，妊娠期阴道炎 011，脐疝 110，心动过缓 110，喘息 110，呃逆 110，盆腔痛 101，下腹痛 011，功能性痛经 101，吞咽困难 110，面部肿物 011，胸壁肿物 011，皮下结节 101，痉挛 011，排尿困难 110，尿失禁 011，头晕和眩晕 110，眩晕 111，头晕 101，盗汗 101，体重异常减轻 110，CA199 升高 110，肿瘤标记物升高 110，子宫颈标本异常 101，肝占位性病变 110，心电图异常 110，肾功能异常 011

经文所述之"民病腠理热，血暴溢疟，心腹满热胪胀"，于表中即各种皮肤病、微生物感染、胃肠疾患，但出血性疾病并不多见。

五之气，惨令已行，寒露下，霜乃早降，草木黄落，寒气及体，君子周密，民病皮腠。[五之气：主客气均为阳明。**惨令已行**：金气太旺，行悲惨之金令。**寒气及体，君子周密，民病皮腠**：金杀气重，气机紧缩无法外泄，皮腠容易出现寒证。]

	禀赋太阴司天五之气阳明燥金者之易患疾病
男	结核性胸膜炎 101，支原体感染 110，幽门螺旋杆菌感染 110，细菌性感染 111，病毒性疣 111，扁平疣 101，慢性乙型病毒性肝炎 011，病毒性结膜炎 011，脚癣 101，花斑癣

禀赋太阴司天五之气阳明燥金者之易患疾病	
男	011，真菌感染110，结肠恶性肿瘤110，肾恶性肿瘤110，维生素C缺乏性贫血110，骨髓抑制110，粒细胞缺乏110，非毒性多个甲状腺结节110，结节性甲状腺肿101，糖尿病性斑点性视网膜病110，糖尿病性白内障110，糖尿病性神经根病110，糖尿病伴神经系统并发症110，糖尿病性周围血管病110，男性性腺功能低下101，高钾血症110，低钾血症011，焦虑性抑郁症111，焦虑障碍101，非器质性睡眠障碍110，精神障碍110，肌张力障碍110，锥体外系综合征101，癫痫110，眶上神经痛110，三叉神经病110，面神经麻痹011，缺血性周围神经病110，脑血管狭窄110，上睑下垂110，眼睑肿物101，角膜结膜炎011，角膜上皮损伤011，视网膜分支静脉阻塞110，视网膜静脉阻塞110，视觉障碍011，眼痛011，化脓性中耳炎011，咽鼓管功能紊乱110，鼓膜炎110，眩晕综合征011，神经性耳鸣101，肺栓塞011，动脉粥样硬化101，下肢动脉栓塞110，静脉炎011，混合痔110，颈淋巴结炎011，慢性阻塞性肺疾病011，过敏性鼻炎伴哮喘011，过敏性支气管肺疾患111，牙齿缺少110，埋伏牙011，继发龋011，牙酸蚀病110，牙髓炎101，慢性龈炎110，龈乳头炎011，急性冠周炎101，牙体缺损101，牙根滞留110，口腔黏膜溃疡110，口腔炎101，舌炎110，十二指肠溃疡101，应激性溃疡110，反流性胃炎101，肠消化不良011，胃酸过多110，胃痉挛011，溃疡性直肠炎101，肠道菌群失调110，肛裂101，直肠息肉110，药物性肝损害101，慢性活动性肝炎011，肝炎101，肝囊肿011，黑便111，特应性皮炎011，结节性痒疹101，阴囊湿疹011，寻常性银屑病111，脱发110，酒渣鼻101，白癜风111，胼胝011，皮肤干燥症110，多关节病110，半月板损伤101，关节紊乱101，关节积液101，膝关节痛011，颈椎间盘突出101，腰椎小关节紊乱101，腰背肌筋膜炎011，肌肉挛缩110，狭窄性腱鞘炎110，腱鞘炎111，肩周炎011，风湿病011，神经痛和神经炎110，肢体肿物101，股骨头无菌性坏死110，肾病综合征011，肾盂肾炎110，肾绞痛110，肾性骨病101，尿道狭窄110，慢性前列腺炎101，龟头炎111，呼吸困难011，胸膜炎110，上腹痛011，腹痛110，反酸101，胃胀气110，嗳气101，皮肤肿物110，行走困难101，尿急110，尿潴留110，尿频101，高热101，疲劳011，血糖升高111，血脂异常110，氮质血症110，肾功能异常011，甲状腺功能异常101
女	淋巴结结核110，沙眼性结膜炎110，疱疹性湿疹110，单纯疱疹110，丝状疣011，扁平疣011，慢性乙型病毒性肝炎011，慢性丙型病毒性肝炎011，甲癣101，念珠菌性阴道炎011，念珠菌性外阴阴道炎011，卵巢良性肿瘤011，营养性贫血110，贫血011，中度贫血011，过敏性紫癜110，粒细胞缺乏011，代谢综合征110，卵巢雄激素分泌过多011，卵巢功能障碍011，维生素C缺乏（抗坏血酸缺乏）110，维生素缺乏性周围神经病110，低蛋白血症101，低钠血症110，高钾血症110，精神分裂症后抑郁110，复发性抑郁障碍110，混合性焦虑和抑郁障碍101，咽异感症101，疲劳综合征111，周围神经病性震颤110，血管性头痛011，眶上神经痛101，面肌痉挛110，面神经炎101，腕管综合征101，肋间神经炎110，睑板腺囊肿011，泪道狭窄110，视网膜血管痉挛011，黄斑变性110，弱视011，复视110，外耳道湿疹101，房性期前收缩[房性早搏]110，毛细血管扩张症011，颌下淋巴结炎101，鼻炎110，鼻中隔偏曲111，慢性扁桃体炎111，声带小结110，声带炎110，慢性气管支气管炎011，慢性喘息性支气管炎101，支气管哮喘（急性发作期)110，胸腔积液110，过敏性支气管肺疾患110，呼吸道感染011，牙本质过敏症110，牙根纵裂110，牙髓炎111，化脓性牙髓炎011，牙髓坏

续表

	禀赋太阴司天五之气阳明燥金者之易患疾病
女	死101，急性根尖周炎101，慢性根尖周炎101，急性龈炎101，咬合创伤011，侵袭性牙周炎011，牙龈增生110，颞下颌关节紊乱病101，唇炎110，舌炎110，消化性溃疡伴出血011，反流性胃炎011，糜烂性胃炎011，胃息肉111，溃疡性结肠炎101，功能性腹泻110，肛窦炎101，直肠炎101，肛乳头肥大011，结肠息肉101，腹腔感染110，药物性肝炎110，肝功能不全011，慢性活动性肝炎011，肝炎011，肝囊肿110，慢性胆囊炎110，黑便110，胃出血110，上消化道出血110，消化道出血110，掌跖脓疱病110，脂溢性脱发110，酒渣鼻011，白癜风111，炎症后色素沉着过度011，雀斑011，皮肤溃疡011，痛风性关节炎011，髌股关节病111，关节积液110，后天性腰椎滑脱110，腰椎退行性病变011，椎间盘突出011，椎间盘疾患011，颈椎不稳定011，肌筋膜炎101，狭窄性腱鞘炎101，髋关节滑膜炎110，腱鞘炎110，腱鞘囊肿110，跟腱炎101，关节风湿病011，肌痛111，足痛110，特发性骨质疏松110，骨痛110，急性肾盂肾炎110，慢性肾盂肾炎110，肾病101，膀胱炎011，乳头溢液011，阴道炎101，外阴疖011，阴道溃疡011，阴道前壁脱垂011，附件肿物111，子宫腔积液101，外阴肿物101，月经不规则011，产后即时出血011，心动过缓110，鼾症011，嗳气101，腹水110，腹腔积液110，盆腔肿物110，面部肿胀110，背部肿物110，痉挛110，尿急110，血尿101，声嘶101，头痛101，肢体无力110，不适101，出血110，血糖升高011，肺肿物110，子宫内膜增厚011，甲状腺功能异常110

五之气客主均为阳明，肃杀气甚，表中示有多种功能低下病。

终之气，寒大举，湿大化，霜乃积，阴乃凝，水坚冰，阳光不治。感于寒，则病人关节禁固，腰脽痛，寒湿推于气交而为疾也。〔**终之气，寒大举，湿大化**：终之气主客气均为太阳寒水，寒气大行其令，湿结为冰。**感于寒，则病人关节禁固，腰脽痛，寒湿推于气交而为疾也**：民病寒湿，司天在泉水土合德。〕

	禀赋太阴司天终之气太阳寒水者之易患疾病
男	支原体感染111，梅毒011，扁平疣110，疣110，真菌性外耳道炎110，感染性发热011，血管瘤111，肝血管瘤110，痣011，紫癜110，甲状腺功能亢进症101，糖尿病性前期肾病110，糖尿病性视网膜病变110，糖尿病伴血糖控制不佳110，糖耐量受损101，肾上腺肿物101，维生素缺乏性周围神经病110，肥胖110，高甘油三酯血症110，高胆固醇血症伴内源性高甘油酯血症110，低钠血症110，认知障碍110，偏执状态101，强迫性障碍011，神经症性障碍101，非器质性失眠症110，椎基底动脉供血不足110，面肌痉挛110，面神经炎011，脑血管狭窄110，上睑下垂110，角膜上皮损伤111，视网膜病110，眼底出血011，黄斑水肿110，高眼压症011，继发性青光眼110，眼痛011，外耳道湿疹110，化脓性中耳炎111，心房颤动110，肾动脉狭窄110，动脉狭窄110，下肢静脉曲张111，出血性内痔110，精索静脉曲张011，颈淋巴结炎110，

续表

禀赋太阴司天终之气太阳寒水者之易患疾病	
男	埋伏牙011，龋病110，牙本质过敏症110，急性牙髓炎110，急性根尖周炎011，慢性龈炎101，复合性牙周炎110，颞下颌关节紊乱病011，残根110，颌骨骨髓炎101，口角炎110，胃痉挛011，药物性肝炎011，药物性肝损害111，肝硬化101，肝炎110，胆囊结石伴胆囊炎101，胆石症110，胆汁反流110，过敏性湿疹101，脂溢性湿疹110，接触性皮炎110，慢性单纯性苔藓（神经性皮炎）110，痒疹110，丘疹性荨麻疹101，银屑病110，玫瑰糠疹011，酒渣鼻110，白癜风110，脂溢性角化病110，半月板损伤110，踝关节痛111，强直性脊柱炎110，棘上韧带炎011，神经根型颈椎病110，腰椎关节强硬110，椎间盘疾患110，腰椎不稳定011，腰肌劳损111，肌筋膜炎110，骨刺110，神经痛和神经炎110，肩痛110，老年性骨质疏松110，IgA肾病011，肾病综合征110，肾炎101，慢性肾盂肾炎110，尿毒症110，膀胱结石110，膀胱炎110，包皮过长110，龟头包皮炎111，龟头炎011，窦性心动过速110，呃逆110，咽痛101，脾大101，头皮肿物011，震颤110，头晕和眩晕111，幻觉110，急性疼痛110，糖耐量异常111，PSA升高110，肝占位性病变101
女	幽门螺旋杆菌感染110，单纯疱疹110，慢性乙型病毒性肝炎110，念珠菌性阴道炎110，陈旧性肺结核110，带状疱疹后遗症110，肝恶性肿瘤110，痣011，血小板减少011，甲状腺肿110，慢性甲状腺炎110，糖尿病性肾病110，糖尿病性低血糖症101，脚气病111，维生素B₆缺乏110，叶酸缺乏症110，硒缺乏110，家族性高胆固醇血症101，高甘油三酯血症111，高钙血症110，酮症110，偏执性反应011，咽异感症110，疲劳综合征101，神经官能症101，帕金森病110，老年性脑萎缩110，癫痫101，后循环缺血101，梨状肌综合征101，肋间神经痛101，植物神经功能紊乱110，睑腺炎110，睑板腺囊肿011，浅层点状角膜炎011，视网膜出血011，单纯性青光眼110，慢性化脓性中耳炎110，前庭周围性眩晕110，风湿性心脏病110，高血压肾脏病011，房性心动过速110，室性自搏110，室性心律失常110，血栓性外痔110，淋巴结炎110，淋巴回流障碍110，鼻炎110，萎缩性鼻炎110，扁桃体周围蜂窝组织炎101，声带息肉110，上呼吸道过敏反应101，慢性阻塞性肺病110，肺不张110，牙酸蚀病011，牙髓炎101，牙龈出血110，颌面间隙感染101，唇炎110，十二指肠球部溃疡011，慢性萎缩性胃炎101，肠梗阻011，肠痉挛110，肠功能紊乱101，特应性皮炎110，慢性单纯性苔藓（神经性皮炎）011，银屑病111，斑秃011，皮脂腺囊肿011，瘢痕110，单侧膝关节骨性关节病110，关节病110，骶髂关节紊乱110，关节肿胀011，肩关节痛110，髋关节痛101，狼疮性肾炎011，强直性脊柱炎011，棘上韧带炎011，腰椎关节强硬101，颈椎间盘突出110，第三腰椎横突综合征011，腰背肌筋膜炎110，骨刺101，关节风湿病110，肢体肿胀011，肢体肿物011，老年性骨质疏松110，股骨头缺血性坏死110，IgA肾病011，肾小球肾炎011，输尿管结石101，泌尿系结石101，后天性肾囊肿110，肾病110，膀胱过度活动症011，乳头炎011，浆细胞性乳腺炎011，乳腺增生101，阴道溃疡101，排卵期出血011，盆腔积液101，妊娠期糖尿病011，产后即时出血011，窦性心动过缓111，呼吸困难110，盆腔痛101，呕吐011，吞咽困难101，胃胀气110，口臭111，过敏性皮疹101，皮肤肿物110，排尿困难111，尿频110，急躁101，声嘶110，颈淋巴结肿大101，盗汗011，CA199升高101，颅内占位性病变110

太阳在泉为寒水之正位，故禀此者男女均病少，表中所见为寒水太过，木火之气来复，故易见肝肿物，女性水故阴寒重，表现为心脏易受伤、癫痫、帕金森病、类风湿及流产胎停育。

太阴司天十年气化及药食宜

丁丑 丁未岁	少角 太阴 太阳	雨化五，风化三，寒化一	上苦温，中辛温，下甘热
癸未 癸丑岁	少征 太阴 太阳	雨化五，火化二，寒化一	上苦温，中咸温，下甘热
己丑 己未岁	少宫 太阴 太阳	雨化五，寒化一	上苦热，中甘和，下甘热
乙丑 乙未岁	少商 太阴 太阳	湿化五，清化四，寒化六	上苦热，中酸和，下甘热
辛未 辛丑岁	少羽 太阴 太阳	雨化五，寒化一	上苦热，中苦和，下苦热

由上知，各岁中唯少商太阴太阳湿化五，寒化四，示为较余岁内阳不足，应是少金则火胜木旺、肾精化气而外散，内阳不足所致，故上苦热下甘热中酸和。少土少金少水岁上苦热而少木少火岁上苦温，说明运不及时，上半年胜运为阴（少木则金胜）则郁热、胜运阳则散热。药食下用苦热者唯少水岁，余皆甘热补肾精，说明运不及之岁唯少羽下宜苦热。

太阴司天与不同五运六气禀赋的人群如何相应而是否容易发生疾病，可主要参见附表7中2015年一列。

必折其郁气，而取化源，益其岁气，无使邪胜，食岁谷以全其真，食间谷以保其精。故岁宜以苦燥之温之，甚者发之泄之。不发不泄，则湿气外溢，肉溃皮拆而水血交流。〔**必折其郁气，而取化源**：郁气太重时要解郁，并寻找其形成的因。**益其岁气**：若当年阳气被削弱则补阳，阴精受损则养阴。**食岁谷以全其真**：岁谷与主令之运气相应，影响深入而全面，是当岁之气化根本，故食岁谷以顺应根本气化，天人相顺方可保全天真之气。**食间谷以保其精**：间谷与岁谷气反，正可以对治岁气太过之淫害，从祛邪角度保全精气不受伤害。**故岁宜以苦燥之温之**：燥温对治寒湿。甚者发之泄之：寒湿过重，则发之泄之，发是宣，泄是下。如五苓散对治寒湿。**不发不泄，则湿气外溢，肉溃皮拆而水血交流**：如果不发不泄，寒湿邪气都在里面出不去，湿通脾通肉，湿与郁生之阳气相合而外溢于皮肉，导致皮肤溃烂、水血交流，是寒疡。疮疡有寒有热，如果不是以脓为主，而是以水为主，偏平而不凸，漫溢无头，破溃流水，血色不太红，性是寒湿。]

　　必赞其阳火，令御甚寒，从气异同，少多其判也，同寒者以热化，同湿者以燥化，异者少之，同者多之，用凉远凉，用寒远寒，用温远温，用热远热，食宜同法。假者反之，此其道也，反是者病也。[**从气异同，少多其判也**：体质与天时的异同，可根据受寒的轻重程度判断，如果素体虚寒，再逢寒胜之年，必然特别寒；若素体热胜，逢寒胜之年，可能只是稍寒。**同寒者以热化**：体质与天时俱寒用热药。**同湿者以燥化**：体质与天时俱湿用燥药。**异者少之**：体质与当年天时异者少用，但不能不用，因为毕竟以天地之气为主。]

　　帝曰：善，少阴之政奈何？

　　岐伯曰：子午之纪也。[**少阴之政**：少阴君火司天之年，配的运均为太过。**子午之纪**：年支逢子逢午的年份，都是少阴君火司天之年。六十甲子年中，年支子午属于少阴君火司天者计有壬子、壬午、戊子、戊午、甲子、甲午、庚子、庚午、丙子、丙午十年。]

　　少阴　太角　阳明　壬子　壬午　其运风鼓，其化鸣紊启拆，其变振拉摧拔，其病支满。

　　太角初正　**少徵　太宫　少商　太羽**终。[**其变振拉摧拔**：木郁之发出现狂风大作，摧屋拔树的破坏凋落现象。**其病支满**：肝气郁而不舒。]

　　少阴　太徵　阳明　戊子天符　戊午太一天符　其运炎暑，其化暄曜郁燠，其变炎烈沸腾，其病上热血溢。

　　岁太火少阴司天阳明在泉，太一天符，炎火极盛，或引寒水来复致火热过郁而烦乱血溢，或过散而炎烈沸腾而暴死。《六微旨大论》云：太一天符为贵人。中贵人者，其病暴而死。

太徵 少宫 太商 少羽^终 少角^初。

少阴 太宫 阳明 甲子 甲午 其运阴雨，其化柔润时雨，其变震惊飘骤，其病中满身重。

太宫 少商 太羽^终 太角^初 少徵。

少阴 太商 阳明 庚子同天符 庚午同天符 同正商 其运凉劲，其化雾露萧飋，其变肃杀凋零，其病下清。

太商 少羽^终 少角^初 太徵 少宫。

少阴 太羽 阳明 丙子岁会 丙午 其运寒，其化凝惨栗冽，其变冰雪霜雹，其病寒下。

太羽^终 太角^初 少徵 太宫 少商。

此上岁运太土、太金、太水之时，均因少阴君火性弥散故、客气偏主上主表故，使内热反少乃至心气内洞，而岁运主里、岁运之力强于岁气，故使上半年乃至全年的气象物候皆有外上热而中气虚、下焦寒的特点。

凡此少阴司天之政，气化运行先天，地气肃，天气明，寒交暑，热加燥，云驰雨府，湿化乃行，时雨乃降，金火合德，上应荧惑太白。其政明，其令切，其谷丹白。水火寒热持于气交而为病始也，热病生于上，清病生于下，寒热凌犯而争于中，民病咳喘，血溢血泄鼽嚏，目赤眦疡，寒厥入胃，心痛腰痛，腹大嗌干肿上。[寒交暑：水复火。热加燥：水复阳明燥金。水火相合才有雨，即云驰雨府（寒水复气起于北）湿化乃行。其政明：君火以明。鼽嚏：肺郁。寒厥入胃：水寒之气来复。]

热病生于上，清病生于下，寒热凌犯而争于中。

火燥为先，引生水土来复，故成水火寒热交合一起而致病。然此有规律：少阴君火为司天，司天之气偏作用于上焦故热病生于上，阳明燥金为在泉，在泉之气偏作用于下焦故清病生于下，寒热燥湿相合相冲而争乱于中焦于五藏。《素问·刺禁论》云："脾为之使，胃为之市。""市"即各种东西杂陈堆放之处，故此处所言之"争于中"当侧重于胃。司天重点影响上焦，在泉主要影响下焦，二者相合重点影响中焦，此段经文也是我们判断胎孕期运气对体质形成影响规律的依据之一。

少阴司天主政之岁，其气化影响必然会留在当岁孕育、出生的人的先天体质中，从此岁冬（11 月 1 日～次年 1 月 20 日大寒）出生者出生后之共同易患疾病，即可印证其胎孕期天地气化所致的易患疾病（具体研究材料及方法见书末附篇二）。

少阴司天阳明在泉禀赋者之易患疾病	
男	泪囊炎，牙隐裂，脂肪瘤，出血倾向，甲状腺肿物，2 型糖尿病性肾病，高钾血症，精神分裂症，咽异感症，睡眠呼吸暂停，痛性周围神经病，上睑下垂，暴露性角膜炎，角膜干燥症，角膜上皮脱落，黄斑前膜，黄斑水肿，分泌性中耳炎，急性化脓性中耳炎，耳痛，心包积液，淤积性皮炎，淋巴结炎，慢性气管支气管炎，慢性支气管炎慢性迁延期，咳嗽变异性哮喘，牙冠周脓肿，牙龈脓肿，颌骨骨炎，颊间隙感染，口角炎，喉咽反流，食管溃疡，消化性溃疡，慢性阑尾炎，溃疡性结肠炎，直肠炎，腹腔感染，胃出血，消化道出血，脱发，髋股关节病，强直性脊柱炎，下背肌筋膜炎，膝关节滑膜炎，腰背部筋膜炎，包皮溃疡，窦性心动过缓，鼾症，呕吐，脾大，躯干肿物，上肢肿物，下肢肿物，行走困难，急性疼痛，不适，口干，肝占位性病变
女	泪囊炎，牙隐裂，肠道感染，带状疱疹性神经根炎，病毒性结膜炎，真菌感染，甲状腺恶性肿瘤，化疗后骨髓抑制，高凝状态，糖尿病性低血糖症，低血糖症，叶酸缺乏症，高脂血症，脑外伤后综合征，偏执状态，偏执性反应，焦虑抑郁状态，非器质性失眠症，非器质性睡眠障碍，帕金森病，锥体外系综合征，神经血管性头痛，后循环缺血，面神经炎，梨状肌综合征，眼睑疖肿，倒睫，眼睑水肿，翼状胬肉，角膜上皮损伤，晶体混浊，视网膜血管痉挛，视网膜分支静脉阻塞，视网膜静脉阻塞，黄斑变性，眼痛，急性中耳炎，风湿性心脏病，高血压，内痔，颌下淋巴结炎，慢性喉炎，声带小结，慢性喘息性支气管炎，过敏性支气管肺疾患，牙酸蚀病，牙髓坏死，急性根尖周炎，龈炎，急性牙周炎，牙龈出血，牙体缺损，十二指肠球部溃疡，肛裂，直肠息肉，肛管

续表

少阴司天阳明在泉禀赋者之易患疾病	
女	炎，肝功能不全，胆囊结石伴慢性胆囊炎，胆汁淤积症，脂溢性角化病，粟丘疹，骶髂关节紊乱，踝关节痛，椎间盘疾患，颈椎不稳定，腰椎小关节紊乱，腰背痛，腰背肌筋膜炎，腱鞘炎，风湿病，关节风湿病，脂膜炎，肾病综合征，急性肾盂肾炎，泌尿系结石，肾肿物，附件炎性包块，妊娠合并甲状腺功能减退，冠状动脉肌桥，咯血，呃逆，腹痛，腹部肿物，背部肿物，急躁，淋巴结反应性增生，血脂异常，颅内占位性病变，心电图异常

少阴司天阳明在泉之政，热病生于上，清病生于下，（热极寒复）寒热凌犯而争于中，民病咳喘、血溢衄嚏、目赤眦疡、寒厥入胃、心痛腰痛、腹大嗌干肿上。验之于胎孕期禀赋此气者，易患疾病即精神病、急慢性支气管炎、哮喘、咯血，男窦缓、心包积液，女风心病、消化道溃疡出血等多处出血、多种眼睑病、肾炎、肾病、腰膝脊柱关节病、筋膜炎等。糖尿病为阳明在泉而风木来复。

初之气，地气迁，燥将去，寒乃始，蛰复藏，水乃冰，霜复降，风乃至，阳气郁，民反周密，关节禁固，腰脽痛，炎暑将起，中外疮疡。［初之气：主气厥阴风木，客气太阳寒水。地气迁，燥将去：上一年少阳在泉易燥少雪。炎暑将起，中外疮疡：先是太阳寒水所致之霜复降及肾经寒证，随着春木之气渐旺，被太阳寒水所郁之厥阴风木渐转为炎暑而致内外生疮疡。］

禀赋少阴司天初之气太阳寒水者之易患疾病	
男	肠道感染 011，肺结核 011，单纯疱疹 110，头癣 101，甲癣 011，手癣 011，脚癣 110，体癣 011，皮肤真菌感染 011，肝血管瘤 011，垂体良性肿瘤 011，紫癜 111，甲状腺功能减退症 110，甲状腺肿物 011，1 型糖尿病 011，2 型糖尿病 011，糖尿病性周围神经病 011，糖耐量受损 101，叶酸缺乏症 110，维生素 C 缺乏后遗症 110，高同型半胱氨酸血症 101，低蛋白血症 110，高胆固醇血症 101，高脂血症 011，酸中毒 110，广泛性焦虑障碍 110，焦虑性抑郁症 110，疲劳综合征 011，神经症性障碍 110，非器质性睡眠障碍 101，精神障碍 011，锥体外系综合征 110，神经血管性头痛 110，血管性头痛 110，末梢神经退行性改变 011，周围神经病 011，痛性肌痉挛 110，泪道狭窄 110，缺血性视网膜病变 110，近视 011，视物模糊 111，中耳炎 110，慢性中耳炎 111，鼓膜炎 011，眩晕综合征 101，风湿性关节炎 011，风湿性心脏病 110，慢性肺源性心脏病 110，持续性心房颤动 110，心脏扩大 101，脑梗死 011，下肢静脉血栓形成 011，精索静脉曲张 110，低血压 101，慢性阻塞性肺疾病 011，间质性肺病 110，慢性根尖牙周炎 110，根

续表

禀赋少阴司天初之气太阳寒水者之易患疾病	
男	尖囊肿 110，复合性牙周炎 110，牙周–牙髓联合病变 011，残根 011，咬肌间隙感染 011，舌炎 101，十二指肠球部溃疡 101，反流性胃炎 101，胃息肉 101，胃痉挛 111，慢性阑尾炎 011，肠痉挛 110，直肠息肉 110，肛乳头肥大 011，结肠息肉 011，结肠肿物 110，药物性肝炎 110，药物性肝损害 011，肝囊肿 101，肝肿物 011，胆囊结石伴胆囊炎 101，胆管结石 110，急性胰腺炎 101，慢性胰腺炎 101，黑便 110，丘疹性荨麻疹 111，皮肤干燥症 110，全身性骨关节炎 110，膝关节退行性病变 011，髋关节痛 111，脊柱骨关节病 101，腰椎退行性病变 111，颈椎间盘突出 101，颈椎间盘疾患 110，腰椎不稳定 101，腰背肌筋膜炎 111，陈旧性腰肌劳损 011，臀肌筋膜炎 101，跟骨骨刺 110，骨刺 110，风湿病 110，神经痛 101，肢体肿胀 101，下肢肿胀 011，骨质疏松伴有病理性骨折 110，慢性肾炎 101，膀胱过度活动症 110，泌尿道感染 011，慢性前列腺炎 011，睾丸炎 011，龟头炎 101，附睾囊肿 110，窦性心动过速 011，大便习惯改变 110，过敏性皮疹 110，躯干肿物 110，皮肤肿物 011，震颤 011，痉挛 110，出血 011，水肿 110，心肌酶谱异常 011，肺占位性病变 110
女	感染性腹泻 101，疣 101，卵巢良性肿瘤 011，过敏性紫癜 110，非毒性单个甲状腺结节 011，甲状腺毒症 011，自身免疫性甲状腺炎 011，甲状腺炎 101，2 型糖尿病性背景性视网膜病 110，糖尿病性周围神经病 110，糖耐量受损 101，肾上腺肿物 011，内分泌失调 110，维生素 B_6 缺乏 110，叶酸缺乏症 011，维生素 C 缺乏后遗症 011，肥胖症 011，混合性高脂血症 110，精神分裂症 011，偏执状态 101，躯体化障碍 011，神经官能症 110，短暂性脑缺血发作 111，梨状肌综合征 111，重症肌无力 110，偏瘫 110，脑白质病 110，眼睑变应性皮炎 011，眼睑皮炎 011，泪囊炎 101，慢性泪囊炎 110，结膜下出血 110，干眼症 011，暴露性角膜炎 111，眼底出血 110，闭角型青光眼 110，视物模糊 011，咽鼓管功能紊乱 110，鼓膜炎 111，前庭功能障碍 110，听力减退 011，继发性高血压 110，室性期前收缩 111，室性自搏 110，心力衰竭 011，心脏扩大 110，下肢静脉炎 110，血栓性静脉炎 110，下肢静脉曲张 101，下肢静脉回流障碍 110，颈淋巴结炎 101，淋巴管炎 110，干燥性鼻炎 110，慢性阻塞性肺疾病 110，肺间质纤维化 011，过敏性支气管肺疾患 110，牙隐裂 101，急性牙髓炎 110，牙槽脓肿 011，根尖囊肿 110，根尖周囊肿 011，急性龈炎 110，龈乳头炎 110，牙周病 110，颞下颌关节紊乱病 101，牙根滞留 110，食管炎 110，慢性阑尾炎 011，肠梗阻 011，肛瘘 110，肛周脓肿 101，肛管炎 011，腹腔感染 110，肝硬化 101，慢性胆囊炎 110，胆管炎 110，特应性皮炎 011，接触性皮炎 101，掌跖脓疱病 111，甲营养不良 101，皮脂腺囊肿 011，皮肤干燥症 011，红斑狼疮 011，膝关节病 110，关节病 011，陈旧性膝半月板损伤 011，关节肿胀 101，踝关节痛 011，狼疮性肾炎 011，脊柱侧弯 011，棘上韧带炎 111，颈肩综合征 011，神经根病 110，腰痛伴有坐骨神经痛 110，腰背肌筋膜炎 011，狭窄性腱鞘炎 011，跖筋膜炎 011，多部位筋膜炎 110，跟腱炎 110，肱骨外上髁炎 011，腕关节周围炎 110，风湿病 110，纤维织炎 011，老年性骨质疏松 110，慢性肾炎 011，输尿管结石 011，泌尿系结石 111，肾病 101，乳房纤维囊性乳腺病 011，乳头溢液 011，子宫内膜炎 101，外阴溃疡 101，阴道脱垂 011，阴道前壁脱垂 101，子宫阴道脱垂 011，宫颈息肉 011，子宫腔积液 101，外阴白斑 110，盆腔积液 011，产褥期子宫复旧不全 011，呼吸困难 110，吞咽困难 101，腹水 110，腹腔积液 110，口臭 011，尿急 101，发热 101，晕厥 110，颈淋巴结肿大 110，口干 011，肿瘤标记物升高 101，肺肿物 111，肺占位性病变 110，肝占位性病变 011，习惯性流产/稽留流产/先兆流产 011

二之气，阳气布，风乃行，春气以正，万物应荣，寒气时至，民乃和。其病淋，目瞑目赤，气郁于上而热。〔**二之气：**主气少阴君火，客气厥阴风木，风火相合则寒水复，故有"寒气时至"，"气郁于上而热"。**春气以正：**二之气春木摆脱了太阳寒水之制约而正位主令，万物乃荣。**病淋，目瞑目赤：**见下表中的泌尿系感染、各种眼疾。〕

	禀赋少阴司天二之气厥阴风木者之易患疾病
男	急性肠炎111，扁平疣111，体癣011，疥疮011，脂肪瘤101，血管瘤011，骨髓增生异常综合征110，营养性贫血111，血小板减少111，甲状腺功能减退症011，结节性甲状腺肿011，甲状腺功能亢进症101，甲状腺肿物011，2型糖尿病101，糖尿病性肾病011，糖尿病性背景性视网膜病101，低血糖症111，男性性腺功能低下011，低钙血症011，脱水110，低钠血症110，高钾血症011，低钾血症110，酮症011，偏执状态011，抑郁发作110，焦虑障碍011，躯体化障碍011，咽异感症011，疲劳综合征111，性欲减退或缺失011，帕金森综合征110，偏头痛110，短暂性脑缺血110，阻塞性睡眠呼吸暂停低通气综合征011，面神经麻痹110，重症肌无力110，脑血管狭窄110，眼睑水肿110，眼睑肿物011，眶蜂窝织炎011，暴露性角膜炎111，角膜上皮脱落011，虹膜睫状体炎101，虹膜炎011，白内障101，玻璃体积血110，屈光不正111，眼疲劳101，外耳道湿疹110，慢性中耳炎110，眩晕综合征101，高血压心脏病110，心房颤动110，室性自搏110，室性心律失常110，心力衰竭110，脑梗死110，动脉粥样硬化011，周围血管疾病101，下肢动脉闭塞110，血栓性静脉炎101，内痔011，精索静脉曲张101，低血压110，慢性喘息性支气管炎101，哮喘性支气管炎101，龋病101，牙酸蚀病011，牙本质过敏症011，牙根纵裂110，急性牙髓炎101，急性冠周炎110，单纯性牙周炎101，牙体缺损101，牙根滞留110，胃溃疡伴出血111，反流性胃炎101，腹腔感染111，胆囊结石伴胆囊炎110，胆汁反流111，上消化道出血101，刺激性皮炎101，慢性单纯性苔藓（神经性皮炎）011，阴囊湿疹110，变应性荨麻疹011，胼胝110，关节痛011，脊柱侧弯011，椎动脉型颈椎病110，腰椎退行性病变011，尾骨痛011，腰背痛101，腰肌劳损011，狭窄性腱鞘炎111，腰背部筋膜炎101，筋膜炎011，跟腱炎101，肌腱炎011，风湿病011，肩痛101，骨质疏松伴有病理性骨折110，慢性肾小球肾炎101，隐匿型肾小球肾炎011，肾炎101，肾结石111，肾病101，膀胱炎101，呃逆111，喘憋110，上腹痛011，功能性腹痛011，反酸101，嗳气110，黄疸110，背部肿物011，上肢肿物011，痉挛110，血尿011，幻觉011，发热101，高热110，颈淋巴结肿大011，下肢水肿011，心电图异常011，甲状腺功能异常011
女	隐性梅毒011，梅毒血清反应阳性011，滴虫性阴道炎011，病毒性结膜炎110，念珠菌性外阴阴道炎011，念珠菌病011，血管瘤101，卵巢良性肿瘤011，低色素性贫血011，维生素C缺乏性贫血101，轻度贫血011，血小板减少111，慢性甲状腺炎011，药物性低血糖110，胰岛素抵抗011，维生素C缺乏（抗坏血酸缺乏）110，硒缺乏011，多种营养元素缺乏011，低钾血症011，复发性抑郁障碍110，焦虑性抑郁症110，焦虑障碍011，强迫性障碍011，神经症性障碍110，周围神经病性震颤110，脑萎缩110，枕大神经痛011，神经功能障碍011，偏瘫110，睑腺炎011，眼睑皮炎110，眼睑肿物011，睑裂斑011，结膜出血101，巩膜炎011，开角型青光眼110，视物模糊011，视觉障碍011，鼓膜炎011，耳鸣011，神经性耳鸣011，窦性心律失常110，颌下淋巴结炎011，

续表

禀赋少阴司天二之气厥阴风木者之易患疾病
女	牙酸蚀病 110，牙本质过敏症 110，牙龈脓肿 110，复合性牙周炎 110，牙列缺损 110，颊间隙感染 011，食管反流 110，应激性溃疡 110，慢性阑尾炎 111，肠梗阻 111，肠痉挛 110，肝囊肿 011，胆囊结石伴慢性胆囊炎 110，胆石症 101，痒疹 011，颜面再发性皮炎 111，掌跖脓疱病 011，白发 011，酒渣鼻 011，皮脂腺囊肿 110，瘢痕疙瘩 101，红斑狼疮 101，多关节病 110，膝关节病 011，肩关节痛 111，腰椎侧弯 011，颈椎间盘疾患 011，椎间盘疾患 110，腰肌劳损 011，滑囊炎 110，足痛 101，跟骨骨突炎 110，慢性肾小球肾炎 101，肾病综合征 110，急性膀胱炎 110，压力性尿失禁 011，乳腺腺病 011，乳腺脓肿 011，乳腺增生 101，乳房硬结 011，乳房肿物 011，盆腔囊肿 011，女性盆腔炎 101，急性阴道炎 011，卵巢肿物 101，子宫腔积液 101，习惯性流产 011，窦性心动过缓 011，盆腔痛 011，腹水 110，腹部肿物 110，大便习惯改变 111，面部肿胀 101，下肢肿物 011，皮下结节 011，尿痛 101，幻觉 111，急性疼痛 110，肢体无力 110，局部水肿 110，下肢水肿 011，盗汗 101，糖耐量异常 111，血糖升高 011，氮质血症 110

三之气，天政布，大火行，庶类番鲜，寒气时至。民病气厥心痛，寒热更作，咳喘目赤。[三之气：主气少阳相火，客气少阴君火，寒水时时来复，水火交争、寒热凌犯而争于中，故有阳郁气厥，气乱心胃痛，寒热胜复为厥阴病，故有寒热往来交替、目赤咳喘之症。]

禀赋少阴司天三之气者之易患疾病
男	结肠炎 011，慢性丙型病毒性肝炎 011，手癣 011，花斑癣 011，急性白血病 101，血管瘤 111，重度贫血 110，非毒性单个甲状腺结节 011，甲状腺功能亢进症 101，2 型糖尿病性肾病 110，2 型糖尿病性背景性视网膜病 110，2 型糖尿病性多发性微血管并发症 110，糖尿病性背景性出血性视网膜病 110，糖尿病性低血糖症 011，维生素 C 缺乏 [抗坏血酸缺乏] 110，高胆固醇血症 011，家族性高胆固醇血症 101，高脂血症 101，低钾血症 011，偏执状态 101，焦虑状态 101，强迫状态 011，强迫性障碍 111，咽异感症 101，非器质性睡眠障碍 011，早泄 011，肌张力障碍 110，脑萎缩 110，短暂性脑缺血发作 110，面神经炎 011，神经功能障碍 110，睑缘炎 101，泪道阻塞 110，眶蜂窝织炎 011，翼状胬肉 111，巩膜炎 111，角膜结膜炎 011，高眼压症 110，青光眼 011，眼疲劳 111，化脓性中耳炎 011，慢性中耳炎 011，耳源性眩晕 110，眩晕综合征 011，冠心病 110，下肢动脉血栓形成 110，静脉血栓形成 101，混合痔 011，血栓性外痔 011，精索静脉曲张 011，颌下淋巴结炎 011，颈淋巴结炎 101，慢性气管支气管炎 110，慢性支气管炎急性加重期 011，肺气肿 110，支气管哮喘 111，间质性肺炎 110，过敏性支气管肺疾患 101，呼吸道感染 011，牙本质龋 110，牙根纵裂 110，根尖脓肿 110，急性牙周炎 111，牙周脓肿 011，牙周病 101，颞下颌关节紊乱病 011，牙根滞留 110，唇炎 110，舌炎 011，胃溃疡伴出血 101，十二指肠溃疡 011，十二指肠球部溃疡 101，慢性胃炎 011，糜烂性胃炎 011，胃息肉 011，单侧腹股沟疝 101，肠道菌群失调 011，肛瘘 110，

禀赋少阴司天三之气者之易患疾病	
男	肛周脓肿 110，肛管炎 110，酒精性肝病 011，慢性活动性肝炎 110，肝炎 110，脂肪肝 011，胆囊结石 011，急性胆囊炎 101，胆汁淤积症 110，上消化道出血 110，慢性单纯性苔藓（神经性皮炎）011，结节性痒疹 011，阴囊湿疹 011，银屑病 110，玫瑰糠疹 011，脂溢性角化病 110，瘢痕疙瘩 110，皮肤溃疡 011，痛风 101，多关节病 110，膝关节病 110，关节病 110，骶髂关节紊乱 011，关节积液 111，踝关节痛 101，腰椎滑脱 110，腰神经根炎 110，腰背肌筋膜炎 110，肌筋膜炎 110，狭窄性腱鞘炎 110，腱鞘炎 101，跖筋膜炎 101，腰背部筋膜炎 011，骨刺 110，肢体肿胀 101，骨质增生 011，IgA 肾病 011，慢性肾小球肾炎 110，慢性肾炎 011，慢性肾衰竭 101，肾绞痛 111，高血压肾损害 110，尿道狭窄 011，急性前列腺炎 110，龟头包皮炎 110，心动过速 110，心悸 110，咯血 101，咳嗽 011，胃痛 011，反酸 011，吞咽困难 110，嗳气 110，口臭 011，肢体麻木 110，眩晕 111，幻觉 111，声嘶 011，水肿 110，多汗症 011，心肌酶谱异常 110，肿瘤标记物升高 011，精液标本异常 011，肾功能异常 101
女	胃肠炎 011，病毒性疣 011，传染性软疣 110，慢性乙型病毒性肝炎 011，手癣 011，股癣 101，花斑癣 011，陈旧性肺结核 110，感染性发热 110，子宫内膜恶性肿瘤 110，甲状腺恶性肿瘤 011，血管瘤 101，卵巢良性肿瘤 011，营养性贫血 110，抗磷脂综合征 011，过敏性紫癜 011，粒细胞缺乏 011，非毒性多个甲状腺结节 011，亚急性甲状腺炎（德奎尔万甲状腺炎）011，糖尿病性视网膜增厚性视网膜病 110，低血糖症 101，糖耐量受损 101，内分泌失调 101，维生素 B_6 缺乏 110，维生素 B 缺乏性周围神经病 110，硒缺乏 101，肥胖 011，高钾血症 110，轻度认知障碍 110，精神分裂症 011，偏执状态 101，兴奋状态 101，强迫状态 110，疲劳综合征 101，非器质性睡眠障碍 101，精神障碍 110，肌张力障碍 101，锥体外系综合征 101，偏头痛 101，紧张型头痛 011，失眠 101，腕管综合征 011，尺神经炎 011，枕大神经痛 011，神经麻痹 011，盆底肌痉挛综合征 011，脑血管狭窄 110，眼睑脓肿 011，睑裂斑 011，视网膜动脉供血不足 110，青光眼 110，视神经萎缩 110，屈光不正 101，耵聍栓塞 101，咽鼓管功能紊乱 011，前庭功能障碍 110，耳痛 101，风湿性心脏病 110，高血压肾脏病 110，继发性高血压 101，脑梗死 101，下肢动脉硬化闭塞症 110，间歇性跛行 110，下肢动脉血栓形成 110，混合痔 101，下肢静脉功能不全 110，慢性鼻炎 101，鼻炎 110，鼻甲肥大 011，扁桃体脓肿 101，声带小结 110，慢性支气管炎慢性迁延期 110，慢性阻塞性肺疾病 111，咳嗽变异性哮喘 101，哮喘 011，间质性肺炎 110，肺部感染 101，根尖囊肿 111，牙周病 110，牙体缺损 101，颞下颌关节紊乱病 110，反流性食管炎 101，胃溃疡伴出血 110，消化性溃疡 101，应激性溃疡 101，急性阑尾炎 101，慢性阑尾炎 110，肠梗阻 110，肠功能紊乱 011，肛周脓肿 110，直肠炎 101，结肠息肉 011，药物性肝炎 011，药物性肝损害 011，肝病 110，胆囊结石伴慢性胆囊炎 011，胆汁淤积症 101，胆汁反流 101，急性胰腺炎 101，上消化道出血 111，湿疹样皮炎 101，玫瑰糠疹 011，粉刺 101，胼胝 110，多关节病 110，膝关节退行性病变 110，关节积液 101，系统性红斑狼疮 110，脊柱侧弯 110，神经根型颈椎病 011，腰椎不稳定 011，肌肉劳损 101，膝关节滑膜炎 011，冻结肩 110，肌痛 011，骨痛 101，肾盂肾炎 110，输尿管结石 101，泌尿系结石 101，子宫阴道脱垂 011，卵巢囊肿 011，绝经后出血 110，妊娠期发生的糖尿病 011，乳汁过少 011，窦性心动过速 110，心动过缓 011，窦性心动过缓 011，呼吸困难 111，喘息 110，胸膜炎 011，功能性腹痛 101，腹胀 111，上肢肿物 011，痉挛 111，急躁 011，情绪冲动 011，晕厥 110，瘀斑 111，局部水肿 110，盗汗 011，口干 101，肺部阴影 011，肝占位性病变 110，心电图异常 110，习惯性流产 001

四之气，溽暑至，大雨时行，寒热互至。民病寒热，嗌干黄瘅，鼽衄饮发。［四之气：主气太阴湿土，客气太阴湿土。寒热互至：四之气主客气均为太阴湿土，又正处长夏季节，太阴寒与郁热蒸热同在而互相引发，太阴寒湿越重则所郁之湿热越重，所郁之湿热减轻必赖于去除外在的寒湿，而前三气之寒气来复所致之"寒热更作"则是寒越重则热越少。嗌干黄瘅：湿郁木。湿瘀营血成黄疸，即《伤寒论》所谓"瘀热在里"，下表所示的肝胆炎症、肝损害。］

禀赋少阴司天四之气太阴湿土者之易患疾病	
男	急性肠炎 011，丹毒 011，支原体感染 011，单纯疱疹 111，丝状疣 111，慢性丙型病毒性肝炎 011，体癣 011，疥疮 011，陈旧性肺结核 110，感染性发热 110，胃恶性肿瘤 110，淋巴瘤 110，脂肪瘤 101，缺铁性贫血 101，叶酸缺乏性贫血 110，维生素 C 缺乏性贫血 110，出血倾向 011，血小板减少 110，血小板增多 110，非毒性多个甲状腺结节 111，甲状腺功能亢进症 101，2 型糖尿病性背景性视网膜病 110，2 型糖尿病性周围神经病 110，糖尿病性肾病 101，糖尿病性背景性出血性视网膜病 110，糖尿病性低血糖症 101，维生素 B_6 缺乏 110，维生素 C 缺乏（抗坏血酸缺乏）110，硒缺乏 111，复合性高脂血症 110，认知障碍 110，抑郁状态 011，焦虑状态 111，混合性焦虑和抑郁障碍 011，强迫状态 011，躯体化障碍 011，咽异感症 101，神经症性障碍 110，非器质性失眠症 110，男性勃起障碍 101，早泄 011，精神障碍 011，帕金森病 110，癫痫 110，神经血管性头痛 101，血管性头痛 110，后循环缺血 101，失眠 110，睡眠障碍 110，末梢神经病（末梢神经炎）101，末梢神经退行性改变 101，重症肌无力 110，泪道阻塞 110，结膜结石 011，干眼症 110，角膜上皮脱落 011，黄斑变性 110，高眼压症 011，青光眼 101，视神经萎缩 110，眼疲劳 111，复视 110，视物模糊 110，外耳道疖 011，耳郭感染 101，急性化脓性中耳炎 011，化脓性中耳炎 011，慢性中耳炎 101，耳源性眩晕 110，听力减退 111，心肌炎 011，肢体闭塞性动脉硬化 110，静脉曲张 101，内痔 110，混合痔 101，血栓性外痔 111，颌下淋巴结炎 110，颈淋巴结炎 110，慢性阻塞性肺病 110，哮喘 101，支气管哮喘 011，哮喘性支气管炎 101，间质性肺炎 110，胸腔积液 011，过敏性支气管肺疾患 011，牙本质过敏症 110，牙隐裂 101，牙髓炎 011，化脓性牙髓炎 110，急性根尖周炎 110，慢性根尖牙周炎 110，根尖脓肿 101，急性龈炎 110，慢性龈炎 011，慢性牙周炎 101，牙周－牙髓联合病变 011，牙龈出血 101，牙面功能异常 110，残冠 110，咬肌间隙感染 101，唇炎 110，反流性食管炎 011，十二指肠溃疡 011，消化性溃疡 110，慢性胃炎 011，胃息肉 110，急性阑尾炎 111，阑尾炎 101，肠梗阻 110，肠道菌群失调 110，肠功能紊乱 101，肛裂 110，肛瘘 110，药物性肝炎 111，肝功能不全 011，肝纤维化 110，胆囊结石伴胆囊炎 101，胆囊结石 011，胆汁反流 111，急性胰腺炎 011，脂溢性皮炎 110，阴囊湿疹 011，银屑病 011，酒渣鼻 110，表皮囊肿 011，胼胝 110，瘢痕疙瘩 111，痛风 101，膝关节退行性病变 011，双侧膝关节骨性关节病 110，关节紊乱 101，踝关节痛 101，结缔组织病 110，脊髓型颈椎病 110，混合型颈椎病 110，脊柱骨关节病 101，坐骨神经痛 110，狭窄性腱鞘炎 110，滑囊炎 110，肩周炎 101，跟骨骨刺 110，关节风湿病 101，肌痛 101，肢体肿物 110，慢性肾盂肾炎 110，肾绞痛 011，膀胱颈梗阻 110，膀胱过度活动症 110，膀胱肿物 110，前列腺增生

续表

	禀赋少阴司天四之气太阴湿土者之易患疾病
男	110，慢性前列腺炎 011，附睾囊肿 011，咯血 011，咳嗽 101，胃痛 110，腹痛 011，腹腔积液 110，皮下肿物 011，痉挛 110，尿急 101，尿痛 011，血尿 110，尿失禁 110，声嘶 101，发热 101，晕厥 101，下肢水肿 110，血脂异常 011，精液标本异常 011，肝占位性病变 101，肾功能异常 011
女	肠道感染 011，甲癣 011，体癣 110，真菌性外耳道炎 011，念珠菌性阴道炎 111，陈旧性肺结核 110，胃恶性肿瘤 110，血管瘤 101，肝血管瘤 011，再生障碍性贫血 110，混合性贫血 110，出血倾向 110，血小板减少性紫癜 011，血小板减少 110，粒细胞缺乏 110，白细胞减少 011，结节性甲状腺肿 101，慢性甲状腺炎 110，1 型糖尿病 011，2 型糖尿病性视网膜病变 110，2 型糖尿病性低血糖症 110，糖尿病性多发性神经病 110，糖尿病伴神经系统并发症 110，糖耐量受损 011，胰岛素抵抗 011，代谢综合征 110，维生素 B_6 缺乏 110，维生素 C 缺乏（抗坏血酸缺乏）110，硒缺乏 111，高胆固醇血症 011，复合性高脂血症 110，家族性混合性高脂血症 110，高脂血症 110，低钙血症 011，偏执状态 101，抑郁发作 011，焦虑抑郁状态 111，焦虑障碍 110，强迫性障碍 101，精神障碍 110，偏头痛 111，血管性头痛 111，睡眠障碍 101，三叉神经病 110，腕管综合征 110，梨状肌综合征 110，枕大神经痛 011，神经麻痹 101，周围神经病 101，眼睑肿物 101，干眼症 110，角膜炎 110，黄斑变性 110，黄斑裂孔 110，黄斑前膜 110，眼底出血 101，黄斑水肿 011，高眼压症 011，近视 011，视野缺损 110，视物模糊 101，外耳道湿疹 011，急性外耳道炎 011，耳源性眩晕 101，听力减退 110，高血压心脏病 110，肺栓塞 110，窦性心律失常 011，心脏扩大 110，肾动脉狭窄 110，下肢动脉闭塞 110，血管炎 110，静脉炎 101，血栓性静脉炎 101，血栓性外痔 101，颌下淋巴结炎 110，慢性咽炎 101，慢性鼻窦炎 110，鼻息肉 101，声带炎 110，肺部感染 101，阻生牙 110，继发龋 011，牙根纵裂 110，急性牙髓炎 111，慢性牙髓炎 110，根尖脓肿 110，龈乳头炎 110，牙龈脓肿 011，牙龈出血 011，牙体缺损 101，牙面功能异常 110，牙痛 110，干槽症 011，肠消化不良 110，肛裂 011，肛周脓肿 111，肛管炎 110，药物性肝损害 110，慢性活动性肝炎 101，慢性肝炎 011，急性胆囊炎 110，急性胰腺炎 011，黑便 101，消化道出血 101，颜面再发性皮炎 011，玫瑰糠疹 101，白发 011，表皮囊肿 011，雀斑 011，红斑狼疮 101，粟丘疹 111，痛风 111，膝关节病 111，腕骨关节病 110，关节病 011，骶髂关节紊乱 011，皮肌炎 110，脊髓型颈椎病 101，腰椎退行性病变 011，颈椎不稳定 011，腰椎不稳定 111，腰椎小关节紊乱 110，腰背痛 110，腰背肌筋膜炎 101，肌筋膜炎 101，腱鞘炎 110，多部位筋膜炎 011，下肢疼痛 101，肢体肿物 110，骨质疏松 111，骨质增生 110，骨痛 101，慢性肾炎 101，输尿管结石 011，肾病 101，泌尿道感染 110，乳腺增生 101，乳头溢液 111，乳房肿物 110，前庭大腺脓肿 011，外阴溃疡 011，阴道前壁脱垂 110，子宫腔积液 110，妊娠期糖尿病 011，功能性腹痛 110，反酸 011，吞咽困难 110，肢体麻木 111，皮疹 101，皮下肿物 011，头晕和眩晕 111，声嘶 110，出血 101，水肿 101，多汗症 101，消瘦 101，糖耐量异常 101，子宫颈标本异常 101，肺部阴影 110，肺肿物 110，肝功能异常 101，甲状腺功能异常 101，性早熟 001，胎停育 001，难免性流产 001

五之气，畏火临，暑反至，阳乃化，万物乃生乃长荣，民乃康，其病温。[五之气：主气阳明燥金，客气少阳相火，又生暑气，但少阳内含风木生发之气，

故此热不但能化湿，且有生发功能，"万物乃生乃长荣"。禀赋有此间气者易患多种肿瘤，见下表。]

禀赋少阴司天五之气少阳相火者之易患疾病	
男	肠道感染 110，急性肠炎 011，细菌性感染 011，单纯疱疹 110，带状疱疹性神经根炎 011，传染性软疣 011，乙型病毒性肝炎 011，陈旧性肺结核 101，感染性发热 111，直肠恶性肿瘤 110，膀胱恶性肿瘤 110，肾性贫血 101，甲状腺功能减退症 110，非毒性多个甲状腺结节 011，甲状腺功能亢进症 101，甲状腺炎 101，药物性低血糖 110，低血糖 110，糖耐量受损 111，营养不良 101，维生素 B_1 缺乏（硫胺素缺乏）110，维生素 C 缺乏（抗坏血酸缺乏）110，高甘油三酯血症 101，复合性高脂血症 101，低钙血症 101，高钾血症 101，低钾血症 011，偏执状态 110，兴奋状态 011，抑郁发作 110，焦虑状态 110，焦虑抑郁状态 011，强迫性障碍 101，运动障碍 110，神经血管性头痛 110，血管性头痛 111，肋间神经痛 011，末梢神经退行性改变 011，眼睑脓肿 110，睑缘炎 101，睑板腺功能障碍 110，眼睑水肿 110，结膜结石 101，巩膜炎 101，暴露性角膜炎 110，角膜干燥症 111，角膜上皮脱落 011，虹膜睫状体炎 110，缺血性视神经病变 011，视物模糊 111，外耳湿疹 011，分泌性中耳炎 101，急性化脓性中耳炎 111，化脓性中耳炎 111，急性中耳炎 110，慢性中耳炎 110，耳源性眩晕 110，继发性高血压 101，心包积液 110，二尖瓣关闭不全 110，房性心动过速 110，心力衰竭 101，下肢动脉硬化闭塞症 110，下肢缺血 110，周围血管疾病 101，出血性内痔 110，混合痔 101，精索静脉曲张 110，下肢静脉功能不全 110，慢性支气管炎急性加重期 011，胸腔积液 011，过敏性支气管肺疾患 111，埋伏牙 011，牙隐裂 011，牙髓坏死 101，急性龈炎 101，牙龈脓肿 101，慢性牙周炎 101，牙周 - 牙髓联合病变 101，颊间隙感染 011，食管反流 110，胃溃疡 101，十二指肠球部溃疡 101，消化性溃疡 111，慢性胃炎 101，肠梗阻 101，不完全性肠梗阻 110，肠痉挛 011，肛裂 110，直肠息肉 011，直肠肿物 101，肠上皮化生 011，腹腔感染 011，慢性肝炎 011，肝纤维化 011，肝囊肿 101，胆囊结石伴胆囊炎 111，胆囊息肉 011，梗阻性黄疸 110，粉刺 011，痤疮 011，脂溢性角化病 011，踝关节痛 101，强直性脊柱炎 110，颈椎间盘疾患 110，腰椎不稳定 110，尾骨痛 011，腰背肌筋膜炎 110，肌筋膜炎 011，腱鞘囊肿 110，腰背部筋膜炎 101，筋膜炎 101，跟腱炎 110，骨刺 110，肌痛 111，老年性骨质疏松 110，慢性肾病 011，肾炎 111，肾性骨营养不良 110，膀胱炎 101，鞘膜积液 110，附睾炎性包块 011，睾丸炎 011，龟头炎 111，窦性心动过缓 110，呃逆 101，胸闷 110，胃痛 110，吞咽困难 111，黄疸 110，腹水 110，面部肿胀 110，头部肿物 011，颈部肿物 101，震颤 110，遗尿 110，幻觉 110，情绪冲动 011，高热 110，疼痛 101，肢体无力 011，晕厥 011，下肢水肿 101，氮质血症 110，颅内占位性病变 101
女	肠道感染 101，胃肠炎 110，结肠炎 110，带状疱疹性神经根炎 011，病毒性疣 011，丝状疣 111，寻常疣 011，慢性丙型病毒性肝炎 011，真菌性外耳道炎 011，念珠菌性阴道炎 110，卵巢恶性肿瘤 110，血管瘤 101，卵巢良性肿瘤 011，脑膜瘤 110，肾性贫血 110，重度贫血 110，过敏性紫癜 111，甲状腺功能减退症 011，甲状腺结节 110，非毒性多个甲状腺结节 110，甲状腺肿 110，慢性甲状腺炎 101，甲状腺肿物 111，1 型糖尿病 110，2 型糖尿病性背景性视网膜病 110，糖尿病性肾病 011，糖尿病性背景性出血性视网膜病 110，糖尿病性斑点性视网膜病 110，糖尿病性神经根病 110，糖尿病伴血糖控制不佳 110，糖耐量受损 101，叶酸缺乏症 011，高胆固醇血症 101，家族性高胆固醇血症 101，高胆固醇血症伴内源性高甘油酯血症 110，偏执状态 110，兴奋状态 110，广

续表

禀赋少阴司天五之气少阳相火者之易患疾病	
女	泛性焦虑障碍 011，躯体化障碍 011，神经症性障碍 110，非器质性失眠症 101，非器质性睡眠障碍 110，周围神经病性震颤 110，神经血管性头痛 101，短暂性脑缺血发作 110，眶上神经痛 011，梨状肌综合征 011，肋间神经痛 101，痛性周围神经病 110，重症肌无力 110，痛性肌痉挛 110，睑板腺炎 110，眼睑皮炎 111，眼睑水肿 011，泪囊炎 011，慢性泪囊炎 110，结膜结石 101，巩膜炎 110，角膜溃疡 111，虹膜睫状体炎 101，黄斑变性 110，视网膜出血 110，视神经萎缩 101，耳郭感染 101，分泌性中耳炎 110，咽鼓管炎 101，咽鼓管功能紊乱 011，鼓膜炎 101，高血压肾脏病 101，冠心病 101，窦性心律失常 110，颈动脉硬化 110，下肢深静脉血栓形成 110，混合痔 110，血栓性外痔 011，下肢静脉功能不全 011，颈淋巴结炎 111，低血压 101，鼻炎 111，慢性咽炎 101，鼻窦炎 101，鼻窦滴漏综合征 011，鼻疖 011，鼻中隔偏曲 110，鼻前庭炎 111，慢性喉炎 110，声带小结 011，会厌囊肿 011，上呼吸道过敏反应 110，慢性支气管炎 101，慢性气管炎 110，咳嗽变异性哮喘 011，哮喘 011，支气管扩张伴咯血 110，肺间质纤维化 110，牙本质龋 101，牙隐裂 011，急性根尖周炎 101，根尖脓肿 011，根尖囊肿 110，化脓性牙龈炎 110，急性牙周炎 011，慢性牙周炎 111，复合性牙周炎 110，牙周病 101，牙体缺损 101，牙面功能异常 011，牙列缺损 101，牙根滞留 110，口腔感染 110，反流性食管炎 101，胃溃疡伴出血 011，十二指肠球部溃疡 110，消化性溃疡 011，应激性溃疡 101，反流性胃炎 110，糜烂性胃炎 110，消化不良 101，胃酸过多 011，便秘 101，肛裂 111，肛周脓肿 110，肛管炎 110，直肠炎 101，肛乳头肥大 111，结肠息肉 101，腹腔感染 110，肝功能不全 101，肝囊肿 101，胆管结石 110，黑便 011，便血 011，脂溢性皮炎 110，接触性皮炎 101，慢性单纯性苔藓（神经性皮炎）011，结节性痒疹 110，外阴湿疹 101，玫瑰糠疹 101，脱发 011，口周皮炎 011，皮脂腺囊肿 011，白癜风 110，脂溢性角化病 110，瘢痕 101，类风湿性关节炎 101，膝关节游离体 110，骶髂关节紊乱 111，椎动脉型颈椎病 110，椎管狭窄 110，颈椎间盘突出 101，颈椎间盘疾患 110，椎间盘突出 110，椎间盘疾患 101，腰椎小关节紊乱 101，颈神经根炎 011，腰痛 101，腰背肌筋膜炎 111，肌肉劳损 110，狭窄性腱鞘炎 011，膝关节滑膜炎 101，腱鞘炎 111，臀肌筋膜炎 110，风湿病 110，关节风湿病 110，肌痛 011，脂膜炎 011，下肢肿胀 101，骨质疏松 101，急性肾盂肾炎 110，肾性骨病 101，肾病 101，乳腺腺病 011，乳腺脓肿 011，浆细胞性乳腺炎 011，乳腺增生 111，乳头溢液 101，子宫内膜炎 011，女性盆腔炎 110，细菌性阴道炎 110，急性外阴阴道炎 011，阴道脱垂 011，外阴肿物 110，排卵期出血 011，妊娠期阴道炎 011，产褥期乳腺炎 011，窦性心动过缓 110，呼吸困难 101，嗳气 111，盆腔肿物 110，大便习惯改变 110，口臭 011，排便困难 101，肢体麻木 101，痉挛 011，行走困难 101，排尿困难 111，尿频 011，疼痛 101，多汗症 110，血糖升高 111，转氨酶升高 110，肿瘤标记物升高 101，蛋白尿 011，肺肿物 110，肝占位性病变 111，甲状腺功能异常 011，性早熟 001，发育迟滞 001，多种流产 001

终之气，燥令行，余火内格，肿于上，咳喘，甚则血溢。寒气数举，则霿雾翳，病生皮腠，内舍于胁，下连少腹而作寒中，地将易也。［终之气：主气太阳寒水，客气阳明燥金，故冷燥明显。**余火内格**：五之气少阳相火延及至六之气，

少阳火气入肝先气分上冲则咳喘，深入营血则血溢。]

> **寒气数举，则霡雾翳，病生皮膜，内舍于胁，**
> **下连少腹而作寒中，地将易也。**

六之气冷燥，冬至一阳复生之后则天气更寒，即寒气数举；一阳复生合内格之少阳与燥寒相争，阴阳内争而生风生湿，固有霡雾之象，风湿在肝而上冲时视物不清如有翳遮、皮肤肿痛，燥寒伤肝则内合于胁下连少腹及寒中，此象唯在复阳已强之近大寒之际方生，故为地气将易为下一年的运气之际。

	禀赋少阴司天六之气阳明燥金者之易患疾病
男	胃肠炎 110，单纯疱疹 110，真菌感染 011，疥疮 110，脂肪瘤 110，血小板减少 110，甲状腺肿物 011，糖尿病性神经根病 110，糖尿病性低血糖症 111，肥胖 011，高同型半胱氨酸血症 101，低钾血症 101，兴奋状态 011，抑郁发作 110，复发性抑郁障碍 110，混合性焦虑和抑郁障碍 011，咽异感症 111，帕金森叠加综合征 110，周围神经病性震颤 110，锥体外系综合征 101，血管性头痛 101，短暂性脑缺血发作 110，睡眠呼吸暂停 011，面神经麻痹 011，神经麻痹 110，痛性周围神经病 110，痛性肌痉挛 101，睑腺炎 111，上睑下垂 110，角膜结膜炎 110，暴露性角膜炎 111，角膜干燥症 110，角膜上皮脱落 011，黄斑前膜 110，可疑青光眼 011，开角型青光眼 110，缺血性视神经病变 110，分泌性中耳炎 110，慢性化脓性中耳炎 011，中耳炎 101，急性中耳炎 011，慢性中耳炎 110，咽鼓管功能紊乱 011，窦性心律失常 110，肢体动脉硬化 110，下肢动脉硬化闭塞症 110，下肢静脉曲张 111，出血性内痔 110，淋巴结炎 110，慢性气管支气管炎 110，慢性支气管炎慢性迁延期 110，哮喘性支气管炎 101，过敏性支气管肺疾患 011，牙隐裂 110，牙根纵裂 011，慢性牙髓炎 110，根尖脓肿 011，慢性龈炎 110，急性牙周炎 110，牙冠周脓肿 110，牙龈脓肿 101，牙列缺损 111，牙槽突不齐 110，颌骨骨炎 011，唇炎 111，口角炎 011，食管溃疡 111，消化性溃疡 110，慢性胃窦炎 011，胃痉挛 011，慢性阑尾炎 110，溃疡性结肠炎 011，直肠炎 011，药物性肝损害 101，急性胆囊炎 110，慢性胆囊炎 011，胆囊炎 110，胃出血 110，消化道出血 011，脂溢性湿疹 011，寻常性银屑病 011，银屑病 110，荨麻疹 101，斑秃 011，脱发 111，髋股关节病 101，强直性脊柱炎 111，混合型颈椎病 101，腰椎关节强硬 110，颈椎间盘疾患 110，腰背痛 110，肌筋膜炎 110，跖筋膜炎 101，神经炎 110，股骨头缺血性坏死 110，泌尿系结石 101，肾绞痛 011，包皮溃疡 011，精囊炎 110，呼吸困难 110，鼾症 101，胸痛 110，恶心 101，呕吐 011，脾大 011，过敏性皮疹 101，躯干肿物 110，上肢肿物 110，行走困难 111，尿急 101，情绪冲动 011，急性疼痛 110，不适 110，盗汗 101，口干 111，肝占位性病变 110，心电图异常 011

续表

禀赋少阴司天六之气阳明燥金者之易患疾病
女	肠道感染 101，急性肠炎 011，带状疱疹性神经根炎 110，丝状疣 101，疣 110，病毒性结膜炎 110，甲癣 011，真菌感染 110，甲状腺恶性肿瘤 111，血管瘤 101，营养性贫血 110，化疗后骨髓抑制 110，中度贫血 111，高凝状态 011，糖尿病性视网膜病变 110，低血糖症 101，维生素 B_6 缺乏 110，叶酸缺乏症 101，高胆固醇血症伴内源性高甘油酯血症 110，高脂血症 101，脑外伤后综合征 011，偏执状态 011，偏执性反应 011，非器质性失眠症 110，非器质性睡眠障碍 110，锥体外系综合征 011，后循环缺血 101，三叉神经痛 110，面神经炎 110，尺神经炎 011，末梢神经病（末梢神经炎）111，眼睑疖肿 011，倒睫 110，视网膜血管痉挛 011，视网膜静脉阻塞 110，黄斑变性 101，眼痛 111，急性中耳炎 101，神经性耳鸣 101，风湿性心脏病 110，颈动脉硬化 110，混合痔 110，慢性咽喉痛 011，鼻中隔偏曲 110，鼻前庭炎 110，扁桃体脓肿 101，扁桃体周围蜂窝组织炎 110，慢性喉炎 101，慢性喘息性支气管炎 110，慢性阻塞性肺病 110，过敏性支气管肺疾患 101，呼吸道感染 101，阻生牙 110，牙隐裂 111，急性牙髓炎 101，牙髓坏死 011，急性根尖周炎 110，牙槽脓肿 011，急性龈炎 110，急性牙周炎 101，牙冠周脓肿 011，牙龈出血 110，牙体缺损 101，残冠 110，口腔感染 101，十二指肠溃疡 110，消化不良 101，胃痉挛 101，溃疡性结肠炎 011，肠梗阻 101，肛裂 110，直肠息肉 101，肛管炎 011，腹腔感染 110，肝功能不全 110，胆汁淤积症 011，急性胰腺炎 011，慢性胰腺炎 110，特应性皮炎 101，湿疹样皮炎 011，慢性荨麻疹 101，脂溢性角化病 110，瘢痕 011，瘢痕疙瘩 011，粟丘疹 101，陈旧性膝半月板损伤 110，椎间盘疾患 101，颈椎不稳定 111，腰椎小关节紊乱 110，腰背痛 101，腕关节周围炎 110，神经炎 110，肩痛 101，足痛 110，肾病综合征 110，泌尿系结石 101，附件炎性包块 110，阴道前壁脱垂 110，附件肿物 111，外阴肿物 110，盆腔积液 011，妊娠期糖尿病 011，冠状动脉肌桥 110，心动过缓 110，咯血 011，呃逆 111，腹痛 101，胃胀气 110，腹部肿物 101，大便习惯改变 011，过敏性皮疹 101，皮疹 011，胸壁肿物 011，上肢肿物 110，皮肤肿物 101，情绪冲动 011，发热 101，疼痛 110，腋下淋巴结肿大 011，多汗症 101，盗汗 101，血脂异常 011，肿瘤标记物升高 101，颅内占位性病变 101，宫腔占位 110，性早熟 001，卵巢功能障碍 001，难免性流产 001

少阴司天六步气同时对比分析见下：

少阴司天前三之气都易致精神障碍、心律失常、咳喘、腰椎及腰背筋膜病变、生殖功能障碍、流产。初之气太阳寒水之特致病为风湿性关节炎、风湿性心脏病、水肿、多处囊肿、肺肿瘤，男前列腺／睾丸／附睾炎、龟头炎，女盆腹腔积液等，符合阳郁禁固腰椎痛之下焦寒。二之气厥阴风木之特致病为膀胱炎血尿，男为帕金森、重症肌无力、虹膜炎、虹睫炎、玻璃体出血、膀胱炎血尿、骨髓增生异常综合征，女眼睑结膜炎出血、面部肿胀、红斑狼疮等。三之气少阴司天正位特致病为过敏性哮喘、病毒性肝炎、胃十二指肠溃疡出血、多种眼病、恶性肿瘤（男急性白血病，女子宫内膜/甲状腺癌）；下半年阳明在泉，共性为生殖功能障碍，早泄、流产、生殖器官疾病、女性早熟流产等。四之气特致病为胃癌、急性胰腺炎、再障等各种血细胞减少，男强直性脊柱炎，女皮肌炎等多种自身免疫病、病毒性肝炎/肝纤维化，女性出现性早熟，男性功能障碍。禀五之气者出现下焦恶性肿瘤（男直肠癌、膀胱癌、女卵巢癌）和脑肿瘤，女童性早熟、发育迟滞，女易患疾病反为六步气中最多之间气。六之气男女易患疾病均为全年中最少，以慢阻肺及下焦虚证为主。

少阴司天十年气化及药食宜

壬午 壬子岁	太角 少阴 阳明	热化二，风化八，清化四	上咸寒，中酸凉，下酸温
戊子 戊午岁	太征 少阴 阳明	热化七，清化九	上咸寒，中甘寒，下酸温
甲子 甲午岁	太宫 少阴 阳明	热化二，雨化五，燥化四	上咸寒，中苦热，下酸热
庚午 庚子岁	太商 少阴 阳明	热化七，清化九，燥化九	上咸寒，中辛温，下酸温
丙子 丙午岁	太羽 少阴 阳明	热化二，寒化六，清化四	上咸寒，中咸热，下酸温

由上可知，少阴司天太木太土太水年热化二、太火太金热化七，上药食均宜咸寒；阳明在泉合太木太水清化四、合太火反清化九（因太火则上实下虚故化九）、合太土燥化四（太土于下半年湿反被凝固故），下药食宜除了太土岁酸热，余皆酸温，可见太土合阳明在泉最阴凝固结。

少阴司天与不同五运六气禀赋的人群如何相应而易不易发生疾病，可主要参见附表 7 中 2014 年一列。

必抑其运气，资其岁胜，折其郁发，先取化源，无使暴过而生其病也。食岁谷以全真气，食间谷以辟虚邪。岁宜咸以㪟之，而调其上，甚则以苦发之，以酸收之，而安其下，甚则以苦泄之。适气同异而多少之，同天气者以寒清化，同地气者以温热化，用热远热，用凉远凉，用温远温，用寒远寒，

食宜同法。有假则反，此其道也，反是者病作矣。[咸以燠之：少阴君火司天。**以苦发之：**水气来复、水金所郁之火当以苦味之辛药发之。**酸：**金克木故以酸补木体。**以苦泄之：**升泄郁热。**同天气者以寒清化：**体质同为火热者食药以寒凉。同地气者理亦然。**有假则反：**若出现假热真寒之假象，如《伤寒论》所述之大寒亡阳之厥阴少阴虚证，则当治本寒为主，不可为表象所惑。以少阴司天为政，易伤精竭阴，大寒来复则易出现亡阳之假热，故经文于此特标之。]

帝曰：善。**厥阴之政奈何？**

岐伯曰：**巳亥之纪也。**[**厥阴之政：**厥阴风木司天之年，配的运均为不及。**巳亥之纪：**年支逢巳逢亥的年份，均为厥阴风木司天之年。六十甲子年中，有丁巳、丁亥、癸巳、癸亥、己巳、己亥、乙巳、乙亥、辛巳、辛亥共十年。]

厥阴 少角 少阳 清热胜复同，同正角 丁巳天符 丁亥天符 其运风清热。

少角^{初正} **太徵 少宫 太商 少羽**^终。[**厥阴 少角 少阳：**厥阴风木司天，岁运木运不及，少阳相火在泉。]

岁运少木厥阴司天少阳在泉，转运为同正角，全年易风，致清金来复，子复母仇而火又来克金，成风→清→热之清热胜复，下之余岁之解释方法同此。

厥阴 少徵 少阳 寒雨胜复同。癸巳^{同岁会} **癸亥**^{同岁会} **其运热寒雨。**

少徵 太宫 少商 太羽^终 **太角**^初。

厥阴 少宫 少阳 风清胜复同，同正角。己巳 己亥 其运雨风清。

少宫 太商 少羽^终 **少角**^初 **太徵。**

厥阴 少商 少阳 热寒胜复同，同正角。乙巳 乙亥 其运凉热寒。

少商 太羽^终 **太角**^初 **少徵 太宫。**

厥阴 少羽 少阳 雨风胜复同，辛巳 辛亥 其运寒雨风。

少羽^终 **少角**^初 **太徵 少宫 太商。**

凡此厥阴司天之政，气化运行后天，诸同<u>正岁</u>，<u>气化运行同天</u>，天气扰，地气正，<u>风生高远，炎热从之，云趋雨府，湿化乃行</u>，风火同德，上应岁星荧惑。其政挠，其令速，<u>其谷苍丹</u>，间谷言太者，<u>其耗文角品羽</u>。风燥火热，胜复更作，蛰虫来见，流水不冰，热病行于下，风病行于上，风燥胜复形于中。〔正岁：本篇后文云："运非有余，非不足，是谓正岁，其至当其时也。"气化运行同天：运气于季节相应，应至而至。厥阴风木司天的十年当中，年干都是阴干，均属岁运不及之年，因此气化运行后天，较正常年份晚。但其中丁巳、丁亥年，己巳己亥，乙巳乙亥，六年皆转运为同正角，均可构成平气而属于"正岁"，不一定出现至而不至的情况。风生高远，炎热从之，云趋雨府，湿化乃行：风过盛则金气来复，木郁而争，生风生郁热，逢二之气太阳寒水合少阴君火则湿化而寒雨数至。岁星荧惑：木星火星。其谷苍丹：苍谷属木，丹谷属火。其耗文角：木为阳为春，如春天花开显美，虫兽毛有纹彩，表木旺。此类木旺的生物，因厥阴风木司天风胜而伤肝木之体故，反而易受损。品羽：羽虫育，生长良好。《五常政大论》云：厥阴司天，毛虫静，羽虫育，介虫不成；少阳在泉，羽虫育，介虫耗，毛虫不育。〕

厥阴司天主政之岁，其气化影响必然会留在当岁孕育、出生的人的先天体质中，从此岁冬（11 月 1 日～次年 1 月 20 日大寒）出生者出生后之共同易患疾病，即可印证其胎孕期时的天地气化所致的易患疾病（具体研究材料及方法见书末附篇二）。

厥阴司天少阳在泉禀赋者之易患疾病	
男	血小板增多，感染性腹泻，结核性胸膜炎，梅毒血清反应阳性，生殖器疱疹，头癣，陈旧性肺结核，肝恶性肿瘤，粒细胞缺乏，白细胞减少，白细胞增多症，2 型糖尿病性背景性视网膜病，2 型糖尿病性增殖性视网膜病，糖尿病性坏疽，代谢综合征，高钾血症，症状性癫痫 [继发性癫痫]，后循环缺血，睡眠呼吸暂停低通气综合征，面肌痉挛，肋间神经痛，偏瘫，眼睑皮炎，倒睫，眼睑肿物，巩膜炎，视网膜出血，黄斑水肿，脑内出血后遗症，淤积性皮炎，支气管炎，慢性喘息性支气管炎，支气管扩张伴咯血，牙髓坏死，急性龈炎，牙根滞留，食管溃疡，不完全性肠梗阻，肠功能紊乱，高位肛瘘，直肠息肉，肝纤维化，胆汁淤积症，泛发性湿疹，掌跖脓疱病，红斑狼疮，皮肤

续表

	厥阴司天少阳在泉禀赋者之易患疾病
男	溃疡，系统性红斑狼疮，颈椎不稳定，狭窄性腱鞘炎，腰背部筋膜炎，肾盂积水，膀胱结石，后天性肾囊肿，睾丸疼痛，皮下肿物，痉挛，发热，乏力
女	血小板增多，支原体感染，手癣，急性白血病，白血病，子宫壁内平滑肌瘤，原发性血小板增多症，维生素C缺乏性贫血，再生障碍性贫血，重度贫血，高纤维蛋白原血症，非毒性单个甲状腺结节，甲状腺囊肿，甲状腺肿，糖尿病性斑点性视网膜病，药物性低血糖，低血糖，维生素B_1缺乏（硫胺素缺乏），维生素B缺乏性周围神经病，饮食性钙缺乏，饮食性硒缺乏，肥胖，高钙血症，兴奋状态，良性特发性震颤，面神经炎，植物神经功能紊乱，结膜下出血，角膜干燥症，眼底出血，开角型青光眼，视神经病，视物模糊，耳源性眩晕，期前收缩，下肢动脉栓塞，毛细血管扩张症，慢性支气管炎伴肺气肿，过敏性支气管肺疾患，牙周脓肿，牙列部分缺失，干槽症，咬肌间隙感染，十二指肠球部溃疡，胃酸过多，结肠息肉，肠上皮化生，胆囊结石伴慢性胆囊炎，胆石症，胆汁反流，过敏性湿疹，结节性痒疹，银屑病，粟丘疹，髋股关节病，骶髂关节紊乱，腰椎滑脱，脊髓型颈椎病，脊柱骨关节病，腰椎不稳定，陈旧性腰肌劳损，关节风湿病，隐匿型肾小球肾炎，肾病综合征，肾盂肾炎，急性膀胱炎，输卵管积水，慢性外阴炎，子宫腔积液，妊娠合并贫血，功能性腹痛，恶心，腹部肿物，过敏性皮疹，皮下结节，急性疼痛，颈淋巴结肿大

厥阴司天少阳在泉之政，"热病行于下、风病行于上、风燥胜复形于中"，即上木旺金复、生郁火痰湿，中木克土、脾虚生湿，下阴血郁火。验之于胎孕期禀赋此气者，易患疾病癫痫、震颤、痉挛、麻痹，眼内外各部位炎症出血，肺支气管炎，胃、十二指肠、胆、结肠病，糖尿病，肾盂膀胱炎，腰背关节病等，其再障、白血病、血细胞增多或减少等血液病则是厥阴司天少阳在泉相合而致的肝肾阴血分及髓分的痰湿郁火所生。（二之气春分谷雨时肝脾易虚易郁，加此岁气所致之"寒雨数至"则湿浊郁于肝藏髓分致生血小板增多，白血病再障则以肝肾髓分痰火为主而易发于秋冬）。

初之气，寒始肃，杀气方至，民病寒于右之下。［初之气：客气阳明，主杀，金克木而阳气不升于左，右下阳气尤乏，故民病寒于右之下。］

	禀赋厥阴司天初之气阳明燥金者之易患疾病
男	肠道感染 111，感染性腹泻 111，急性肠炎 110，肺结核 101，带状疱疹性神经根炎 110，病毒性疣 011，乙型病毒性肝炎 011，慢性乙型病毒性肝炎 111，病毒性结膜炎 111，头癣 111，股癣 110，真菌感染 101，感染性发热 011，胃恶性肿瘤 110，肾恶性肿瘤 110，化疗后骨髓抑制 110，骨髓抑制 110，贫血 110，非毒性多个甲状腺结节 110，甲状腺炎 011，糖尿病性肾病 110，糖尿病性视网膜增厚性视网膜病 110，糖尿病性视网膜病变 110，糖尿病性神经根病 110，内分泌失调 101，营养不良 110，维生素 C 缺乏（抗坏血酸缺乏）110，高胆固醇血症伴内源性高甘油酯血症 110，脱水 111，脑外伤后综合征 110，抑郁状态 011，焦虑障碍 011，神经症性障碍 110，男性勃起障碍 111，肌张力障碍 110，运动障碍 110，症状性癫痫（继发性癫痫）110，椎基底动脉供血不足 110，短暂性脑缺血发作 110，三叉神经痛 101，三叉神经病 110，面神经麻痹 110，痛性周围神经病 110，痛性肌痉挛 110，睑板腺炎 101，睑腺炎 011，眼睑水肿 011，角膜结膜炎 011，角膜干燥症 011，可疑青光眼 111，高眼压症 011，开角型青光眼 110，复视 110，眼痛 101，耳郭感染 011，慢性化脓性中耳炎 110，化脓性中耳炎 111，急性中耳炎 110，咽鼓管炎 011，继发性高血压 101，室性期前收缩 110，窦性心律失常 110，室性心律失常 110，肾动脉狭窄 110，下肢动脉硬化闭塞症 110，股动脉闭塞 110，下肢深静脉血栓形成 011，下肢血栓性静脉炎 110，出血性内痔 110，血栓性外痔 101，精索静脉曲张 011，下肢静脉回流障碍 110，颌下淋巴结炎 110，颈淋巴结炎 110，低血压 011，慢性阻塞性肺病伴有急性加重 110，胸腔积液 110，过敏性支气管疾患 011，牙根纵裂 110，急性牙髓炎 011，牙周 – 牙髓联合病变 110，牙周病 111，残冠 101，颌骨骨髓炎 011，口腔炎 101，口腔肿物 011，舌炎 101，慢性十二指肠溃疡 110，胃痉挛 011，慢性阑尾炎 110，肛窦炎 110，腹腔感染 101，药物性肝炎 110，胆囊结石伴胆囊炎 011，胆囊结石伴慢性胆囊炎 011，胆管结石 110，便血 011，特应性皮炎 101，脂溢性皮炎 011，寻常性银屑病 011，皮脂腺囊肿 011，痛风 011，髌股关节病 011，髌骨软骨软化 011，半月板损伤 111，关节积液 011，关节肿胀 011，结缔组织病 101，狭窄性腱鞘炎 011，神经痛和神经炎 110，下肢疼痛 111，股骨头无菌性坏死 110，慢性肾小球肾病 101，肾盂肾炎 110，膀胱过度活动症 110，前列腺膀胱炎 110，龟头炎 101，胸膜炎 011，头部肿物 110，下肢肿物 110，血尿 111，幻觉 110，乏力 011，糖耐量异常 110，血糖升高 011
女	结肠炎 011，细菌性感染 011，水痘 011，体癣 101，疥疮 110，子宫恶性肿瘤 110，脂肪瘤 011，子宫腺肌瘤 101，卵巢良性肿瘤 011，肾性贫血 101，出血倾向 110，紫癜 110，血小板减少 011，粒细胞缺乏 110，甲状腺炎 101，脆性糖尿病 110，糖尿病性斑点性视网膜病 110，糖尿病性神经根病 110，糖尿病性多发性微血管并发症 110，胰岛素抵抗 011，代谢综合征 110，高泌乳素血症 011，内分泌失调 101，营养不良 110，维生素 B$_6$ 缺乏 111，维生素 B$_{12}$ 缺乏性周围神经病 110，维生素 C 缺乏（抗坏血酸缺乏）110，多种营养元素缺乏 011，家族性高胆固醇血症 101，高钾血症 011，躯体化障碍 011，神经官能症 110，非器质性睡眠障碍 110，偏头痛 011，继发性失眠 110，盆底肌痉挛综合征 011，脑白质病 110，睑缘炎 011，泪囊炎 110，慢性泪囊炎 110，角膜白斑 110，角膜上皮损伤 011，角膜干燥症 101，白内障 011，视网膜静脉阻塞 110，视网膜出血 110，眼底出血 011，视神经炎 110，缺血性视神经病变 110，近视 110，眼疲劳 101，视物模糊 101，外耳道疖 011，化脓性中耳炎 111，咽鼓管炎 011，心房颤动 110，室性心律失常 110，心力衰竭 110，脑梗死 011，下肢动脉狭窄 110，静脉曲张 011，出

续表

	禀赋厥阴司天初之气阳明燥金者之易患疾病
女	血性内痔 011，内痔 110，慢性喉炎 110，声带息肉 011，声带小结 011，支气管哮喘 011，哮喘性支气管炎 101，过敏性支气管肺疾患 011，牙本质过敏症 011，牙隐裂 011，急性牙髓炎 101，急性龈炎 101，牙龈脓肿 110，急性冠周炎 011，溃疡性口炎 011，胃酸过多 110，慢性阑尾炎 101，阑尾炎 101，肠功能紊乱 101，肝功能不全 101，慢性肝炎 110，肝硬化 110，慢性肝损害 110，急性胆囊炎 110，上消化道出血 110，接触性皮炎 110，扁平苔藓 011，慢性荨麻疹 111，脱发 101，胖胝 110，皮肤赘生物 011，红斑狼疮 110，类风湿性关节炎 011，双侧膝关节骨性关节病 101，血栓性微血管病 111，强直性脊柱炎 011，椎动脉型颈椎病 101，神经根型颈椎病 101，脊柱骨关节病 101，脊椎病 110，椎间盘疾患 111，腰椎小关节紊乱 101，腰神经根炎 110，坐骨神经痛 101，陈旧性腰肌劳损 110，冻结肩 110，神经痛 011，下肢疼痛 101，肾病综合征 101，肾病 011，乳腺脓肿 011，子宫粘连 011，阴道前壁脱垂 111，子宫内膜息肉 101，外阴肿物 011，窦性心动过速 101，呼吸困难 110，喘息 101，反酸 011，腹水 110，盆腔肿物 101，腹壁肿物 101，背部肿物 101，痉挛 110，尿痛 110，疼痛 110，局部水肿 110，消瘦 111，血脂异常 011，肿瘤标记物升高 110，宫腔占位 011，肝功能异常 011，甲状腺功能异常 011

初之气阳明燥金为杀，金克木故以肝郁抗争为特征，表中示病为焦虑障碍、肌张力障碍、哮喘、肝胆病、生殖器官病、肾病、血细胞减少、乏力消瘦。

二之气，寒不去，华雪水冰，杀气施化，霜乃降，名草上焦，寒雨数至，阳复化，民病热于中。［二之气：客气太阳，故寒不去，花上冰雪；名草纯为木性故其体先为阴寒所伤而头部焦萎，二之气主客二气水火相合故寒雨数至，民病热于中。］

	禀赋厥阴司天二之气太阳寒水者之易患疾病
男	病毒性疣 110，扁平疣 110，病毒性皮疹 111，病毒性结膜炎 110，花斑癣 011，缺铁性贫血 111，骨髓抑制 110，高纤维蛋白原血症 110，过敏性紫癜 110，紫癜 011，粒细胞缺乏 110，甲状腺炎 110，2 型糖尿病性肾病 110，2 型糖尿病性周围神经病 110，糖尿病性斑点状视网膜病 110，糖尿病性视网膜病变 110，糖尿病性神经根病 110，糖尿病性低血糖症 101，糖尿病伴血糖控制不佳 110，糖尿病性多发性微血管并发症 110，硒缺乏 101，家族性高胆固醇血症 110，高胆固醇血症伴内源性高甘油酯血症 110，高脂血症 111，兴奋状态 111，躯体化障碍 110，帕金森病 110，锥体外系综合征 011，面肌痉挛 110，尺神经炎 110，神经麻痹 110，末梢神经病（末梢神经炎）110，睑板腺功能障碍 110，翼状胬肉 111，结膜下出血 011，角膜结膜炎 110，角膜炎 011，角膜干燥症 110，角膜上皮脱落 110，白内障 101，黄斑变性 101，开角型青光眼 111，耳郭感染

	禀赋厥阴司天二之气太阳寒水者之易患疾病
男	111，慢性化脓性中耳炎 110，急性中耳炎 011，高血压 101，高血压心脏病 110，继发性高血压 101，脑梗死 101，下肢动脉血栓形成 110，腹股沟淋巴结炎 110，慢性支气管炎伴肺气肿 110，慢性阻塞性肺疾病 110，哮喘性支气管炎 011，间质性肺炎 110，过敏性支气管肺疾患 110，肺部感染 101，慢性根尖牙周炎 101，单纯性牙周炎 101，舌炎 101，十二指肠炎 101，胃息肉 011，急性阑尾炎 011，单侧腹股沟疝 110，肝功能不全 111，慢性活动性肝炎 111，慢性肝炎 011，胆囊结石伴胆囊炎 110，胆囊结石 110，急性胆囊炎 110，慢性胰腺炎 110，剥脱性角质松解症 011，刺激性皮炎 111，丘疹性荨麻疹 110，阴囊湿疹 011，湿疹样皮炎 011，扁平苔藓 110，皮脂腺囊肿 110，瘢痕疙瘩 011，髌骨软骨软化 011，肩关节痛 101，髋关节痛 110，踝关节痛 101，颈肩综合征 011，腰椎小关节紊乱 110，腰痛伴有坐骨神经痛 011，腰背肌筋膜炎 110，肌肉劳损 011，陈旧性腰肌劳损 110，臀肌筋膜炎 101，肌腱炎 101，足痛 110，膜性肾病 101，肾绞痛 110，泌尿道感染 101，鞘膜积液 110，附睾炎 101，急性附睾炎 110，龟头炎 101，血精 011，心动过速 110，心悸 011，胸痛 110，胸膜炎 101，喘憋 110，嗳气 101，腹水 110，腹腔积液 110，大便习惯改变 110，口臭 011，面部肿胀 110，尿痛 110，尿频 111，下肢水肿 011，血脂异常 011，蛋白尿 110，甲状腺功能异常 111
女	滴虫性阴道炎 011，丝状疣 110，寻常疣 101，体癣 011，股癣 101，感染性发热 011，化疗后骨髓抑制 011，混合性贫血 110，轻度贫血 110，出血倾向 111，血小板减少性紫癜 101，血小板减少 101，肺结节病 110，甲状腺炎 101，低血糖 011，低血糖症 011，硒缺乏 011，铁缺乏 011，高胆固醇血症 011，脱水 011，焦虑性抑郁症 110，躯体化障碍 110，神经性头痛 110，血管性头痛 110，重症肌无力 110，眼睑疖肿 011，睑板腺炎 101，眼睑水肿 101，翼状胬肉 101，角膜干燥症 101，虹膜炎 110，视网膜静脉阻塞 110，黄斑裂孔 110，急性外耳道炎 110，化脓性中耳炎 101，咽鼓管炎 011，鼓膜炎 101，前庭功能障碍 101，眩晕综合征 111，听力减退 011，慢性肺源性心脏病 110，室上性心动过速 110，室性期前收缩 011，窦性心律失常 110，室性心律失常 110，内痔 110，下肢静脉功能不全 110，腹股沟淋巴结炎 011，萎缩性鼻炎 101，鼻中隔偏曲 101，慢性阻塞性肺疾病 011，过敏性支气管肺疾患 111，根尖脓肿 111，根尖囊肿 011，复合性牙周炎 110，颞颌关节炎 110，食管反流 011，胃溃疡伴出血 011，胃十二指肠炎 101，肠消化不良 110，胃下垂 110，慢性阑尾炎 110，阑尾炎 011，肠梗阻 110，肠痉挛 011，直肠炎 011，药物性肝炎 110，肝炎 101，肝囊肿 110，胰腺囊肿 110，瘙痒症 110，外阴湿疹 110，荨麻疹 101，粉刺 011，皮脂腺囊肿 101，脂溢性角化病 101，瘢痕疙瘩 101，皮肤溃疡 110，半月板损伤 011，关节紊乱 101，踝关节痛 110，血栓性微血管病 110，系统性红斑狼疮 101，腰椎侧弯 110，腰椎滑脱 110，强直性脊柱炎 111，棘上韧带炎 101，椎动脉型颈椎病 110，颈椎间盘突出 110，腰肌劳损 101，肌肉挛缩 110，腱鞘囊肿 110，臀肌筋膜炎 011，腰背部筋膜炎 011，跟腱炎 011，肌腱炎 011，神经痛和神经炎 110，下肢肿胀 011，慢性肾病 111，输尿管结石 011，子宫内粘连 011，外阴白斑 101，月经稀少 011，子宫不规则出血 011，喘息 110，鼾症 101，喘憋 011，上腹痛 111，功能性腹痛 110，反酸 011，嗳气 011，腹胀 110，腹壁肿物 011，痉挛 110，排尿困难 011，尿痛 110，头晕和眩晕 110，虚弱 011，瘀斑 110，盗汗 110，甲状腺功能异常 011

二之气太阳寒水克主气少阴君火，外寒内热，表中示病为心动过速、舌炎、面肿、尿痛等。

三之气，天政布，风乃时举，民病泣出，耳鸣掉眩。［三之气：厥阴司天，金气来复，木气上冲，故于鼻泣出、于耳鸣叫、于目作眩、于肢体作掉举。］

禀赋厥阴司天三之气者之易患疾病
急性肠炎 110，沙眼性结膜炎 101，寻常疣 101，疣 110，慢性乙型病毒性肝炎 110，脚癣 110，体癣 110，真菌感染 110，肾恶性肿瘤 110，血管瘤 101，肝血管瘤 011，膀胱肿瘤 110，缺铁性贫血 101，出血倾向 011，过敏性紫癜 011，甲状腺结节 110，2 型糖尿病性低血糖症 110，糖尿病性视网膜增厚性视网膜病 110，糖尿病性多发性神经病 110，糖尿病性低血糖症 110，糖耐量受损 110，肾上腺肿物 110，营养不良 110，维生素 B$_6$ 缺乏 110，叶酸缺乏症 110，低蛋白血症 110，高脂血症 110，高尿酸血症 110，认知障碍 110，焦虑状态 110，疲劳综合征 111，周围神经病性震颤 110，偏头痛 101，神经性头痛 110，短暂性脑缺血发作 110，睡眠呼吸暂停低通气综合征 011，眶上神经痛 110，三叉神经病 110，肋间神经痛 110，睑板腺炎 111，睑板腺功能障碍 110，眼睑肿物 110，眶蜂窝织炎 011，结膜结石 111，角膜结膜炎 101，角膜干燥症 011，白内障 011，可疑青光眼 101，青光眼 101，眼疲劳 101，中耳炎 110，风湿性心脏病 110，高血压 110，阵发性心房颤动 110，肾动脉狭窄 110，肢体闭塞性动脉硬化 110，下肢静脉炎 110，下肢静脉功能不全 110，颌下淋巴结炎 110，慢性气管支气管炎 110，尘肺 110，牙本质龋 110，急性根尖周炎 110，根尖脓肿 110，慢性龈炎 110，龈乳头炎 110，牙龈脓肿 110，急性冠周炎 110，慢性牙周炎 011，颞下颌关节紊乱病 110，溃疡性口炎 111，唇炎 011，口角炎 110，食管炎 101，反流性食管炎 110，胃溃疡伴出血 110，十二指肠溃疡 110，十二指肠球部溃疡 101，慢性萎缩性胃炎 110，反流性胃炎 110，糜烂性胃炎 101，阑尾炎 011，肠梗阻 111，不完全性肠梗阻 110，便秘 110，肛裂 111，肛管炎 011，慢性肝炎 110，肝炎 110，胆石症 011，胆囊息肉 101，黑便 011，过敏性皮炎 101，刺激性皮炎 110，结节性痒疹 110，痒疹 101，泛发性湿疹 110，阴囊湿疹 111，银屑病性关节炎 011，甲营养不良 011，痛风 111，膝关节病 110，关节紊乱 110，颈椎间盘突出 111，颈椎间盘疾患 110，颈椎不稳定 011，腰背肌筋膜炎 110，腱鞘炎 110，臀肌筋膜炎 110，肱骨外上髁炎 110，骨刺 110，神经痛 110，肩痛 110，骨质疏松伴有病理性骨折 110，股骨头缺血性坏死 110，肾炎 110，肾盂肾炎 110，肾病 101，慢性前列腺炎 110，睾丸炎 011，附睾 - 睾丸炎 011，龟头炎 110，血精 101，心动过速 110，胸膜炎 110，痉挛 101，高热 011，疼痛 110，全身疼痛 110，水肿 111，PSA 升高 110，CEA 升高 110，颅内占位性病变 110，肝占位性病变 101，心电图异常 111
急性肠炎 110，肺结核 101，淋巴结结核 011，病毒性皮疹 011，头癣 110，感染 101，感染性发热 101，卵巢恶性肿瘤 110，淋巴瘤 110，脂肪瘤 011，抗磷脂综合征 011，高纤维蛋白原血症 110，粒细胞缺乏 101，肺结节病 110，甲状腺肿物 110，糖尿病性背景性视网膜病 110，糖耐量受损 101，代谢综合征 110，饮食性钙缺乏 011，高同型半胱氨酸血症 111，高甘油三酯血症 011，脱水 011，高钾血症 110，偏执状态 111，兴奋状态 111，焦虑抑郁状态 110，躯体化障碍 101，咽异感症 110，非器质性失眠症 110，非器

男（左侧纵列标注），女（下段左侧纵列标注）

续表

	禀赋厥阴司天三之气者之易患疾病
女	质性睡眠障碍011，锥体外系综合征101，神经性头痛110，后循环缺血101，面神经麻痹101，面神经炎011，梨状肌综合征110，肋间神经痛110，重症肌无力110，眼睑皮炎110，角膜溃疡110，角膜上皮脱落011，虹膜睫状体炎011，白内障101，视网膜动脉供血不足011，老年性黄斑变性110，青光眼110，咽鼓管炎101，耳痛101，风湿性心脏病110，高血压心脏病110，肺动脉高压110，室性自搏110，窦性心律失常110，室性心律失常101，眼底动脉硬化110，下肢动脉闭塞110，下肢深静脉血栓形成110，下肢静脉血栓形成101，混合痔110，下肢静脉功能不全101，鼻炎011，慢性鼻咽炎110，鼻窦炎011，鼻中隔偏曲101，慢性支气管炎慢性迁延期110，慢性喘息性支气管炎110，咳嗽变异性哮喘110，哮喘110，哮喘性支气管炎011，胸腔积液110，牙髓坏死110，急性根尖周炎101，根尖脓肿110，根尖囊肿101，急性牙髓炎101，急性牙周炎110，牙冠周脓肿101，颞下颌关节紊乱病101，口腔感染111，口角炎101，胃十二指肠炎110，肠消化不良110，肠梗阻011，便秘101，肠功能紊乱110，肛瘘011，肛管炎110，直肠炎101，结肠息肉011，腹腔感染101，慢性肝损害101，胆石症110，急性胆囊炎110，胆管炎110，黑便110，便血101，过敏性湿疹011，脂溢性皮炎011，刺激性皮炎110，昆虫性皮炎011，银屑病011，玫瑰糠疹101，结节性红斑110，脂溢性角化病110，腕骨关节病110，半月板损伤110，关节积液110，关节肿胀110，肩关节痛110，结缔组织病110，脊柱侧弯110，强直性脊柱炎011，棘上韧带炎111，椎管狭窄110，椎间盘疾患111，腰痛伴有坐骨神经痛110，腰背部筋膜炎110，冻结肩110，足痛011，肾性骨营养不良110，乳头炎011，急性乳腺炎011，浆细胞性乳腺炎011，附件炎性包块011，子宫内膜炎110，细菌性阴道炎101，阴道溃疡110，产褥期乳腺炎011，心动过速110，窦性心动过缓111，呼吸困难110，呃逆101，胸膜炎110，上腹痛101，恶心110，腹水110，躯干肿物110，皮肤肿物101，排尿困难110，尿急011，血尿111，尿潴留101，头晕和眩晕111，幻觉111，声嘶011，发热101，高热101，不适110，虚弱011，水肿110，多汗症011，口干011，转氨酶升高011，心肌酶谱异常111，CEA升高110，蛋白尿011，宫腔占位110

厥阴风木司天，木克土，表中显示胃肠病最多，三叉神经痛，锥体外系综合征为眩晕抽搐。

四之气，溽暑湿热相薄，争于左之上，民病黄疸而为胕肿。［四之气：少阴合主气太阴在泉少阳，成暑湿热争，客气为风火故争于左之上之阳位。］

	禀赋厥阴司天四之气少阴君火者之易患疾病
男	胃肠炎101，肺结核101，结核性胸膜炎011，丹毒110，幽门螺旋杆菌感染011，细菌性感染011，疱疹性湿疹110，寻常疣110，手癣111，真菌感染110，疥疮011，陈旧性肺结核101，感染性发热110，脂肪瘤101，血管瘤111，肝血管瘤011，膀胱肿瘤110，维生素C缺乏性贫血110，化疗后骨髓抑制110，骨髓抑制110，过敏性紫癜110，紫癜110，非毒性单个甲状腺结节011，2型糖尿病伴血糖控制不佳110，2型糖

续表

	禀赋厥阴司天四之气少阴君火者之易患疾病
男	尿病 101，糖尿病伴神经系统并发症 110，糖尿病性多发性微血管并发症 110，营养不良 111，叶酸缺乏症 110，维生素 C 缺乏后遗症 110，肥胖症 011，肥胖 011，低蛋白血症 110，高甘油三酯血症 110，低钾血症 011，轻度抑郁发作 011，抑郁发作 011，焦虑抑郁状态 110，焦虑障碍 111，神经衰弱 110，神经症性障碍 111，男性勃起障碍 110，精神障碍 011，帕金森叠加综合征 110，肌张力障碍 111，周围神经病性震颤 110，阻塞性睡眠呼吸暂停综合征 011，面神经麻痹 110，梨状肌综合征 110，枕大神经痛 110，神经麻痹 110，重症肌无力 110，痛性肌痉挛 101，植物神经功能紊乱 111，睑缘炎 011，睑板腺功能障碍 011，泪道阻塞 110，巩膜炎 110，暴露性角膜炎 110，视网膜脱离 011，视网膜病 110，视网膜出血 110，视神经病 110，缺血性视神经病变 110，咽鼓管功能紊乱 011，眩晕综合征 110，冠心病 110，心包积液 110，阵发性心房颤动 110，肢体动脉硬化 110，下肢静脉血栓形成 101，慢性阻塞性肺病伴有急性加重 110，哮喘性支气管炎 110，间质性肺炎 110，过敏性支气管肺疾患 111，慢性牙髓炎 110，根尖肉芽肿 110，根尖囊肿 110，急性龈炎 110，菌斑性龈炎 011，牙周脓肿 110，牙龈增生 111，牙龈出血 101，口腔感染 101，舌炎 110，胃溃疡伴出血 011，慢性萎缩性胃炎 110，糜烂性胃炎 101，消化不良 101，胃息肉 110，单侧腹股沟疝 101，食管裂孔疝 011，便秘 110，结肠息肉 111，胆囊结石伴胆囊炎 110，慢性胆囊炎 110，胆囊炎 110，胆囊息肉 110，胆汁反流 111，急性胰腺炎 110，慢性胰腺炎 110，黑便 110，过敏性湿疹 101，脂溢性皮炎 110，脂溢性湿疹 110，接触性皮炎 011，泛发性湿疹 011，阴囊湿疹 011，寻常性银屑病 101，脱发 101，皮肤干燥症 110，痛风 110，多关节炎 110，膝关节退行性病变 110，髋股关节病 110，关节积液 110，肩关节痛 110，脊柱侧弯 011，脊髓型颈椎病 110，混合型颈椎病 101，颈椎间盘疾患 110，腰神经根炎 110，神经根炎 101，陈旧性腰肌劳损 110，滑囊炎 101，跖筋膜炎 110，筋膜炎 110，肩周炎 101，神经炎 110，骨质疏松伴有病理性骨折 110，骨质疏松 110，股骨头缺血性坏死 110，骨质增生 101，肾绞痛 101，血精 110，阴囊肿物 011，冠状动脉肌桥 110，咯血 101，呃逆 110，上腹痛 110，功能性腹痛 011，反酸 101，吞咽困难 110，脾大 011，大便习惯改变 101，皮疹 011，尿急 110，头痛 110，急性疼痛 110，疼痛 110，不适 110，疲劳 111，糖耐量异常 101，肝功能异常 110，甲状腺功能异常 101
女	肠道感染 101，急性肠炎 101，支原体感染 110，幽门螺旋杆菌感染 110，丝状疣 011，传染性软疣 110，慢性丙型病毒性肝炎 110，股癣 110，真菌性阴道炎 011，感染性发热 101，血管瘤 111，肝血管瘤 110，子宫平滑肌瘤 111，维生素 C 缺乏性贫血 110，高凝状态 011，过敏性紫癜 110，紫癜 111，血小板减少 101，白细胞减少 101，白细胞增多症 011，结节性甲状腺肿 110，亚急性甲状腺炎 [德奎尔万甲状腺炎]101，慢性甲状腺炎 111，甲状腺炎 101，糖尿病伴神经系统并发症 110，叶酸缺乏症 111，维生素 B$_{12}$ 缺乏性周围神经病 110，硒缺乏 011，铁缺乏 011，家族性高胆固醇血症 110，高甘油三酯血症 110，高胆固醇血症伴内源性高甘油三酯血症 110，低钠血症 110，痴呆 110，焦虑抑郁状态 110，躯体化障碍 110，咽异感症 101，疲劳综合征 101，脑萎缩 110，短暂性脑缺血发作 110，睡眠呼吸暂停低通气综合征 110，睡眠障碍 110，眶上神经痛 110，枕大神经痛 101，痛性周围神经病 110，痛性肌痉挛 101，盆底肌痉挛综合征 011，植物神经功能紊乱 110，脑白质病 110，睑板腺炎 110，睑缘炎 011，上睑下垂 110，眼睑水肿 110，泪囊炎 110，慢性泪囊炎 110，泪道狭窄 110，泪道阻塞 110，角膜炎 110，视网膜

续表

禀赋厥阴司天四之气少阴君火者之易患疾病	
女	变性 110，视网膜出血 110，高眼压症 110，开角型青光眼 011，青光眼 101，黑矇 111，耳郭感染 111，外耳道炎 110，分泌性中耳炎 101，中耳炎 111，耳源性眩晕 101，血管性耳鸣 110，心肌病 101，室性自搏 110，静脉曲张 101，混合痔 101，血栓性外痔 101，下肢静脉回流障碍 110，颈淋巴结炎 110，慢性鼻炎 110，扁桃体周围蜂窝组织炎 110，声带炎 110，气管支气管炎 011，慢性阻塞性肺疾病 111，过敏性鼻炎伴哮喘 111，哮喘 110，肺间质纤维化 110，胸腔积液 111，过敏性支气管肺疾患 110，牙酸蚀病 110，慢性根尖周炎 110，急性龈炎 101，慢性龈炎 110，菌斑性龈炎 110，边缘性龈炎 011，牙周脓肿 110，牙周病 110，颞下颌关节紊乱病 011，颌骨骨髓炎 011，口腔黏膜溃疡 101，颊间隙感染 110，食管炎 110，胃溃疡伴出血 110，十二指肠球部溃疡 110，肠消化不良 110，食管裂孔疝 110，肛裂 101，直肠息肉 110，直肠肿物 011，结肠肿物 110，腹腔感染 110，自身免疫性肝炎 110，肝囊肿 110，慢性胆囊炎 101，胆汁反流 110，特应性皮炎 101，湿疹样皮炎 011，扁平苔藓 110，变应性荨麻疹 011，甲营养不良 101，瘢痕 111，双侧膝关节骨性关节病 110，关节紊乱 110，骶髂关节紊乱 101，关节痛 110，踝关节痛 101，强直性脊柱炎 110，棘上韧带炎 111，混合型颈椎病 110，颈椎病 110，腰椎退行性病变 101，椎间盘疾患 011，腰痛伴有坐骨神经痛 111，肌肉劳损 101，陈旧性腰肌劳损 110，狭窄性腱鞘炎 110，神经痛 110，下肢疼痛 110，足痛 110，下肢肿胀 101，股骨头缺血性坏死 110，膝关节骨软骨炎 011，IgA 肾病 011，输尿管结石 110，肾绞痛 101，肾性骨营养不良 110，肾肿物 110，乳房纤维囊性乳腺病 011，乳腺纤维囊性增生 111，乳房结节 110，乳房肿物 110，子宫腔积液 111，外阴肿物 101，妊娠期糖尿病 011，产褥期乳腺炎 011，鼻咽部出血 110，呃逆 110，胸痛 110，腹痛 110，胃胀气 110，嗳气 110，口臭 110，肢体麻木 110，颈部肿胀 011，下肢肿物 110，皮下肿物 110，眩晕 110，幻觉 101，全身疼痛 110，乏力 011，局部水肿 110，消瘦 011，肿瘤标记物升高 101，子宫颈标本异常 110

经文所述"湿热相薄，争于左之上，民病黄疸而为胕肿"在表中所见病为肝胆炎症、口眼耳颈面部炎症、肿胀出血、感染性发热等。

五之气，燥湿更胜，沉阴乃布，寒气及体，风雨乃行。［五之气：客气太阴与主气阳明，燥湿胜复交替，金土郁木、阴湿郁火（少阳相火）而生风雨。］

禀赋厥阴司天五之气太阴湿土者之易患疾病	
男	肠道感染 110，感染性腹泻 101，肺结核 101，细菌性感染 011，生殖器疱疹 011，传染性软疣 011，病毒性结膜炎 011，体癣 101，感染 111，肝恶性肿瘤 110，甲状腺恶性肿瘤 011，骨髓抑制 110，贫血 101，轻度贫血 101，高纤维蛋白原血症 110，过敏性紫癜 110，粒细胞缺乏 110，白细胞减少 101，血小板增多 011，甲状腺功能减退症 110，甲状腺结节 110，非毒性多个甲状腺结节 110，2 型糖尿病伴血糖控制不佳 110，糖尿病伴神经系统并发症 110，糖尿病性多发性微血管并发症 110，叶酸缺乏症 110，肥胖 011，

禀赋厥阴司天五之气太阴湿土者之易患疾病	
男	高同型半胱氨酸血症 101，混合性高脂血症 110，高胆固醇血症伴内源性高甘油酯血症 110，高钙血症 110，兴奋状态 110，抑郁发作 111，焦虑障碍 011，强迫性障碍 110，咽异感症 110，神经症性障碍 101，早泄 111，神经血管性头痛 110，面神经麻痹 110，尺神经炎 101，枕大神经痛 110，神经麻痹 110，重症肌无力 110，痛性肌痉挛 110，脑白质病 110，眼睑皮炎 110，眼睑肿物 110，泪囊炎 110，泪道狭窄 110，翼状胬肉 110，角膜干燥症 011，眼底出血 101，高眼压症 101，眼疲劳 110，耳郭感染 101，慢性中耳炎 110，耳源性眩晕 110，耳痛 110，耳鸣 101，阵发性心房颤动 110，窦性心律失常 110，脑内出血后遗症 110，脑出血后遗症 110，眼底动脉硬化 110，静脉血栓形成 110，精索静脉曲张 111，淋巴结炎 101，支气管炎 101，慢性阻塞性肺病伴有急性加重 110，支气管哮喘（急性发作期）110，牙髓坏死 101，龈炎 110，牙龈增生 110，溃疡性口炎 101，口腔炎 101，唇炎 011，食管溃疡 110，十二指肠球部溃疡 110，糜烂性胃炎 101，胃息肉 110，急性阑尾炎 110，食管裂孔疝 110，功能性腹泻 110，肛裂 110，直肠炎 101，药物性肝损害 101，肝硬化 101，胆囊结石伴胆囊炎 110，胆囊结石伴慢性胆囊炎 110，急性胆囊炎 110，梗阻性黄疸 110，慢性胰腺炎 110，结节性痒疹 111，泛发性湿疹 110，阴囊湿疹 101，嵌甲 011，口周皮炎 011，瘢痕 101，双侧膝关节骨性关节病 101，肩关节痛 110，椎动脉型颈椎病 110，腰椎间盘突出 101，颈肩综合征 011，臂丛神经炎 110，神经根炎 011，肌肉劳损 110，膝关节滑膜炎 110，滑膜炎 110，腕关节周围炎 110，肩痛 110，股骨头缺血性坏死 110，肾病综合征 110，肾盂积水 011，肾性骨营养不良 110，慢性膀胱炎 110，附睾炎 111，睾丸炎 101，龟头包皮炎 101，龟头炎 101，窦性心动过速 111，窦性心动过缓 101，呃逆 101，胸膜炎 101，吞咽困难 111，腹壁肿物 110，皮下肿物 110，尿急 110，声嘶 101，发热 101，高热 110，不适 011，嗜睡 110，晕厥 101，水肿 101，糖耐量异常 101，血糖升高 110，心电图异常 111
女	胃肠炎 101，细菌性感染 011，传染性软疣 011，手癣 101，脚癣 110，体癣 110，皮肤真菌感染 011，结肠恶性肿瘤 110，白血病 101，血管瘤 101，肝血管瘤 111，垂体良性肿瘤 110，骨髓抑制 101，轻度贫血 110，过敏性紫癜 101，血小板减少 110，血小板增多 110，糖尿病性视网膜增厚性视网膜病 110，药物性低血糖 110，低血糖 110，肾上腺肿物 110，雌激素减少 101，脚气病 110，饮食性硒缺乏 110，高钙血症 110，低钙血症 011，轻度抑郁发作 110，复发性抑郁障碍 110，强迫状态 110，神经衰弱 101，精神障碍 110，锥体外系综合征 101，癫痫部分性发作 011，偏头痛 110，三叉神经病 110，面神经麻痹 101，神经麻痹 110，植物神经功能紊乱 110，眼睑疖肿 110，暴露性角膜炎 110，角膜炎 011，角膜干燥症 111，视网膜脱离 110，视网膜黄斑变性 110，眼底出血 101，玻璃体积血 110，屈光不正 110，眼疲劳 110，视野缺损 110，视觉障碍 011，眼痛 110，急性外耳道炎 101，耵聍栓塞 110，分泌性中耳炎 110，慢性中耳炎 101，咽鼓管炎 111，咽鼓管功能紊乱 111，眩晕综合征 101，神经性耳鸣 110，肺栓塞 110，心包积液 110，心力衰竭 011，心肌炎 011，脑梗死 101，外周动脉粥样硬化 110，下肢动脉狭窄 110，混合痔 101，鼻炎 110，扁桃体周围炎 101，声带小结 011，慢性支气管炎伴肺气肿 110，慢性阻塞性肺病 110，过敏性鼻炎伴哮喘 111，肺间质纤维化 110，牙齿缺少 011，埋伏牙 011，阻生牙 110，牙齿颌面磨损 110，牙根纵裂 110，慢性牙髓炎 110，牙槽脓肿 111，菌斑性龈炎 011，牙周脓肿 110，牙龈脓肿 011，慢性牙周炎 110，牙周-牙髓联合病变 110，牙周病 110，颞下颌关节紊乱病 111，牙列部分缺失 110，牙根滞留

续表

	禀赋厥阴司天五之气太阴湿土者之易患疾病
女	101，残根 110，咬肌间隙感染 110，唇炎 110，口角炎 011，贲门炎 110，应激性溃疡 110，胃炎 101，胃下垂 110，慢性阑尾炎 110，溃疡性直肠炎 110，肠痉挛 011，肛裂 011，肛周脓肿 111，肝功能不全 101，慢性活动性肝炎 110，肝纤维化 101，肝炎 111，肝损害 110，胆囊结石伴胆囊炎 011，胆囊结石伴慢性胆囊炎 101，胆囊结石 101，胆石症 101，胆汁反流 011，特应性皮炎 110，昆虫性皮炎 111，痒疹 011，瘙痒症 110，慢性荨麻疹 101，斑秃 110，粉刺 011，痤疮 110，皮脂腺囊肿 101，脂溢性角化病 011，胼胝 110，多关节炎 011，单关节炎 110，多关节病 110，全身性骨关节炎 011，关节病 111，关节积液 110，肩关节痛 011，结缔组织病 101，腰椎侧弯 110，颈肩综合征 011，腰椎小关节紊乱 110，腰神经根炎 110，髋关节滑膜炎 110，腱鞘炎 110，腰背部筋膜炎 110，腕关节周围炎 110，关节风湿病 111，神经痛和神经炎 101，肢体肿胀 101，绝经后骨质疏松伴有病理性骨折 110，肾盂肾炎 101，输尿管结石 101，肾病 110，压力性尿失禁 110，乳头炎 011，乳房结节 110，乳头皲裂 011，输卵管积水 011，附件炎性包块 110，宫颈炎性疾病 011，细菌性阴道炎 101，慢性外阴阴道炎 110，外阴溃疡 110，膀胱膨出 011，阴道脱垂 101，宫颈息肉 110，外阴白斑 110，胎停育 011，心动过缓 011，喘息 011，恶心 110，呕吐 110，脾大 111，黄疸 101，口臭 101，行走困难 101，尿急 101，幻觉 101，乏力 101，黏膜出血 101，颈淋巴结肿大 101，淋巴结病 110，局部水肿 101，水肿 110，多汗症 011，口干 101，颅内占位性病变 111，子宫内膜增厚 101

　　五之气太阴湿土与主气阳明燥金相合"燥湿更胜，沉阴乃布"，则金土相合而郁滞肝木，故表中所示病多为肝胆胃肠、生殖器官、血管、筋膜关节及眼病，乏力、声嘶、晕厥等。

　　终之气，畏火司令，阳乃大化，蛰虫出见，流水不冰，地气大发，草乃生，人乃舒，其病温厉。必折其郁气，资其化源，赞其运气，无使邪胜。岁宜以辛调上，以咸调下，畏火之气，无妄犯之，用温远温，用热远热，用凉远凉，用寒远寒，食宜同法。有假反常，此之道也，反是者病。［终之气：少阳被主气太阳所郁而火入阴分，地气阳发水火交争而内生风火，而成温厉、白血病等。**岁宜以辛调上，以咸调下：**辛破上之复气金郁，咸息郁火于下。**畏火之气，无妄犯之：**少阳之火为弱火，不可大清大杀。］

	禀赋厥阴司天终之气少阳相火者之易患疾病
男	结核性胸膜炎 011，梅毒血清反应阳性 101，扁平疣 101，头癣 101，疥疮 011，陈旧性肺结核 011，胃恶性肿瘤 110，肝血管瘤 110，粒细胞缺乏 110，白细胞减少 110，2 型糖尿病性背景性视网膜病 110，糖尿病性坏疽 110，代谢综合征 110，高钾血症 110，低钾血症 101，咽异感症 110，神经症性障碍 110，非器质性失眠症 110，后循环缺血 110，睡眠呼吸暂停低通气综合征 011，肋间神经痛 101，枕大神经痛 110，重症肌无力 110，偏瘫 110，睑腺炎 101，睑缘炎 101，倒睫 101，睑板腺功能障碍 110，眼睑肿物 011，巩膜炎 011，角膜结膜炎 110，干眼症 101，角膜干燥症 110，黄斑水肿 110，高眼压症 110，老视 110，化脓性中耳炎 011，听力减退 101，室性期前收缩 110，脑内出血后遗症 110，淤积性皮炎 110，支气管炎 101，慢性喘息性支气管炎 101，支气管哮喘（急性发作期）110，支气管扩张伴咯血 110，牙酸蚀病 110，牙髓坏死 110，急性龈炎 111，单纯性牙周炎 101，牙根滞留 110，残冠 110，溃疡性口炎 101，食管反流 110，慢性胃窦炎 110，糜烂性胃炎 101，肠消化不良 011，胃息肉 110，不完全性肠梗阻 110，肠痉挛 111，功能性腹泻 110，高位肛瘘 011，直肠息肉 110，肛乳头肥大 110，直肠肿物 110，肝功能不全 110，慢性肝炎 101，肝纤维化 110，肝病 110，胆汁淤积症 110，接触性皮炎 110，汗疱疹 011，掌跖脓疱病 110，银屑病 110，红斑狼疮 110，多关节病 110，髋股关节病 011，系统性红斑狼疮 110，腰椎关节强硬 110，颈椎间盘突出 110，颈椎不稳定 011，腰背肌筋膜炎 110，狭窄性腱鞘炎 101，跖筋膜炎 011，腰背部筋膜炎 101，肌腱炎 101，慢性肾病 110，肾盂积水 011，膀胱结石 110，后天性肾囊肿 011，附睾囊肿 011，睾丸疼痛 011，窦性心动过速 101，口臭 011，皮下肿物 011，痉挛 111，头晕 101，幻觉 110，情绪冲动 011，发热 101，乏力 101
女	支原体感染 101，慢性丙型病毒性肝炎 101，手癣 110，感染性发热 110，急性白血病 011，子宫壁内平滑肌瘤 111，维生素 C 缺乏性贫血 110，再生障碍性贫血 110，全血细胞减少 110，轻度贫血 101，中度贫血 110，重度贫血 110，高纤维蛋白原血症 110，甲状腺囊肿 101，甲状腺肿 111，甲状腺炎 101，2 型糖尿病性视网膜病变 110，糖尿病性肾病 110，糖尿病性斑点性视网膜病 110，低血糖 110，营养不良 011，维生素 B_1 缺乏 [硫胺素缺乏]110，维生素 B 缺乏性周围神经病 110，维生素 C 缺乏 [抗坏血酸缺乏]110，饮食性钙缺乏 011，多种营养元素缺乏 011，肥胖 101，高胆固醇血症伴内源性高甘油酯血症 110，高钙血症 110，低钙血症 101，偏执状态 110，兴奋状态 110，躯体化障碍 110，运动障碍 110，良性特发性震颤 110，面神经炎 101，肋间神经炎 110，植物神经功能紊乱 110，眼睑皮炎 101，眼睑肿物 101，眶蜂窝织炎 110，结膜结石 110，结膜下出血 111，角膜干燥症 101，开角型青光眼 110，青光眼 110，视物模糊 101，化脓性中耳炎 110，良性阵发性位置性眩晕 110，耳源性眩晕 101，室性自搏 110，室性心律失常 110，下肢动脉栓塞 110，毛细血管扩张症 101，下肢静脉血栓形成 111，下肢静脉曲张 101，静脉张张 101，下肢静脉功能不全 101，慢性鼻窦炎 110，鼻前庭炎 101，扁桃体周围炎 110，会厌囊肿 110，支气管炎 101，胸腔积液 110，过敏性支气管肺疾患 111，龋病 110，牙本质过敏症 110，牙隐裂 110，根尖囊肿 110，龈乳头炎 011，牙周脓肿 110，急性冠周炎 011，牙列不齐 011，牙根滞留 111，牙痛 110，口腔肿物 110，十二指肠球部溃疡 110，应激性溃疡 110，慢性胃窦炎 110，肠消化不良 110，胃酸过多 110，直肠息肉 110，结肠息肉 110，肝纤维化 110，肝囊肿 110，胆石症 110，急性胆囊炎 110，胆管炎 110，胆汁反流 110，过敏性湿疹 111，结节性痒疹 101，湿疹 101，白癜风 101，粟丘疹 111，关节病 110，重度骨关节病 110，髋股关节病 111，骶髂关节索

续表

禀赋厥阴司天终之气少阳相火者之易患疾病
女	乱 011，关节肿胀 101，系统性红斑狼疮 110，脊髓型颈椎病 110，混合型颈椎病 110，腰椎退行性病变 111，颈椎间盘突出 110，腰椎不稳定 101，腰背肌筋膜炎 110，陈旧性腰肌劳损 110，冻结肩 110，跟腱炎 101，肌腱炎 110，关节风湿病 110，肌痛 011，隐匿型肾小球肾炎 101，肾病综合征 110，肾盂积水 110，输尿管结石 101，泌尿系结石 101，急性膀胱炎 110，慢性子宫炎 011，慢性外阴阴道炎 111，慢性外阴炎 110，阴道松弛 011，子宫腔积液 110，外阴肿物 110，心动过速 101，咳嗽 101，喘息 101，功能性腹痛 101，恶心 110，反酸 110，大便习惯改变 110，过敏性皮疹 101，行走困难 101，急性疼痛 110，晕厥 110，颈淋巴结肿大 110，局部水肿 101，多汗症 101，口干 101，肺肿物 110

终之气少阳在泉，成金水郁木的气化状态，男体性为木，故少病，女性水而郁木加重，故多病，表中所示即木火郁于阴血髓分而得急性白血病、再生障碍性贫血、喘息晕厥，男女共同易患的为结直肠肿物、生殖器官肿物等，较五之气虚证减少。

厥阴司天十年气化及药食宜

丁亥 丁巳岁	少角 厥阴 少阳	风化三，火化七	上辛凉，中辛和，下咸寒
癸巳 癸亥岁	少征 厥阴 少阳	风化八，火化二	上辛凉，中咸和，下咸寒
己巳 己亥岁	少宫 厥阴 少阳	风化三，湿化五，火化七	上辛凉，中甘和，下咸寒
乙亥 乙巳岁	少商 厥阴 少阳	风化八，清化四，火化二	上辛凉，中酸和，下咸寒
辛巳 辛亥岁	少羽 厥阴 少阳	风化三，寒化一，火化七	上辛凉，中苦和，下咸寒

由上知，上厥阴之风化力，依胜运（如少木之胜运为金）之影响而定，故合少木少水则受金克受土侮而化三、合少土则木盛引金克亦化三，合少火少金则木活而风化八；下少阳之火化力，合少商则火过盛引水克、合少火亦水克火，故皆火化二，余皆火化七；药食宜，其上皆辛凉而不论风化之强弱，下皆咸寒而不论火化之强弱，中皆和合以对治风木之冲逆，中之余味皆以祛除胜运之制以扶助主令之藏气而论，即少木岁以辛开金郁助肝用、少火

岁以咸开水郁养心去烦怨（香豆豉）、少土岁以甘直接补脾、少金岁以酸敛肝降肺助秋气之化、少水以苦祛湿而解肾气之抑。

厥阴司天与不同五运六气禀赋的人群如何相应而易不易发生疾病，可主要参见附表7中2013年一列。

关于"转运"

1.后世医家常说的"转运成平气年"，六十年中共二十四年（简写为24/60年，下同）。

（1）厥阴司天六年，转少木少土少金为同正角，除其母年少水子年少火。

（2）阳明司天六年，转少金少木少火成同正商，除其母年少土，另外其子年少水与少宫同（辛卯辛酉）。

（3）太阴司天六年，转少土少木少水成同正宫，除其母年少火子年少金。

（4）太阳司天二年，转所克太火为同正征。

（5）少阴司天二年、少阳司天二年，转所克太金成同正商。

换个角度，①运不及则易被转为同司天之运，除非运与司大为母子关系，符合此条件的共18/60年；②运太过则只被克己之司天转为平运，计有太火太阳司天转为同正征，太金少阴司天／少阳司天均转为同正商，共6/60年。规律非常明显、"规范"。

2.转运之后，是否原运就失去作用了呢？

好像不是，依同篇大论在此后的描述，原不及之运仍以原运生数发挥弱作用，原太过之运仍以原运成数发挥强作用。

如丁卯丁酉岁少木阳明少阴，转运同正商，燥化九风化三热化七。

戊辰戊戌岁太火太阳太阴，转运同正征，寒化六热化七湿化五。

己丑己未岁太一天符，少土太阴太阳，转运同正宫，"风化清化胜复同，邪气化度也。灾五宫，雨化五寒化一，正化度也"。这里，虽转运为正宫却仍灾五宫。

这里尤其需要注意的是：运气诸篇所谓"正岁"之年仅指运气交接日与节气同日，而不是指所谓"平气年、气候平和年"，"运不足则可由司天补而成平气年气候平和、运太过则可由司天克之（如太火太阳司天）而转为平气年气候平和"的说法。具体如下：①在本篇此处不支持；②岁运不及都转为同正角的三年的气化描述仍按原岁运描述，而并不是因都转为了太角且都为厥阴司天少阳在泉而气化相同，同样，其余转运年的气化描述也皆按原运而非按转成之运；③我们的医疗大数据研究也反之（2018 年太火太阳司天转运为同正征，但全年各节气的急诊率均高于 2013 ~ 2017 年）。

3. "转运"的说法 / 认识对吗？

"转运"一词，《内经》中无，乃后人所加，所指《五常政大论》岁运不及之年，皆有"同××"，即委和之纪（木运不及）……从金化也，少角与判商同，上角（厥阴司天）与正角同，上商（阳明司天）与正商同……上宫（太阴司天）与正宫同；伏明（少火）之纪……从水化也，少征与少羽同，上商与正商同；卑坚（少土）之纪……从木化也，少宫与少角同，上宫与正宫同，上角与正角同；从革（少金）之纪……从火化也，少商与少征同，上商与正商同，上角与正角同；涸流（少水）之纪……从土化也，少羽与少宫同，上宫与正宫同；发生（太木）之纪……太角与上商同；赫曦（太火）之纪……上羽（太阳司天）与正征同；敦阜（太土）之纪（无此类描述）；坚成（太金）之纪……上征（少阴司天少阳司天）与正商同；流衍（太水）之纪（无此类描述）。

可见，"同"，不是"等于"，而是同在，同时在发挥作用，所以不是转运，转运则原运不再存在了。我们最熟悉、公认的，运不及则与胜己之运同在，但绝不是退位于胜己之运，如少木则金胜，但木仍在位，只是力弱，与金同时主令。故，少木之岁上见太阴司天则同正宫，当也是少木与正宫土同时主令，而非让位于正宫，完全没作用了。这部分经文中已经明确了，如少金之年"其谷麻麦、其味苦辛、其色白丹、其畜鸡羊"，等等。

这种两运同时存在于一岁中发挥作用，如同皇帝年少登基，与辅政大臣同理国政，虽常受制于大臣而己令不行、处于从位，但并未退位，仍有作用。

但这种两运同时发挥作用的描述，仅表现在运不及则胜己之运，作气化之主导，即所谓"岁木不及燥乃大行，生气失应……""委和之纪，是谓胜生……其藏肝其果枣李……其声角商"，并没有言及"同正×"的相应作用，即《五常政大论》及《六元正纪大论》中，虽言及"同正×"这些名词，然其上中下三部气化及药食宜中找不到相应的影响表现，可见其临床意义可能不大，故本书以后也不再对此展开讨论。

4.运对气的作用：司天可转运，运也影响司天在泉作用的大小（但不改变其性质）。

（1）运的作用大小，只依太过力强其数成、不及力弱其数生、土常数生之规律。

（2）司天在泉之力则可由运来影响。

（3）运对气的影响，依生克制化规律、太胜则复规律。

如庚寅庚申岁太金少阳厥阴，转运同正商，火化七清化九风化三（运金克在泉木）。

癸巳癸亥岁少火厥阴少阳，风化八火化二，少火之水能克少阳相火，故火化二。

再如丙寅丙申年太水少阳厥阴，火化二（水克火故），寒化六，风化三（水涵木故）。

己巳己亥岁少土厥阴少阳，转运同正角，风化三湿化五火化七。（风化未增反减，是少土木过旺而金来复之故，同样见于少木之岁风化三，而少金之岁则风化八，无金气来复故）气化规律的分析方法，基本清楚了。

帝曰：善。夫子之言可谓悉矣，然何以明其应乎？

岐伯曰：昭乎哉问也！夫六气者，**行有次**，止有位，故常以**正月朔日平旦视之，睹其位而知其所在矣**。［**行有次**：六气运行有一定的次第。主气运行次序：厥阴→少阴→少阳→太阴→阳明→太阳。客气运行次序：厥阴→少阴→太阴→少阳→阳明→太阳。**正月朔日**：农历正月初一。］

睹其位而知其所在矣。

此解各医家解释不同，不赘述。本书试解为：平旦，太阳的赤道视位置一定在东方；每个月初一平旦，月亮的视位置一定在东方；正月、立春，定物候年之开始，阳气出地；六气，不论主客，均以大寒为交接点，至立春，新运气至与未至，于气候可显，于日月位置亦定有显，如何显？

只能是日月相对位置关系，即平旦之时能否见月，而不是太阳的黄道位置（按阳历日月稳定），也不是月亮的绝对位置（初一一定随日从东升）。

那就只有一种判断方法：平旦（太阳欲出）见月在日之上下，即日出前能否先见到月亮，定六气先至后至。此推测当据实地观测记录来证实。

运有余，其至先，运不及，其至后，此天之道，气之常也。运非有余非不足，是谓正岁，其至当其时也。

帝曰：胜复之气，其常在也。**灾眚时至，候也奈何？**

岐伯曰：**非气化者，是谓灾也**。［**运有余，其至先**：岁运太过之年，运气常先四季节气而至，即未至而至。**运不及，其至后**：岁运不及之年，运气常后节气而至，即至而不至。**运非有余非不足，是谓正岁，其至当其时也**：运既非太过也非不及，应时而至，是谓正岁。**灾眚时至**：灾难损害时有发生。**非气化者，是谓灾也**：非时之气反常，形成灾害。］

帝曰：**天地之数，终始奈何？**

岐伯曰：**悉乎哉问也！是明道也**。数之始，**起于上而终于下，岁半之**

前，天气主之，岁半之后，地气主之，上下交互，气交主之，岁纪毕矣。故曰：位明气月可知乎？所谓气也。[天地之数，终始奈何：天地之气的终始轮转时度为何？明道：显明无碍而可见，轨则准确无误无变而可知可依，可用于预测解难。起于上而终于下：起于天气而止于地气，从司天之气开始，至在泉之气终结。岁半之前，天气主之，岁半之后，地气主之：司天之气主管上半年，在泉之气主管下半年。上下交互，气交主之：司天在泉交互之际，气交主之。位明气月可知乎？所谓气也：中医的时空观念，是气化内涵，故东西南北之位，四季二十四节气之时段，皆有气化之所指，故岁（气数）≠年（时间），《素问·六节藏象论》所谓"天度者，所以制日月之行也；气数者，所以纪化生之用也"。]

帝曰：余司其事，则而行之，不合其数，何也？

岐伯曰：气用有多少，化治有盛衰，衰盛多少，同其化也。

帝曰：愿闻同化何如？

岐伯曰：风温春化同，热曛昏火夏化同，胜与复同，燥清烟露秋化同，云雨昏暝埃长夏化同，寒气霜雪冰冬化同，此天地五运六气之化，更用盛衰之常也。[则而行之，不合其数：根据前述规律对照实际情况，有时与日月运行规律不相符。气用有多少，化治有盛衰：这是因为整个宇宙之气运影响了日月之气，故使年年四时之气同中有异。气之用有多有少，化和治有盛有衰。衰盛多少，同其化也：五运六气所化之气的影响规律与日月之气同。风温春化同，热曛昏火夏化同：风、温与春时之气化同，热、曛、昏、火与夏时之气化同。胜与复同：胜气与复气的气化影响同常理，即火胜则热，水复则寒，等等。]

帝曰：五运行同天化者，命曰天符，余知之矣。愿闻同地化者何谓也？

岐伯曰：太过而同天化者三，不及而同天化者亦三，太过而同地化者三，不及而同地化者亦三，此凡二十四岁也。

帝曰：愿闻其所谓也。

岐伯曰：甲辰甲戌太宫下加太阴，壬寅壬申太角下加厥阴，庚子庚午太商下加阳明，如是者三。癸巳癸亥少徵下加少阳，辛丑辛未少羽下加太阳，癸卯癸酉少徵下加少阴，如是者三。戊子戊午太徵上临少阴，戊寅戊申太徵上临少阳，丙辰丙戌太羽上临太阳，如是者三。丁巳丁亥少角上临厥阴，乙卯乙酉少商上临阳明，己丑己未少宫上临太阴，如是者三。除此二十四岁，则不加不临也。[**五运行同天化者，命曰天符**：岁运与同年司天之气五行属性相同的年份，命名为天符，岁运与地支五行属性相同者为岁会。岁运与司天之五行性及地支之五行性皆同者为太一天符。**同地化**：岁运与同年在泉之气五行属性相同，为同天符或同岁会。**太过而同天化者三**：六十甲子年中，岁运太过而与同年司天之气的五行属性相同之年有三，即"戊子戊午太徵上临少阴，戊寅戊申太徵上临少阳，丙辰丙戌太羽上临太阳，如是者三"。不及而同天化者亦三，太过而同地化者三，不及而同地化者亦三，以前解类推。]

帝曰：**加者何谓？**

岐伯曰：**太过而加同天符，不及而加同岁会也。**

帝曰：**临者何谓？**

岐伯曰：**太过不及，皆曰天符，而变行有多少，病形有微甚，生死有早晏耳。**[**加者何谓、临者何谓**：于体上的增补叫"加"，于用上的增补叫"临"；又，上施恩于下曰"临"，下奉养于上曰"加"，故此处之"加"指在泉加岁运；"临"指司天来助岁运。**太过而加同天符**：岁运太过而与在泉之气五行属性相同，为同天符之年。以庚子年为例，年干是庚，庚为阳干属于太过，岁运金运太过。年支是子，少阴君火司天、阳明燥金在泉，岁运金运太过与在泉阳明燥金五行属性相同，所以庚子年是同天符之年。**不及而加同岁会也**：岁运不及而与同年在泉之气五行属性相同，为同岁会之年。以辛丑年为例，年干是辛，岁运水运不及，年支是丑，丑未太阴湿土司天，太阳寒水在泉，岁运水运不及与在泉太阳寒水五行属性相同，所以辛丑年是同岁会之年。**太过不及，皆曰天符**：无论岁运是太过还是不及，只要岁运与司天之气的五行属性相同，都叫天符之年。]

帝曰：**夫子言用寒远寒，用热远热，余未知其然也，愿闻何谓远？**

岐伯曰：热无犯热，寒无犯寒，从者和，逆者病，不可不敬畏而远之，所谓时兴六位也。

帝曰：温凉何如？

岐伯曰：司气以热，用热无犯，司气以寒，用寒无犯，司气以凉，用凉无犯，司气以温，用温无犯，间气同其主无犯，异其主则小犯之，是谓四畏，必谨察之。

帝曰：善。其犯者何如？

岐伯曰：天气反时，则可依时，及胜其主则可犯，以平为期，而不可过，是谓邪气反胜者。故曰：无失天信，无逆气宜，无翼其胜，无赞其复，是谓至治。[间气同其主无犯：客气间气与主气相同时，与司天之气与主气相同时药食同。如间气是少阴君火，主气是少阴君火或少阳相火时，应慎用温热药食。异其主则小犯之：客气间气与主气相反时，调治时可以适当违反主气。如客气间气太阳寒水，主气少阴君火，可以适当使用寒性药食小犯主气。四畏：四，寒热温凉之四时主气。]

以上之中心，即助四季六时之主气而勿使其受客气之害，用药平治客气之乱时一定不要伤害主气。因为人体是个整体，主气上实之时（春夏）则中下必虚，主气外上寒时（秋冬）则中下郁热，故有"冬吃萝卜夏吃姜"之宜忌。

热无犯热，寒无犯寒。

用药对治客气之时，一不可过度；二不可犯主气之寒热，而要辅助主气使其能正常寒热升降，即下文之"时兴六位"。从者和，逆者病：客气与主气同或相生者为相得，为和，不易病；相反相克者为逆，易病。厥阴、少阴、太阴在上半年当令为从为和，在下半年当令为逆易病；少阳、阳明、太阳在上半年当令为逆，在下半年当令为和。这些都已在胎孕期不同运气禀赋与易患疾病的关系分析中证实，可参见前面各气主政时的易患疾病。

时兴六位。

依六时主气的寒热温凉、升降出入的正常要求而决定治法之辅助。若正当春夏，司天之气是热，则热太过要抑制司天之气，但不可太过而伤了春夏本气／主气。要在清上的同时补主气在中下焦之虚，如少阴司天，初夏、中夏用生脉饮乃至炙甘草汤，小暑用人参白虎汤（含粳米甘草）；司天之气是寒，则既要助春夏主气抗寒，又要清被客寒所郁之夏火，但清热力要轻，用辛散开郁透热。这叫时兴六位。

帝曰：善。五运气行主岁之纪，其有常数乎？

岐伯曰：臣请次之。

五运六气轮值主岁的时度轨则，有常规不变之度数吗？

甲子 甲午岁

上少阴火，中太宫土运，下阳明金，热化二，雨化五，燥化四，所谓正化日也。其化上咸寒，中苦热，下酸热，所谓药食宜也。［热化二：土属湿而偏阴重浊，故上半年少阴君火合太土，则火势减，故热化为二而非七。燥化四：下半年阳明燥金合太土，则过于燥结板滞而引木火来复破之，故燥化为四而非九。］

土性寒湿，使上司天之少阴火受抑故热化二，减下在泉之阳明燥故燥化四，上下气化皆数生，故对四时正常气化影响力小，人不易病。雨化五而非湿化五，显少阴君火之客气力能使太土之阴湿化为雨，唯在人中焦仍可有湿气水饮。三力相合，于上为热与寒湿兼、中痰湿水饮、下寒湿固滞燥结。上中下三焦之药食，上咸寒对治少阴君火之热，中苦热对治太土之寒湿，下酸热对治下焦之寒燥。是年药食当上中下三部药同用，上半年重上焦药、下半年重下焦药，而对治岁运所伤之药恒重用。

注意：

（1）中太宫、中苦热之"中"，非指上中下的位置之"中"，而是指表里内外之中，即内，指五藏，因为运偏作用于五藏、内，司天在泉之气则偏作用于六府、外。以下之"中"均为此意。

（2）岁运气三合所致证候及药食宜，论中只简略指示了根本证及对治，未详言由此引发的兼症等，临证又当以此为基，参合地域、时节、人之体质、兼症而变通。

（3）岁运气之气化力大小以五行成数生数表示，生数表力小，对四时正常气化干扰小，人少病，成数表干扰力大、人易病。

（4）子为水、午为火，地支之力于此篇正文中未言及，乃至虽各岁标有天符岁会，亦未言及其作用，故知地支之力于此忽略。

（5）所谓"转运"/"同正×"（详见本篇前文之讨论），此篇中更未提及，故知此力即便存在，亦可忽略。

甲子、甲午年冬天出生之先天体质特点

每岁运气的作用，必然留在了当时孕育的胎儿先天体质中，使禀赋此运气者终生易患某些疾病。所以，通过统计相同运气禀赋人群的共同易患疾病，即可还原性了解当年岁运与岁气相合的气化特点，以及对人的体质的影响。五运六气禀赋与先天体质偏颇及易患疾病，我们依据四个大数据库进行了两种体质分类方法的统计分析：其一是北京中医药大学东直门医院 2010 年 4 月～2016 年 4 月全部门诊的北京医保病例，其二是 1998～2012 年北京户籍全部 11 大肿瘤病例，其三是 1998 年 1 月至 2013 年 4 月记录的北京市户籍人口死亡记录。按每年春夏秋冬四个出生时段分类人群，与北京市户籍人口对照后统计出每个人群的易患疾病（多按病位归类为疾病群）、肿瘤及是否易死亡，工作分别由研究生菅庆林、周冬卉为主完成（部分成果已正

		湿气偏弱，但上焦火重、下焦金克木重 糖尿病、骨病、结肠	
上君火	君火 + 湿土 →痰湿热（甲状腺、口腔、齿、涎腺）	男属木 →	1924 ～ 1953 年大运少金太阳大司天， 1954 ～ 1983 年大运少金太阴大在泉， 1984 ～ 2013 年大运太水厥阴大司天
中湿土 →	湿土 + 燥金 → 痰湿结滞大肠	女属水 →	水易与土相结，留滞火邪，痰湿上重，情志口齿病； 水润燥金，故下焦安
下燥金			

五运六气禀赋 ＋ 性别 ＋ 年龄 / 大运大司天在泉

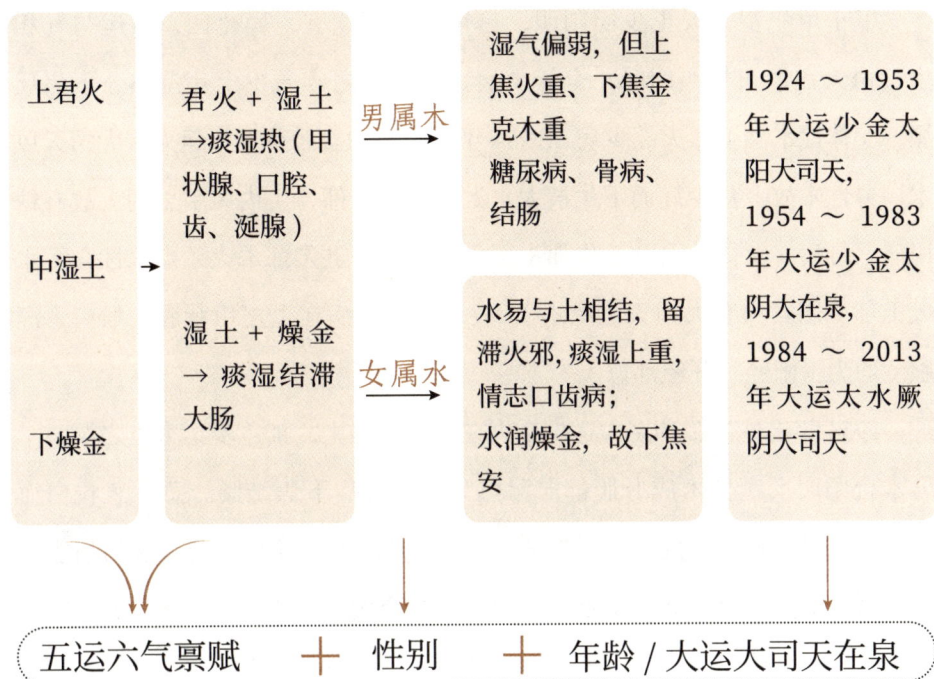

式发表）。第四个数据库是根据 2013 ～ 2018 年六年全北京市医保人员门诊病房病例逾三千万人过亿条病例记录，按每年二十四节气为出生时段分类人群，统计各人群易患疾病，由研究生加倩为主完成。本书各年冬季出生人体质（单纯禀赋了当岁全部岁运岁气）及易患病分析，表达上以基于前三个数据库的统计分析结果为主，参考第四个的结果。

甲子甲午年冬出生者 / 太土少阴阳明禀赋者之易患疾病

出生日期 / 运气禀赋	男	女
1924 年冬太土阳明在泉 2	腰椎、支气管	慢性阻塞性肺病、肺间质纤维化、消化道出血、精神分裂症、肝损害
1954 年冬太土阳明在泉 2	结肠 1.4 甲状 1.3 扁咽 1.2 ① 急淋白③ 急早幼粒白⓪	情志 1.2 外耳 1.1
1984 年冬太土阳明在泉 2	糖尿 1 ① 骨 1.3 ① 口 1.5	甲状 1.1 喉 1.2 口 1.1 涎腺 1.2 齿 1.1

甲子甲午岁，太土少阴阳明，热化二，雨化五，燥化四，客运与气相生、司天在泉布气顺四时，全年少病。禀此者之体质中上焦湿热、下焦反燥，女体性水润下息火故少病，1984 年出生者加禀胎孕期大运太水大司天风木，男性木故上焦少病而下焦被太水太土阳明所郁，生内风引生阴火故有糖尿病、骨病；女体性水故下焦郁木不争而表现为上焦郁木火（女水性合太水太土郁少阴君火和大司天之风木），故表现为易病在上之甲状腺、喉齿、涎腺（均为少阳经、肝经部位）。

1954 年出生者胎孕期大运少金大在泉太阴湿土，加重岁运太土之湿，于男木合阳明反壅侮木成肝胆郁滞湿热为主，易病下焦结肠、急淋急粒白血病、上焦甲状腺、扁桃体、咽喉病；女水性合太水太土润金息火反易情志抑郁，余病少；1924 年出生者胎孕期禀大运少金大司天之太阳寒水，男木阳性反病少，女水性阴气过重火气难伸，易躁狂、肺痹（慢性阻塞性肺病、肺纤维化）、消化道出血。

如何根据岁运气禀赋（含大运大司天大在泉）推断体质中藏府盛衰等偏颇及易患疾病，是有明确规则可循的：①五运偏对应五藏，六气偏对应六府。②司天偏对应上焦，在泉偏对应下焦。③胎孕早期运气偏对应于里、胎孕晚期的偏对应于表。④运气相合，性气同或五行性互生则气顺少病，相反相克则多病。⑤司天之气木火土、在泉之气金水为客气顺四时，少病，反之则客气逆四时而多病。⑥厥阴太阴司天者，依次为少阳太阳在泉，客气不但顺四时而布，且司天在泉气纯阳或纯阴，故亦少病。⑦ 1924 ～ 1953 年、1954 ～ 1983 年、1984 ～ 2013 年、2014 ～ 2043 年，依次为大运少金太阳寒水大司天、大运少金太阴湿土大在泉、大运太水厥阴风木大司天、大运太水少阳相火大在泉，每个大运 360 年、每个大司天／大在泉 30 年，所主之气皆比每岁运气强大，尤其是大司天／大在泉，在对比相临几十年的综合运气差别上，不可缺少。⑧男体性木、女体性水，皆为体故为五行所摄能量，与所禀岁运、大运大司天在泉（大司天在泉稳定故有类五行之一方面）关系更密切，故性别与何气更相顺，偏从岁运及大运大司天在泉角度以推断，而断体质总体及具体的五藏顺逆盛衰。⑨岁运与岁气之间的关系若相反相克，以运能克气为顺，因为运为阴为体、作用深且久故。⑩天符岁会、同正角（所谓"转运"）等，能使岁之气化转平和转顺，是有作用的，但不是主要力量，或者说已包含于前述运气关系分析中、附属于运气，故也可以考虑不再单独分析。

乙丑 乙未岁

上太阴土，中少商金运，下太阳水，<u>**热化寒化胜复同，所谓邪气化日也**</u>**。**<u>**灾七宫**</u>**，湿化五，清化四，寒化六，所谓**<u>**正化日也**</u>**。其化上苦热，中酸和，下甘热，所谓**<u>**药食宜也**</u>**。**〔**热化寒化胜复同：**岁运少金，金不足，火来篡位成为胜气，出现热化，火胜水气来复，出现寒化。**所谓邪气化日也：**此谓胜复往来非正常气化，由少商的胜运火所引发的。**灾七宫：**西方夏秋受灾，盛热与寒复交替，秋气不降。**正化日：**此运气下的常规气化，由主政岁运少商引发的。〕

九宫图

灾几宫是定灾位，只言运正位。运不及，其数生；运有余，其数成。

注意：正文有热化寒化胜复之论述，然仅从"湿化五清化四寒化六"以及药食宜"上苦热中酸和下甘热"，是解不出有寒热胜复的。故知论中只简略指示了根本证及对治，未详言由此引发的诸如寒热往复、错杂等继发兼症等，临证又当

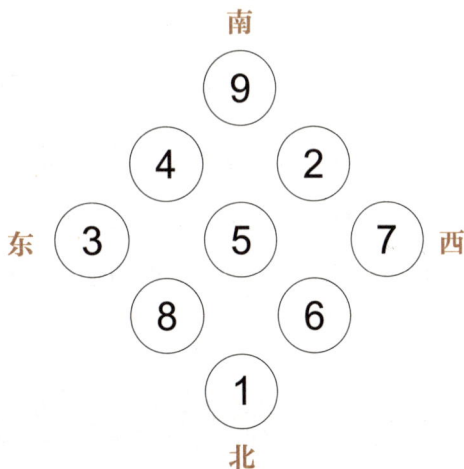

以此为基，参合地域、时节、人之体质、兼症而变通。各岁之情形皆然，下不再全部赘述。

湿化五，清化四，寒化六。

金不及则数生为四。湿化五，太阴湿土司天合少金之火成郁火，然少金引生之火非正常之火，不能化湿成雨，故太阴化阴湿为主而非化雨。太凡金土水郁木火之时，郁火足才能化雨化雪，郁火不足则化湿化雾露，此即前甲子甲午岁雨水五而此乙丑乙未岁湿化五。寒化六为下在泉之太阳寒水寒化力强，先少金则肾气浮于先而阴精伤、太阳寒水加之于后，使人肾虚寒。三力相合，使上半年气候 / 使人上焦、中焦表层寒湿郁热，内里生燥兼心肝郁热，下焦虚寒。

上苦热

上焦药食，苦热以去太阴之寒湿。

中酸和

少金则火胜且木失制、秋气不降，以酸和偏凉补阴津、平木火、敛降肺气。和，针对肝气失和，含阴柔舒导调和诸法（详见第 307 页丙寅丙申岁对"和"的分析）。上中下三焦药食都加酸和。

下甘热

少金则肾气浮，太阳寒水加之则肾虚寒，故下焦药食以甘补肾精，热以散寒，熟地、苁蓉、肉桂同用，不宜用大量附子。

上中下三焦之药食，是年当三部药同用，上半年重上焦药、下半年重下焦药，全年都加"中酸和"药。

乙丑、乙未年冬天出生之先天体特点质

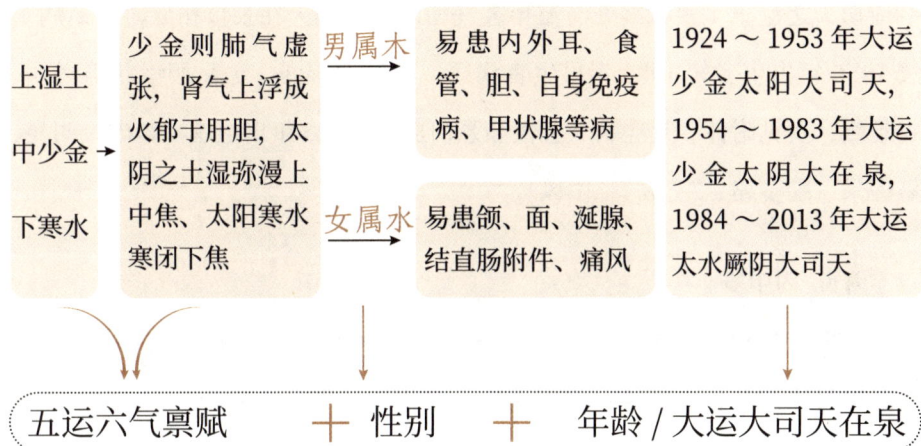

| 上湿土
中少金
下寒水 | 少金则肺气虚张，肾气上浮成火郁于肝胆，太阴之土湿弥漫上中焦、太阳寒水寒闭下焦 | **男属木** → 易患内外耳、食管、胆、自身免疫病、甲状腺等病

女属水 → 易患颌、面、涎腺、结直肠附件、痛风 | 1924～1953年大运少金太阳大司天，1954～1983年大运少金太阴大在泉，1984～2013年大运太水厥阴大司天 |

五运六气禀赋 ＋ 性别 ＋ 年龄 / 大运大司天在泉

乙丑、乙未年冬出生者 / 少金太阴太阳禀赋者之易患疾病

出生日期 / 运气禀赋	男	女
1925年冬少金太阳在泉2	痴呆、慢支、高血脂、糖尿病、中风	脑萎缩、高血脂、焦虑、高尿酸、反流性胃炎 / 食管炎
1955年冬少金太阳在泉2	胆1.3 甲状1.4① 喉1.3 直肠癌①	附件1.4① 月经1① 急非淋白②
1985年冬少金太阳在泉2	心1① 食管1.2① 肝1① 胆1.3① 结肠1.3 结缔1.8① 扁咽1① 外耳1.3 内耳1.4② 高脂1① 易死亡②	结肠1.2 直肠1.3 痛风1.4 静脉1.3 涎腺1.5 颌面1.3 慢粒 / 单白⓪ 易死亡③

乙丑 乙未岁 少金太阴太阳，湿化五，清化四，寒化六，上半年合不退位之阳明，禀此者之体质中上焦金土郁木火，下焦少金肾浮而后加太阳寒水，致肾虚寒而肝气上冲，1985年出生者胎孕期加禀大运太水大司天厥阴风木，阴重于阳、加重了水火阴阳之内争，故男女均多病红斑狼疮等肝肾重症

自身免疫性疾病、抑郁躁狂，且易病重死亡。男木兼肝郁火而病肝胆重症、结直肠食管病、多种出血；女水虽较男木能减木火之上逆，亦易病结直肠、痛风、涎腺、红斑狼疮。

1955 年出生者胎孕期加禀大运少金、大在泉太阴湿土，大在泉之湿土能平衡司天之湿土（禀赋客气与流年客气相同，但司天在泉位相反时不易病），故 1955 年出生者较 1985 年出生者病缓，易肝经湿滞，男见胆甲状腺喉病、直肠癌，女见附件、月经病、急性髓系白血病。1925 年出生者则肾虚极明显，易痴呆、脑萎缩、"三高"、中风。

丙寅 丙申岁

上少阳相火，中太羽水运，下厥阴木，火化二，寒化六，风化三，所谓正化日也。其化上咸寒，中咸温，下辛温，所谓药食宜也。〔**火化二：**少阳相火被岁运太水所克，火化力减为二。**风化三：**岁运太水能涵风木，故下在泉风化力减为三。〕

少阳太水厥阴三力相合，使上半年的气候 / 人之上焦寒郁相火而成心胃郁火、寒雨时发，内尤其脾肾为寒、肝为风寒，故以咸寒对治少阳相火、咸温对治太水之寒、辛温对治下之风寒。上中下三焦之药食，是年当三部药同用，上半年重上焦药、下半年重下焦药，全年都加"中咸温"药。

少阳司天十年气化及药食宜

壬申 壬寅岁	太角 少阳 厥阴	火化二，风化八	上咸寒，中酸和，下辛凉
戊寅 戊申岁	太征 少阳 厥阴	火化七，风化三	上咸寒，中甘和，下辛凉
甲申 甲寅岁	太宫 少阳 厥阴	火化二，雨化五，风化八	上咸寒，中咸和，下辛凉
庚寅 庚申岁	太商 少阳 厥阴	火化七，清化九，风化三	上咸寒，中辛温，下辛凉
丙寅 丙申岁	太羽 少阳 厥阴	火化二，寒化六，风化三	上咸寒，中咸温，下辛温

太羽之岁水能克火涵木，故使火化及风化力均弱；太角之岁太木能打开春夏之少阳相火之郁闭而火得开泄，火力减故火化二，太木助下之厥阴风木之力故风化八；太征之岁太火助少阳相火故火化七，也说明太火合少阳相火虽致寒水来复亦不损少阳之火化力；太火合秋冬之厥阴风木成风火相煽于下内、必致寒水来复故风化力减为三；太宫之岁太土寒湿能制少阳相火故火化二、不制厥阴风木故风化八；太商之岁太金加重少阳相火之郁火故火化七、抑制厥阴风木故风化三。

综上可知：①司天和在泉客气都不能改变岁运的气化性质和力度，除少火有火化二与热化二之不同。②客气反而可能受岁运的很大影响而气化力度改变，乃至气化性质也有一定变化（太阴湿土有湿化雨化、阳明燥金有燥化清化）。③其影响结果依主客运气间阴阳五行生克制化关系综合而定。④关于药食宜，中用"和"者（中酸和、甘和、咸和、辛和、苦和），都表示有肝病所生内风邪气，见于岁运太木、少木、少土、少金（木失制）、少水（木失涵）、厥阴在泉。上表中厥阴在泉则易生风上冲，但岁运太水能涵木、岁运太金能制木，故此二运之岁内风不生，不必以和药息风，余三运之岁则皆需和（见表）。和法，针对肝气失和，含阴柔疏导调和诸法。

丙寅、丙申年冬出生者／太水少阳厥阴禀赋者之易患疾病

出生日期／运气禀赋	男	女
1926年冬太水厥阴在泉2	肝 1.4 小肠 1.3 肾 1.3 痛风 1.7 牙周 1.8	眼表 1.3 肝 3.3 ③ 胆 2.1 甲状 1.6 膀 1.7 ① 外阴 1.7 睡眠障碍（简称眠障）1.3 ① 鼻 1.3 病毒 1.9 ③ 痛风 1.9 降结肠癌①
1956年冬太水厥阴在泉2	心 1.2 ② 结缔 1.3 糖尿 1.2 ② 动脉 1.1 ② 静脉 1.2 中耳 1.3 内耳 2 胃癌① 白血病①	子宫 1 ① 外阴 1 ① 月经 1 ①

续表

出生日期 / 运气禀赋	男	女
1986 年冬太水厥阴在泉 2	眼表 1 ① 中耳 1.5 ①	胃 1.2 ① 骨 1.3 ① 眠障 1 ① 血液 1 ①

丙寅丙申岁，太水少阳厥阴，火化二，寒化六，风化三，太水能息少阳之火、能涵下焦风木，故虽在泉之风木与冬气逆但干扰不大，禀此者之体质偏颇使人上易心胃郁火、下易肝郁气逆。1986 年出生者禀大运太水大司天厥阴风木，恰与岁运相合、与岁客气阴阳互补，故男女均少病，尤其男木无病，女水略易木气被郁而眠差、脾胃失和。1956 年出生者胎孕期加禀大运少金大在泉太阴湿土，男木被郁而抗争，见自身免疫病、动静脉血管病、心耳病、胃癌、白血病，女水与大运大在泉无争而病少。1926 年出生者胎孕期加禀少金及大司天太阳寒水，加重了上焦之郁火及下寒，男易病肝、肠、肾、痛风、牙周，女易病比男更多，而见肝胆、生殖、痛风、结肠癌、眼、鼻、甲状腺及睡眠障碍。

大数据统计 2013 ～ 2018 年中，2016 年上下半年显示的急诊率明显低于其他各年，也是因为 2016 年太水少阳司天厥阴在泉与大运大司天运相合，气互补［详见论文"李坤辰、张洪钧基于北京医疗大数据的五运六气大周期对体质与发病影响的初步探讨"，中华中医药杂志，2024 年 39（12）］。

丁卯^{岁会} 丁酉岁

上阳明金，中少角木运，下少阴火，清化热化复同，所谓邪气化日也。灾三宫。燥化九，风化三，热化七，所谓正化日也。其化上苦小温，中辛和，下咸寒，所谓药食宜也。［**清化热化：**先依少角清化，再热复。**灾三宫：**东方春天冷燥与火热交替、冷寂与突发狂风交替，生机掩杀。**燥化九：**少木则金胜，上使司天阳明加重阴燥，故燥化九。］

是岁依《五常政大论》为同正商，即少角与正商同时行权，此处经文中未言之，其临床意义可能不大。

阳明少木少阴三力相合，使上半年 / 人上焦凉燥肺气虚时兼郁热内发、中土亦压抑不升、下半年反热 / 下焦肝热肾虚，故从根本上治以苦小温开肺心之郁闭，辛和开肺升清补肝和脾，下焦咸寒治火热阴伤。上中下三焦之药食，当三部药同用，上半年重上焦药、下半年重下焦药，全年都加"中辛和"药，兼症加兼治药。

丁卯、丁酉年冬出生者 / 少木阳明少阴禀赋者之易患疾病

出生日期 / 运气禀赋	男	女
1927 年冬少木少阴在泉 2	食管 1.5 肝 1.5 胆 1.5 小肠 1.4 结肠 1.3 直肠 1.3 过敏 1.4③ 结缔 2.9③ 皮肤 1.4③ 真菌 1.5 静脉 1.5 喉 1.5 膀 1.5 内耳 1.3 甲状 1.7 口 1.7 肺小细胞癌① 慢淋白⓪	食管 1.4 胃 1.4 肝 1.8 小肠 1.6 结肠 1.8 直肠 1.7 结缔 1.9③ 痛风 2.4③ 情志 1.6 内耳 1.5 口 1.8③ 齿 1.7 外耳 1.5 中耳 2.4 乳房 1.7 颌面 2.4 外阴 1.7 牙周 1.4
1957 年冬少木少阴在泉 2	结肠 1.3 睾 1.6 龟头 1.5 喉 1.3	子宫 1.4② 外阴 1.1① 月经 1.7② 皮肤 1.1① 痛风 1.4③ 真菌 1.1① 关节 1①
1987 年冬少木少阴在泉 2	糖尿 1.4 血液 1.8①	痛风 2 涎腺 1.4

丁卯丁酉岁，少木阳明少阴，燥化九，风化三，热化七，禀此者之体质上焦凉燥为本，郁伤肝木，中焦土气被金木抑郁而失健运，下焦热伤肾阴精，气虚浮而肝热肾寒，故男女共同最易患的是金克木所致的肝胆藏府经脉系统疾病，即解剖部位在肝、胆、胃、大小肠、食管（兼土郁），生殖器官（兼肾虚），甲状腺、乳腺，耳、喉，情志失常，自身免疫性的结缔组织病，过敏；以及肺金自身的疾病，易出现皮肤病，男性肺癌，肝虚则易真菌感染。

男木性体质，故肝郁热更明显，表现为肺癌、慢性淋巴细胞白血病等血

液病、糖尿病。

女水性体质，故肝经湿重，表现为痛风。

与同龄人比，1927 年出生者易患病更多且男女多相同，是因为少阴在泉伤肾均为此年龄段病因根本。

戊辰 戊戌岁

上太阳水，中太徵火运，下太阴土，寒化六，热化七，湿化五，所谓正化日也。其化上苦温，中甘和，下甘温，所谓药食宜也。［寒化六：司天水克岁运火，水化成数六。**热化七：**太徵、同正徵化力足。是岁同正徵，当指此年中二徵同时主令。**湿化五：**下在泉之太阴湿土虽为岁运太火所熏，然主令下半年有主气寒水相伴，且太火伤肾水且引热向上而下焦反阳气不足，故太阴非雨化而是湿化。］

太阳太火太阴三力相合，使上半年气候 / 人上焦郁火与寒水相合生雨、心火郁伤，而中下焦湿寒郁内火，故上以苦补心开散郁火、温以散寒，中以甘和（生脉饮）对治火伤气阴，下以甘补太火所伤肾精、温以散太阴之寒湿，上中下三焦之药食，是年当三部药同用，上半年重上焦药、下半年重下焦药，全年都加"中甘和"药，兼症加兼治药。

戊辰、戊戌年冬出生者 / 太火太阳太阴禀赋者之易患疾病

出生日期 / 运气禀赋	男	女
1928 年冬太火太阴在泉 2	结肠 1.3 结缔 2③ 情志 1.3 鼻 1.4 外耳 1.4	甲状 1.5 外耳 1.4 内耳 1.4 宫体癌② 慢粒 / 单白①
1958 年冬太火太阴在泉 2	睾 1.4 胃癌① 慢淋白② 易死亡①	附件 1.2 血液 1.1 齿 1.1 牙周 1.1 中耳 1.2 肺小细胞癌① 直肠癌③
1988 年冬太火太阴在泉 2	气管 1① 肝 1.5 ① 高压 1① 痛风 1.5 ① 骨 1① 喉 1.8 ① 眼里 2.1② 眼表 1①	心 1.4① 气管 1① 胃 1① 直肠 1① 糖尿 1.5①

　　戊辰戊戌岁，太火太阳太阴，寒化六，热化七，湿化五，禀此者之体质上焦寒水郁伤心火，水火交争生风生湿，下焦寒湿，春夏之太阳寒水含金杀之性，太火则气上，合男性之阳刚而与水争故男比女易病；男性体质为木性，1958 年冬出生者，男性胎孕期禀赋的大在泉太阴湿土加重了 1958 年冬岁气之偏而致土侮木克水极重，故易病而亡；上半年之时、1958 年和 1988 年出生者水火交争及金木交争剧烈故易病，1928 年出生者性水故太火得涵而反病少。

　　其病，气管病源于春夏之太阳寒水致金水郁木，男木性偏表现为肝郁气逆而肝、眼、外耳、喉、胃、结肠、睾丸部位疾病，高血压、痛风，漫淋白，自身免疫及情志病。女水性偏表现为火气更向内郁所致之心胃、直肠、甲状腺、耳、附件病，尤其是肺、直肠、血液及宫体恶性肿瘤。

己巳 己亥岁

上厥阴木，中少宫土运，下少阳相火，风化清化胜复同，所谓邪气化日也。灾五宫。风化三，湿化五，火化七，所谓正化日也。其化上辛凉，中甘和，下咸寒，所谓药食宜也。[风化清化胜复同：先因少土生风，风盛则金清来复。**灾五宫：**中部风热与燥冷往复、化气受制。**风化三：**少土则木旺，上合厥阴则风过盛而金复故风化数生。**湿化五：**少宫其数生，少土则木水旺而火不足故湿化而非雨化。]

　　厥阴少土少阳三力相合，上半年 / 人之上中焦为风略盛而心肝阴血受伤、脾气虚寒湿饮，下郁火。故上以辛凉开肺金之郁闭而畅肝脾，中以甘和偏温补气养血以救土和肝化饮，下以咸寒治火之伤，上中下三焦之药食，是年当三部药同用，上半年重上焦药、下半年重下焦药，兼症加兼治药，兼症兼药。

　　是年及禀是年运气而生者，易得中焦寒饮上焦风燥而成之消渴五苓散证。

己巳、己亥年冬出生者 / 少土厥阴少阳禀赋者之易患疾病

出生日期 / 运气禀赋	男	女
1929 年冬少土少阳在泉 2	肺 1.3 ② 气管 1.2 ① 胃 1.3 胆 2.2 ③ 直肠 1.5 ① 甲状 1.3 高脂 1.3 ① 病毒 1.5 ③ 真菌 1.3 淋巴 1.6 情志 1.4 静脉 1.3 中耳 1.4 内耳 1.6 ① 眼里 1.3 结缔 1.3 血液 1.3 白血病 M0-2 ②	心 1.2 ① 气管 1.2 ① 颅内 1.2 ① 小肠 1.4 甲状 1.4 肾 1.4 ② 关节 1.1 ① 情志 1.4 动脉 1.2 ① 静脉 1.6 ① 口 1.4 颌面 1.3 膀 1.5 ② 高压 1.2 ① 结肠癌① 升结肠癌② 急早幼粒白⓪
1959 年冬少土少阳在泉 2	心 1.1 ① 颅内 1.1 ① 肾 1.3 ① 过敏 1.1 ①	月经 1 ① 骨 1.1 ① 颌面 1.5
1989 年冬少土少阳在泉 2	食管 1 ① 胃 1 ① 小肠 1.9 ② 眼障 1 ① 血液 1.8	颅内 1.6 ① 甲状 1 ① 痛风 2.1 骨 1 ① 肌肉 2.3 ① 静脉 1.3 外耳 1 ① 内耳 1 ① 颌面 1.4 喉 1.2

己巳己亥岁，少土厥阴少阳，风化三，湿化五，火化七，禀此者之体质脾虚中寒、肝阴血虚而火气浮动，金克木克土。

男木性显为自幼脾胃虚寒、眠差、易贫血等血液病；1959 年出生者胎孕期合大运少金大在泉湿土加重肝逆脾肾寒湿，故易出现心、脑、肾、血管病；1929 年出生者则内伤外感百病缠身，乃至白血病。

女水性能涵养肝木，故五藏虚证少于男性，而易出现寒湿郁木火之实证，显为 1989 年出生者即有颅内、甲状腺、喉、颌面部病及肝经湿浊之痛风、湿热郁伤筋肉之肌萎；1959 年出生者燥金化湿故少病；1929 年出生者寒湿重滞、木火更加郁伤，故有肢体及心脑血管病、关节、情志病乃至结肠癌、白血病。

庚午^{同天符} **庚子岁**^{同天符}

上少阴火，中太商金运，下阳明金，热化七，<u>**清化九，燥化九，**</u>**所谓正化日也。其化上咸寒，中辛温，下酸温，所谓药食宜也。**〔**清化九，燥化九：**岁

运太商受少阴君火所克，故为清化九（太商少阳司天之年亦然），太商合在泉阳明则成燥化九。相类似的，岁运少木则金胜，合司天阳明燥化九。]

少阴太金阳明，三力相合，上半年／人上焦凉燥转热燥继而风雨，中凉燥，下寒燥，故从根本上以咸寒对治少阴之火热阴伤、辛温治太金之清凉、酸温补肝肾治下之寒燥，上中下三焦之药食，是年当三部药同用，上半年重上焦药、下半年重下焦药，而清热反复之燥及热、热寒反复所生之风雨，皆当随证加药。

庚午、庚子年冬出生者／太金少阴阳明禀赋者之易患疾病

出生日期／运气禀赋	男	女
1930 冬太金阳明在泉 2	结缔 1.4 齿 1.3 淋巴瘤① 慢粒／单白①	肺 1.3 胃 1.3 结肠 1.8 结缔 1.5 ① 关节 1.1 ① 肌肉 2.7 ① 喉 1.3 口 1.3 中耳 1.3 颌面 1.5 宫体癌③
1960 冬太金阳明在泉 2	喉 1.6 肺鳞癌① 肺小细胞癌① 胃癌① 慢淋白⓪	心 1① 颅内 1① 糖尿 1① 动脉 1① 外耳 1.2 ① 内耳 1.2 ①
1990 冬太金阳明在泉 2	肺 2.1 ①	痛风 2 病毒 1① 静脉 1.9 ① 中耳 1.7 ①

庚午庚子岁，太金少阴阳明，热化七，清化九，燥化九，禀此者之体质纯燥热，金气极盛心肝郁火极旺，性情刚烈，平素少病、病则重，男木性尤甚，显为白血病、淋巴瘤、肺癌及多种肺病、胃癌（金木克土），也易有自身免疫病。

女水性则能润燥息热，恶性病仅宫体癌，但易生内风有时挟湿，故易有自身免疫病性的肌肉结缔组织病，并肺胃结肠、肢体动静脉血管、心脑血管、喉耳病、糖尿病（金克木抑土，木克土）、痛风（肝湿浊）。

什么禀赋易得白血病？木火被金水或加土强抑于阴血分，则易得急性白

血病，禀湿土重则易得慢性白血病、真红真血小板增多症。

故禀少阳在泉、少阴在泉或司天而运为金水土、太火太阳太阴、少水／少木太阴太阳，均易得。

辛未同岁会 **辛丑岁**同岁会

上太阴土，中少羽水运，下太阳水，雨化风化胜复同，所谓邪气化日也。灾一宫。雨化五，寒化一，所谓正化日也。其化上苦热，中苦和，下苦热，所谓药食宜也。〔同岁会：不及之运与在泉同气，在泉被运克而化数生。雨化五：指上之气化。少羽则土胜火旺，主令弱水及胜己之土火上合太阴则雨化而非湿化。寒化一：中下之气化。少羽土胜火旺都克太阳寒水，故下寒化一而兼土之湿。〕

太阴少水太阳三力相合，使上半年气候／人之上焦寒湿饮聚可有郁热、中湿风动、下寒湿。故以苦热上对治太阴雨化和下之寒湿，苦和对治少水之湿饮及肝风，苦热治下之寒湿。上中下三焦之药食，是年当三部药同用，上半年重上焦药、下半年重下焦药，上下虽同苦热，而归经选药故有不同。

是年春夏出生者，极易患糖尿病，概此岁之湿合上一年之过盛金气（太金阳明在泉），于人体中过郁肝木克脾土，而成脾虚肝风之阴火，糖尿病成。

灾一宫

北方夏天雨水灾。《气交变大论》云："岁水不及，湿乃大行，长气反用，其化乃速，暑雨数至……上临太阴，则（下半年）大寒数举，蛰虫早藏，地积坚冰，阳光不治。民病寒疾于下，甚则腹满浮肿。"

辛未、辛丑年冬出生者 / 少水太阴太阳禀赋者之易患疾病

出生日期 / 运气禀赋	男	女
1931 年冬少水太阳在泉 2	小肠 1.4 急早幼粒白⓪	胃 1.3 小肠 1.4 膀 1.3 外阴 1.4 乳房 1.4 喉 1.5 乳腺导管癌① 白血病 M0-2③ 急非淋白①
1961 年冬少水太阳在泉 2	心 1① 气管 1.3② 颅内 1.2② 胆 1.6③ 龟头 1.4 过敏 1.2③ 糖尿 1① 高压 1.2② 高脂 1.2① 病毒 1.3 真菌 1.3② 关节 1.1① 扁咽 1.3③ 喉 1.7① 口 1.3 中耳 1.4 皮肤 1.2③ 血液 1.9③ 结缔 1.4① 动脉 1.1①	心 1① 子宫 1.2① 月经 1① 过敏 1.2③ 皮肤 1.1③ 糖尿 1① 高压 1① 高脂 1① 痛风 1.3① 真菌 1.2① 眠障 1① 骨 1① 慢粒 / 单白⓪
1991 年冬少水太阳在泉 2	肺 1.4 甲状 1.8 痛风 2① 淋巴 1.3 内耳 1.7	结肠 1.5 子宫 1① 乳房 1① 眼表 1① 颌面 1.2 中耳 2.3①

辛未辛丑岁，少水太阴太阳，雨化五，寒化一，禀此者之体质湿郁热，土克水而肾寒，1991 年出生者内郁之木火上冲，而男易甲状腺炎、咳喘、淋巴结肿、内耳炎症、痛风。女易湿滞下焦生结肠息肉，上生中耳炎。

1961 年出生者胎孕期合大运少金大在泉湿土，加重脾湿使肾虚寒，肝木郁争而高血压、高脂血、糖尿病、痛风、心脑血管病、真菌病毒乘湿乘虚而侵染。男木性交争更强，显为自身免疫病、血液病、龟头、咽喉、扁桃体炎。

女水性显为子宫和慢粒单白血病。

1931 年出生者胎孕期合大运少金大司天太阳寒水加重肾虚郁木火，木火郁极而发，显为白血病、胃小肠膀胱及下焦湿证。

壬申 同天符 壬寅岁 同天符

上少阳相火，中太角木运，下厥阴木，火化二，风化八，所谓正化日也。其化上咸寒，中酸和，下辛凉，所谓药食宜也。〔同天符：运太过与在泉同气，在泉得助故数成，气化影响力大，禀此者体质偏颇大。**火化二：**太木合少阳，则少

阳郁火外泄，故火化二。〕

少阳太木厥阴三力相合，上半年／人之上焦风火、中肝旺脾弱、下厥阴之风被秋冬之气所郁化火上逆。故以咸寒治上少阳之弱火、酸和柔肝和中、辛凉平下之郁风火热，上中下三焦之药食，是年当三部药同用，上半年重上焦药、下半年重下焦药，全年用酸和。

是岁冬出生者，禀三运气成体质，高个儿，易偏执，情绪易被干扰。

壬申、壬寅年冬出生者／太木少阳厥阴禀赋者之易患疾病

出生日期／运气禀赋	男	女
1932 年冬太木厥阴在泉 2	气管 1.2 ② 甲状 1.6 扁咽 1.3 眼表 1.3 ① 食管癌①	甲状 2.1 ③ 真菌 1.4 ① 情志 1.3 静脉 1.4 ① 血液 1.3 ① 颌面 2.9 ③ 肺鳞癌① 直肠癌① 升结肠癌① 胃癌②
1962 年冬太木厥阴在泉 2	龟头 1.4 高压 1 ① 静脉 1.3 ②	气管 1 ① 小肠 1 ① 子宫 1.2 ① 月经 1 ① 乳房 1.2 ① 过敏 1 ① 结缔 1.2 ① 皮肤 1 ① 静脉 1 ① 降结肠癌①
1992 年冬太木厥阴在泉 2	肺 1.3 气管 1.8 ① 肝 1.5 高压 1.9 牙周 1.9 白血病 M0-2 ① 急非淋白①	心 1.3 小肠 1.5 直肠 1.5 子宫 1 ① 静脉 1.9 口 1.5 牙周 1.3

壬申壬寅岁，太木少阳厥阴，火化二，风化八，禀此者之体质纯木风摇、肝盛金抑克土。

1992 年出生者胎孕期加禀大运太水厥阴大司天，太水加重了是岁之金郁木，男木性更纯，显为肺病咳喘、高血压、急性髓系白血病、牙周病（土湿郁滞）。

女水性能涵风木，风向脾土发而显为小肠、直肠、口牙周、静脉及心脏病。

1932 年和 1962 年出生者男女胎孕期加禀大运少金太阴大在泉太阳大司天而加肾虚寒湿肺热，于是岁之金郁木，出现生殖器官病、甲状腺、气管、颌面部病及情志压抑。

男性木易患食管癌，女性水易患肺癌、肠癌胃癌、血液病。

癸酉^{同岁会} **癸卯岁**^{同岁会}

上阳明金，中少徵火运，下少阴火，寒化雨化胜复同，所谓邪气化日也。灾九宫。燥化九，热化二，所谓正化日也。其化上苦小温，中咸温，下咸寒，所谓药食宜也。[灾九宫：南方冷燥寒湿，长气受抑，少徵之胜运羽水行权所致。燥化九：少火则水金旺，加重了司天阳明的化力而为燥化九、非清化。热化二：岁运为少，与在泉同气而克之，故热化二，对正常之四时影响力弱。]

阳明少火少阴相合，上凉燥阴水郁心火而黯昏、内下郁弱火，故上治以苦补心开郁、小温散金水之阴，中咸温散水寒助火、下咸寒对治少阴火伤，上中下三焦之药食，是年当三部药同用，上半年重上焦药、下半年重下焦药，全年用咸温。

癸酉、癸卯年冬出生者 / 少火阳明少阴禀赋者之易患疾病

出生日期 / 运气禀赋	男	女
1933 年冬少火少阴在泉 2	食管 1.3 ① 胆 1.4 结肠 1.3 甲状 1.8 龟头 1.6 结缔 1.4 口 1.3 齿 1.3 眼表 1.2 ① 外耳 1.4 喉 1.3 情志 1.6 ③	直肠 1.6 ② 动脉 1.1 ① 血液 1.3 ① 牙周 1.3 外耳 1.4 ② 内耳 1.4 ② 胃癌 ③ 白血病 ①
1963 年冬少火少阴在泉 2	睾 1.9 ② 淋巴 1.5 ② 情志 1.3 牙周 1.3 ①	直肠 1 ① 喉 1.2 ① 中耳 1.3 ①
1993 年冬少火少阴在泉 2	齿 1.3 内耳 1.5 白血病 M0-2 ② 急非淋白 ③	肾 2.9 ① 结缔 2 骨 2.3 静脉 3 口 1.2 齿 1.9 中耳 1.2

癸酉癸卯岁，少火阳明少阴，燥化九，热化二，禀此者之体质肺凉燥肝郁火肾虚浮，与前之少木阳明少阴有相类似之处，但少火则水胜，能润肺息火，故金克木及脾肾虚诸证轻。

1993 年出生者木火旺，且胎孕期加禀太水风木，使风木与阴金寒水交争而被抑郁，男木性易急性白血病，上病牙髓及内耳病（肝郁火）。

女比男水性易下病为肾炎肾病、骨及自身免疫病，上病口齿、中耳病（较男性偏阴湿）。

1963 年出生者金气来加，胎孕期加禀大运少金与岁少火阳明司天有相平衡之处，禀大在泉太阴则侮木，故男转向生殖器官、情志抑郁；女性水与土合对阳明司天少阴在泉有平衡之力，故偏安少病。

1933 年出生者胎孕期加禀太阳寒水大司天加于肾虚，男性肝气更抑而多情志压抑病；女性寒湿郁火显为直肠、血液、牙、耳病、胃癌、白血病。

甲戌^{岁会同天符} 甲辰岁^{岁会同天符}

上太阳水，中太宫土运，下太阴土，寒化六，湿化五，正化日也。其化上苦热，中苦温，下苦温，药食宜也。［**岁会同天符**：岁运与岁支同气，岁会。太过岁运与在泉同气，同天符。**寒化六**：太土阴湿不抑上之太阳之寒故寒化六。若上为少阴或少阳、下为阳明，则司天在泉皆生数。］

太阳太土太阴三力相合，寒湿弥漫上下内外，上中焦易气郁生热，下焦易有木气来复，然药食之宜皆从其根，故上苦热祛寒湿补心、中下苦温救脾肾，全年药食上中下三部同用，临证又当以此为基，参合地域、时节、人之体质、兼症而变通。

甲戌、甲辰年冬出生者／太土太阳太阴禀赋者之易患疾病

出生日期／运气禀赋	男	女
1934 冬太土太阴在泉 2	小肠 1.4 睾 1.3 龟头 2.5 淋巴 1.3 情志 1.5② 喉 1.3 牙周 1.3 中耳 1.3 齿 1.4① 口 1.3 慢淋 白③	颅内 1.2② 甲状 1.4 高压 1① 高脂 1① 眠障 1① 喉 1.4 颌面 1.4 牙周 1.4① 口 1.3
1964 冬太土太阴在泉 2	龟头 1.4 食管癌②	
1994 冬太土太阴在泉 2	心 1.4 肝 2 睾 1.3 高压 1.4 骨 2.2 外耳 1.7 中耳 3.2①	胃 1.3 胆 1.8 膀 1.9 结缔 1.6 情志 2.8 眠障 1.4 中耳 1.4 牙 周 1.8① 口 1.8 白血病 M0- 2① 急非淋白①

甲戌甲辰岁，太土太阳太阴，寒化六，湿化五，禀此者之体质寒湿困重、上郁伤心火、下木气下焦来复。

1994 年出生者胎孕期加禀大运太水厥阴大司天之水郁木，木火抗争寒湿，显为剧烈的肝胆、胃肠、生殖器官病、自身免疫、耳口牙周病，男木性能破部分土湿显为高血压，女水性则郁滞更重显为情志失常、睡眠障碍、急性白血病。

1964 年出生者胎孕期加禀大运少金，恰能对治岁运气之偏，加禀大在泉湿土同顺岁运气，故男病明显减少，仅见睾丸病、食管癌之木郁病；女性则安而"无病"，以其水性又平衡了大在泉湿土之克水。

1934 年出生者胎孕期加禀之太阳大司天则加重了岁气之伤心抑肝抑肾阳，女性水与太阳相顺故受伤小，男性木阳则受伤重，故男多病生殖、情志、小肠、口耳、慢淋，肝气内抑之证；女性病木气抗争之高血压、甲状腺、颅内及口耳、牙周、颌面病。

乙亥 乙巳岁 同正角

上厥阴木，中少商金运，下少阳相火，<u>热化寒化胜复同，邪气化日也。</u>灾七宫。<u>风化八</u>，清化四，<u>火化二</u>，正化度也。其化上辛凉，中酸和，下咸寒，药食宜也。[**热化寒化胜复同：**先依少商火化后寒来复，西方燥火灾害，秋收不成，即灾七宫。**风化八：**少金不抑上之厥阴故风化八，肝心阴血伤及肝气亦伤。**火化二：**少金之木火合下少阳相火，木火过盛而金水复之，故而火化二，对主运气之正常气化影响不大，唯肝可有郁火于阴血，然肾不虚。]

厥阴少金少阳三力相合，上半年风热，下半年略热，人之心肝阴血伤、木旺克土、下焦偶有肝之阴血郁热。治宜见上，全年必重酸和柔肝补脾，上辛凉对治金复木抗之风热，下佐咸寒治火。

乙亥乙巳岁，少金厥阴少阳，风化八，清化四，火化二，禀此者之体质木火同德肝肺心阴血不足，肝木克土而脾虚。

乙亥、乙巳年冬出生者 / 少金厥阴少阳禀赋者之易患疾病

出生日期 / 运气禀赋	男	女
1935 年冬少金少阳在泉 2	直肠 1.1 肾 1.1 结缔 1.1 口 1.2	颅内 1.1 ① 胆 1.4 ① 结肠 1.4 外阴 1.4 ① 过敏 1.1 ① 皮肤 1.1 ① 动脉 1.1 ① 静脉 1.2 ① 鼻 1.3 ① 涎腺 2.4 ③ 齿 1.3 眼表 1.2 ① 糖尿 1.2 ② 高压 1 ① 肺癌全① 肺腺癌③ 肺小细胞癌② 慢淋白⓪
1965 年冬少金少阳在泉 2	膀 1.6 ③ 结缔 1.4 血液 1.3 内耳 3 白血病③ 慢粒单白①	
1995 年冬少金少阳在泉 2	肺 2.9 ② 颅内 3.1 ② 直肠 3 ② 肾 2.4 龟头 1.8 皮肤 1.2 ① 骨 1.7 扁咽 1.7 ② 齿 2.1 ① 眼表 1.7 ① 外耳 2.2 中耳 1.3 高压 1.5 病毒 2.6 ②	肺 1.7 气管 1.9 ② 胆 2.5 甲状 1.3 膀 1.8 病毒 1.9 口 1.3 喉 2.6 白血病① 急非淋白②

1995 年出生者木火旺胎孕时加禀厥阴大司天，叠加于运气之木火则过盛而引金气来复，故于脾虚之上又易得肺、气管病、病毒感染（土虚湿滞）、头颈眼耳口咽病，乃至男性高血压、颅内、龟头、直肠病；女水性，能涵木火于内，则易患甲状腺、急性髓系白血病。

1965 年出生者胎孕之时正值大运少金，与岁运相同而相助少病，太阴湿土大在泉，对抗了肝木所克脾土之失，女性水更能养木火，故康健无病。男病亦转少，易见湿土郁木之慢粒单白血病。

1935 年出生者胎孕期正值太阳寒水大司天，男性木火力盛，故均得涵养故少病，女性则水气过重反郁木火成水火金木交争而多病且重，"三高"、肢体动静脉、胆结肠外阴、眼鼻涎腺，乃至多种肺癌、慢淋白血病。

大运少金太阳大司天太阴大在泉，何时与男顺，何时与女顺，要看岁运气。若岁运气木火重，则男不受寒水之制而反使二者平衡，女则阴水重于木火而郁之多病；若岁运气阴重，则男木火受重伤而易病，女则顺运气之阴行而反不受大的伤害。

丙子岁会 丙午岁

上少阴火，中太羽水运，下阳明金，热化二，寒化六，清化四，正化度也。其化上咸寒，中咸热，下酸温，药食宜也。［热化二：运太水克上少阴故热化二，使人心肺阴阳平和少病多智。］

清化四

水土皆制燥，然太水合阳明在泉为清化者，火气来复，克金为清凉化生数四，故对四时正常气化干扰力弱；而若太土合阳明在泉（见前），土湿只减燥而不克金，故燥化四。

禀赋少阴太水阳明之人，是典型的宰相性格，智慧开豁、负责周到细致，少病。

丙子、丙午年冬出生者 / 太水少阴阳明禀赋者之易患疾病

出生日期 / 运气禀赋	男	女
1936年冬太水阳明在泉2	甲状1.6 痛风1.3 情志1.3	心1.1① 胆1.4 肾1.3① 膀1.3 附件1.5 子宫1.9① 痛风1.3 口1.3 中耳1.4 高脂1.1① 高压1.1①
1966年冬太水阳明在泉2	结肠1.8① 淋巴1.6 情志1.3	静脉1.3
1996年冬太水阳明在泉2	骨2.1 眠障1.4 眼表1.5 外耳2.8② 淋巴瘤③ 白血病③	食管1.4 乳房1.7 病毒1.6 口1.7 外耳1.4 内耳1.4 结肠癌③ 卵巢癌①

丙子丙午岁，太水少阴阳明，热化二，寒化六，清化四，禀此者之体质水火合德智慧圆到，中年人胎孕期有大运少金太阴大在泉平衡燥热故少病，唯太水合阳明在泉则易引火气来复于下而生肝肾郁火。

1996年出生者胎孕期加禀大运太水厥阴大司天，木气加叠少阴君火及下焦复气之火，而又被金水所抑。男木性易得白血病、淋巴瘤、骨病及睡眠障碍；女水性则阴水更重内压木火入下焦肝肾而得结肠癌、卵巢癌，体湿故易染病毒，口耳、食管、乳房病亦为肝经之痰湿郁热所发。

1966年出生者胎孕期禀大在泉之太阴湿土，大运少金对治下之阳明闭肾，兼润阳明燥金之燥故病较1996年出生者反少，唯显金土抑木之肝郁湿结。

1936年出生者胎孕期禀大司天之太阳寒水，男性郁火得减故少病，女性阴寒过重，水火反交争而生风生湿，故高血压、高血脂、高尿酸、生殖器官、肾脏胆病、心受伤而病。

1936年和1966年出生者胎孕期所禀大运少金，与岁运太水为母子关系，两相和谐。

丁丑 丁未岁

上太阴土，中少角木运，下太阳水，清化热化胜复同，邪气化度也。灾三宫。雨化五，风化三，寒化一，正化度也。其化上苦温，中辛温，下甘热，药食宜也。[清化热化胜复同：先因少角清化盛，继而热复，少角之胜运商金行权所致。灾三宫：东方肃杀太过，生机受抑。雨化五：少木合上之太阴，金土郁木化火、火合土湿成雨，故成雨化五。寒化一：少角金土旺，土克水故在泉寒化一，再金土合水则阴过盛而火复，故寒化一。此化对下半年之常气干扰小，使人下焦略偏寒。]

此运气使上半年燥湿间夹而多湿化、木火被郁而合土湿化雨，在人则中上焦外燥内湿，如初秋。故上治以苦温对治太阴雨湿、中辛温对治少木之凉燥，还当佐以清热利湿之品，可仿李东垣升阳益胃汤。

丁丑、丁未年冬出生者 / 少木太阴太阳禀赋者之易患疾病

出生日期 / 运气禀赋	男	女
1937年冬少木太阳在泉2	龟头1.8 淋巴1.4 食管癌③ 白血病M0-2②	肝1.4② 子宫1.4 结缔1.4③ 情志1.4② 喉1.4 涎腺2.1② 食管癌② 胃癌① 白血病③
1967年冬少木太阳在泉2	睾1.4 血液1.4 鼻1.2① 喉1.4	月经1.2① 高脂1① 颌面1.7 宫体癌① 慢粒/单白⓪
1997年冬少木太阳在泉2	龟头1.5 痛风1.3 淋巴1.3	情志1.6 齿1.3 眼表1.4 急非淋白①

丁丑丁未岁，少木太阴太阳，雨化五，风化三，寒化一，禀此者之体质金土郁木易肝郁、痰湿郁火，故三个年龄段的男女都表现为生殖器官、血液病，1937年出生者白血病食管癌；女水性阴气叠加于此之上更易郁木火至极，故三个年龄段均易情志失常、急慢性髓系白血病、中年宫体癌老年胃癌。

戊寅 戊申岁天符

上少阳相火，中太徵火运，下厥阴木，火化七，风化三，正化度也。其

化上咸寒，中甘和，下辛凉，药食宜也。［风化三：太火合在泉厥阴风木，火过盛招水复淹木，故风化三，下反偏安。］

火化七

上中二火均为有形之火，相合互助，故上中化七，上半年火热极盛躁狂血泄、热盛引寒水来复则生雨湿乃至冰雹，引生胸痹烦呕，其治上以咸寒治火本（三甲复脉类）、中以甘和（生脉饮类）补阴柔肝和脾胃，又当以桂枝姜枣清酒类去复气之寒（类炙甘草汤）。《气交变大论》云："岁火太过，炎暑流行……上临少阴少阳（区别见下表），火燔焫，冰泉涸，物焦槁，病反谵妄狂越，咳喘息鸣，下甚，血溢泄不已，太渊绝者死不治。"

戊寅、戊申年冬出生者 / 太火少阳厥阴禀赋者之易患疾病

出生日期 / 运气禀赋	男	女
1938 年冬太火厥阴在泉 2	食管 1.3 肝 1.3 结肠 1.3 真菌 1.4③ 喉 1.3 口 1.4 白血病③ 慢粒 / 单白②	子宫 2.2③ 血液 1.3①
1968 年冬太火厥阴在泉 2	静脉 1.8③ 血液 1.3	结肠 1.4 痛风 1.4 涎腺 1.8 牙周 1.3① 中耳 1.7③
1998 年冬太火厥阴在泉 2	关节 1.3	心 2.4 肺 1.6 附件 1.8① 月经 1.5① 真菌 1.3 口 2.1

戊寅戊申岁，太火少阳厥阴，火化七，风化三，禀此者纯火合木。

男木性于 1998 年出生者胎孕禀加大运太水大司天厥阴，木火与水和合而无郁争，故少病；1938 年和 1968 年出生者因胎孕期加禀大在泉太阴大司天太阳而有木火之郁，但木能克土，故中年仍少病；1938 年出生者水郁木重而多病。

女水性于 1998 年出生者水能郁木火易心肺、附件、月经病；1968 年出生者胎孕期合大运少金大在泉太阴致水湿郁木诸病；1938 年出生者胎孕期合大司天太阳大运少金则水火木和合，略有木郁证。

此中，木火盛者何时引金水来复，何时气纯而平？概太火合少阴君火则火势弥散且盛，必引水复。太火合少阳相火于上半年男木得春气开散而少阳郁火得泄故气平，下半年女水得太火合厥阴在泉则得冬水之涵养故女性气平少病。此即表中结果之理。

己卯 己酉岁

上阳明金，中少宫土运，下少阴火，风化清化胜复同，邪气化度也。灾五宫。清化九，雨化五，热化七，正化度也。其化上苦小温，中甘和，下咸寒，药食宜也。［**风化清化胜复同，邪气化度也。灾五宫：**少土则木胜生风，风盛引金来复，风清来犯中土，中土无法备化，植物秀而不实。**清化九：**少宫则木水旺，使司天之阳明清化而非燥化、在泉热化七。若岁少商则木火旺，使司天之阳明燥化四，在泉之少阴热化二（见前）。］

阳明少土少阴三力相合，上凉燥中虚寒下火，使人肺凉燥少气、脾虚寒湿水饮、肝郁火而肾虚寒，药食宜上苦小温制清凉、中甘和补土和肝、下咸寒治火救肾降肝，又当加甘味补肾阴精才圆满。

己卯、己酉年冬出生者 / 少土阳明少阴禀赋者之易患疾病

出生日期 / 运气禀赋	男	女
1939 年冬少土少阴在泉 2	小肠 1.8 ③ 直肠 1.3 甲状 1.4 睾 2.3 ① 龟头 1.8 血液 1.5 ② 中耳 2.1 ②	涎腺 1.3
1969 年冬少土少阴在泉 2	小肠 1.3 外耳 1.6 结肠癌① 直肠癌②	小肠 1.5 附件 1.2 ① 外耳 1.3 ① 中耳 1.7 ③ 内耳 1.3 ① 胃癌②
1999 年冬少土少阴在泉 2	骨 1.7 齿 1.6 中耳 2 淋巴瘤①	胃 1.3 病毒 2.2 ① 情志 1.4 眠障 1.8 扁咽 1.5 ① 牙周 2.2 ① 中耳 1.3

己卯己酉岁，少土阳明少阴，清化九，雨化五，热化七，禀此者之体质脾肾虚寒挟湿，肺闭肝郁。

男木性，1999 年出生者胎孕期禀厥阴风木大司天之气能抗金郁故病少，唯见湿火结滞肝木经脉之淋巴瘤、耳齿骨病；1969 年出生者胎孕期禀大在泉太阴湿土，湿向内郁见小肠病、结肠直肠癌；1939 年出生者胎孕期加禀大运少金大司天太阳寒水而加重阴气郁阳故病明显增多，寒湿虚火结滞于中下焦故小肠、直肠、生殖器官、血液病。

女水性能涵木火，故显为越年轻易患病越多，木火不得涵养，又不得发泄而被郁故，与男性相反，表现为情志失常、睡眠障碍、胃病及耳齿病。女水性老年人禀赋加太阳寒水故涵养少阴君火与大运少金及胜运之风木，病少安康。1969 年出生者女性类男性，湿火郁滞中焦为主而见胃小肠病。此岁生者男女都易病有小肠、中耳，女易胃癌、胃病，为水反侮土；男易结直肠病及癌，为金郁木于下焦，兼明显肾虚故。

概禀少阴在泉或厥阴在泉者，女水性能涵养木火故，多是病少于男，尤其是于 1939 年出生时更明显。

庚辰　庚戌岁

上太阳水，中太商金运，下太阴土，寒化一，清化九，雨化五，正化度也。其化上苦热，中辛温，下甘热，药食宜也。〔寒化一，清化九，雨化五：太金郁闭阳气的力量于五运中最强大，反郁春夏之阳而内生郁火、于秋冬则引火气来复。太金上合太阳则春夏之阳被长期郁结而化火，故使上之太阳寒化力反减为生数、太金化为清化、下使太阴湿土雨化。〕

太阳太金太阴三力相合，上略寒（易兼有郁热）中清凉下水饮兼阴伤而燥，故从根本上而言，治上以苦热散寒补心开郁、中以辛温宣肺、下以甘热而非苦热燥湿者，甘补金土相合所引复气之火所伤、温以和化水饮、即真武汤之用白芍、猪苓汤之用阿胶之由。

太商之岁六年的气化及药食宜

庚午 庚子岁	太商 少阴 阳明	热化七，清化九，燥化九	上咸寒，中辛温，下酸温
庚辰 庚戌岁	太商 太阳 太阴	寒化一，清化九，雨化五	上苦热，中辛温，下甘热
庚寅 庚申岁	太商 少阳 厥阴	火化七，清化九，风化三	上咸寒，中辛温，下辛凉

太金少阴阳明之岁，下焦火气来复，阴燥为因，伤肝肾之阴为主故，主治以酸温补肝生津兼以咸寒。太金太阳太阴之岁，下焦木火来复，水饮与热燥间杂，主治以甘热补阴分之精血，兼以黄柏、黑豆制复气之热，为其不同。

庚辰、庚戌年冬出生者／太金太阳太阴禀赋者之易患疾病

出生日期／运气禀赋	男	女
1940年冬太金太阴在泉2	小肠1.4 结肠1.6 甲状2.6③ 肾1.3 淋巴1.7 眠障1.2① 内耳1.3 中耳1.7 眼表1.3① 升结肠癌②	颅内1.1① 结肠1.3 直肠1.7③ 甲状1.4① 附件2.1 子宫1.5 骨1.1① 眠障1.1① 颌面1.5 高压1① 结缔1.3 慢淋白①
1970年冬太金太阴在泉2	口1.3 眼里1.3 急非淋白③	附件1.4② 高脂1.2① 痛风1.3 颌面1.4 结肠癌③ 升结肠癌③ 卵巢癌②
2000年冬太金太阴在泉2	肺2.2① 气管1① 胃1.6 龟头1.9 真菌2③ 淋巴1.9 眼表1.3① 扁咽1.5②	

庚辰庚戌岁，太金太阳太阴，寒化一，清化九，雨化五，气纯阴，上半年郁春夏之木火，下半年木火来复。禀此者之体质，女气纯阴则自内不争，2000年出生者加禀风木大司天及太水大运，与太金平而体安无病；1970年出生者加禀大运少金湿土大在泉则湿过重而木抗争，故有生殖器官病、痛风及结肠癌；1940年出生者禀寒水大司天则阴寒过重而来复之

木火上逆故病高血压中风失眠生殖器官结直肠甲状腺，上下皆为肝木逆上之表现。

男性木，2000 年出生者木气盛反与岁运气相冲而多病，咳喘肺病、龟头、淋巴病、金克木克土之胃病；1970 年出生者禀赋中加少金湿土，木气减弱能稍安故不争，唯易内郁故有眼底及急性髓系白血病；1940 年出生者禀赋中加寒水故复气之木火抗争而有失眠，甲状腺、眼、耳病，小肠、结肠、肾之中下焦病。

此太金太阳太阴纯阴之禀赋，运与气无争，与女水之体性亦顺而无争，2000 年出生者为太水大运时生者，皆是水盛涵木，身安无病；1970 年和1940 年出生者大运少金与岁运气及女水性反才多病。

相类似的，太土太阳太阴禀赋者，男女 1970 年出生者男少病女无病，而 2000 年和 1940 年出生者皆多病，太水太阳太阴禀赋者男女 2000 年出生者少病，三个年龄段皆男比女易病，这种岁运气纯阴的致病规律可见为：其一，女水性比男木性不易病；其二，大运为水大司天为风木之时不易病，而太土太阳太阴者 1970 年出生者不易病为岁运气与大在泉均为土，与大运之少金相平衡。

参禀岁运气纯阳之太木少阳厥阴、太火少阳厥阴，则皆是 1970 年出生者男木比女水不易病；太木或太火合少阴阳明、太木或太火和少阴阳明禀赋者，1970 年和 2000 年出生者皆是男比女不易病。

故总体来讲，男喜纯阳，女喜纯阴。大运大司天大在泉与岁运气相顺时不易病，运气纯阴时女不易病，运气纯阳时男不易病。

辛巳 辛亥岁

上厥阴木，中少羽水运，下少阳相火，雨化风化胜复同，邪气化度也。灾一宫。风化三，寒化一，火化七，正化度也。其化上辛凉，中苦和，下咸

寒，药食宜也。[**雨化**：少羽则土胜化雨。**灾一宫**：北方大暑时入四之气，少阴君火主令时暴雨水灾。**风化三，寒化一，火化七**：少羽则土胜，合自水而上壅厥阴风木故风化三，运少水不胜下之少阳火故下火化七。]

运气相合，上半年风略胜而间有湿气和金气来复而郁热、下半年则热，从根对治则上以辛凉治风、中以苦和化湿和肝脾、下以咸寒治火，三部药食全年同用，临证又当以此为基，参合地域、时节、人之体质、兼症而变通。

少羽之岁六年的气化及药食宜

辛未 辛丑岁	少羽 太阴 太阳	雨化五，寒化一	上苦热，中苦和，下苦热
辛巳 辛亥岁	少羽 厥阴 少阳	风化三，寒化一，火化七	上辛凉，中苦和，下咸寒
辛卯 辛酉岁	少羽 阳明 少阴	清化九，寒化一，热化七	上苦小温，中苦和，下咸寒

少羽之岁水不足，少阳在泉、少阴在泉皆火热力强，同治以咸寒灭火救肾水。

辛巳、辛亥年冬出生者 / 少水厥阴少阳禀赋者之易患疾病

出生日期 / 运气禀赋	男	女
1941 年冬少水少阳在泉 2	喉 1.4 口 1.7 ① 淋巴瘤③	结肠 1.2 子宫 1.3 乳房 1.3 涎腺 1.3 中耳 1.5
1971 年冬少水少阳在泉 2	小肠 1.3 龟头 1.1 齿 1.3 牙周 1.4	涎腺 2 颌面 1.4 中耳 1.3 急非淋白① 急早幼粒白③
2001 年冬少水少阳在泉 2	肺 1.6 气管 1 ① 病毒 2.4 ② 骨 1.3 齿 2	心 1.3 病毒 1.4 扁咽 1.4 ① 牙周 2.2 中耳 1.6

辛巳辛亥岁，少水厥阴少阳，风化三，寒化一，火化七，禀此者之体质木旺克土、湿滞肝脾。1971 年和 1941 年出生者胎孕期加禀湿寒，故病发于小肠、龟头、口、耳、鼻、涎腺、子宫、乳房、病毒（湿邪）、男淋巴瘤

（肝经湿热）、女白血病（肝藏湿热）。2001 年出生者加禀大运太水大司天风木，男木偏易风木过旺引金来复而肺病咳喘，女水偏易水气过旺而伤心。

壬午 壬子岁

上少阴火，中太角木运，下明阳金，热化二，风化八，清化四，正化度也。其化上咸寒，中酸凉，下酸温，药食宜也。〔**热化二：**太木合上之少阴则火过盛而引水来复，故热化二。**清化四：**太木在下则因金水主气之郁而静而成郁火，郁火克金故成清化四而非燥化九。〕

少阴太木阳明三力相合，上半年风火相合致火热盛极而金水复、阴阳交争而烦乱呕逆泻利，《五常政大论》有："发生之纪……上征（少阳或少阴司天）则气逆，其病吐利。"下半年金木相合而气化转向和平，药食全年上以咸寒救火、中以酸凉收肝降肺、下以酸温制凉燥保阴津，临证又当以此为基，参合地域、时节、人之体质、兼症而变通。

太角之岁六年的气化及药食宜

壬申 壬寅岁	太角 少阳 厥阴	火化二，风化八	上咸寒，中酸和，下辛凉
壬午 壬子岁	太角 少阴 阳明	热化二，风化八，清化四	上咸寒，中酸凉，下酸温
壬辰 壬戌岁	太角 太阳 太阴	寒化六，风化八，雨化五	上苦温，中酸和，下甘温

由上可知，太木在下所化为郁火，故使下之太阴雨化五、下之阳明清化四。这里需要注意的是，太木合少阴司天则风热化而治以酸凉，太木合少阳司天及太阳司天，则非风热化，而是将司天位少阳之郁火和太阳之郁火引泄于外，太木自身仅显为风化，故皆治以酸和。

壬午、壬子年冬出生者/太木少阴阳明禀赋者之易患疾病

出生日期/运气禀赋	男	女
1942 冬太木阳明在泉 2	胆 1.3 结肠 1.7① 齿 1.6③ 眼里 1.2 外耳 1.6 中耳 1.3 淋巴瘤① 白血病 M0-2① 急非淋白②	直肠 1.3 外阴 1.3 喉 2③ 涎腺 1.8① 颌面 1.5 急淋白①
1972 冬太木阳明在泉 2	直肠 1.2① 外耳 1.3	结肠 1.3 牙周 1.3 眼里 1.4② 淋巴瘤③ 急淋白①
2002 冬太木阳明在泉 2	胃 1.6 皮肤 1①	心 1.6 附件 2.5 过敏 1.2 皮肤 1.1 病毒 1.9 白血病 M0-2①

　　壬午壬子岁，太木少阴阳明，热化二，风化八，清化四，岁运太过与司天客气互生、司天在泉布气先阳后阴顺应四时，全年少病。禀此者之体质，男木顺禀赋之运气故 2002 年出生者少病，唯 1942 年出生者禀大司天寒水胜过岁运气木火而易白血病、淋巴瘤、结肠、胆、眼、耳、齿病，且比 1942 年出生的女性更易病。女水与岁运气木火相反故，三个年龄段均易病各种白血病、淋巴瘤、结直肠、生殖器官病，唯 1942 年出生者胎孕期如禀有寒水，病才稍减。总体上表现出来的规律，仍是总体运气禀赋含大运大司天大在泉偏木火则男不易病，而女易病，总体运气禀赋偏寒水则反之。

癸未　癸丑岁

　　上太阴土，中少徵火运，下太阳水，寒化雨化胜复同，邪气化度也。灾九宫。**雨化五，火化二，寒化一**，正化度也。其化上苦温，中咸温，下甘热，药食宜也。[**雨化五，火化二，寒化一**：少火于上半年得春夏之助而火力能使在上之太阴雨化而非阴湿化；少火为水金旺，于下半年合在泉之太阳则寒水过盛致火复，制在泉寒水，故寒化一，而治以甘补火伤之肾精、热以散寒。]

　　全年气候受客运气干扰小，人亦少病。唯南方大雨寒湿，治以上苦温为君，佐以中咸温下甘热。

少征之岁六年的气化及药食宜

癸酉 癸卯岁	少征 阳明 少阴	燥化九，热化二	上苦小温，中咸温，下咸寒
癸未 癸丑岁	少征 太阴 太阳	雨化五，火化二，寒化一	上苦温，中咸温，下甘热
癸巳 癸亥岁	少征 厥阴 少阳	风化八，火化二	上辛凉，中咸和，下咸寒

少火，使在泉之少阳、少阴皆火热化二，说明少火在下发挥的是寒水的作用。而其使在泉之太阳寒化一，只能解释为运气皆寒而致火复抑水。另外，下药食宜甘补而非只用热药，也可证明有火复伤肾。

癸未、癸丑年冬出生者 / 少火太阴太阳禀赋者之易患疾病

出生日期 / 运气禀赋	男	女
1943 年冬少火太阳在泉 2	胆 1.3 睾 2.6① 结缔 1.4 淋巴 1.3	结肠 1.3 子宫 2 涎腺 1.6
1973 年冬少火太阳在泉 2	胆 1.3 病毒 1.3① 血液 1.4 外耳 1.6 肝癌② 胃癌③	膀 1.3 结缔 1.7③ 皮肤 1① 痛风 1.4 中耳 1.3
2003 年冬少火太阳在泉 2	真菌 1.4	心 1.9 关节 1.9 眼障 1.9 鼻 1.3

癸未癸丑岁，少火太阴太阳，雨化五，火化二，寒化一，禀此者之体质中上焦同时含上一年不退位之阳明燥金，生病则金土郁木为重。2003 年出生者男性木气旺固少病，女性水气旺固心病眼障；1973 年出生者胎孕期加禀大在泉之湿土，加重岁运气之阴湿郁木，故男比女病重；1943 年出生者加禀太阳寒水大司天和大运少金，金土郁木略减，男女病也都略减。

甲申 甲寅岁

上少阳相火，中太宫土运，下厥阴木，**火化二**，**雨化五**，风化八，正化度也。其化上咸寒，**中咸和**，下辛凉，药食宜也。〔**火化二**：太土阴湿制火故火化二。**雨化五**：太土合厥阴少阳，阴湿雨化。**中咸和**：中本太土，常理当苦温，今何以咸和？盖火土风三力均伤肾，故在内之治首当咸和补肾柔肝。〕

少阳太土厥阴相合，上半年郁火雨湿、下半年风湿雾霾，使人上焦郁火中焦水湿下焦风热挟湿而肾失闭藏。故药食上以咸寒治火、中以咸和治木火土相合之肾伤肝逆、下以辛凉治风，上中下三部药合用，而以治厥阴病之升降逆乱为主，麻黄升麻汤可参。

太宫之岁六年的气化及药食宜

甲子 甲午岁	太宫 少阴 阳明	热化二，雨化五，燥化四	上咸寒，中苦热，下酸热
甲戌 甲辰岁	太宫 太阳 太阴	寒化六，湿化五	上苦热，中苦温，下苦温
甲申 甲寅岁	太宫 少阳 厥阴	火化二，雨化五，风化八	上咸寒，中咸和，下辛凉

由表知，太土遇少阳司天、少阴司天则雨化，遇太阳司天则湿化，说明湿化为阴重、雨化因合火；六岁中太阳司天岁、少阴司天岁之药食皆中苦温燥化湿土，唯少阳司天厥阴在泉岁中药食中咸和，可见是统筹运气作用后的对治，在六十岁中独有。

甲申、甲寅年冬出生者 / 太土少阳厥阴禀赋者之易患疾病

出生日期 / 运气禀赋	男	女
1944年冬太土厥阴在泉2	结肠1.2 直肠1.1 结缔1.1 淋巴1.3 齿1.1 肺小细胞癌① 前列腺癌① 急早幼粒白③	乳房1.2 真菌1.1 眠障1.1 静脉1.2 结肠癌① 直肠癌① 白血病① 急早幼粒白⓪ 慢粒/单白②
1974年冬太土厥阴在泉2	肝1.3① 肾1.6③ 膀1.6② 龟头1.3 痛风1.6② 血液1.6① 牙周1.6② 齿1.2	气管1.3② 颅内1.3① 胃1.4③ 小肠1.4 甲状1.3① 附件1.5② 过敏1.2② 皮肤1.2② 糖尿1.4② 痛风1.5 病毒1.2① 真菌1.2① 眠障1.1① 血液1.4③ 扁咽1.1① 牙周1.3 眼表1.3③ 关节1.1② 乳房1.2① 骨1.2① 宫体癌①
2004年冬太土厥阴在泉2	肺1.4① 病毒1.5① 淋巴1.4 齿1.6① 中耳1.6	肺2.1 气管1① 真菌1.8 扁咽1.3① 齿2.4 中耳2.3②

甲申甲寅岁，太土少阳厥阴，火化二，雨化五，风化八，客气风木在泉逆秋冬故多病。禀此者之体质薄弱之处主要为下焦肾虚风动、中焦湿困肝脾，岁运气与女水性全部违逆，故女水比男木更易病。2004年出生者胎孕期禀大司天风木合少阳司天，上焦顺春夏木火之气故病少而只有肺热诸病。1974年出生者禀大在泉太阴湿土、1944年出生者禀大司天太阳寒水，均使阴湿寒水内郁木火，而生白血病等血液病、生殖器官、结直肠、女失眠、痛风、糖尿病。

乙酉^{太一天符} 乙卯岁^{天符}

上阳明金，中少商金运，下少阴火，热化寒化胜复同，邪气化度也。灾七宫。燥化四，清化四，热化二，正化度也。其化上苦小温，中苦和，下咸寒，药食宜也。[灾七宫：西部夏燥热甚。燥化四：少金木火旺合阳明为燥，火克金故数生。热化二：少金则木火旺，合少阴在泉则火郁积而水复制少阴故热化二。下咸寒：在人为下焦肾虚火，甚则火浮郁于肝、肝热肾寒。]

统观全年，燥热为主，伤肾阴为主，故以中下之苦和咸寒为主，补阴救燥、柔肝养肾，养阴清肺丸可参。中苦和而非酸和（见下表）者，燥热过纯，阴伤至心，非仅肺肝及肾。

少商之岁六年的气化及药食宜

乙丑 乙未岁	少商 太阴 太阳	湿化五，清化四，寒化六	上苦热，中酸和，下甘热
乙亥 乙巳岁	少商 厥阴 少阳	风化八，清化四，火化二	上辛凉，中酸和，下咸寒
乙酉 乙卯岁	少商 阳明 少阴	燥化四，清化四，热化二	上苦小温，中苦和，下咸寒

由表知，少金使少阳在泉和少阴在泉皆火/热化二，显是少金合下焦火/热则寒水来复；太阴司天上苦热下甘热，示少金之火并未化太阴之阴湿，概因少金合太阳在泉所致之肾虚寒，影响至全身皆阳气不足。查五个运不及合

太阴司天太阳在泉之岁，唯少金年寒化六，余四年皆寒化一，足见少金伤肾、使肾气上浮力之强，不亚于少阴在泉、厥阴在泉，验之死亡数据库分析，则少金太阴太阳禀赋于 1985 年（大运太水厥阴大司天）出生者易死亡（大司天加重了肾气虚浮）；若少金合少阴在泉却反致寒水来复而下焦热化二者，自性太极之平衡力也。

乙酉、乙卯年冬出生者 / 少金阳明少阴禀赋者之易患疾病

出生日期 / 运气禀赋	男	女
1945 年冬少金少阴在泉 2	喉 1.1	食管 1.2 ① 肝 1.3 ① 结肠 1.3 结缔 1.3 真菌 1.2 ① 关节 1.1 ①
1975 年冬少金少阴在泉 2	颅内 1.2 ① 膀 1.4 睾 1.4 龟头 1.4 口 1.5 白血病③ 急非淋白③ 急早幼粒白⓪ 慢粒 / 单白⓪	结肠 1.4 乳房 1.3 ③ 皮肤 1 ① 病毒 1.5 ③ 情志 1.3 静脉 1.3 眼表 1.2 ① 齿 1.4 ① 鼻 1.2 ②
2005 年冬少金少阴在泉 2	胃 1.5	肺 1.3 气管 1 ① 扁咽 1.2 ① 中耳 1.6

乙酉太一天符乙卯岁天符，少金阳明少阴，燥化四，清化四，热化二，同正商，金平气，在泉位自然水复故热化不甚，禀此者之体质气纯燥偏热，男木气与岁运少金相顺故总体比女水病少。概男女之体性，与所禀岁运同为五行类能量，故男木则与岁运少金及大运少金 2005 年出生者所禀之大司天风木相顺，女水则与这几项均相反，故总体男比女病少，除 1975 年出生者禀大在泉太阴湿土反壅侮木与男不顺、克水与女不顺故，男女均易病肝郁痰湿，男易化火故易白血病，女则肝郁神抑。

2005 年出生者禀大司天风木，顺岁运少金故病少，唯见肺胃病。1945 年出生者胎孕期大运少金大司天太阳与岁运气相顺，但因大运大司天力强于岁运气，故整体仍是大运大司天所致之肾虚寒、肺郁热，故于男木不易病，女水则寒水过重，郁燥热成水火交争而见肝、肠、结肠、食管、自身免疫病。

于此岁春夏秋冬及下一岁春夏秋出生的人（1945年、1975年、2005年及其下一年），先天禀赋有此岁运气而成先天体质，其所易患的疾病，参见书末附表1，药食法同上。

丙戌^{天符} **丙辰岁**^{天符}

上太阳水，中太羽水运，下太阴土，寒化六，雨化五，正化度也。其化上苦热，中咸温，下甘热，药食宜也。

寒化六雨化五

上中寒力强大，下反有复气火而阴湿转为雨。《气交变大论》云："岁水太过，寒气流行，邪害心火……上临太阳，雨冰雪，霜不时降，湿气变物，病反腹满肠鸣，溏泄食不化，渴而妄冒（寒饮不化津液而渴、清窍闭而躁妄昏冒），神门绝者死不治。"

太羽之岁六年的气化及药食宜

丙寅 丙申岁	太羽 少阳 厥阴	火化二，寒化六，风化三	上咸寒，中咸温，下辛温
丙子 丙午岁	太羽 少阴 阳明	热化二，寒化六，清化四	上咸寒，中咸热，下酸温
丙戌 丙辰岁	太羽 太阳 太阴	寒化六，雨化五	上苦热，中咸温，下甘热

由上表知，太水和少阳司天及少阴司天均使火热受抑而火化热化均为二，而太水合少阴司天时其中之药食却宜"咸热"而非"咸温"，是因少阴司天则中空，而少阳司天和太阳司天则中有郁火。再，太水合太阴在泉时雨化五，其下之药食宜为"甘热"而非"苦热"，是因必有木火来复，伙同固涩之太阴湿土而伤肾，故要在肉苁蓉、熟地、鹿角胶之甘温补肾合姜附之辛热破寒湿，而不可以苦燥更来伤肾。

丙戌、丙辰年冬出生者 / 太水太阳太阴禀赋者之易患疾病

出生日期 / 运气禀赋	男	女
1946 年冬太水太阴在泉 2	肺 1.3② 食管 1.3① 胆 1.5② 小肠 1.4 甲状 1.6 睾 1.9 喉 1.4 血液 1.3	骨 1.2② 情志 1.4① 中耳 1.6① 肺腺癌② 急非淋白① 急淋白①
1976 年冬太水太阴在泉 2	小肠 1.3 甲状 1.3 睾 1.5 结缔 1.6 静脉 1.2 喉 2③ 中耳 1.3 齿 1.6③ 口 1.7	甲状 1.4③ 肾 1.2 附件 1.2① 口 1.3 齿 1.3
2006 年冬太水太阴在泉 2	鼻 1.2① 中耳 1.4	中耳 1.3

丙戌^{天符}丙辰岁^{天符}，太水太阳太阴，寒化六，雨化五，在泉位火复故雨化五，禀此者之体质纯阴，故女水比男木不易病，唯太阳司天逆春夏之气，2006 年出生者胎孕期禀大司天风木之助能缓寒水之郁故男女均少病。1976 年出生者胎孕期禀大在泉太阴湿土，合岁在泉之太阴克岁运太水故成寒湿郁滞木火生郁热，而有肝小肠、甲状腺生殖器官之病。1946 年出生者胎孕期加禀大运少金大司天太阳寒水，男木寒水克郁木火得病类 1976 年出生者，女水过重而木火来复于下，少金之火郁于肺，故有恶性病生为急性白血病、肺癌。

凡是岁运气水重者，2006 年出生者男女均少病，此因其胎孕期大运为太水同于岁运气之水，且水与大司天厥阴风木相生。另，岁运气木为主者畏大在泉太阴和大司天太阳，故于 1976 年和 1946 年出生者多病而于 2006 年出生者少病。大运少金合大在泉湿土侮木为主，大运少金合大司天寒水伤心郁肺为主，此规律在此前的分析中也较符合。

丁亥^{天符} 丁巳岁^{天符}

上厥阴木，中少角木运，下少阳相火，清化热化胜复同，邪气化度也。灾三宫。风化三，火化七，正化度也。其化上辛凉，中辛和，下咸寒，药食宜也。〔**灾三宫：**东方生机受抑。**风化三，火化七：**少木金胜，使上之厥阴风化三、下

之少阳火化七。]

厥阴少木少阳合力，上中风燥下火，其治上辛凉祛风燥、中辛和柔肝宣肺、下咸寒治火救肾燥，三部药全年均当合用，随证侧重、加减。

少角之岁六年的气化及药食宜

丁卯 丁酉岁	少角 阳明 少阴	燥化九，风化三，热化七	上苦小温，中辛和，下咸寒
丁丑 丁未岁	少角 太阴 太阳	雨化五，风化三，寒化一	上苦温，中辛温，下甘热
丁亥 丁巳岁	少角 厥阴 少阳	风化三，火化七	上辛凉，中辛和，下咸寒

由表知，太阴司天上苦温中辛温、而阳明司天上苦小温中辛和，示太阴司天之阴气重于阳明司天，概因太阴司天之时上一年的在泉阳明未退位故。

丁亥、丁巳年冬出生者/少木厥阴少阳禀赋者之易患疾病

出生日期/运气禀赋	男	女
1947年冬少木少阳在泉 2	睾1.7 外耳1.5 肺腺癌①	颅内1.1① 结肠1.5 附件1.4 关节1.1① 眠障1.1① 涎腺1.4 慢淋白⑩
1977年冬少木少阳在泉 2	肝1.3① 胆1.3 淋巴1.6 中耳1.3 易死亡②	直肠1.3 结缔1.3 痛风1.6 动脉1.4② 结肠癌③ 升结肠癌③
2007年冬少木少阳在泉 2	气管1①	心1.7 肺1.5 气管1.1① 过敏1.2③ 皮肤1.3② 病毒1.6③ 眼表1.4② 齿1.3 眠障1.9

丁亥[天符] 丁巳岁[天符]，少木厥阴少阳，风化三，火化七，禀此者之体质男木补少木之虚，厥阴司天少阳在泉顺四时之气，且与男木顺同，故男少病；女水与岁运气皆反，故明显易病。

2007年出生者男略易病咳喘，但1977年出生者胎孕期加禀大运少金，故木火过盛伤阴而肝肾虚，再加大在泉湿土，则郁肝克肾，极易病肝胆湿滞金克肾败之重症肝炎肝硬化而死亡；1947年出生者大司天寒水来加合少木而

郁木火故易肺癌、睾丸病。

女水合岁运少木而抑郁木火，2007 年出生者胎孕期加禀太水厥阴大司天成金水郁木火故易情志抑郁、失眠、心律失常、肺咳喘；1977 年出生者合大在泉湿土而成肝经痰湿郁热于下焦，易患结直肠癌、痛风、自身免疫病；1947 年出生者合大运少金大司天寒水而木火郁滞上冲，故易中风、失眠、结肠、附件、慢淋白血病。

戊子^{天符} 戊午岁^{太一天符}

上少阴火，中太徵火运，下阳明金，热化七，清化九，正化度也。其化上咸寒，中甘寒，下酸温，药食宜也。［**热化七：**太火上合少阴并未因水气来复而热化力弱，仍热化七。太火少阳司天亦然，虽必有寒水来复但仍火化七。**清化九：**运太火合在泉阳明，则因冬寒而清化而非燥化，因太火则上实下虚故化九。］

运气相合，上半年热盛，时有寒水来复而雨霜冰雹，下半年清凉。热盛引寒水来复则引生胸痹烦呕、白血病、肺癌、暴死，其治上以咸寒治火本（三甲复脉类）、中以甘和（生脉饮类）补阴柔肝和脾胃，又当以桂枝姜枣清酒类去复气之寒（类炙甘草汤）。《气交变大论》云："岁火太过，炎暑流行……上临少阴少阳（区别见下表），火燔焫，冰泉涸，物焦槁，病反谵妄狂越，咳喘息鸣，下甚，血溢泄不已，太渊绝者死不治。"

少阴司天十年气化及药食宜

壬午 壬子岁	太角 少阴 阳明	热化二，风化八，清化四	上咸寒，中酸凉，下酸温
戊子 戊午岁	太徵 少阴 阳明	热化七，清化九	上咸寒，中甘寒，下酸温
甲子 甲午岁	太宫 少阴 阳明	热化二，雨化五，燥化四	上咸寒，中苦热，下酸热
庚午 庚子岁	太商 少阴 阳明	热化七，清化九，燥化九	上咸寒，中辛温，下酸温
丙子 丙午岁	太羽 少阴 阳明	热化二，寒化六，清化四	上咸寒，中咸热，下酸温

由上表知，少阴司天于太木太土太水岁均热化二，当是因为太木散其热，太土太水降其热。于太火太金岁热化七，当是因为此二运不能减其热，然上药食均宜咸寒。阳明在泉合太木太水清化四，当是因为太木与在泉阳明相合而生雾露，太水与在泉阳明相合则引火来复。阳明在泉合太火反清化九，是因太火则上实下虚，无法制金。阳明在泉合太土燥化四，当是因为太土于下半年湿反被凝固成燥，金土相合于下，又引木气来复。下药食宜除了太土岁酸热，余皆酸温，可见太土合阳明在泉最阴凝固结，伤闭肾气而生虚燥，宜山萸肉、益智仁。

太征之岁六年的气化及药食宜

戊辰 戊戌岁	太征 太阳 太阴	寒化六，热化七，湿化五	上苦温，中甘和，下甘温
戊寅 戊申岁	太征 少阳 厥阴	火化七，风化三	上咸寒，中甘和，下辛凉
戊子 戊午岁	太征 少阴 阳明	热化七，清化九	上咸寒，中甘寒，下酸温

由上表知，唯少阴司天年中用甘寒而非甘和，足见其火盛最极、凶险。

戊子、戊午年冬出生者 / 太火少阴阳明禀赋者之易患疾病

出生日期 / 运气禀赋	男	女
1948 年冬太火阳明在泉 2	过敏 1.2 ② 结缔 1.3 肺小细胞癌 ① 淋巴瘤① 慢淋白⓪	过敏 1.1 ① 食管癌① 急早幼粒白⓪
1978 年冬太火阳明在泉 2	口 1.4 淋巴瘤③	附件 1.1 ① 皮肤 1 ① 静脉 1.3 涎腺 1.5 眼里 1.3 中耳 1.3 乳腺导管癌①
2008 年冬太火阳明在泉 2	病毒 1.1 鼻 1.1 扁咽 1.1	心 1.5 气管 1.1 ① 真菌 2.2 关节 1② 口 1.8 ①

戊子[天符] 戊午岁[太一天符]，太火少阴阳明，热化七，清化九，气纯阳且司天在泉之气顺四时而布，禀此者之体质相对少病但病则剧，男木与纯阳相顺故

1978 年和 2008 出生者比女水不易病。2008 年出生者禀大司天厥阴气顺于岁运气故男木能不受大运太水之制而无病，女水则水盛能郁木火而心神受伤。1978 年出生者禀大在泉太阴湿土故合在泉之阳明易生肝经湿热郁滞，男木能化湿故病少，唯见口腔病及淋巴瘤，女水则阴气重故郁木火重而较易病见生殖器官、眼、耳、涎腺病、乳腺癌。1948 年出生者合大司天太阳寒水郁火于内故女易急性白血病、食管癌，而男木相对于女水能引气向上向外故易肺癌、慢性白血病、淋巴瘤。

己丑^{太一天符} 己未岁^{太一天符}

上太阴土，中少宫土运，下太阳水，风化清化胜复同，邪气化度也。灾五宫。雨化五，寒化一，正化度也。其化上苦热，中甘和，下甘热，药食宜也。［灾五宫：少土则化减而生气狂妄，上遇太阴则中土又为湿困，备化之力难发。雨化五：少土木胜故上中皆偏阳而雨化五而非寒湿化。寒化一：少土水旺合下太阳则火复故寒化一。］

《素问·气交变大论》云："岁土不及，风乃大行……咸皆寒中。"概因少土则木旺升散阳气于外，且水失制致内反寒。此运气下，上中湿郁、中木克弱土、下寒，故药食宜上苦热、中甘和补脾柔肝、下甘热补肾散寒，全年三部药同用。

遍览岁运不及的所有年，其所合之客气司天在泉皆厥阴少阳、太阴太阳、阳明少阴，其下之药食宜唯少水岁用苦热，余皆以甘补肾阴精或咸寒补阴清火；而岁运太过之岁，则下之治宜岁岁补泻不同。

太阴司天十年气化及药食宜

丁丑 丁未岁	少角 太阴 太阳	雨化五，风化三，寒化一	上苦温，中辛温，下甘热
癸未 癸丑岁	少征 太阴 太阳	雨化五，火化二，寒化一	上苦温，中咸温，下甘热

续表

己丑 己未岁	少宫 太阴 太阳	雨化五,寒化一	上苦热,中甘和,下甘热
乙丑 乙未岁	少商 太阴 太阳	湿化五,清化四,寒化六	上苦热,中酸和,下甘热
辛未 辛丑岁	少羽 太阴 太阳	雨化五,寒化一	上苦热,中苦和,下苦热

由上知,各岁中唯少商太阴太阳湿化五、寒化六,示为较余岁肾阳不足,应是少金则火胜木旺、肾精化气而外散,内阳不足所致,故上苦热下甘热中酸和。少土少金少水岁上苦热而少木少火岁上苦温,说明运不及时,上半年胜运为阴(少木则金胜)则郁热、胜运阳则散热。药食下用苦热者唯少水岁,余皆甘热补肾精,说明运不及之岁唯少羽下宜苦热燥湿。

少宫之岁六年的气化及药食宜

己巳 己亥岁	少宫 厥阴 少阳	风化三,湿化五,火化七	上辛凉,中甘和,下咸寒
己卯 己酉岁	少宫 阳明 少阴	清化九,雨化五,热化七	上苦小温,中甘和,下咸寒
己丑 己未岁	少宫 太阴 太阳	雨化五,寒化一	上苦热,中甘和,下甘热

由上知,少宫唯上合厥阴司天时湿化,是风木将内气外散,少土阴湿化而非雨化,故《气交变大论》云少土"咸皆寒中",如同前所见少金将内气外散,使上之太阴湿土阴湿化。

己丑、己未年冬出生者/少土太阴太阳禀赋者之易患疾病

出生日期/运气禀赋	男	女
1949 年冬少土太阳在泉 2	情志 1.5 ②	结肠 1.5 肺小细胞癌① 乳腺导管癌①
1979 年冬少土太阳在泉 2	肺 1.3 结缔 1.3 糖尿 1.2① 口 1.6 肺小细胞癌①	肝 1.5③ 结肠癌①
2009 年冬少土太阳在泉 2	气管 1① 扁咽 1①	真菌 2.8 关节 2.6②

己丑^{太一天符}己未岁^{太一天符}，少土太阴太阳，雨化五，寒化一，同正宫，气纯阴且司天在泉布气顺四时，禀此者之体质偏少病，女水更少，但得病则剧。2009 年出生者禀木气能胜岁运气之湿故少病且轻。1979 年出生者加禀湿土在泉，阴湿过重而郁大运少金之火合岁运少土之木，男木合少土而郁气上冲，易肺、口、结缔组织病、糖尿病乃至肺癌，女水则郁木火于肝下焦易肝病、结肠癌。1949 年出生者加禀大运少金寒水大司天，唯有木郁，故男木少病唯易病情志抑郁，女水郁重故易病肺癌、乳癌及结肠病。

庚寅　庚申岁

上少阳相火，中太商金运，下厥阴木，火化七，清化九，风化三，正化度也。其化上咸寒，中辛温，下辛凉，药食宜也。［风化三：运太金克厥阴风木。上半年心肝郁火盛躁狂血泄，下半年相对平静。］

少阳司天十年气化及药食宜

壬申　壬寅岁	太角 少阳 厥阴	火化二，风化八	上咸寒，中酸和，下辛凉
戊寅　戊申岁	太征 少阳 厥阴	火化七，风化三	上咸寒，中甘和，下辛凉
甲申　甲寅岁	太宫 少阳 厥阴	火化二，雨化五，风化八	上咸寒，中咸和，下辛凉
庚寅　庚申岁	太商 少阳 厥阴	火化七，清化九，风化三	上咸寒，中辛温，下辛凉
丙寅　丙申岁	太羽 少阳 厥阴	火化二，寒化六，风化三	上咸寒，中咸温，下辛温

由上知，少阳司天合太火太金皆火化七为相火不减，合太土太水火化二为少阳被阴湿寒水所对治，而合太木为何也火化力减？概少阳相火之本质为金郁木，故合太木则越出金郁而火泄，故火化为二，这与少阴司天之时的热化强弱规律相同。下风木之化以太火之岁风化三为难解，当为木火相合引金来复，故风化三、治以辛凉。各岁药食宜上皆咸寒、下除太水，岁为辛温余皆为辛凉，说明唯太水能涵木能胜木之温，太土太金均不能，母之力，强大

如是。

太商之岁六年的气化及药食宜

庚午 庚子岁	太商 少阴 阳明	热化七，清化九，燥化九	上咸寒，中辛温，下酸温
庚辰 庚戌岁	太商 太阳 太阴	寒化一，清化九，雨化五	上苦热，中辛温，下甘热
庚寅 庚申岁	太商 少阳 厥阴	火化七，清化九，风化三	上咸寒，中辛温，下辛凉

由上知，太商之岁皆清化九而非阴燥化、药食宜皆辛温，故知太金之性清凉宜人；少商则有燥化四清化四之别。

庚寅、庚申年冬出生者／太金少阳厥阴禀赋者之易患疾病

出生日期／运气禀赋	男	女
1950年冬太金厥阴在泉 2	膀 1.3 ① 眼里 1.3 ①	结肠 1.6 ③
1980年冬太金厥阴在泉 2	静脉 1.4 牙周 1.5 ③ 肝癌①	糖尿 1.3
2010年冬太金厥阴在泉 2		心 1.3 肺 1.5 气管 1① 过敏 1① 淋巴 2.6① 眠障 1.3 鼻 1①

庚寅庚申岁，太金少阳厥阴，火化七，清化九，风化三，在泉之木虽逆秋冬但被太金所制故无法妄动而安；司天之少阳顺春夏之气故气纯阳，禀此者之体质亦少病，尤其男木 2010 年出生者之木旺能抗金及大运之太水故无病，1980 年出生者于胎孕期加禀之大运少金能平太金，大在泉湿土却直郁在泉风木及男木，肝脾湿热故牙龈静脉病、肝癌，1950 年出生者加禀寒水司天能涵上焦之火故亦少病。

而女水 2010 年出生者禀大运太水大司天风木，金水郁少阳相火于心胸，故病心律失常、睡眠障碍、肺气管鼻病、淋巴结肿大；1950 年和 1980 年出

生者禀加大运少金平太金大在泉之湿土被女水和岁木火平衡，大司天之寒水能涵养木火故少病。

辛卯　辛酉岁

上阳明金，中少羽水运，下少阴火，雨化风化胜复同，邪气化度也。灾一宫。清化九，寒化一，热化七，正化度也。其化上苦小温，中苦和，下咸寒，药食宜也。[灾一宫：灾北方，应该是大暑之雨涝。清化九：少羽湿土火旺使阳明清化而非燥化。热化七：少水合下少阴热化七，不同于少金阳明少阴之热化二，少金则肾水浮，合少阴在泉则必致水复，而少水岁则不必水复。]

阳明少水少阴三力相合，上半年风燥与雨湿相兼而易病肝胆，下半年湿热易病肾虚寒而肝郁火，药食宜上苦温治湿治燥、中苦和燥湿舒肝和脾、下咸寒对治少阴君火，又当加肉桂、山药、紫石英补精纳气，不可用附子散肾气。

阳明司天十年气化及药食宜

丁卯 丁酉岁	少角 阳明 少阴	燥化九，风化三，热化七	上苦小温，中辛和，下咸寒
癸酉 癸卯岁	少征 阳明 少阴	燥化九，热化二	上苦小温，中咸温，下咸寒
己卯 己酉岁	少宫 阳明 少阴	清化九，雨化五，热化七	上苦小温，中甘和，下咸寒
乙酉 乙卯岁	少商 阳明 少阴	燥化四，清化四，热化二	上苦小温，中苦和，下咸寒
辛卯 辛酉岁	少羽 阳明 少阴	清化九，寒化一，热化七	上苦小温，中苦和，下咸寒

由上知，岁少木少火则阴重，上合司天阳明使之阴燥化九，少土少水则阳气湿气偏重，上合阳明使之清化九，唯少金使阳明燥热化四者，少金之热减金之阴性而助其燥性故；下之热化二或七依五行生克胜复可解；上下之药食宜则诸岁皆同，不依化度差别。

少羽之岁六年的气化及药食宜

辛未 辛丑岁	少羽 太阴 太阳	雨化五，寒化一	上苦热，中苦和，下苦热
辛巳 辛亥岁	少羽 厥阴 少阳	风化三，寒化一，火化七	上辛凉，中苦和，下咸寒
辛卯 辛酉岁	少羽 阳明 少阴	清化九，寒化一，热化七	上苦小温，中苦和，下咸寒

由上知，少羽于各岁皆寒化一，药食宜苦和燥湿、调和肝脾。

辛卯、辛酉年冬出生者 / 少水阳明少阴禀赋者之易患疾病

出生日期 / 运气禀赋	男	女
1951 年冬少水少阴在泉 2	小肠 1.3 甲状 1.3 骨 1.1 ① 中耳 1.3 急早幼粒白 ②	心 1.2 ③ 颅内 1.2 ③ 胃 1.2 ① 甲状 1.2 ① 附件 1.6 中耳 1.3 外阴 1.3 ② 乳房 1.3 ① 过敏 1.2 ③ 皮肤 1.1 ③ 高压 1.2 ③ 高脂 1.1 ② 真菌 1.2 ① 骨 1.2 ③ 淋巴 1.7 ③ 动脉 1.2 ③ 涎腺 1.6 扁咽 1.2 ③ 口 1.3 病毒 1.3 ② 胃癌 ②
1981 年冬少水少阴在泉 2	小肠 1.3 结肠 1.4 结缔 1.3 情志 1.3 ① 血液 1.6 ① 胃癌 ②	结肠 1.3 痛风 1.3 口 1.3 涎腺 1.7
2011 年冬少水少阴在泉 2	抑郁障碍，佝偻病，胃肠功能紊乱，咳喘，白细胞减少，淋巴结肿大，呼吸、泌尿及中耳、牙周、牙髓、腮腺细菌性感染及多种病毒感染，哮喘、慢阻肺，心脏杂音，疹类皮肤病	佝偻病，白细胞减少、湿疹、荨麻疹、支气管炎、哮喘，肠消化不良，尿频，腹腔淋巴结炎 / 肿大，尿频，发育迟滞（小雪出生者）

辛卯辛酉岁，少水阳明少阴，清化九，寒化一，热化七，司天凉燥在泉热盛，皆逆四时，禀此者之体质多病虚燥。

2011 年出生者胎孕期加禀大运太水大司天厥阴，金水及土郁木，木气上冲故咳喘、木克土故胃肠病、佝偻病，湿重故细菌病毒感染、湿疹；太水补

充了岁运少水之不足能补肾，厥阴司天则加重了少阴在泉之肾气虚浮，两者相合，五运力大于六气之力故总体肾气偏寒，男木与总运气之阴重不顺故抑郁障碍、心脏病，女水肾过寒则易发育迟滞。1981年冬出生者胎孕期加禀大在泉湿土而与岁运气之燥湿相合，男木郁里，病在肠胃中焦乃至胃癌及情志抑郁；女水能平大运少金和在泉少阴之火，故比男病轻，病在肝经之结肠、痛风、涎腺。1951年出生者禀加寒水，少阴之火被大司天之寒水岁运之湿内郁，男木病偏于中上之小肠、甲状腺、耳、急白、早幼粒白血病，女水则内伤外感寒热虚实病遍缠绵。

壬辰^{同岁会} **壬戌岁**^{同岁会}

上太阳水，中太角木运，下太阴土，寒化六，风化八，雨化五，正化度也。其化上苦温，中酸和，下甘温，药食宜也。

太木为阳，制土不制水，故上寒化六、中风化七、下雨化五。上半年冷，肺郁木易咳；下半年秋热冬雪湿，中下焦湿热淋病、肠澼。药食宜上苦温散寒肃肺、中酸和柔肝和脾、下甘补肾温以化水湿，全年三部药食同用，随时间及兼症加减。

太阳司天十年气化及药食宜

壬辰 壬戌岁	太角 太阳 太阴	寒化六，风化八，雨化五	上苦温，中酸和，下甘温
戊辰 戊戌岁	太征 太阳 太阴	寒化六，热化七，湿化五	上苦温，中甘和，下甘温
甲戌 甲辰岁	太宫 太阳 太阴	寒化六，湿化五	上苦热，中苦温，下苦温
庚辰 庚戌岁	太商 太阳 太阴	寒化一，清化九，雨化五	上苦热，中辛温，下甘热
丙戌 丙辰岁	太羽 太阳 太阴	寒化六，雨化五	上苦热，中咸温，下甘热

由上知，各岁唯太金之岁上太阳寒化一，余岁皆寒化六，乃因五运之

中唯太金闭气之力最甚，故上半年使春夏之气内郁化火，而使太阳寒化一。太火太土使下之太阴湿化而非雨化，太火使下之肾气上浮而肾偏虚寒如夏、太土在冬天湿气凝固。余运皆使下太阴雨化，生阳气也。药食宜，太木太火岁上苦温，太土太金太水上苦热，从五运之本阳本阴以定也；各岁下之用药唯太土岁用苦温治寒湿，余岁皆甘温甘热补肾散寒，显太阴在泉湿凝固涩、易合运伤肾阴精，合太木太火为直接伤、合太金太水为引火气来复而伤。

太角之岁六年的气化及药食宜

壬申 壬寅岁	太角 少阳 厥阴	火化二，风化八	上咸寒，中酸和，下辛凉
壬午 壬子岁	太角 少阴 阳明	热化二，风化八，清化四	上咸寒，中酸凉，下酸温
壬辰 壬戌岁	太角 太阳 太阴	寒化六，风化八，雨化五	上苦温，中酸和，下甘温

由上，各岁太木之直接对治，唯少阴司天之年为酸凉，余岁皆酸和，知上少阴之热较少阳更耗肝阴。

壬辰、壬戌年冬出生者/太木太阳太阴禀赋者之易患疾病

出生日期/运气禀赋	男	女
1952年冬太木太阴在泉2	甲状1.6② 喉1.4 外耳1.4 白血病③	月经1.9 糖尿1.1① 扁咽1.1①
1982年冬太木太阴在泉2	结肠1.3 结缔1.4 病毒1.4③ 牙周1.3	痛风1.3 涎腺1.3 颌面1.7①
2012年冬太木太阴在泉2	疱疹性咽峡炎，中耳炎，佝偻病，营养元素缺乏，感染性心肌炎或心律失常，咳嗽变异性哮喘，胃肠功能紊乱，鞘膜积液，湿疹，呕吐，发热	疱疹性咽峡炎，中耳炎，佝偻病，粒细胞缺乏，营养元素缺乏，心肌炎心脏杂音/室间隔缺损，鼻炎支气管炎哮喘，扁桃体炎，胃肠炎，湿疹，呕吐，发热

壬辰壬戌岁，太木太阳太阴，寒化六，风化八，雨化五，太木能助能透

太阳所郁之春夏木火、能散在泉太阴之湿滞，故禀此者之体质少病。

2012 年出生者胎孕期加禀大运太水大司天厥阴，与岁运太木太阳太阴相合，加重了水土郁木，木郁上冲故病咽峡炎、鼻、中耳；寒水伤心胸之阳故有心脏形体功能伤害及呼吸道炎、哮喘；肝木克脾土故易生胃肠疾患而多种营养缺乏、白细胞减少；鞘膜积液为肝寒湿。1982 年冬出生者禀赋加大在泉湿土、大司天寒水，男木旺易生内火故有白血病、生殖器官、甲状腺、结肠病，女水病偏阴，显为木郁风动之糖尿病、月经不调及痛风。

癸巳^{同岁会} **癸亥岁**^{同岁会}

上厥阴木，中少徵火运，下少阳相火，寒化雨化胜复同，邪气化度也。灾九宫。风化八，火化二，正化度也。其化上辛凉，中咸和，下咸寒，药食宜也。［灾九宫：*火不足则南方最易有灾害，寒雨间合厥阴司天为风冷。* **火化二：***少火之胜水克火故。*］

厥阴少火少阳相合，上半年风冷郁热交替，易咳逆上气、关节及头颈部病，下半年水火相合、外寒而内郁弱火，故秋易生风生湿而病肝脾，冬则安。药食宜上中下三部为从气化之根正对治，全年当三部同用，临证又当以此为基，参合地域、时节、人之体质、兼症而变通。

厥阴司天十年气化及药食宜

丁亥 丁巳岁	少角 厥阴 少阳	风化三，火化七	上辛凉，中辛和，下咸寒
癸巳 癸亥岁	少徵 厥阴 少阳	风化八，火化二	上辛凉，中咸和，下咸寒
己巳 己亥岁	少宫 厥阴 少阳	风化三，湿化五，火化七	上辛凉，中甘和，下咸寒
乙亥 乙巳岁	少商 厥阴 少阳	风化八，清化四，火化二	上辛凉，中酸和，下咸寒
辛巳 辛亥岁	少羽 厥阴 少阳	风化三，寒化一，火化七	上辛凉，中苦和，下咸寒

由上知，上厥阴之风化力，依胜运（如少木之胜运为金）之影响而定，故合少木则受金克化三、合少土少水则木盛引金克亦化三，合少火少金则木活而风化八。下少阳之火化力，合少商则火过盛引水克、合少火亦水克火，故皆火化二，余皆火化七。药食宜，其上皆辛凉而不论风化之强弱，下皆咸寒而不论火化之强弱。

少征之岁六年的气化及药食宜

癸酉 癸卯岁	少征 阳明 少阴	燥化九，热化二	上苦小温，中咸温，下咸寒
癸未 癸丑岁	少征 太阴 太阳	雨化五，火化二，寒化一	上苦温，中咸温，下甘热
癸巳 癸亥岁	少征 厥阴 少阳	风化八，火化二	上辛凉，中咸和，下咸寒

由上知，少火之岁水胜火郁火，上合厥阴太阴均火化二，唯上合阳明则热化二，阳更抑也。然药食宜则各岁皆咸，或温或和，少火从寒水化也。

癸巳、癸亥年冬出生者／少火厥阴少阳禀赋者之易患疾病

出生日期／运气禀赋	男	女
1953 年冬少火少阳在泉 2	龟头 1.4 喉 1.4 结肠癌① 升结肠癌② 降结肠癌①	外阴 1.2① 月经 2① 痛风 1.4① 眠障 1.1① 肺鳞癌②
1983 年冬少火少阳在泉 2	齿 1.3 内耳 1.3 肺癌全①	附件 1.1① 痛风 1.3
2013 年冬少火少阳在泉 2	佝偻病，营养素缺乏，支气管炎，消化不良，便秘，鞘膜积液，发热，发育迟滞（小雪出生者）	轮状病毒肠炎，佝偻病，营养素缺乏，心脏杂音／动脉导管未闭，支气管炎哮喘，消化不良，湿疹，发热，发育迟滞（大雪出生者）

癸巳^{同岁会}癸亥岁^{同岁会}，少火厥阴少阳，风化八，火化二，故禀此者之体质上肝旺脾虚而下郁火于阴血分。

2013 年出生者胎孕期加禀大运太水大司天厥阴，合岁运气少火厥阴少

阳，加重了寒水郁木，且总体上阴气重于木火，故有木克土之消化不良、多种营养素缺乏，寒水伤肺则咳喘，女婴更易有心脏形体伤害；肾过寒则生长迟滞，小雪、大雪为冬天的少阴少阳，掀动肾气上浮而伤肾、加重寒水伤肾，故发育迟滞更易发生于小雪、大雪节气出生者。1983 年出生者禀加大运少金大在泉湿土，男木滞郁木火在上而生耳齿病、肺癌，女水湿滞于下病附件、痛风。1953 年出生者禀加大运少金大司天寒水而成水郁木火，男木之郁偏木故在下生结肠癌、龟头病上及喉病，女水之郁偏火，见外阴、月经、痛风之木郁之病及兼上焦之肺癌、睡眠障碍之火郁之病。

由上知，如何根据岁运气禀赋（含大运大司天在泉）推断体质中藏府盛衰等偏颇及易患疾病，是有明确规则可循的，即有：①五运偏对应五藏，六气偏对应六府；②司天偏对应上焦，在泉偏对应下焦；③胎孕早期运气偏对应于里、胎孕晚期的偏对应于表；④运气相合，性气同或五行性互生则气顺少病，相反相克则多病；⑤司天之气木火土、在泉之气金水为客气顺四时，少病，反之则客气逆四时而多病；⑥厥阴少阴太阴司天者，依次为少阳阳明太阳在泉，客气不但顺四时而布，且司天在泉气纯阳或纯阴，故亦少病，纯阳男比女少病，纯阴时女比男少病；⑦ 1924 ～ 1953 年、1954 ～ 1983 年、1984 ～ 2013 年、2014 ～ 2043 年，依次为大运少金太阳寒水大司天、大运少金太阴湿土大在泉、大运太水厥阴风木大司天、大运太水少阳相火大在泉，每个大运 360 年、每个大司天 / 大在泉 30 年，所主之气皆比每岁运气强大，尤其是大司天 / 大在泉，在对比相临几十年的综合运气差别上，不可缺少；⑧男体性木、女体性水，皆为体故为五行所摄能量，与所禀岁运、大运大司天在泉（大司天大在泉稳定故有类五行之一方面）关系更密切，故性别与何气更相顺，偏从岁运及大运大司天在泉角度来推断，进而断体质总体及具体的五藏顺逆盛衰；⑨岁运与岁气之间的关系若相反相克，以运能克气为顺，因为运为阴为体、作用深且久故；⑩天符岁会、同正角（所谓"转运"）等，能使岁之气化转平和转顺，是有作用的，但不是主要力量，或者说，已包含于前述运气关系分析中、附属于运气，故也可以考虑无单独分析的必要。

口味喜厌与五藏寒热虚实相应

口味	原因
特别喜欢甜	脾虚
特别讨厌甜	脾湿，湿气太重，把脾固住
特别想吃酸	肝虚，肝的阴血被伤
怕吃酸	肝实
爱吃咸	肾阴虚有火
怕吃咸	肾阳虚有寒
特别想吃味重的	因为寒
夏天喜欢吃清淡的	因为热
特别想吃辣	肝气郁闭，或者肺气、脾气被压抑
特别喜欢吃葱	山东木旺，引金气来复，肺气被闭
特别喜欢吃辣椒	湖北、湖南、四川金气旺，肝脾郁闭
喜欢吃芥末	陕西、宁夏西部金气旺，肺脾郁闭，芥末偏走肺

凡此定期之纪，胜复正化，皆有常数，不可不察。故知其要者，一言而终，不知其要，流散无穷，此之谓也。

五运六气乃天地之常道，永无变异，可知可察可用，运气之胜与复，邪化与正化，皆是依阴阳五行之道而运作，从表象究本原，从果追因，便可由繁入简，由变入不变，故言"知其要者，一言而终"。

帝曰：善。五运之气，亦复岁乎？

岐伯曰：郁极乃发，待**时**而作者也。

帝曰：请问其所谓也？

岐伯曰：**五常之气，太过不及，其发异也。**〔复岁：指客运对郁己之气的过度报复。主运气必然力强于客运气，即不管客运气多么强大，一年四季二十四节气总占主导地位，强于客运气。但当客运轮值之时若被客气或被主运气压抑过度，则会"郁极乃发，待时而作"。时：外援相助之时。五常之气：指正常轮值的五运之气，运太过之郁发与运不及之郁发有所不同。〕

被克之五行的反抗必须有外援相助。

例：火太旺，金被火克，待秋天得金气相助，金气将与之抗争。余可推之。

帝曰：愿卒闻之。

岐伯曰：太过者暴，不及者徐，暴者为病甚，徐者为病持。

帝曰：太过不及，其数何如？

岐伯曰：太过者其数成，不及者其数生，**土常以生也。**〔土常以生：土四季各主18日即常主时。〕

> **太过者暴，不及者徐，暴者为病甚，徐者为病持。**

岁运太过者，郁发突然且暴烈，人体与之相应，出现的病变也具有急而剧的特点。岁运不及者，郁发徐缓，人体与之相应，出现的病变也具有发病缓慢、病程长而相持不下的特点。

> **太过者其数成，不及者其数生。**

以五行生数和成数表运力之强弱大小，生数表弱小，成数表强大。《尚书·洪范》云："天一生水，地六成之；地二生火，天七成之；天三生木，地八成之；地四生金，天九成之；天五生土，地十成之。"

帝曰：其发也何如？

岐伯曰：土郁之发，<u>岩谷震惊，雷殷气交，埃昏黄黑，化为白气，飘骤高深，击石飞空，洪水乃从</u>，川流漫衍，<u>田牧土驹</u>。[<u>岩谷震惊，雷殷气交</u>：土中木气四发。<u>埃昏黄黑，化为白气</u>：风裹土湿遇金变白雾露。<u>飘骤高深</u>：湿雾弥荡天地。<u>击石飞空</u>：郁木出地。<u>洪水乃从</u>：木火发湿与金水合而生大雨。<u>田牧土驹</u>：穴居动物出穴求生。]

土运之岁，若逢金水之气也重，则土金水合而郁土于地中、人体中焦膜原，土中郁木，借四之气阳气向内回降，土郁乃发，山崩地裂。

本论前述于五运太过之岁方言"其变……"，其变描述的内容即下文的五郁乃发。而于五运之不及之岁只述复气灾变，由此可见，五郁之发最易于岁运太过而受抑之时发。

五运郁之发的条件

①自气未屈，即不能被杀伐过度而虚弱无力；②自气受反气强力抑制而难以生用；③于与自气同气的时节，得主气之助而发；④郁发为动相，需有木火之气相助。

化气乃敷，善为时雨，始生始长，始化始成。故民病心腹胀，肠鸣而为数后，甚则心痛胁膜，呕吐霍乱，饮发注下，胕肿身重。云奔雨府，霞拥

朝阳，山泽埃昏，其乃发也，以其四气。云横天山，浮游生灭，怫之先兆。

［**敷**：布散。**心**：此处指胃脘，即伤心难过时的位置，西医发现此处有原始神经。**胀**：湿滞的胀无肠鸣，无大便数后，状态为郁；此处肠鸣表示风动之象，有湿有动才会泻。**后**：大便。**霍乱**：剧烈吐而亡阳，用温药，附子干姜肉桂为主，同时大量喝水补充霍乱缺失的水分。身体好的年轻人往往喝水可自愈。**饮发注下**：水饮不化，泻泄下注。**雨府**：中部天空。**霞拥朝阳**：淡云映日，土郁木之象。**山泽埃昏**：阴湿弥漫则埃昏，色微黄如尘埃，弥漫天地则昏暗。与山（金）泽（水）阴气相合则更浓重。］

以其四气

土郁发的时间在四之气大暑—白露。这段时间在夏至一阴生后，外阴郁暑湿于内，大暑属寒水，立秋—白露金气渐盛，成金水郁火湿于内的外燥热内湿郁的气态，肝气郁而抗争，土气随之自内怒发而山崩地裂。

云横天山，浮游生灭。

天山指西北高空，云为湿热上蒸而为阴气凝聚。湿热之气被高冷之金气凝聚为云，以其外金内湿内热，故浮游不定、时聚时散。

外冷金郁内湿热，即四之气的气态。证明以气象资料，土郁发之前，必有金或金水相合内郁火湿而外显燥热气候，土郁发时才大雨冷风。

这是于北京气象站 1951～2017 年的气象记录中，检测到五个符合土郁之发气象的时段（具体工作由上海气象局潘亮研究员完成），如下。

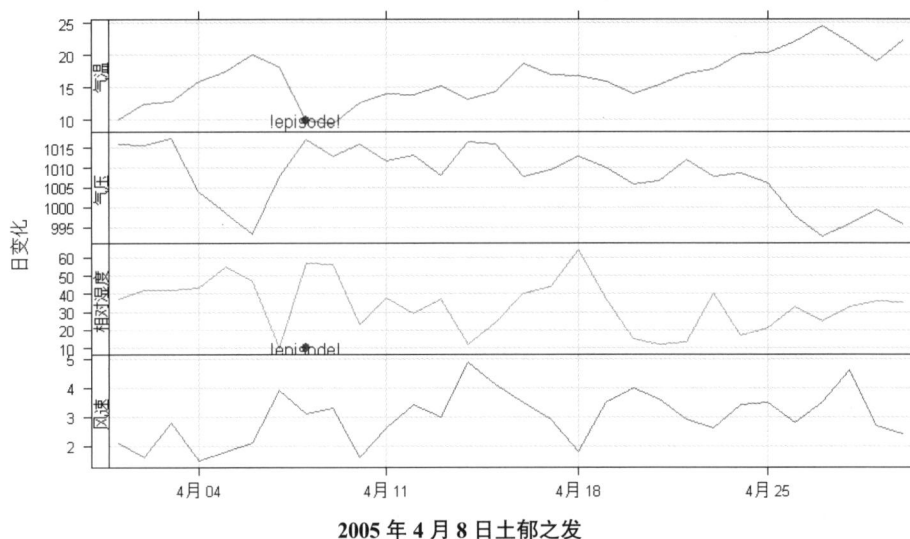

2005 年 4 月 8 日土郁之发

　　2005 年 4 月 5 日清明节，随着清明之阳明燥金来临，4 月 6 日气象条件开始发生变化，气温和湿度下降，而气压和风速则开始增强。到了 4 月 7 日，相对湿度急剧降至 10%，8 日又迅速上升至 57%，呈现出显著的变化。气温方面，从 18.1℃急降至 8 日的 9.9℃，降温趋势明显；气压方面，从 6 日的 993.3hPa 迅速升至 1017hPa，而风速也从 2.1m/s 增强至 3.9m/s。这种先凉燥后突发大湿伴寒伴风的气候，符合土郁之发。

　　机制分析：2005 年为乙酉年，岁运少金、阳明燥金司天，清明节气处于二之气，主气为少阴君火，客气为少阳相火，清明节为阳明燥金，岁运少金合司天及节气二金郁住二之气之两个火，成暑湿。又，《素问·诊要经终》说"三月四月人气在脾"，清明正在三月，土气当旺，今强金郁火成暑湿合而制土，故土于清明时过度受制，郁极乃发。岁少金阳明司天的清明，恰类似于主气四之气的大暑、立秋、处暑的气化特点——夏之暑热湿浊为金所郁而内聚，故与经文所述"土郁之发在四之气"正相合。

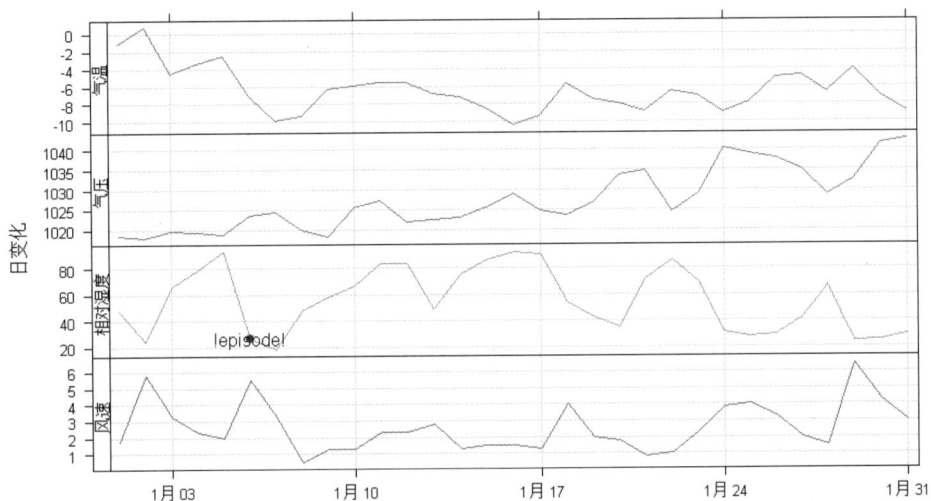

2000 年 1 月 6 日土郁之发

2000 年 1 月 6 日，岁运少土，阳明燥金司天，少阴君火在泉，时在六之气主气太阳寒水、客气少阴君火。小寒节气属阳明燥金，出现燥、凉天气，持续两日，随后的三天内相对湿度逐渐增加至 58%，气温虽有所回升，但仍比冬至期间低 4℃，在小寒 15 日内，相对湿度一直维持较高水平，平均值为 63%。气温持续保持在较低水平，平均为 –7.5℃，日均风速波动较大、气压持续增高，展现出土郁之发的寒湿挟风气象。郁发机制是先由金（小寒气）、水（主气）强烈压制岁运土（少土）之气以及岁气少阴君火于内，土气借君火及冬至后新生阳气而外发。其与 2005 年 4 月 7 日之土郁发不同之处为：此次土郁发作迟但持久，表现出的是少土的特点，恰符合经文前述 "太过者暴，不及者徐，暴者为病甚，徐者为病持"。——古之人不予欺也！

气压

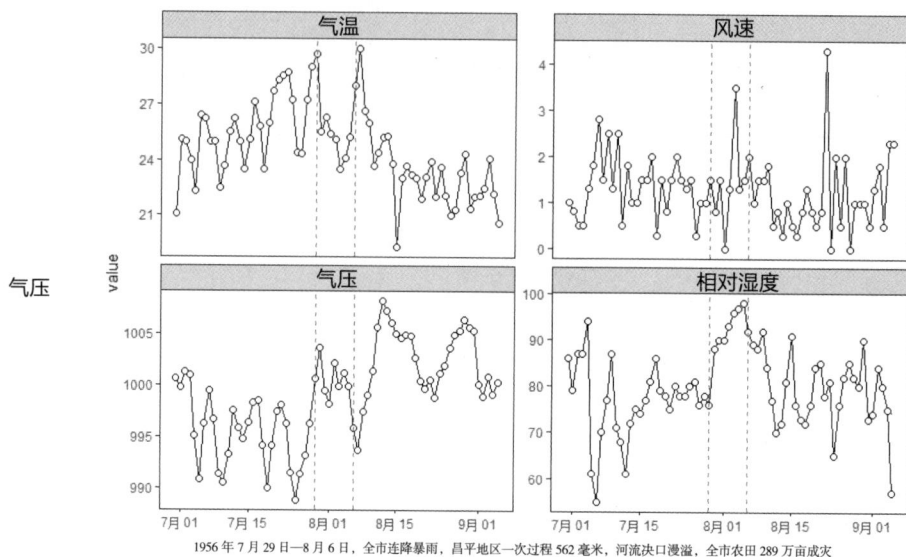

1956 年 7 月 29 日—8 月 6 日，全市连降暴雨，昌平地区一次过程 562 毫米，河流决口漫溢，全市农田 289 万亩成灾

1956 年 7 月 29 日 ~ 8 月 6 日典型的土郁之发

1956 年 7 月 29 ～ 8 月 6 日，典型的土郁之发：先岁运太水客气四之气阳明合大暑寒水之气郁闭夏火少阳而生持续燥热（少阳不退位），土气郁极而借主气太阴湿土之力而郁发，暴雨挟风、气温下降。

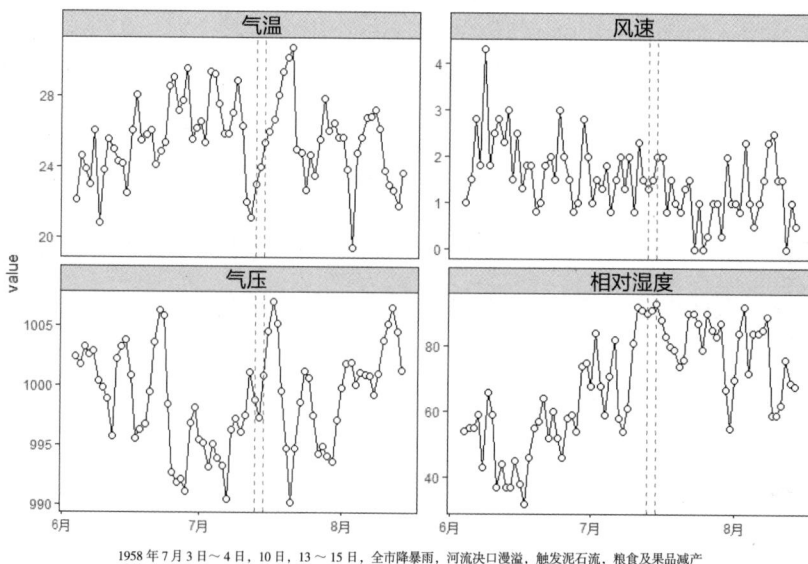

1958 年 7 月 3 日～4 日，10 日，13 ～ 15 日，全市降暴雨，河流决口漫溢，触发泥石流，粮食及果品减产

1958 年 7 月 3 日 ~ 15 日典型的土郁之发

358

1958 年 7 月 3 日～ 15 日间发暴雨挟风，典型土郁之发：也是基于燥热，由岁运太火合主气三之气少阳被客气三之气太阳合小暑燥金所郁闭，燥热极而土郁极而发。

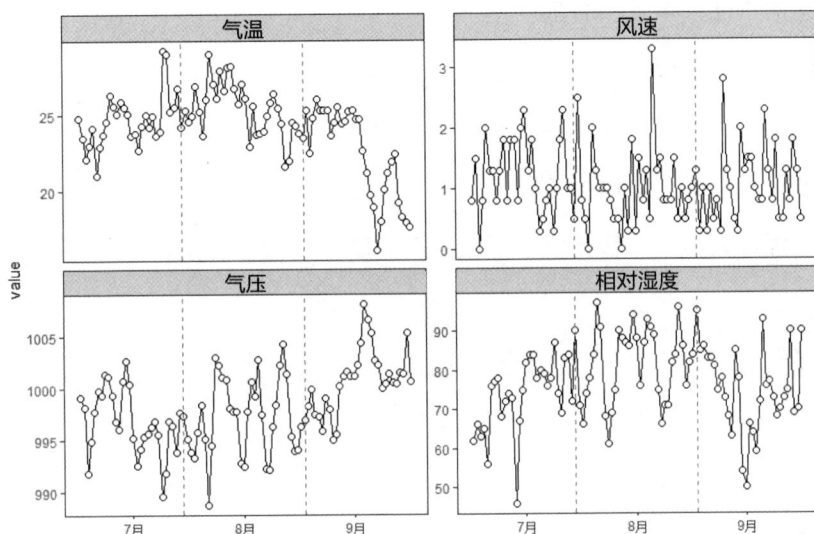

1959 年 7 月 15 日、20 日、8 月 6 日、18 日，全市降暴雨，河流决口漫溢，农田被淹，粮食及果品减产

1959 年 7 月 15 日、20 日，8 月 6 日、18 日典型的土郁之发

1959 年 7 月 15 日、20 日，8 月 6 日、18 日，暴雨间挟风，也是土郁之发：岁运少土，7 月 15 ～ 20 日三之气主气少阳客气厥阴，少阳为金郁木所生之弱火，合厥阴成暑生燥热，土气被抑、郁极而发；8 月 6 日、18 日为四之气，客气少阴君火被夏至之后的阴气立秋金气所闭生暑热燥热，土郁极而发。1959 岁运少土，郁发成持续。

五次土郁之发的共性：发前气候燥热，发时大雨挟风降温；机制同为金或金水郁闭木火而燥热盛，强力违反了土湿之性，土郁极而发。

关于土的故事

土性人，脸上爱出油，认死理，爱当老大，凡事大包大揽——"小弟们听我号令！"

土的本性：柔软、弥散。

土太过：死板、硬，即《素问·五常政大论》中说的"土曰敦阜"。

土不及：变卑，无力镇四旁，导致余藏叛乱，形成阴火，即《素问·五常政大论》中的"土曰卑监"。

土郁得太厉害，转不动，机会来时，就像炸开一样形成岩谷震惊，雷殷气交之势。

湿气重：发"吽"音。健脾胃：发"呼"音。

"土曰备化"，土主化，土郁之发会过分地化。

生长化收藏要依赖土，五藏精气的滋养也都依赖于脾的转输，若中焦出问题会无法将水谷精气供养给五藏使其安定，五藏不得不从本藏上化生自己的储备精气，于是形成阴火。所以只有土正常运作了以后，正常的生长化收藏的顺序才能够建立起来。

金郁之发，天洁地明，风清气切，大凉乃举，草树浮烟，燥气以行，霿雾数起，杀气来至，草木苍干，金乃有声。故民病咳逆，心胁满引少腹，善暴痛，不可反侧，嗌干面尘色恶。山泽焦枯，土凝霜卤，怫乃发也，其气五。夜零白露，林莽声凄，怫之兆也。 〔**天洁地明，风清气切：** 金发之时有凉风。**草树浮烟：** 木性生命所发出的木气被凉金所结成湿雾笼罩。**霿雾数起：** 郁发为外散，必有木火与所发之郁同在才能外散。此木火之气散出后又被凉所凝结成霿雾。**金乃有声：** 金性物品发出声响。**民病咳逆，心胁满引少腹，善暴痛，不可反侧，嗌干面尘色恶：** 皆是凉燥杀郁肝阳而肝气抗争之象。**山泽焦枯，土凝霜卤：** 阴金郁发则大燥，山焦泽枯，土地表面凝结出一层白盐状的浮尘如霜。**其气五**：不一定仅五之气阳明之时，只要有金气可借，如属金的节气清明、小寒。**夜零白露**：夜间霜露飘零。**林莽声凄**：金郁之风。**怫之兆也**：郁发之先兆。]

金：性凉、主杀、通于肺、主肃降。

秋露成因：金木相合，春雾秋露。

雨雪成因：水火相合，夏雨冬雪。

火旺克金：夏季会虚喘，气上浮，吃西红柿拌红糖和五香粉。

着急上火嗓子痒：枸杞＋乌梅＋枣＋绿豆或绿茶（若舌尖红）＋肉桂（若下凉）以补肝阴、补肝气，痰出即愈。

正确理念：吃传统方法制作的饮食，如卤水点豆腐、炸油条，食植物油无高脂血症之患。

错误理念：石膏点豆腐，吃油条，得高脂血症，不吃主食来减肥。

有效减肥大法：多吃带胚胎的主食谷物，补肾阳以化脂肪。

凄音：如马头琴的声音，体质与心理状态决定是否喜欢凄惨音或忧郁的人、事等。

> **其气五，夜零白露，林莽声凄，怫之兆也。**

五之气秋分—立冬，为阳明燥金，阴气重于阳气，阳气被郁于内。

若火气过重挟湿，则金气全面受抑，故金于夜间借阴气而欲发，先表现为凝湿热为白露、动木气而林莽声凄。

证明以气象资料，金郁发之前，大热挟湿为共同先导，郁发，则大凉大燥而常伴风。

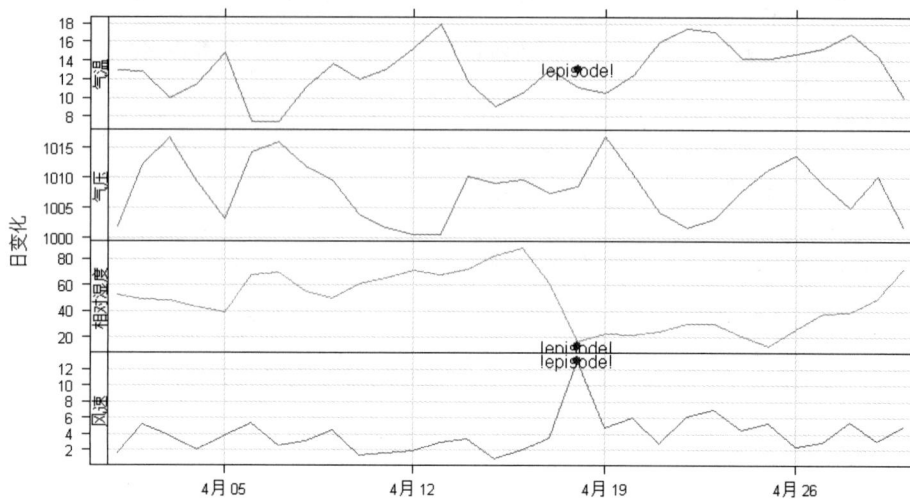

1954 年 4 月 18 日金郁之发

　　1954 年 4 月 18 日：岁太土少阴司天二之气客厥阴主少阴，节气清明阳明燥金，自 17 日温湿下降，18 ～ 20 日大凉燥，而风压升，符合金郁之发所述气象。郁发机制：太土合少阴厥阴为湿热风，均与阳明燥金之性相反，三者相合而金严重受抑，故借清明之金气而郁发。

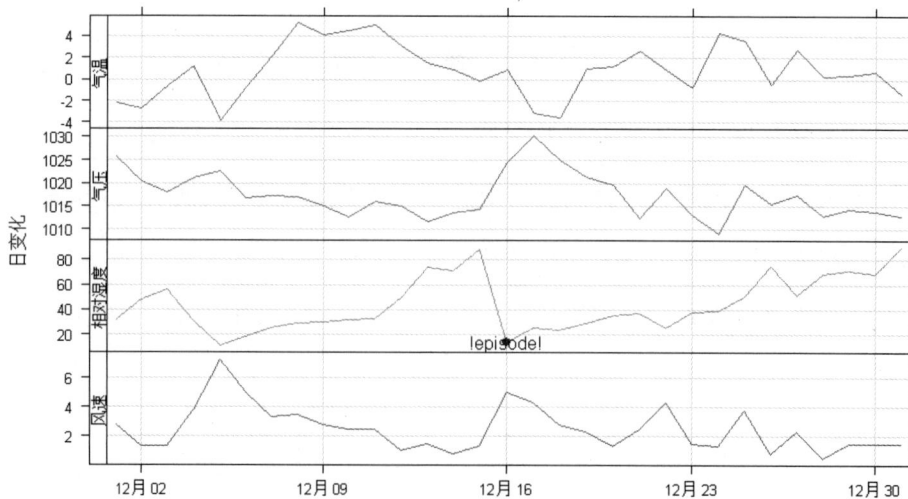

1996 年 12 月 16 日金郁之发

1996 年 12 月 16 日，岁太水少阴阳明，六之气客阳明主太阳，节气大雪为少阳相火，自 12 月 8 日入大雪，气温渐高终致大雪弥天连续 2 ～ 3 日而湿气大增，气温亦降，阳明燥金为湿和少阳相火所制，郁极乃发。

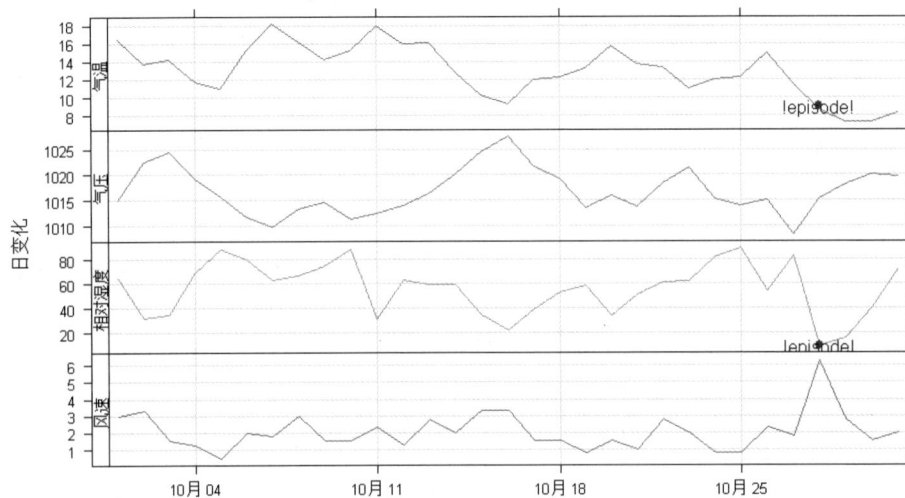

1999 年 10 月 28 日金郁之发

1999 年 10 月 28 日，岁少土阳明司天少阴在泉，五之气客厥阴主阳明，节气霜降属水。气候于前之寒露明显凉燥，23 日入霜降气温上调而湿生，28 日突转大凉燥、风压均升高，符合金郁之发。发生机制：岁运少土、五之气主气阳明金合霜降水，郁客气厥阴少阴成暑热，金气失制，故借五之金气和霜降水而郁发。

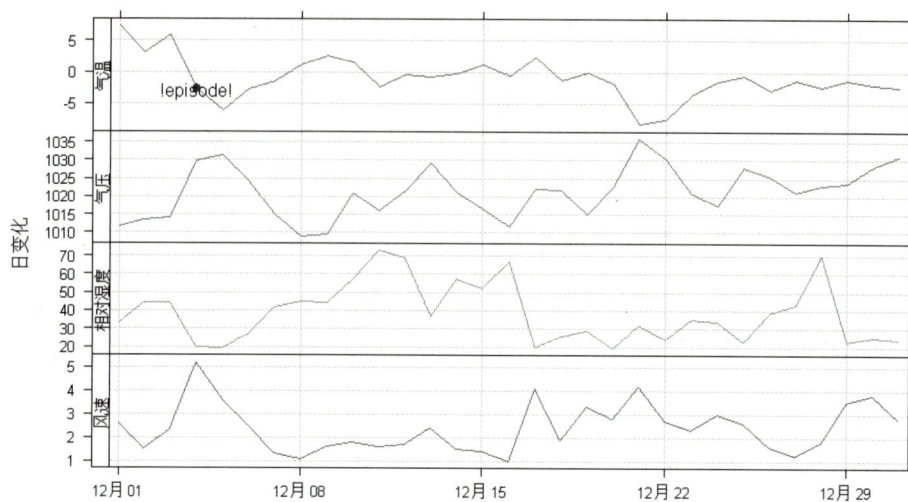

2008 年 12 月 16 日金郁之发

2008 年 12 月 16 日：典型金郁发：先内暑湿/大雪，再突然大燥凉风高压一周。

机制：岁太火少阴阳明六之气大雪节气时，大雪为少阳相火，合岁运太火，二火被六之气阳明金太阳水内郁成内暑，故而降大雪，湿火强抑金气，金郁极而发。

金郁之发的共性：金被木火土所制，郁极乃发。

水郁之发，阳气乃辟，阴气暴举，大寒乃至，川泽严凝，寒雾结为霜雪，甚则黄黑昏翳，流行气交，乃为霜杀，水乃见祥。故民病寒客心痛，腰脽痛，大关节不利，屈伸不便，<u>善厥逆</u>，痞坚腹满。阳光不治，<u>空积沉阴，白埃昏暝</u>，而乃发也，其气二火前后。太虚<u>深玄</u>，<u>气犹麻散</u>，微见而<u>隐</u>，色黑微黄，怫之先兆也。[善厥逆：肾寒气闭。空积沉阴，白埃昏暝：太空现阴气凝重之象。二火：少阴、少阳。深玄：幽暗。气犹麻散：阴凝如霾。隐：似有似无。]

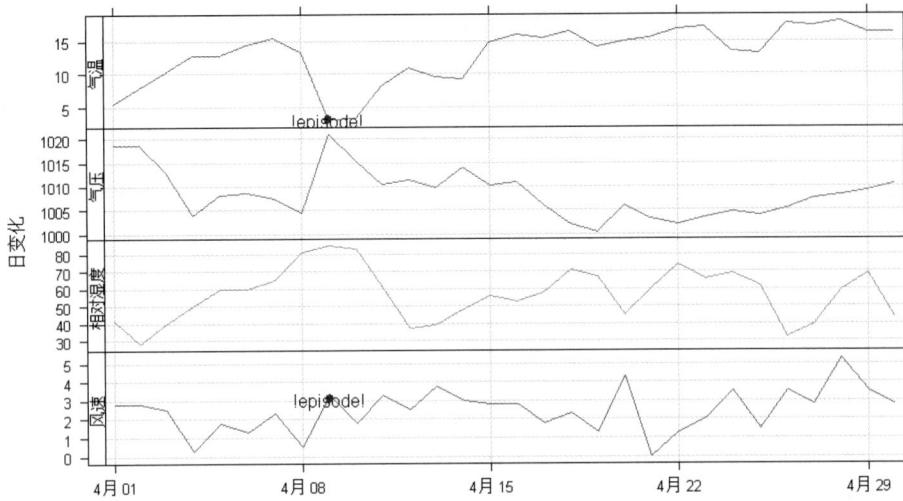

1957 年 4 月 9 日水郁之发

1957 年 4 月 9 日突发寒湿（冰）为水郁之发：发前先湿热，发时气温骤降伴风伴冰（湿度反升）。机制：岁运少木阳明司天，二之气客气少阳主气少阴，节气清明为阳明金性，金郁火盛生暑挟湿，三者相合强抑水气、水郁极而发。

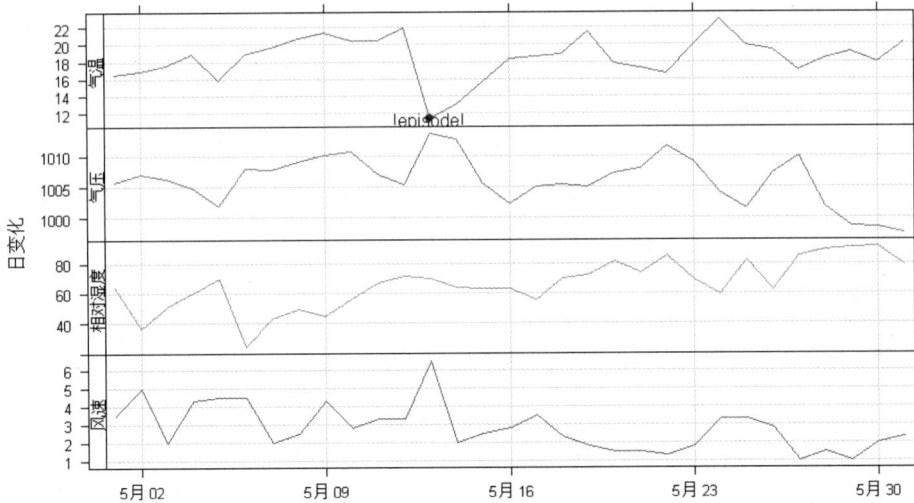

1977 年 5 月 13 日水郁之发

1977 年 5 月 13 日水郁之发：先湿热郁闷，继突发大风暴冷高气压，气温骤降 11℃而湿气不降亦不升，应是伴随冰霜而未大雨，符合水郁之发。岁少木厥阴司天，二之气客气太阳寒水主气少阴君火，节气立夏为风木，显是木火先被金水郁生湿、郁火蕴湿渐盛而终胜出，反抑寒水，水郁极而发。

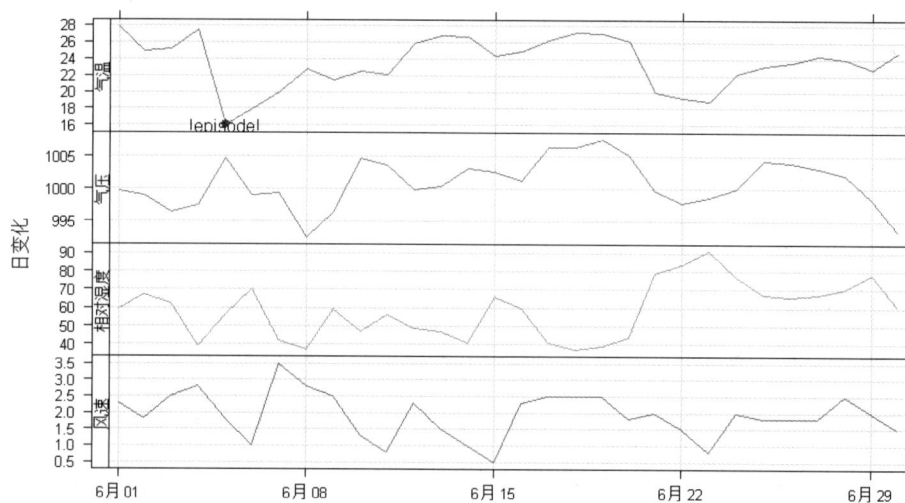

1992 年 6 月 5 日水郁之发

1992 年 6 月 5 日，典型水郁之发：由湿热而突然大降温 12℃，暴冷、气压升风减而湿反增（估计是冰雹）。机制：岁太木少阳司天，小满、芒种交接日，小满为少阴，芒种为少阳，岁运气木火，节气运气木火相合挟土湿（见表）强力制水，水郁极而发。

这些资料同时符合水郁之发在主气"二火前后"的经文描述，其客运气与主气相合成木火之气过旺（挟湿）而水被严力制约，郁极而发；余年的水郁之发虽都在冬季，然也都是内郁暑火极旺而制水，水郁极而发。

水郁之发与土郁之发的区别

水郁发前是火热挟一定程度的湿，土郁发前定是燥热。

木郁之发，太虚埃昏，云物以扰，大风乃至，屋发折木，木有变。故民病**胃脘当心而痛，上支两胁，膈咽不通，食饮不下**，甚则耳鸣眩转，目不识人，善暴僵仆。**太虚苍埃，天山一色，或气浊色，黄黑郁若，横云不起，雨而乃发也，其气无常。长川草偃，柔叶呈阴，松吟高山，虎啸岩岫，怫之先兆也。**〔胃脘当心而痛，上支两胁，膈咽不通，食饮不下：肝气上逆犯胃冲肺所致。太虚苍埃，天山一色，或气浊色：湿土郁木、阴云笼罩。黄黑郁若，横云不起：土合金水强力郁凝湿气（含木火）成沉重的黄黑厚云、先下雨，而后木乃怒发。长川草偃，柔叶呈阴：风吹持续吹翻草叶显出阴面。松吟高山，虎啸岩岫：金郁木，而木气怂怂然又不得全伸故吟，呻吟为虚争。怫之先兆：郁发之先兆。〕

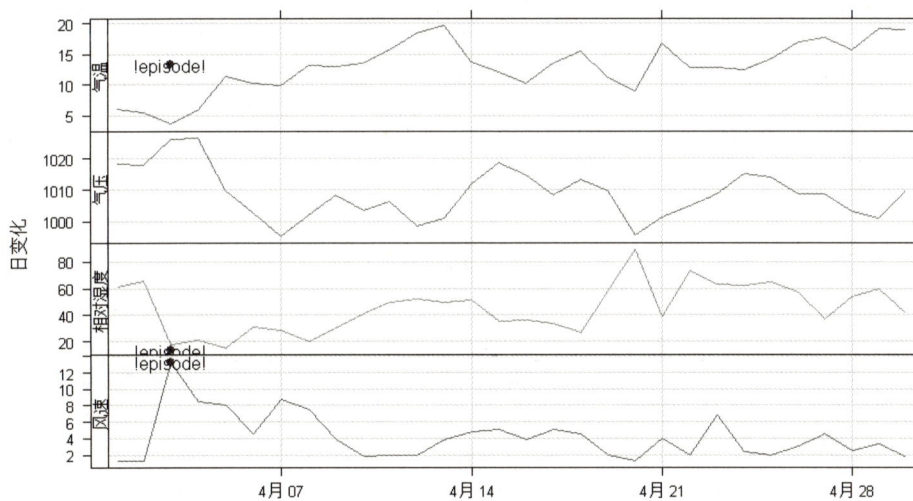

1969 年 4 月 3 日木郁之发

1969 年 4 月 3 日寒湿后木郁之发：风燥凉，岁运少土阳明司天，二之气客气少阳主气少阴，节气春分阳气当从地中上升至天，今阳气被司天阳明燥金所抑而生发受阻，合少土之寒湿于中，共郁春木，木郁极风发而燥凉生。

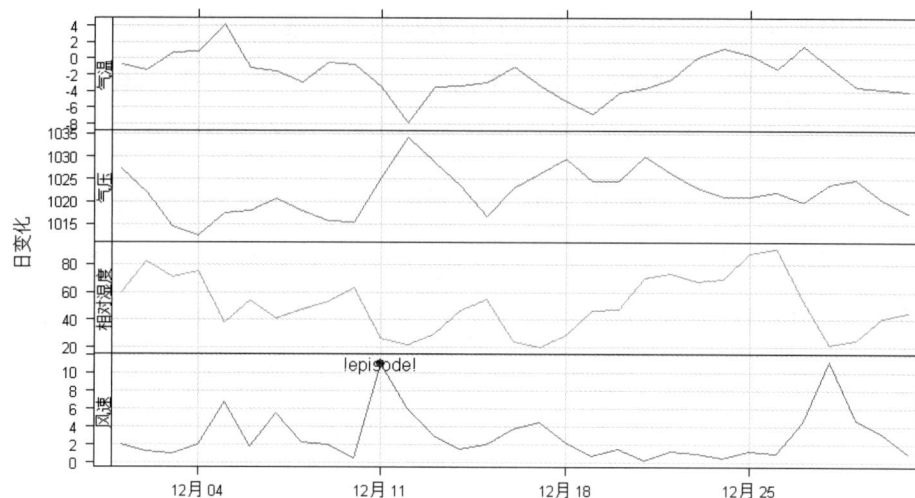

1972 年 12 月 11 日木郁之发

1972 年 12 月 11 日先寒湿后木郁发：岁运太木少阴司天阳明在泉，时在六之气节气大雪属少阳，金水郁木火生湿下雪生寒，岁运太木被金水寒湿郁极而风发燥冷。

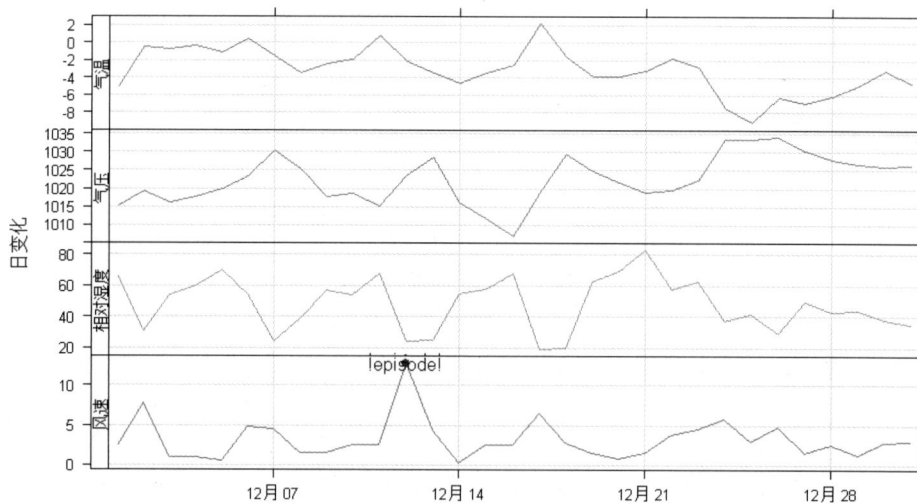

1970 年 12 月 12 日木郁之发

1970 年 12 月 12 日（太金太阳司天，太阴在泉，节气大雪属少阳）、

1971 年 1 月 20 日（少土厥阴司天，少阳在泉，节气小寒属阳明）、1976 年 4 月 22 日（太水太阳司天，二之气阳明节气谷雨），这三年都是先有明显的湿盛而后大风燥凉，只是风发前温度并不比前几天低，有的还略升了。

综合来看，木郁之发的前期气候共性是湿盛，气化共性是金土或金土水同盛而郁住木气，木郁极而发。

木郁之发诸症状的形成机制

咳喘耳鸣：为阴阳交争之象。①以平肝潜阳法为主，稍潜即可。②肺金压抑太过，以宣肺升阳法为主。

头昏与头眩的区别：头昏无旋转感，如非剧烈的低血压或高血压；头眩有旋转感，西医认为是刺激到了椎体外系，如晕车、颈椎病、颅内压升高、眼压升高、贫血等。

目不识人：阳气不降、阴气不足之故。

临床识人法：阳气为融合态，阴气为分别态。阴气降则分辨力足；气单上冲则分辨力不足但内心善良；金水阴气重者心机深重。

联系实际：2017 年少木阳明少阴，北京春风突然很大（木郁善行善变），春夏雨不少（两金合木火，生雾露；金火合生暑）。

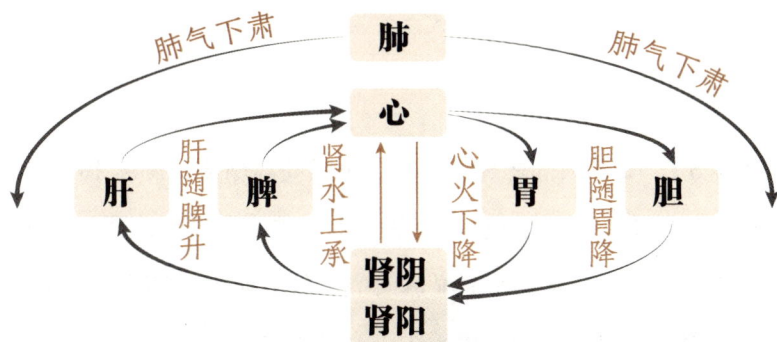

人体气机升降图

火郁之发，太虚曛翳，大明不彰，炎火行，大暑至，山泽燔燎，材木流津，广厦腾烟，土浮霜卤，止水乃减，蔓草焦黄，风行惑言，湿化乃后。故民病少气，疮疡痈肿，胁腹胸背，面首四肢，腹愤胪胀，疡痱呕逆，瘛疭骨痛，节乃有动，注下温疟，腹中暴痛，血溢流注，精液乃少，目赤心热，甚则瞀闷懊憹（náo），善暴死。刻终大温，汗濡玄府，其乃发也，其气四。动复则静，阳极反阴，湿令乃化乃成。华发水凝，山川冰雪，焰阳午泽，怫之先兆也。[曛翳：神昏目瞑。大明不彰：天气昏昏。炎火行，大暑至：火气之烧灼感而非热气之弥漫感。山泽燔燎：湿气被劫。材木流津：如人流汗。广厦腾烟：内蕴之湿气外腾。土浮霜卤：土失内湿而浮躁干结如白尘。止水乃减：湖泊之水。风行惑言：神识昏冒、魂飘志散，幻听幻见如梦。此时迷惑人心的谣言易惑人而流行。湿化乃后：雨湿不来。疮疡痈肿，胁腹胸背，面首四肢，腹愤胪胀：心肺气阴耗伤，气滞郁胀。疡痱呕逆：肝气阴伤而虚气逆上。瘛疭骨痛：肝肾阴津大耗生内风。节乃有动：筋萎抽动。注下温疟，腹中暴痛：火郁极而暴发，与郁已之金水土猛撞暴痛。郁阴随火外发成注下泻泄，甚则后虚邪滞而成温疟。善暴死：阳气上腾，阴阳决。刻终：漏刻示夜半。汗濡玄府：阴分郁热重，致半夜热汗。其气四：火郁之发，需借四之气之金土将夏之暑火内驱，原本内郁之火与之相合，火过极而反发。动复则静，阳极反阴：火郁发后，火热散而阴复至。华发水凝，山川冰雪：上腾之湿热被金水凝结。焰阳午泽：中午湖面上生起阳焰，远看像水，近看则无，是火郁将发之前兆。本篇前有"太阳司天之政……寒政大举，泽无阳焰，则火发待时"，是为火为寒郁之象。]

2014年5月12日火郁之发：由寒湿突然高温燥热，持续10天以上，风力变化不大。机制：岁运太土少阴司天，时在二之气客气厥阴风木主气少阴君火，节气立夏，运土合木火生湿热而遭水复成寒湿，郁火至极而火暴发，炎烈燥热，持续10日才有雨，雨后1天又是燥热。

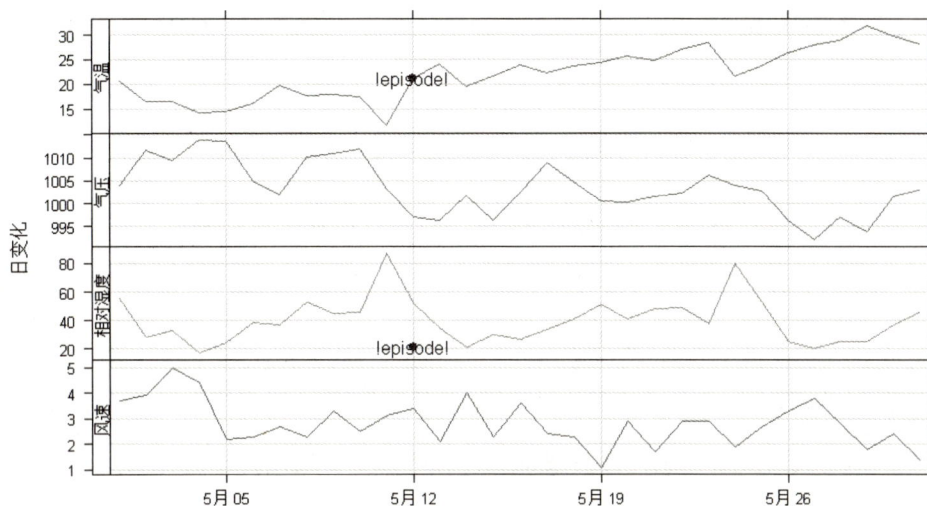

2014 年 5 月 12 日火郁之发

有怫之应而后报也，皆观其极而乃发也，木发无时，**水随火也**。谨候其时，病可与**期**，**失时反岁**，五气不行，生化收藏，政无恒也。[**有怫之应而后报也**：先出现怫逆抗争而后才报发。**水随火也**：水郁发在二火前后。**期**：预测。**失时**：指主气。**反岁**：岁运气与主运气反争。]

帝曰：水发而雹雪，土发而飘骤，木发而毁折，金发而清明，火发而曛昧，何气使然？

岐伯曰：**气有多少，发有微甚，微者当其气，甚者兼其下，征其下气而见可知也**。

帝曰：善。五气之发，不当位者何也？

岐伯曰：命其差。

帝曰：差有数乎？

岐伯曰：**后皆三十度而有奇也**。[**气有多少，发有微甚**：能郁和被郁之气有多少，发作有大小。**微者当其气，甚者兼其下**：被郁之气，或单独，甚则兼其子之气俱郁。即微则郁木，甚则郁木兼土；微则郁土，甚则郁土兼金；微则郁金，甚则郁金兼水。征

371

其下气而见可知也：视郁时其下气的情况则可知。**后皆三十度而有奇也**：一年 360 度，一度为一阴阳气化圆满约 1 天。其气发于正时段之后 30 天左右。]

五郁之发指五行五运。五行五运为阴，其应为月气，即月气助五运。五郁当其时未发乃自力不足，故待约 30 天月气一周补足后乃发。

又，为什么五郁之发在文中的排列顺序为土金水木火，而非常规的木火土金水？大概是按郁的难易程度、郁发的概率排列的：土最重浊，故最易郁结；金敛降清肃，次易郁结；水闭藏而不重沉降故又次之；木升发、火发散，本自无阴沉重浊之性而具发郁之性，故最不易极度郁结难开。

五郁	致灾	致因	微者发气时间
土	洪涝风冷	金火燥热	四之气
金	冷燥兼风	湿兼火	五之气
水	冰雹雨雪	火兼湿	二三气前后
木	风灾＋凉燥	金土湿	无常
火	火灾燥热	金水	四之气

帝曰：气至而先后者何？

岐伯曰：运太过则其至先，运不及则其至后，此候之常也。

帝曰：当时而至者何也？

岐伯曰：非太过非不及，则至当时，非是者眚也。[**运太过则其至先**：岁运太过则大寒节气前 3 至 5 日运气先锋先至。**则至当时**：即同正角同正商同正宫同正征，共二十四年，见前述。]

"非是者眚也"，任何人、事、物与外界都是无我互依的整体，而非孤立的存在，只有和谐、统一才能好，出偏必然受损伤。社会中如此，气化状态更是这样。日出而作，日落而息，就是顺应天地之气的整体特点。

胸怀宽广、智慧圆满者，方能提挈天地、把握阴阳，逆四时而动，寿敝天地，无有终时。如果没有到此境界，则需老老实实地顺应天地、依四时养生。

帝曰：善。**气有非时而化者何也？**

岐伯曰：**太过者当其时，不及者归其己胜也。**

帝曰：四时之气，至有早晏高下左右，其候何如？

岐伯曰：**行有逆顺，至有迟速，故太过者化先天，不及者化后天。**

帝曰：愿闻其行何谓也？〔气有非时而化者何也：非其时出现其气。太过者当其时：运太过，则当其年，司天在泉当其时三或六之气时。〕

不及者归其己胜也

①运不及则其岁气全年为胜己者兼权，如岁少木则金胜之而篡位主令；②初之气为司天之气初生/力不及，而胜己之气兼权；③四之气为在泉之气初生/力不及，而胜己之气兼权。如厥阴司天少阳在泉，初之气阳明胜司天厥阴，而成厥阴之初生时外显为阳明，类似岁运少木之金郁木，即有厥阴在内的阳明，外显清肃而不杀；四之气少阴君火胜少阳相火，此少阴乃少阳相火之初生阶段，非纯少阴君火，重在郁于心而非伤肺阴。

四间气与其司天或在泉同时发挥作用，如前述之厥阴司天少阳在泉，分析二之气的气化特点时，为主气少阴＋客气太阳＋司天厥阴相合综合分析。

岐伯曰：**春气西行，夏气北行，秋气东行，冬气南行。故春气始于下，秋气始于上，夏气始于中，冬气始于标；春气始于左，秋气始于右，冬气始于后，夏气始于前，此四时正化之常。故至高之地，冬气常在，至下之地，春气常在，必谨察之。**

帝曰：善。〔春气西行：春气自东出向西扩展，夏自南向北。秋气东行：秋自西向东。冬气南行：冬自北向南。春气始于下：冬至一阳复于下故自下始。秋气始于上：夏至一阴复于上故秋自上始。**夏气始于中**：夏阳自内发故夏气始于中。**冬气始于标**：阴自外凝故气始于标。标，表也。**春气始于左，秋气始于右**：春气自左来，阳升于左；秋气自右来，阴降于右。**故至高之地，冬气常在**：天不满西北，西北方阴多阳少。**下之地**：地不满东南，东南方阴少阳多。此阴阳之多少指外来之阳气、气候，而人体内则反之，即"至高之地冬气常在"，而人体内阳气聚盛，故形体盛壮，语气粗重而性情急暴；"至下之地春气常在"，而人体内阴气盛而阳气散，故形体娇柔，语气细柔而性情阴柔。］

冬气始于后，夏气始于前。

南阳北阴，面南而立则面阳背阴，即前阳后阴。心目必随光明转，故人之前面向着太阳，夏气始于前，而人体内则以阴气迎外来之阳，故胸腹为阴经阴气所聚行之处，而腰背为阳经阳气所聚行之处。阳极则阴故冬始于后，后为阳；阴极而阳故夏气始于前，前为阴。

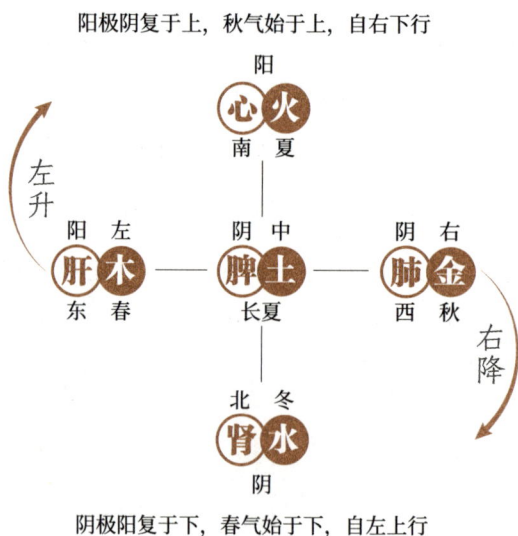

阳极阴复于上，秋气始于上，自右下行

阳
心火
南 夏

阳左　阴中　阴右
肝木 —— 脾土 —— 肺金
东春　长夏　西秋

左升

右降

北 冬
肾水
阴

阴极阳复于下，春气始于下，自左上行

黄帝问曰：五运六气之应见，六化之正，六变之纪，何如？

岐伯对曰：夫六气正纪，有化有变，有胜有复，有用有病，不同其候，

帝欲何乎？

　　帝曰：愿尽闻之。

　　岐伯曰：请遂言之。夫气之所至也，厥阴所至为和平，少阴所至为暄，太阴所至为埃溽，少阳所至为炎暑，阳明所至为清劲，太阳所至为寒雾。时化之常也。〔应见：应化显现。六化之正：正常气化。变：非常之变。用：功。和平：春风和缓。暄：气热而散，温暖而不烧灼。埃溽：湿溽沤。炎暑：气热而凝聚，烧灼。清劲：清肃强劲。寒雾：寒凝冰霜。〕

　　厥阴所至为风府为璺启，少阴所至为火府为舒荣，太阴所至为雨府为员盈，少阳所至为热府为行出，阳明所至为司杀府为庚苍，太阳所至为寒府为归藏。司化之常也。〔风府：常有风生。府，指贮藏之处、身居之处，"为××府"，指此处常生出××。璺启：璺（wèn），瓷器裂缝，自内向外透裂，生发开裂。火府：温暖常在。舒荣：舒展荣华，生长茂盛。雨府：常有雨降。员盈：太阴湿土弥漫、圆满、充实周备。行出：性喜出头，喜张扬。司杀府：阳明主杀，掩杀生机。庚苍：庚，更替。物壮则老，生机隐灭而凋落，司其职者阳明金气。司化：职能。本段偏指六气所产生的形态变化。〕

　　厥阴所至为生为风摇，少阴所至为荣为形见，太阴所至为化为云雨，少阳所至为长为番鲜，阳明所至为收为雾露，太阳所至为藏为周密。气化之常也。〔生：新生。荣：充足舒展。形见：形体初成而显现。化：转化。长：成长壮大。番鲜：光鲜茂盛。收：阴来阳杀。雾露：湿气初敛。藏：闭藏。气化之常也：此段偏指六气的气化。〕

　　厥阴所至为风生，终为肃；少阴所至为热生，中为寒；太阴所至为湿生，终为注雨；少阳所至为火生，终为蒸溽；阳明所至为燥生，终为凉；太阳所至为寒生，中为温。德化之常也。〔终为肃：终自合金自止于静肃。少阴所至为热生，中为寒：生热于外与内里之寒同在。太阴所至为湿生，终为注雨：湿漫止于湿收雨落。湿气弥散到一定程度，自引秋金之气而开始聚集成雨。少阳所至为火生，终为蒸溽：火灼止于水湿热相合而腐溽。**阳明所至为燥生，终为凉**：燥干止于凉爽。**太阳所至为寒生，中为温**：外生冰寒而于内自温热同在。**德**：载道显道者为德，本性共命无我，万法相反相成、物极则反。故德化知进知止，而不自专，过盛则自生反制之力而止。]

这一段的重要意义在于告诉我们要临证知本，全面究竟地进行病因病机分析及施治。

"少阴所至为热生，中为寒"，"太阳所至为寒生，中为温"，人体 / 天地的整体气化状态是个太极，内外上下正好相反，这在临床上指导意义极其巨大。如"冬吃萝卜夏吃姜"，因夏天外为热，中为寒，不可贪凉，暑天、三伏天应喝热水；冬天外为寒，中为温，反倒可适当吃些凉的。这是几千年下来的规矩，也是对气化圆满认知下得出的结论。

厥阴所至为<u>毛化</u>，少阴所至为<u>翮化</u>，太阴所至为<u>倮化</u>，少阳所至为<u>羽化</u>，阳明所至为<u>介化</u>，太阳所至为<u>鳞化</u>。德化之常也。

厥阴所至为<u>生化</u>，少阴所至为<u>荣化</u>，太阴所至为<u>濡化</u>，少阳所至为<u>茂化</u>，阳明所至为<u>坚化</u>，太阳所至为<u>藏化</u>。<u>布政</u>之常也。[**毛化**：皮有细毛的生命，毛毛虫。**翮化**：周身软羽类生命，飞虫。**倮化**：无毛之生命，人为倮虫。**羽化**：粗壮羽翅之生命，飞禽。**介化**：甲壳类生命。**鳞化**：鳞体类生命，多水生，如鱼。**布政**：指对外的正常作用显现。前文气化、德化指对自身。]

<u>厥阴所至为飘怒、大凉</u>，<u>少阴所至为大暄、寒</u>，<u>太阴所至为雷霆骤注、烈风</u>，<u>少阳所至为飘风燔燎、霜凝</u>，<u>阳明所至为散落、温</u>，<u>太阳所至为寒雪冰雹、白埃</u>。气变之常也。[**厥阴所至为飘怒、大凉**：飘怒为狂风怒号，风气太盛之象，然后金气来复，气候大凉。**少阴所至为大暄、寒**：大暄为大热，水气来复，气候寒冷。**太阴所至为雷霆骤注、烈风**：土湿太过，生雷霆暴雨。木气来复，出现暴风。**少阳所至为飘风燔燎、霜凝**：飘风为木，燔燎为火，霜凝是金。木火之气胜，金气来复。少阳是金郁木之火。**阳明所至为散落、温**：散落，树凋叶落，金的特点。火气来复则温。

太阳所至为寒雪冰雹、白埃：天气严寒，生寒雪冰雹。白埃是土，土气来复之象。变：物极则变，复气来报。]

厥阴所至为**挠动**，为**迎随**；**少阴所至为高明焰，为曛**；**太阴所至为沉阴，为白埃，为晦暝**；**少阳所至为光显，为彤云，为曛**；**阳明所至为烟埃，为霜，为劲切，为凄鸣**；**太阳所至为刚固，为坚芒，为立**。**令行之常也**。
[**挠动**：自外吹摇。**迎随**：草木之体内因木胜而土虚而软弱，故随风而迎随。**少阴所至为高明焰，为曛**：为高广明亮之热焰，而止为落日余晖之昏昏，火伤金虚而失清肃象。**为沉阴为白埃**：沉重阴湿尘霾。**晦暝**：土克水而生晦暗不明之水虚象。**少阳所至为光显，为彤云，为曛**：为光彩霞云，为落日余晖昏昏。**烟埃**：尘雾。**劲切**：强迫急切。**凄鸣**：木虚抗争象。**太阳所至为刚固，为坚芒，为立**：刚坚固化、凝结水火，虚火争突，显为芒刺、对立。立，挺立。**令**：自上而下之指令，强迫执行。故令后有虚争反抗之象。]

厥阴所至为**里急**，**少阴所至为疡胗身热**，**太阴所至为积饮否隔**，**少阳所至为嚏呕，为疮疡**，**阳明所至为浮虚**，**太阳所至为屈伸不利**，**病之常也**。
[**厥阴所至为里急**：客气厥阴加之于春，风木太过而金来复，肝气里急。凡是具有突然、暴起暴灭性质的均指风象。**少阴所至为疡胗身热**：客气少阴加之于春，风火相合而金水复之，热发于外为胗，热陷于营分为疡。**太阴所至为积饮否隔**：客气太阴加之于春，土壅郁木，脾为木克涩滞而失运、积水成饮、结滞郁塞、上下隔拒。**少阳所至为嚏呕，为疮疡**：客气少阳加之于春成金郁木火，气上为嚏呕灼于内为疮疡。**阳明所至为浮虚**：客气阳明加之于春，金郁杀木、气郁胀满按之虚软。**太阳所至为屈伸不利**：客气太阳加之于春则肝寒，寒凝筋骨。**病**：此段为客之六气加于春时或东方所生病。]

这段分析时要注意：春的气化状态为外上始盛而内下始虚寒，肾已开始虚，肝阳盛阴虚。

厥阴所至为**支痛**，**少阴所至为惊惑、恶寒战栗、谵妄**，**太阴所至为稸满**，**少阳所至为惊躁、瞀昧、暴病**，**阳明所至为鼽尻阴膝髀腨胻足病**，**太阳**

所至为腰痛，病之常也。[厥阴所至为支痛：客气厥阴加之于夏火，金水来复，肝伤气乱而支痛，撑胀肉痛。疼表浅痛深刻。**少阴所至为惊惑、恶寒战栗、谵妄**：客气少阴加之于夏火，火气沸腾过于外散而又加以寒水复之，心之气阴重创则惊悸昏惑，甚则寒气入肾而恶寒战栗、神燥谵妄。**太阴所至为稸满**：客气太阴加之于夏，则在夏气心气内洞基础上加以内湿，而内湿饮稸满。**少阳所至为惊躁、瞀昧、暴病**：客气少阳加之于夏，则君相火合而内灼伤心伤肝肾，发为惊惕（肾伤）躁妄（心神伤）瞀昧（魂伤），病发急暴、阴精急耗而易阴阳离决而暴亡。**阳明所至为尻尻阴膝髀腨胻足病**：客气阳明加之于夏火则乘肝肾之虚寒而伤之。伤肝为主显为关节筋脉病，伤肾显为腨胻足病。**太阳所至为腰痛**：客气太阳加之于夏火，则乘肾之虚而致寒凝腰痛。**病之常也**：此是客气六气于夏或南方所生病。]

这段分析要注意：夏天的气化状态为外上阳气隆盛而中下虚寒，尤其易心气内洞。

少阳与少阴的区别

少阴惊惑，少阳惊躁，惑是迷、不清醒、不清楚。阳气往上往外而不往下不往内，有阳无阴，谓之惑。而躁是躁动，气是聚结的状态，与迷迷糊糊的惑不一样。

少阳本身是个凝聚的火，少阴是个弥散的热，令心神弥散而惑；少阳本质是金郁木，故感少阳之火则入肝而躁狂；而感少阴之火则入心而烦惑。

厥阴所至为緛戾，少阴所至为悲妄、衄蔑，太阴所至为中满、霍乱吐下，少阳所至为喉痹、耳鸣、呕涌，阳明所至为皴揭，太阳所至为寝汗、痓，病之常也。[厥阴所至为緛戾：緛是软，戾是乖张、扭曲、不正。本来厥阴风木应条达、正而柔韧，但客气厥阴加之于秋，定为主气之秋金所克制，变成又软又扭曲，真阳木生不出来，受气，挺不起来，好似有点娘炮儿，有点阴阳怪气。**少阴所至为悲妄、衄衄：少阴君火克金，肺藏神伤则悲，心肝火旺则妄、肺火内郁而鼻衄血污。**太阴所至为中满、霍乱吐下**：太阴湿土合秋金则湿壅滞中焦而中满、金土合而郁肝、肝郁甚则生内风动乱，吐泻交加。霍乱吐下伤津伤阴，但最伤阳，治疗一定要以温阳为主。**少阳所至为喉痹、耳鸣、呕涌**：少阳相火合秋金则燥火灼肝，肝燥虚争则喉痹、耳鸣、呕涌。**阳明所至为皴揭**：阳明加之于秋金则郁伤肝气、肝虚火燥。人体虚弱没有精气神，皮肤就粗糙皲裂暴干皮。皮肤光滑细腻润泽，是津气充盛，神足气和之象。**太阳所至为寝汗、痉**：寝汗，即盗汗。太阳寒水合秋金之气则肝气内郁，合暑之余热而成内热，故于就寝卫气入阴时，内热过盛而外汗；秋金合太阳致肝郁而挣扎，肝脉拘挛而痉。**病之常也**：本段为客之六气加之于秋、于西方时所生病。]

本段的病机分析要先明白：秋之气化为外燥又易内郁夏之暑湿余邪。秋金下压，湿先内聚再化燥，肝脾肾均内闭气郁。

少阳所至为喉痹、耳鸣、呕涌。

喉痹，嗓子哑，是肝气虚而金气闭郁，痰气阻滞咽喉，此为虚证。有的人稍微一着急嗓子就哑，因为肝阴血太虚，而气亦弱，气不顺己则急，为金郁木争之象；气急伤阴伤血又散气，所以说不出话。此时不能养阴清热，更不能一味用胖大海、罗汉果、柠檬，得用温热的乌梅、人参、大枣、山药补气补肝养阴，酌情佐以养阴透热药。

耳鸣，将耳鸣辨证为肝阳上亢是很狭隘的，慢性的长期耳鸣绝不是实证而是虚证，只有突然的暴怒、中风引起的耳鸣可能是实证。耳鸣是如何引起的？经络里痰湿水气阻滞，肝气沿着少阳经往上顶、往上冲时，气在撞击时的响动是耳鸣；太虚的时候也会被挡住，气上冲撞击时也有声音。如果声音轰隆轰隆的比较壮，按实证治；声音很小，嗡儿一阵嗡儿一阵就像在呻吟，一定按照虚证来治。

　　厥阴所至为胁痛、呕泄，少阴所至为语笑，太阴所至为重、胕肿，少阳所至为暴注、瞤瘛、暴死，阳明所至为鼽嚏，太阳所至为流泄、禁止。病之常也。〔厥阴所至为胁痛、呕泄：冬来厥阴风木则阳气不藏，木气生内风冲逆。**少阴所至为语笑**：冬来少阴君火则被寒水郁于心中而多语笑。**太阴所至为重、胕肿**：冬寒合太阴湿土则水湿阴凝成重、胕肿。**少阳所至为暴注、瞤瘛、暴死**：少阳加之于冬则寒水郁少阳相火于肝，内火炽热，易伤肝肾之精尤其是伤肝之阴精而生内风，上冲而突发中风闭窍，表现为暴注、瞤瘛、暴死。**阳明所至为鼽嚏**：冬来阳明燥金则肃降过重而肺气不宣，肺中郁气抗争在血分发为鼽，在气分发为嚏。**太阳所至为流泄、禁止**：冬天又来客气太阳寒水则闭藏过度为二便闭、阴盛阳复则交争风动成二便失禁。**病之常也**：此段为客气加之于冬季、北方所生病。〕

　　本段之病机分析仍是首先建立在对冬季气化特点的认识上：冬天闭藏，外寒而内热；冬至前为纯闭藏，冬至后阳气来复则下内于闭藏中又生初阳上升。

　　凡此十二变者，报德以德，报化以化，报政以政，报令以令，气高则高，气下则下，气后则后，气前则前，气中则中，气外则外，位之常也。故**风胜则动，热胜则肿，燥胜则干，寒胜则浮，湿胜则濡泄，甚则水闭胕肿，随气所在，以言其变耳**。〔报德以德，报化以化，报政以政，报令以令：随六气之正与变而有相应的正常气象与灾变产生。**位之常也**：人与天地相参也，故外气来临之时人气应变各同其气位。**热胜则肿**：外热则人以阴气抗之，热胜阴加，则阴聚成形故肿。又，若尚难于一时灭热，热被阴性力量郁住才能生热，所以是肿。单纯的热就散掉了，形不成热病。所以凡治热病、治痈肿疮病，一定得有开泄的药，绝对不是单纯的苦寒燥湿。**燥胜则干**：金气来犯则木火之气上应，灼津故干。**寒胜则浮**：寒气来犯则火气外应，气浮则形胖。**湿胜则濡泄，甚则水闭胕肿**：湿乘人体而肝气抗之，湿气弥散满溢则濡泄，阴湿过重伤阳则水闭胕肿，津液凝滞象。〕

帝曰：愿闻其用也。

岐伯曰：夫六气之用，<u>各归不胜而为化</u>。故太阴雨化，施于太阳；太阳寒化，施于少阴；少阴热化，施于阳明；阳明燥化，施于厥阴；厥阴风化，施于太阴。<u>各命其所在以征之也</u>。

帝曰：<u>自得其位何如</u>？

岐伯曰：自得其位，常化也。

帝曰：愿闻所在也。

岐伯曰：命其位而方月可知也。〔**用**：六气化出的对外作用。**各归不胜而为化**：同时有两种含义：①正是胜自己本体的气。即三阴为体，其对外作用为阳，依次为厥阴化为风木、少阴化为君火、太阴化为湿土（弥散为阳），三阳为体，其对外作用为阴，依次为少阳化为相火（聚集为阴）、阳明化为燥金、太阳化为寒水。②所施加的部位／对象是自己所胜的气位，风气伤脾，火气伤肺，土气伤肾，金气伤肝，水气伤心。**太阴雨化，施于太阳**：太阴之体是三阴，最寒最阴，太阴太固，对外的表现是反着来，化为弥散的土湿雨，是刚柔相反；土克水，故施于太阳。**太阳寒化，施于少阴**：太阳之体是阳最多，其化用为寒水；水克火，故施于少阴。**少阴热化，施于阳明**：少阴之体是二阴，本质上是阴气多，外在表现就火热化；火克金，故施于阳明。**阳明燥化，施于厥阴**：阳明为两阳合明，也是阳，燥化是阴金；金克木，故施于厥阴。**厥阴风化，施于太阴**：厥阴是一阴，外在表现阳化为风木，木克土，故施于太阴。**各命其所在以征之也**：根据作用的部位和现象来推断本体。**自得其位何如**：即太阴施于中土脾胃，太阴施于后肾膀胱，少阴少阳施于前、中心小肠，阳明施于上右肺大肠，厥阴施于下左肝胆，是正常的气化。〕

各归不胜而为化。

"各归不胜而为化"，不胜于谁就化成谁。

纯阳之体对外表现的作用必然是纯寒，以寒为表相。以原子结构为例，最外侧的电子如果失去，对外界是致热的效应，即热药；得到电子，则外界的能量成了自己的，自己阳多了，外界就寒了，自己对外界是寒性作用。自身阳气壮大了，外面就寒了；自身增加，外边就少，是一样的道理。对外界的作用正好跟自身的体性是相反的，体跟用是相反的，是一对阴阳。

太极图，外为阳则里必然是阴，阳中有阴，阴中有阳，否则无法阴阳转化和平衡。太极图看上去是平面图，但其实是立体图，外在表现是阳热的时候，在根上、体上却是一股阴性的力量与之同时增长，外面的阳气越旺，根上与之相反的阴的力量就越强。这个阴的力量跟外在的阳不在同一个层面上，就好比水火不能同时存在，是火就是火，不能火当中又是冰。那么阴气在哪儿呢？在根儿上，在另一个面上，隐于其体内。所以根本来说，与之相平衡的同时生同时长的力量不是跟它同一个层次上的阴阳，而是它的体和根，即标上的阴阳和表相根上的阴阳本性本体是相反的，同盛同衰，这是真正的太极图。

比方说一个人离家出走去打工，刚一出门还不想回来，离家越远、离家时间越长是不是越想家？外边干得事业越红火，越成功，越想回家，想回到祖坟上去告慰祖先。走得越远就好比阳的力量越来越强，后边拽着他回来的那股力量就是所谓的阴的力量也越强，这两个相反的力量同生同长。

命其位而方月可知也。

知道本质以后，就知道出现的位置和时间规律。如东方生风，木气在东方，春天最旺，厥阴风木主气在东方出现，东方最旺，这就是命其位而方月可知。命，自然赋予的令其存在的力量，为法之载体。三阴三阳是天命，是体，天干地支是表达天地之命令而生三阴三阳之体，三阴三阳各化其用而显为自然政令。

方为方位，月则不仅指时间，更是指命体的来源。体为阴，用为阳，故用阴性的月来表命体之源和时间，而不用"日／时"来表达，而心意念之，则生命之阴性能量与之相应而正得调试。此用词之精准，于禅观时最要。中华文化之严谨深奥，之心境相应，于此可见。

阴阳的相反分为寒热、刚柔两种相反。太阳寒水是水火寒热的相反，阳明燥金和太阴湿土是刚柔相反。少阳阳气初生，是很柔弱的阳，而相火是很硬的火，这也是刚柔相反。

六气与三阴三阳的标本

六气三阴三阳，现在的注释都是六气为本，三阴三阳为标。但从此处看三阴三阳为本六气为标才是对的。本是体，是本体本质，标是表、表象，是对外的表现。如太阴湿土，其对外的表现是湿土，是标，太阴是它的体、本。所以风寒暑湿燥火是其作用和外在表现，是标、表而不是本。体用与标本不是等同的，前述这种分法是把同一物的体与用强行分为标与本。

帝曰：六位之气盈虚何如？

岐伯曰：太少异也，太者之至徐而常，少者暴而亡。

帝曰：天地之气盈虚何如？

岐伯曰：天气不足，地气随之，地气不足，天气从之，运居其中而常先也。恶所不胜，归所同和，随运归从而生其病也。故上胜则天气降而下，下胜则地气迁而上，多少而差其分，微者小差，甚者大差，甚则位易气交，易则大变生而病作矣。《大要》曰：甚纪五分，微纪七分，其差可见。此之谓也。[六位之气盈虚何如：六位之气是三阴三阳六位。盈虚，盛衰来去。太少异也，太者之至徐而常，少者暴而亡：运到气就到，随运来定气至的早晚，五运太过气提前来，相对平稳，五运不及气就后至，被篡位不稳定，容易出现复气，气候反常，胜复交争，表现在气上也会出现暴而亡。**天地之气盈虚何如：**天地之气指四时之气而非前述的客气六位，四时之气，日月宇宙星辰共同作用后最终的结果。**天气不足，地气随之**：春夏该热不热，则地之阴气上冲。**地气不足，天气从之**：秋冬不冷，则天阳之气扰动于下。**运居其中而常先也**：引起这些变化的主客运气是其成因，且独立存在，可再引生新的变化，故言"居其中而常先"。**恶所不胜**：如春夏应热厌寒。**归所同和**：天地间寒热燥湿的胜复变动最终还是要回复到与当时的运气相同或相和顺的气候状态。如厥阴司天，虽可有金气来复，但复气时间短，最终还是要回到风和气热的气候气态上。同和，应热时热，应寒时寒。**随运归从而生其病也**：寒热胜复之表象并不是疾病的根本原因，判断病因病机仍主要依从于当时之主客运气。故本篇大论前述，客运客气所致之寒热燥湿风之化和上中下药食宜，皆直接针对客运气之本，而非复气及变乱之气。**故上胜则天气降而下**：热极则雨。**地气迁而上**：大寒节后地气迁而上。**差**：①比如白天和黑夜从地球转动上来讲时间应是平均的，但是感觉上是昼长夜短，白天太阳未升起或者落山了天还亮着。再如春夏比秋冬时间长，但按太阳、地球的南北回归应该是平均的，因为阳是扩张的阴是缩的，这叫"差"。②这个"差"指客运气导致的节气到来的时间有早晚之差，即运太过则节气先至（约 5 日），运不及则节气晚至。**甚则位易气交，易则大变生而病作矣**：客运气过甚则长期剧烈地压过主令时气，主从颠倒而气交性质改变，必生大病。如太土太阳司天之岁，长期倒春寒，生大病。**甚纪五分，微纪七分**：客运气过甚可致一半的时间位易气交易，主运气效用减半；客运气略胜可致十分之三的时间位易气交易，主运气效用留十分之七。]

> **天气不足，地气随之，地气不足，天气从之。**

　　太阳跟地球的相对运动非常恒定，客运客气的轮值也是恒定的，而地球表面温度、风温等会有骤升骤降的变化，但这种胜复变化根本影响不到太阳跟地球之间的相对运动和客运客气的转化。太阳跟地球之间的相对运动及客运客气是先天、根、本，引起地球表面上的复杂变化叫果、标。此处"天气不足，地气随之，地气不足，天气从之"，是指的标，不是指本，本上没有足不足，一直是如此。从春到夏，地气上腾补天气；从秋到冬反之。乃至夏日热极则雨，冬日热生则雪，湿盛则风，寒极则热，皆是地球表面气象物候层面的交互变动。

> **多少而差其分，微者小差，甚者大差。**

①客运气胜过主运气四时之气，随胜过的多少而气候偏差、节气到来的时间偏差有大小。寒热胜复的时间也有差别，热极则骤冷，但寒极而转热较缓。②比如白天和黑夜从地球转动上来讲是平均的，但是感觉上是昼长夜短，白天太阳未升起或者落山了天还亮着。再如春夏比秋冬时间长，但按太阳地球相对运动的南北回归应该是平均的，春夏长是继发于日地运行的结果，因为阳是扩张的、阴是收缩的，故春夏时间长，立秋之后还有半月才"处暑"，这叫"差"。但如果客运气主令使阳气长期过于郁闭，如2023年，则暑气可能很难散去，暑期延长至秋分。

帝曰：善。论言热无犯热，寒无犯寒。余欲不远寒，不远热奈何？

岐伯曰：悉乎哉问也！发表不远热，攻里不远寒。

帝曰：不发不攻而犯寒犯热，何如？

岐伯曰：寒热内贼，其病益甚。

帝曰：愿闻无病者何如？

岐伯曰：无者生之，有者甚之。

帝曰：生者何如？

岐伯曰：不远热则热至，不远寒则寒至。寒至则坚否腹满，痛急下利之病生矣。热至则身热，吐下霍乱，痈疽疮疡，瞀郁注下，瞤瘛肿胀，呕鼽衄头痛，骨节变，肉痛，血溢血泄，淋闷之病生矣。

帝曰：治之奈何？

岐伯曰：<u>时必顺之，犯者治以胜也</u>。[热无犯热，寒无犯寒：热病不要用热药，寒病不要用寒药。**不远寒**：以寒治寒。**不远热**：以热治热。**发表不远热，攻里不远寒**：外热郁于表可用辛温，内寒结于里可加用大黄，两者皆可祛邪外出。**不发不攻而犯寒犯热，何如**：如果不是祛邪，调内在的时候也不远寒不远热会怎么样？**寒热内贼，其病益甚**：非祛邪，只是调治内在寒热时不可以犯寒犯热，否则病加重。**无病者**：运有偏而人未病，妄受寒热之药，则因药生寒热，因药致原寒热加重。**时必顺之，犯者治以胜也**：顺应时节之正气，如时节之气本来是热，生热病，用药就以寒凉对治来犯之热；生寒病，就以热药对治来犯之寒。但要注意，顺四时正气为扶正，对治非时而有之邪气为祛邪，祛邪"治以胜"，从邪犯之位用药，扶正则不论邪之寒热而直以四时之气为准而扶之，即春夏宜助上焦阳气之失散而补肝肾之阴精，秋冬反之。]

余欲不远寒，不远热奈何？

反着来，热病不舍热药，寒病不舍寒药，临床上也有这种情况。因为用药的寒热只是阴阳的一个性质，病还有其他方面的特点。

发表不远热，攻里不远寒：比如外感病要用辛散的药，辛散属于阳药，治疗风热感冒的银翘散里也用辛温的荆芥，这就是不远热。老年人大便不通十几天，一摸肚子凉的，是寒积，寒积到了急则治其标的时候也得用大黄，如黄龙汤，这叫不远寒。

愿闻无病者何如？

人体尚未发病时，如何用药、养生、调理身体？以岁运太火太阳司天太阴在泉之年为例，司天在泉将运的火郁在内里，临床上舌边尖红，是心肺有热。此时预防用药上，须在温阳散寒的同时稍清心火，加少许黄连、知母或栀子、豆豉。

黄帝问曰：**妇人重身，毒之何如？**

岐伯曰：**有故无殒，亦无殒也。**

帝曰：**愿闻其故何谓也？**

岐伯曰：**大积大聚，其可犯也，衰其大半而止，过者死。**〔妇人重身，毒
之何如：重身即怀孕，怀孕时上虚下实，孕期如何用药呢？毒是用药，偏性太强、太专、
太独立，因之独、专而不全面，与人体相互作用时就伤，偏性强叫毒药；偏性弱而能补
精气叫食品。**有故无殒，亦无殒也**：有是病用是药就没问题，此前的原则对孕妇也适用，
但要注意量其轻重。**大积大聚，其可犯也，衰其大半而止，过者死**：癌症属于大积大聚，
中医讲究大毒治病十去其六，不要十去其九，因为人体无法承受，最终还是要靠人体自
身来解决问题。〕

这段经文用妇人怀孕时生病之用药，来推广前述之扶正与祛邪两条思
路，两不误的治疗原则。又是大积大聚之用药，来强调以正为本，扶正祛邪
而非纯以药物祛邪治病的根本治疗原则。

帝曰：**善。郁之甚者治之奈何？**

岐伯曰：**木郁达之，火郁发之，土郁夺之，金郁泄之，水郁折之，然调
其气，过者折之，以其畏也，所谓泻之。**

帝曰：**假者何如？**

岐伯曰：**有假其气，则无禁也。所谓主气不足，客气胜也。**

帝曰：**至哉圣人之道！天地大化，运行之节，临御之纪，阴阳之政，寒
暑之令，非夫子孰能通之！请藏之灵兰之室，署曰《六元正纪》，非斋戒不敢
示，慎传也。**〔木郁达之：舒导。**火郁发之**：辛凉辛寒开发郁火。**土郁夺之**：形固阻塞
则攻夺其形。**金郁泄之**：气郁则宣泄。**水郁折之**：寒闭则以大热直折。**然调其气，过者折**

之，以其畏也，所谓泻之：太过了就要折之，用与之相反的它所畏惧的东西来泻之，有阴必有阳，一物降一物。**临御**：轮值主令。**政**：主宰者所制之治。**令**：政令实现。**灵**：慧智神灵。**兰**：香洁典雅，高贵。**署**：题名，正用。**斋戒**：清净无我、大公无私之心境。]

> **有假其气，则无禁也。**

假：①借用；②"真假"的假。此前的治疗原则是用其所畏来对治。但如果这个热或寒，是个假象，则"无禁"，就不用严格遵守这个规矩。真寒假热、真热假寒、真实假虚、真虚假实都有，老年便秘有时候就得以补为主，这就叫作"无禁"。

> **所谓主气不足，客气胜也。**

假象假证的出现，必然是正气本虚，无力抗邪而为重邪所拘所迫，如《伤寒论》之少阴病亡阳之真寒假热证、小儿食积阳明腑实手足冷之真热假寒证，等等。在主气与客气的力量对比上，既是主气被客气所胜，如太阳寒水司天太阴湿土在泉，春夏易外寒而内有郁火，要重在扶正散寒，而不可重在清火；秋冬生湿而木火来复伤肾，要治以"甘热"补精散寒，而非"苦热"（见前述）。

泻和泄

泻的是有形之物，如泻下药；泄是指气，如泄了气的皮球。

声和音

外来的叫声，具有暂时性；留在心里的叫音，留下的记忆和作用是持续的，所以有余音绕梁之说。

形和相

外边的物叫形，是暂时的；进入眼睛留在心里的是相，被心攫取住以后，可以久久不去的是相。

带状疱疹

病位在肝经，疼痛表示邪正交结、阻滞严重。

疼痛是阴阳交争的表现，必得有阳与其交争，才会疼痛，若纯阴无阳，则麻木而不痛。

大小便的妙用

粪便（大便）是食物经人体消化液作用、变化后的腐败物质，并包含人体全身代谢产物和人体新陈代谢需要的益生菌，如同一个太极，圆混圆有一切。其作用，一是其中较全面地含有了天地间基本物质元素，故能一定程度上中和有毒物质、对治有毒物质产生的损害；二是肠道益生菌的补充能治疗久泻所致的菌群失调症；三是腐味补肾，能调动肾精化生元气，元气一出，便能在气的层面上冲和邪气，并疏通气脉，故粪便能解毒止痛。

大便偏阳走气分，而小便偏阴走血分。小便是全身代谢产物的水液排出渠道，含几乎全部的人体代谢所产生的物质残余，也如同一个太极，圆混圆有一切，如所有激素、凝血的酶类和活血的酶类、有机/无机矿物质等，所以小便能止血也能活血。小便味咸性凉养真阴，故亡阳救逆时的白通汤四逆汤要加小便、猪胆汁，而炼小便出的秋石虽性凉养阴却又能补肾壮阳。几乎各种动物的小便都有清热解毒的作用又不伤人，痒疹乃至疮疡者皆可外用，可消炎解毒、止痒止痛止血。

如何对待西医指标?

对待西医的各项指标，不要只以其数值之正常与否判断病情和疗效，要以病人的整体状态、病人的感觉为准。患者病时在应激状态，血糖、血压、心率本来都应该升高。比如中风急性期的高血压，降到130mmHg以下患者出现精神不振，头脑不清楚，这就说明降得太低了。血糖亦然，糖尿病目前提倡的糖化血红蛋白值是7～8mmol/L最合适，这是循证医学的观察结果。研究中把糖化血红蛋白控制到6～7mmol/L为一组，控制到7～8mmol/L为一组，观察5年以后两组的心脑血管病、各种并发症的发病率，结果发现7～8mmol/L的更低。

其实，不必"循证医学"，我们只要从病人的全身状态中就知道血糖不应一味追求达标/到正常值。因为靠西药降糖药血糖达标的病人，最明显的症状是精力体力差乃至极差，血压难调，并发症日渐加重，这是典型的血糖太低、能量不足的表现，依此就应该大胆确定：要让病人血糖保持在一定的高态，同时针对导致血糖升高的病因治疗，而不是一味降糖。

如何治疗感冒?

感冒时必得允许发烧，不烧才要小心，要给些营养补充正气。《伤寒论》言："病有发热恶寒者，发于阳也。无热恶寒者，发于阴也。"且临床观察可知，发热并不太高时，人的精神尚可，但用退烧药一退热，精神马上萎靡。

体质平调散药粉治感冒，以开水冲服放勺醋，通治所有感冒，重感冒可据寒热虚实加味。舌尖红加感冒清热冲剂或绿茶，舌苔腻加藿香正气；寒重加附子理中丸；气虚甚用补中益气或加红糖水，服药后被覆取微汗；热性中暑少放糖，加西瓜汁。

中风

中风的发病机制，是金水在外，湿热在内，湿热被郁形成痰火。因此治疗中风，须水火同调，预防性治疗的时候，首先祛除阴气。所以续命汤、《金匮》的侯氏黑散，都是以麻黄、附子、细辛、干姜、肉桂、防风等阳药为主。硝石矾石散以祛寒为主，这是预防和中风恢复期的治法。但急性期清窍闭阻，木火之气上攻，表面是风火为主，要急则治其标，用星蒌承气类，此时血压低于 140mmHg 就不够用，因此不能太低，保持在 150 ～ 160mmHg。

第七章　至真要大论

本章主要内容

释篇名

至真要大论：

至：最。

至真：最真，最要害，最重要，最终极的地方。

黄帝问曰：**五气交合，盈虚更作，余知之矣。六气分治，司天地者，其至何如？**

岐伯再拜对曰：**明乎哉问也！天地之大纪，人神之通应也。**

帝曰：**愿闻上合昭昭，下合冥冥奈何？**

岐伯曰：**此道之所主，工之所疑也。**［气：运。大纪：根本规律。昭昭：有形、显。冥冥：无形、隐。］

> **明乎哉问也！天地之大纪，人神之通应也。**

"天地之大纪"指天地之气运动变化的总规律，即宇宙的规律，阴阳五行、五运六气规律，为大纪，由无我互依性所决定，即道。

"人神之通应"表面指人的智慧可以了达它，深层指人们共同分别心产生了阴阳五行，造就了阴阳五行法则及五运六气规律。故人神与天道互通互用，凡人要顺天地之气养生，真人则可跳出天地阴阳的束缚而能反向"提携天地，把握阴阳"。

帝曰：**愿闻其道也。**岐伯曰：**厥阴司天，其化以风；少阴司天，其化以热；太阴司天，其化以湿；少阳司天，其化以火；阳明司天，其化以燥；太阳司天，其化以寒。以所临藏位，命其病者也。**［其化以风：化为风气。"三阴三阳"为本，其化为用、为标。］

以所临藏位，命其病者也。

"以所临藏位"指六气所通应影响的藏府经脉等部位。

"命其病者也"六气所通应处即相应的病变发生处。例如：太阴湿土当令，肝癌的病人容易出现复发、加重，一旦转为其他气当令，土气化开后就会好转。

帝曰： 地化奈何？

岐伯曰： 司天同候，间气皆然。

帝曰： 间气何谓？

岐伯曰： 司左右者，是谓间气也。

帝曰： 何以异之？

岐伯曰： 主岁者纪岁，间气者纪步也。［**地化：** 在泉。**司天同候：** 无论司天、在泉还是间气，都同理。］

司左右者，是谓间气也。

司天之气正位为三之气，主要辖上半年；在泉之气正位为六之气，主要辖下半年，其余四部为间气，各司 2 个月。分析运气影响时，司天、在泉、间气这些因素都应考虑。即如少阴司天，初之气（间气）为太阳寒水，则其气化作用不是仅从太阳寒水分析，还要参合少阴司天，因为这个寒水本质是少阴司天之初生阶段，不是纯寒水，故其寒不会伤心阳。

司天在泉运行规律

生肖年	子午	丑未	寅申	卯酉	辰戌	巳亥
初之气／左间	太阳寒水	厥阴风木	少阴君火	太阴湿土	少阳相火	阳明燥金
二之气／右间	厥阴风木	少阴君火	太阴湿土	少阳相火	阳明燥金	太阳寒水
三之气／司天	少阴君火	太阴湿土	少阳相火	阳明燥金	太阳寒水	厥阴风木

续表

生肖年	子午	丑未	寅申	卯酉	辰戌	巳亥
四之气／左间	太阴湿土	少阳相火	阳明燥金	太阳寒水	厥阴风木	少阴君火
五之气／右间	少阳相火	阳明燥金	太阳寒水	厥阴风木	少阴君火	太阴湿土
终之气／在泉	阳明燥金	太阳寒水	厥阴风木	少阴君火	太阴湿土	少阳相火

帝曰：善。岁主奈何？

岐伯曰：厥阴司天为风化，在泉为酸化，司气为苍化，间气为动化。少阴司天为热化，在泉为苦化，不司气化，居气为灼化。太阴司天为湿化，在泉为甘化，司气为黅化，间气为柔化。少阳司天为火化，在泉为苦化，司气为丹化，间气为明化。阳明司天为燥化，在泉为辛化，司气为素化，间气为清化。太阳司天为寒化，在泉为咸化，司气为玄化，间气为藏化。〔岁主奈何：司天在泉会对岁气产生什么影响？风、酸、苍、动：为厥阴的表现特点，司天、在泉、司气、间气侧重不同。下同。不司气化：少阴为君火，无形，不定显为某种颜色，而有形之少阳相火则"司气为丹化"。居气：间气。灼化：灼烧。柔：湿润。素：白。清：清冷。玄：黑。〕

在地成形，在天化气。司天时化气，在阳位发挥作用，在泉时化味化形，在阴位发挥作用。"司气"指显色为相应色。间气非为当令之主，影响相对短暂，故不司气味之化，只是辅助性地对司天在泉所化的气味进行影响。少阴为君火，无形，不显某种色。

故治病者，必明六化分治，五味五色所生，五藏所宜，乃可以言盈虚病生之绪也。

不明六气各自的时位作用，则不知五藏六府之气化状态受了什么影响，故而无法明确病因病机、疾病传变等。

概五运六气，首先解决的是病因问题。本因不明，只是据病后的四诊去推断病因病性，便成"盲人摸象"，片面而争执。

　　帝曰：厥阴在泉而酸化先，余知之矣。风化之行也何如？

　　岐伯曰：<u>风行于地</u>，所谓本也，余气同法。<u>本乎天者</u>，天之气也，<u>本乎地者</u>，地之气也，<u>天地合气，六节分而万物化生矣</u>。故曰：谨候气宜，无失病机，此之谓也。〔风行于地：风从地出。本：来源。天地合气，六节分而万物化生矣：天地合气于气交、于人、于物，按三阴三阳六气轮变而化生万物，每节一气，主司两个月，每岁共六气六节。〕

风行于地，所谓本也。

　　三阴三阳为地之五行上升于天所化，故言六气之本在地，天地互生而成一整体太极。

　　注意：这里的"本"不是指"风为本，厥阴为标"，这种说法是错误的。本为体，标为用，三阴三阳中阴阳是其体，所化生的作用为标，即厥阴为本，风木为标。

　　帝曰：其主病何如？

　　岐伯曰：<u>司岁备物，则无遗主矣</u>。

　　帝曰：司岁物何也？

　　岐伯曰：天地之专精也。

　　帝曰：司气者何如？

　　岐伯曰：<u>司气者主岁同</u>，然有余不足也。

　　帝曰：非司岁物何谓也？

　　岐伯曰：<u>散也，故质同而异等也</u>。气味有薄厚，性用有躁静，治保有多少，力化有浅深，此之谓也。〔司岁备物，则无遗主矣：据岁运气的特性而选气专之物以备将来纠偏之用，则可养生。**司岁物**：指在当岁之运气影响下生长最宜，所禀天地之气最精最多的生物。**司气者主岁同**：岁六气对动植物的影响规律与岁运的影响规律相同。运气相合，又有运与气的相得不相得，故某气对生物的影响又有与岁运相得时的有余和岁运不相得时被抑而不足之差别。**非司岁物何谓也**：非岁运及司天在泉所应，生长不宜的作物。**散也**：于此岁所凝聚的天地精气少而松散不实。**质同而异等**：同是小麦，太火之年质优，少阴司天、少阳司天之年质优，太水之年质劣，太阳司天之岁质劣。]

帝曰：岁主藏害何谓？

岐伯曰：以所不胜命之，则其要也。

帝曰：治之奈何？

岐伯曰：上淫于下，所胜平之，外淫于内，所胜治之。

帝曰：善。平气何如？

岐伯曰：谨察阴阳所在而调之，以平为期，正者正治，反者反治。[**岁主藏害何谓**：本是主令之岁运岁气，而所通应之藏反受伤害了，什么道理？如岁运少木，所藏反伤，少阴司天，心反受伤。]

以所不胜命之，则其要也。

责此岁运气所不胜的运气便知病原及关要了。即如岁少木而所主藏肝受伤者，必以木之所不胜"金"为病原，以金克木为病之关要；岁少阴司天，而所主藏心受伤者，必以火之所不胜"太阳寒水"为病原，水克火为病之关要。

上淫于下，所胜平之，外淫于内，所胜治之。

用它的胜体来治。如脾虚，是因厥阴风木司天，上淫于下而木克土，治风木主以辛凉之肺金，加以酸甘，以酸泻肝木、甘扶脾土。而厥阴在泉之腹胀，乃木为金水所郁，进而生内风滞脾土，仍主治以辛凉之肺金制风木，金胜木故。

谨察阴阳所在而调之，以平为期。

谨察岁运气所通应之藏府病位，所生病阴阳升降之失调，对过亢之气以所胜治之，使藏府气化正常，诸气和调为目的。

《五常政大论》分三种年：太过、不及、平气之年。所谓的平气是指运气交接过渡很规律，影响很规则。不是说平气之年就不生病，而是四季寒暑正常，没有极端气候，人不会病得太严重。

帝曰：夫子言察阴阳所在而调之，《论》言人迎与寸口相应，若引绳小大齐等，命曰平。阴之所在寸口何如？〔阴：人体内在五藏之气。《素问·阴阳别论》云：脉有阴阳，知阳者知阴，知阴者知阳。凡阳有五，五五二十五阳。所谓阴者，真藏也。见则为败，败必死也。所谓阳者，胃脘之阳也。别于阳者，知病处也，别于阴者，知生死之期。三阳在头，三阴在手，所谓一也。〕

"若引绳小大齐等，命曰平。"

人迎主天主外主上，寸口主人主内，跌阳主地主下。

人迎更直接与天之运气相通应，寸口则更能反映在运气影响下五藏之气的应变状态。正常情况下，人迎与寸口两处之脉应一致，即如太火之年人迎脉大，寸口脉亦大，就像引绳之小大量标所示标准一致，如人迎一盛，寸口脉亦相应一盛，等等。

人迎主天
对应上焦

寸口主人
对应中焦

跌阳主地
对应下焦

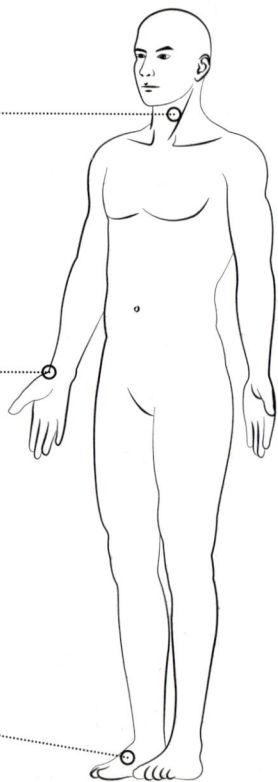

岐伯曰：视岁南北，可知之矣。

帝曰：愿卒闻之。

岐伯曰：**北政之岁，少阴在泉，则寸口不应；厥阴在泉，则右不应；太阴在泉，则左不应。**〔北政：岁运太水、少火。〕

少火少阴在泉，内有热被郁，人迎脉沉细涩，寸口脉反大。

太水厥阴在泉引金气来强抑，金气降于右，右寸口脉反沉，人迎脉偏浮。

太阴在泉引木气来复，木火之气升于左，人迎脉沉涩，左寸口脉浮。

南政之岁，少阴司天，则寸口不应；厥阴司天，则右不应；太阴司天，则左不应。诸不应者，反其诊则见矣。〔南政：岁运太火、少金。**诸不应者，反其诊则见矣**：与岁运气相反而胜之者为病原，即少阴司天寸口反沉责太阳寒水，厥阴司天右脉反沉责阳明燥金。〕

南政太火少阴司天，火旺水气来复，寸口反沉。易出现炙甘草汤证。

南政少金厥阴司天，风木过旺，引金气来复，右寸口反沉。

南政少金太阴司天，湿热重，导致人内热，引水气来复，伤心、伤阳，左寸口反沉。

帝曰：**尺候何如？**

岐伯曰：**北政之岁，三阴在下，则寸不应；三阴在上，则尺不应。**〔尺候：应指尺肤。若言此尺指现代所说的"寸关尺"三部脉的尺脉，不通。**北政之岁，三阴在下，则寸不应**：太水，少火之岁，三阴在泉则寸脉不应，这与前述相同。**三阴在上**：司天。〕

同样以复气解释。

南政之岁，三阴在天，则寸不应；三阴在泉，则尺不应，左右同。故曰：知其要者，一言而终，不知其要，流散无穷，此之谓也。〔南政之岁，三

阴在天，则寸不应：与北政之岁三阴在下相同。**三阴在泉，则尺不应**：与"北政之岁三阴在上则尺不应"相同。]

小结

南北政的解释很多，争议很大。从复气的角度来理解诸不应，容易解释脉象，而且跟临床上很符合，可以摸到，比较实用。

帝曰：善。天地之气，内淫而病何如？

在泉之气致病的时候叫作内淫，司天致病的时候叫六气之变。在泉位主气是秋冬之气，凡客气六气在泉，都是被金水之气郁闭在地，于人体下焦而发挥作用，且六气的性质不会变化，即厥阴在泉则木郁风动于下，少阳、少阴在泉则火郁热耗于下，太阴、阳明、太阳在泉则加重秋冬金水之气于下，这叫内淫生病。如果六气在司天位，上半年主气是木火之气，是阳性的，再加上六气本身是气，"六气皆从火化"，易生复气而变。

岐伯曰：岁厥阴在泉，风淫所胜，则地气不明，平野昧，草乃早秀。民病洒洒振寒，善伸数欠，心痛支满，两胁里急，饮食不下，膈咽不通，食则呕，腹胀善噫，得后与气，则快然如衰，身体皆重。[**风淫所胜**：地气被风扰动。**昧**：昏蒙。**早**：应为"再"。**洒洒振寒**：潜藏的精快速化成气，而从毛窍开散，但正值冬寒，故窍开气散而遇寒时表现为洒洒振寒。**善伸数欠**：风动于下，肾失闭藏而气虚，肾强力引天气来入而和合生气，故善伸数欠。**心痛支满**：木气上冲。再如《伤寒论》厥阴之为病，消渴气上撞心。**噫**：嗳气。**得后与气**：排矢气则风气泄。**身体皆重**：木克土之表现，郁滞导致沉重。]

心痛支满。

心痛的位置不是心脏，而是胃脘当心而痛。厥阴扰动一方面气向上冲，另一方面克脾土。支满在两胁，为下焦风郁不得发，郁滞于肝经。

秋天金克木，白露时肝胃燥热，肝脉最大，宜补肝阴，清肝热，可用舒肝丸、加味逍遥丸。春天气外散，肝脉最细软，要温补肝脾之精气而略清胆热，不可以用加味逍遥丸。

补充

厥阴在泉被金水压制，影响脾、肝、肾，下焦风动不宁。感冒时发热，是卫气涩滞；打冷战是内外皆寒，因为气虚，要抗外邪就不得不先将阳气收缩，内外一时阳虚故寒战。冬天夜尿多，是因为阳气不足，夜间阳回时才能化寒饮，若肾阳过虚，则表现出癃闭而非尿多；肾炎肾病多有厥阴在泉禀赋，当从厥阴论治。

胎孕期禀赋有厥阴在泉者的易患疾病

大数据统计胎孕期禀赋有厥阴在泉之人的易患疾病（详见书末附篇二）：岁厥阴在泉，肝气郁动于下焦，肝气上逆、肾失闭藏，故有强迫症、癫痫等精神障碍，青光眼等多种眼病，心动过速，多种肝病（女尤甚为肝癌），口腔/胃溃疡，结肠病、腹膜炎、肠梗阻，肾炎、肾病、尿急、遗尿，脊柱、关节、筋膜病，男反流性食管炎、银屑病性关节炎、肺肾占位、骨髓瘤、白血病、再生障碍性贫血、鼻出血、跟骨骨突炎，女哮喘、甲状腺肿瘤、肝性脑病、糖尿病、脑出血、特发性骨质疏松，女郁滞之部位较男性深。

岁少阴在泉，热淫所胜，则焰浮川泽，阴处反明。民病腹中常鸣，气上冲胸，喘不能久立，寒热皮肤痛，目瞑齿痛颓肿，恶寒发热如疟，少腹中痛，腹大，蛰虫不藏。〔**少阴在泉**：君火弥散，伤肾阴，脚凉，心肝中郁热。**焰浮川泽**：少阴君火之火焰是浮的，少阳相火则非浮火。**阴处**：地中，下焦。**气上冲胸**：火气上冲，但脚凉。**喘**：火克金。**不能久立**：肾精气受伤而虚故。**寒**：包括下寒与外寒。**热**：上热。

目瞑：热伤阴血，肝气浊热。**齿痛：**热郁肝肾经脉。**颛：**颧骨。**疟：**冬天寒热交争。**少腹中痛：**肝经生风。**腹大：**木克脾土。**蛰虫不藏：**风木扰动，加少阴火热，阳气不藏。]

民病腹中常鸣，气上冲胸。

“民病腹中常鸣”，非胸中。气上冲胸，沿少阴脉上冲。君火是弥散火（君火以明，相火以位），如今被抑制于下焦，就会向上抗争、扩张，形成水火交争。交争则生风，类似厥阴的状态，出现寒热往来。少阴君火在内耗散阴精，日久形成下焦虚寒。

喘不能久立，寒热皮肤痛，目瞑、齿痛、颛肿，恶寒发热如疟。

“不能久立”，下焦为根，少阴君火耗散肾精，出现脚踩棉花感。

“皮肤痛”，肺主皮毛，气上冲至心胸伤及肺气，故皮肤痛。

“目瞑”，肝的问题出来了。是因为下焦少阴君火挟浮动之肾气上浮而郁留于肝。

“齿痛颛肿”，肝肾经郁热。

“恶寒发热如疟”，寒热往来，内有郁热与外寒交争则生风，成厥阴病之寒热往来。寒胜于热则感受为寒，热胜于寒则感受为热。

少腹中痛，腹大，蛰虫不藏。

少腹为肝经所过，因水火交争形成厥阴病，故少腹中痛，腹大，下焦冬热故蛰虫不藏。厥阴在泉的厥阴病，偏重于纯厥阴的寒证；少阴在泉形成厥阴证是虚证，表现为寒热交错、阴阳俱虚、升降逆乱。

《伤寒论》麻黄升麻汤体现的是少阴在泉的厥阴病，偏阴虚；乌梅丸体现的是厥阴在泉的厥阴病，偏阳虚。而两者的共性是阴阳气血俱虚，寒热错杂，升降逆乱。

《伤寒论》麻黄升麻汤证

伤寒六七日，大下后，寸脉沉而迟，手足厥逆，下部脉不至，咽喉不利，唾脓血，泄利不止者，为难治。麻黄升麻汤主之。

麻黄升麻汤方：麻黄二两半去节，升麻一两一分，当归一两一分，知母、黄芩、葳蕤各十八铢（一作菖蒲），石膏六铢，碎，绵裹，芍药、天门冬、桂枝、茯苓、甘草、白术、干姜各六铢。上十四味，以水一斗，先煮麻黄一两沸，去上沫，内诸药，煮取三升，去滓，分温三服。相去如炊三斗米顷，令尽，汗出愈。

此方凡脾胃虚的阴火证便可用。厥阴证阴阳俱虚，缺少精气，所以都要用粳米，这是厥阴病共同的基础，偏阴虚用麻黄升麻汤，偏阳虚用乌梅丸。服药同时要吃主食粳米补精气。

胎孕期禀赋有少阴在泉者的易患疾病

大数据统计胎孕期禀赋有少阴在泉之人的易患疾病（详见书末附篇二）：岁少阴在泉，下焦阴血分郁热上冲，咳喘肺病，心律失常，多部位良性肿瘤（男性兼急性白血病、食管癌），出血（男消化性溃疡出血、脑出血，女皮下出血），血液病（男白血病，女各种贫血），弱视、视网膜病、牙周牙槽根尖病、咬肌炎、颌骨髓炎（目瞑齿痛颌肿），红斑狼疮（寒热如疟）。少阴在泉伤肾阴致肾气虚浮肝郁火，即糖尿病，骨关节病、男性功能差、无精症，女流产、遗尿、双胎、胎畸形，余湿疹类皮肤病等，皆男女共有之湿热证。

岁太阴在泉，草乃早荣，湿淫所胜，则埃昏岩谷，黄反见黑，至阴之

交，民病饮积，心痛，耳聋，浑浑焞焞，嗌肿喉痹，阴病血见，少腹痛肿，不得小便，病冲头痛，目似脱，项似拔，腰似折，髀不可以回，腘如结，腨如别。〔早：再。荣：四之气厥阴，风木使草木再荣。埃昏岩谷，黄反见黑：在泉之太阴合四之主气太阴，土胜克水故有此诸象。至阴之交：太阴与冬气相交。饮积：冬气将太阴湿气凝聚成饮。心痛：土郁木逆上冲。耳聋：土郁木闭窍。浑浑焞焞：湿重。嗌肿喉痹：肝郁上逆，哑为虚。阴病血见，少腹痛肿，不得小便：土郁住肝木，于营血则出血，于少腹则痛肿，风木被郁，气不达则膀胱无气以化津液，痹而不得小便。病冲头痛，目似脱：土郁木逆冲上。项似拔，腰似折：①肝气逆乱，因肝气之俞在颈项；②肾虚肝逆则太阳经气虚滞。髀：肝主筋。腘如结：太阳经虚。腨如别：小腿筋肉扭结失用。〕

> **草乃早荣，湿淫所胜，则埃昏岩谷，黄反见黑，至阴之交。**

"草乃早荣"，"早"是再。六之气太阴湿土前是五之气少阴君火、四之气厥阴风木，故秋天凋零之时反而有生发之气。

"湿淫"，主要在四之气太阴湿土时。

"黄反见黑"，土本色是黄色，太阴湿土太过克水，水衰败即现黑色。病人面色黑。

> **民病饮积，心痛，耳聋，浑浑焞焞，嗌肿喉痹，阴病血见。**

"饮积"，单纯太阴不会造成饮，和主气太阳寒水相合才成饮。

"心痛，耳聋"，风木象，木被抑制，肝气上冲。土克水，肾气闭，土再郁木，故又聋又鸣。

"嗌肿喉痹"，既有少阴肾的病变，又有厥阴肝的病变。太阴病为什么会有肝的病变呢？因为太阴在泉造成木火来复。禀赋太阴在泉、太土或太金的人，下焦一定有木火复气，女子月经提前，沿厥阴经部位易出现增生类疾患。

阴病血见，少腹痛肿，不得小便，病冲头痛，目似脱。

土克水都是阴证，不好辨析，很隐秘，但是重、长久，不像金克木明显。如足跟痛，用大量苍术，苍术破湿土；川椒乌发，治少白头，川椒温散肝之寒湿，血分湿去则热散而白发转黑。

"阴病血见，少腹痛肿"，属肝病。

"不得小便"，小便不只与膀胱相关，输尿管在厥阴经，故通小便要疏肝。

"病冲头痛，目似脱"，厥阴经厥逆之气上冲。

项似拔，腰似折，髀不可以回，腘如结，腨如别。

"项似拔"，颈椎病是金土郁木而生交争的结果。上面压着下面，抗上的人容易得。

"腰似折"，腰两侧也有厥阴经脉，所以脾气大容易椎间盘出问题，出现腰痛如折的症状。

"髀不可以回，腘如结，腨如别"，这都是寒湿把经络、筋膜凝住了，痰湿重，气血不流通了。

《伤寒论》真武汤证

少阴病，二三日不已，至四五日，腹痛，小便不利，四肢沉重疼痛，自下利者，此为有水气，其人或咳，或小便利，或下利，或呕者，真武汤主之。

水土郁滞，木气来复，形成真武汤证。通常用水气解释真武汤，水气冲则咳，水气向下排则下利，但无法解释为什么要用白芍，而从五运六气角度可以得到解释：太阴湿土在泉，茯苓、白术、生姜、附子均可破阴化湿，水土兼治；芍药敛复气之木气，平肝，其主要问题是土水，故不用乌梅丸。

胎孕期禀赋有太阴在泉者的易患疾病

大数据统计胎孕期禀赋有太阴在泉之人的易患疾病（方法详见书末附篇二）：男心包积液、鞘膜积液，女局部水肿、慢性肾炎、综合征尿潴留，男阴囊附睾肿物、慢性乙肝，女腹股沟淋巴结肿大、肝纤维化血管瘤、胆结石（饮积少腹痛肿不得小便）、血脂/胆红素代谢紊乱、视网膜变性，女又易眼球突出、男女都易眩晕耳鸣（耳聋目似脱）、结核病、食管反流、胃十二指肠结肠溃疡乃至出血、生殖器官炎（阴病血见）、肾肿物、颈椎腰背膝多关节炎、动静脉血栓，男还有甲状腺癌、癫痫，女则白细胞增多症、钙代谢异常。

太阴在泉合主气金水或岁运金土水，郁肝木严重；土克水进展慢，肾闭住则太阳经气虚易患强直性脊柱炎；股骨头坏死从厥阴治；太阴在泉下焦固涩，易患便秘、结肠肿瘤、前列腺肿瘤、慢性白血病。

岁少阳在泉，火淫所胜，则焰明郊野，寒热更至。民病注泄赤白，少腹痛溺赤，甚则血便，少阴同候。

> **岁少阳在泉，火淫所胜，则焰明郊野，寒热更至。**

少阴在泉时，焰浮川泽，流动的火在水里，而相火则在郊野，在开放之处，且没有浮动。寒热更至，为客气少阳相火与主气太阳寒水交争而成厥阴病往来寒热，与少阳在泉同。

> **民病注泄赤白，少腹痛溺赤，甚则血便，少阴同候。**

少阳在泉和少阴在泉均有寒热往来，而君火弥散，反抗力量强，相火为弱阳，易被包裹，侧重在阴血，形成热痢。热证一定因为在外有寒气包裹，否则热气自可发散而出。

胎孕期禀赋有少阳在泉者的易患疾病

大数据统计胎孕期禀赋有少阳在泉之人的易患疾病（详见书末附篇二）：少阳在泉，其病为聚于下焦髓血分之郁热为主，易崩漏、白血病。冬气闭住少阳相火，寒热证都可出现，也可以出现寒热往来之厥阴病。出血见于男脑、视网膜、支气管扩张而女血管炎，男女共易患疖疮、糖尿病视网膜病变、耳源性眩晕、支气管炎、根尖牙周炎、咬肌间隙感染、系统性红斑狼疮、关节筋膜炎、慢性肾盂肾炎、尿道炎，男动脉瘤、静脉炎、静脉曲张、女血管瘤、血管炎，为少阳之金郁木本质之所显。男早泄、胃十二指肠息肉，女雌激素减少、习惯性流产、子宫阴道脱垂，为少阳相火气弱之表现。

> **岁阳明在泉，燥淫所胜，则霿雾清瞑。民病喜呕，呕有苦，善太息，心胁痛不能反侧，甚则嗌干面尘，身无膏泽，足外反热。**［**霿雾清瞑**：金克木则瞑，目视不清，清气不足，虚。**呕**：肝气上逆。**面尘**：面干蒙尘。**足外反热**：胆经郁热，湿痹。］

这些症状都是金克木之象。

补充

阳明在泉下焦凉燥、肝郁肾寒。首先是肝胆都郁滞、肾寒的表现，再就是还有木火来复而伤肾成燥。故阳明在泉之岁的药食宜均是"下酸温"以治凉燥之本，然又要注意阴分有复气之木火而佐以灵磁石、生地之类防其生热。

胎孕期禀赋有阳明在泉者的易患疾病

大数据统计胎孕期禀赋有阳明在泉之人的易患疾病（方法详见书末附篇二）：血管性头痛、呃逆反胃、胆石症、胆梗阻绞痛、结核病、肿物（男颅内、甲状腺、直肠、皮下、多囊肾，女子宫、上颌窦、面部、背部结节病），皆是金盛下焦而木气来复上冲之象，尤其是肿物为金郁木火之象。

岁太阳在泉，寒淫所胜，则凝肃惨慄。民病少腹控睾，引腰脊，上冲心痛，血见，嗌痛颔肿。［凝肃惨慄：肾寒。少腹控睾，引腰脊，上冲心痛：木气上冲之厥阴病。嗌痛：少阴厥阴受邪。］

> **民病少腹控睾，引腰脊，上冲心痛，血见，嗌痛颔肿。**

太阳寒水在泉，六之气主气客气均为水，若引动木气来复，或冬至一阳生而被寒水郁闭，则二者皆是寒水郁木（可兼火），木气抗争冲逆而表现为厥阴病寒热错杂、升降逆乱，形成典型的《伤寒论》乌梅丸证。太阳在泉是寒郁木火于下焦，火沿少阴上冲，会造成牙髓痛，缓解办法是上刺合谷下刺太溪，就会把热发出来。

胎孕期禀赋有太阳在泉者的易患疾病

大数据统计胎孕期禀赋有太阳在泉之人的易患疾病（详见书末附篇二）：关节风湿病、颈腰椎髋尾骨膝多关节炎、肾盂积水、肾盂肾炎、高脂血症、肺不张、肺栓塞等，为太阳在泉所致之寒证；男颅内恶性肿瘤、脂肪瘤、肝囊肿、胰腺肿物、腹部肿物，女垂体瘤、乙状结肠恶性肿瘤、子宫颈上皮内瘤变、乳房肿块、出血性内痔，男黏膜出血，女视网膜消化道出血，为寒水过盛而木火来复之象。

帝曰：善。治之奈何？

岐伯曰：诸气在泉，风淫于内，治以辛凉，佐以苦甘，以<u>甘缓之，以辛散</u>之。<u>热</u>淫于内，治以咸寒，佐以<u>甘苦</u>，以酸收之，以<u>苦发</u>之。湿淫于内，治以苦热，佐以<u>酸淡</u>，<u>以苦燥之</u>，以淡泄之。火淫于内，治以咸冷，佐以苦辛，<u>以酸收之</u>，以苦发之。燥淫于内，治以苦温，佐以甘辛，以苦下之。寒淫于内，治以甘热，<u>佐以苦辛</u>，<u>以咸泻之，以辛润之，以苦坚之</u>。〔**甘缓**：缓肝风之急。**辛散**：散被金水所郁之风。**热**：少阴君火。**甘苦**：甘益气生津抚平火热所致之伤，苦以泻热。**苦发**：用味苦而气散（味与气相反）之品，如苦丁茶，散冬季郁火。**酸淡**：酸热相合生风木以化湿，淡以渗湿。**以苦燥之**：苦能燥湿，太阴在泉之对治，温燥力量强于司天。**火**：少阳。**以酸收之**：酸敛收回过热所致之外散精气。**苦温**：下寒用温，苦以下复气之火。**佐以甘辛**：甘以补肾虚肾燥，辛以散金水。**咸泻**：咸温以泻寒水之积聚。**以辛润之**：辛以散寒化饮成津液。**以苦坚之**：因有复气之木火，故还需以苦坚阴。〕

注意：阳明在泉、太阳在泉除治凉燥、治寒之外，还要治复气，故阳明在泉佐以甘，"以苦下之"对治复火之气，太阳在泉治以甘，"以苦坚之"对治复气之木火伤肾。

帝曰：善。天气之变何如？

岐伯曰：厥阴司天，<u>风淫所胜，则太虚埃昏</u>，云物以扰，<u>寒生春气，流水不冰</u>。民病胃脘当<u>心</u>而痛，上支两胁，膈咽不通，饮食不下，舌本强，食则呕，冷泄腹胀，<u>溏泄</u>，<u>瘕水闭</u>，<u>蛰虫不去</u>，病本于脾。冲阳<u>绝，死不治</u>。
〔**变**：不正常，多指过亢。主令之气正常则无病，下言六气司天成淫、成"所胜"，则指其于主岁时过亢、行令过度。过亢之由，或因与岁运相协同而过亢，或因与春夏主气相协同而过亢。过亢之风热受阴气阴邪之阻滞郁积而致病。**风淫所胜，则太虚埃昏**：厥阴司天，与春气协同而过亢，大风吹动尘沙飞扬，风木亢则金来复、金木交争生雾湿，故又时有云雾绕动。**寒生春气**：大寒为运气交接点，春跟寒气交互在一起。**流水不冰**：风木之气为阳气，过旺则河水提前解冻。**心**：脾胃心有共同位置，心偏神，脾偏气，胃是城郭，此处易指胃脘。**冷泄**：春夏状态，阳盛于上而下虚寒。**溏泄**：洞泻，泻寒湿。**瘕水闭**：木克土成水饮，停留积聚成瘕，当温化加酸味柔肝。**蛰虫不去**：地寒肾寒故蛰虫不出。**冲阳**：胃经原穴。木克土，且以散胃气为主过，故原穴气绝则示胃气已竭绝。]

民病胃脘当心而痛。

肝本来应柔和，风邪来犯，形成逆乱，或上逆、冲肺，或横克脾胃，吐。

"胃脘当心而痛"，当心指心口窝，这里有些解剖学者说有原始的神经。佛家、道家都讲神识投胎、死亡魂离都从此处，为元神之位。

上支两胁。

肝气冲逆，不柔和，如有物支撑，如金气来复则下陷，直不起腰。此时应想些好事，念"找好处"，将积压之郁气释放。

饮食不下，舌本强。

脾足太阴之脉，连舌本，散舌下，是动则病舌本强，此为木克土。

食则呕，冷泄腹胀，溏泄，瘕水闭。

风木为阳邪，为何会出现冷泄、溏泄、瘕、水湿等寒证？因风性开泄向上，则内在下焦偏寒。尤其早春雨水，风动于下，突然出现洞泄，排出冬季伏藏之寒气，此为常态。但长期冷泄腹胀为病态，下焦太寒。可用乌梅丸、天台乌药散合补充肝精药物，如生山药、炒芡实。

"瘕水闭"，为逆乱后、风木克脾胃形成的水饮，治疗需要柔肝健脾。

补充

厥阴司天伤中上焦，肝虚无热，心热脾虚肾寒。木旺风过于发散而伤肝阴血、伤脾气；风性开泄，上为阳，中下为阴寒，即易心火而肝肾反寒，治以薯蓣丸，补精为主，不可辛温为主，反助风散。

胎孕期禀赋有厥阴司天者的易患疾病

大数据统计胎孕期禀赋有厥阴司天之人的易患疾病（详见书末附篇二）：岁厥阴司天，风盛肝阴血伤而脾胃受克，易病胃肠炎、胃十二指肠溃疡，男兼易胃糜烂、十二指肠息肉，女兼易肝胆、阑尾炎、直肠肿物。风木主生，男女均易病良恶性肿瘤（男良性甲状腺、牙龈、十二指肠、肾、附睾、腹壁、下肢，女骨髓瘤、白血病及良性甲状腺囊肿、鼻咽、肺结节、直肠、腹壁肿物）。风气过盛，金气来复，木气上逆，故有轻度抑郁、癫痫、中风、脑梗死（男兼易脑出血）、角膜病（属肝）、干燥症、心动过速。肝旺脾虚，故有贫血、肌无力、阴道脱垂。

厥阴司天与太木之不同，在于厥阴司天风气向上向外而气散中寒、病位偏在气分故病多六府、血管、神经、肌肉；而太木病位偏内阴分而气上冲，故更易眩冒、颠疾、偏执、躁狂、脑瘤及下焦、肝、肾、生殖器官病。

少阴司天，热淫所胜，怫热至，火行其政。民病胸中烦热，嗌干，右胠满，皮肤痛，寒热咳喘，大雨且至，唾血血泄，鼽衄嚏呕，溺色变，甚则疮疡胕肿，肩背臂臑及缺盆中痛，心痛肺膜，腹大满，膨膨而喘咳，病本于肺。尺泽绝，死不治。［**怫热：** 少阴之热为阴气所闭阻，则热郁积。**胸中烦热：** 热郁心胸。**嗌：** 少阴厥阴所主。**右胠满：** 肺降无力，热郁于肝而不下。**皮肤痛：** 肺郁热故所主皮肤郁热而痛。**寒热咳喘：** 热盛寒复、热泄寒加，则致寒热咳喘。**大雨：** 夏天火旺水复生大雨。**唾血血泄：** 水郁火于血分。**嚏：** 水复压火入心、心气满出于鼻故嚏。**溺色变：** 血分热从小便出，气分热从汗出。**疮疡胕肿：** 气郁则肿，热郁则肉腐疮疡病，治以清热加辛散。**缺盆中痛：** 阴阻滞住心肺之气。**心痛：** 心口窝痛，水火交争于心、气血郁塞而心痛，生厥阴郁滞。**大满：** 肺气不降，府气不通。**尺泽：** 肺经合穴。火克金故肺灼，合穴属水，故以合穴之绝显肺被火灼至精气竭。]

少阴司天水气来复，本以气阴大伤又遭寒水郁杀心胸之阳，成炙甘草汤证。若无寒水来复，则少阴君火司天之时三之气主气少阳相火与之相合，火之外围有金气闭郁火气，火不得散泄，则伤肺为主，进而成血分之热证，则宜清营汤、犀角地黄汤、麦门冬汤。

胎孕期禀赋有少阴司天者的易患疾病

大数据统计胎孕期禀赋有少阴司天之人的易患疾病（详见书末附篇二）：岁少阴司天则火盛克肺金，病喘憋，水气来复则抑郁、兴奋交替。少阴君火盛而郁积于阴血分（素体金土水郁木火者，如太火/太木/太阳司天、太阴在泉之人）则阴血火旺，故男易急性白血病，女易肺恶性肿瘤、黄斑出血。火盛于上则有皮肤、五官及膀胱炎。上盛下虚则有遗尿、子宫/阴道脱垂。较之禀赋太火者，少阴司天易患疾病少，尤其是少心脏病和少自身免疫性肺病，更偏于肺金病。

太阴司天，湿淫所胜，则沉阴且布，<u>雨变枯槁</u>，<u>胕肿骨痛</u>，<u>阴痹</u>，<u>阴痹者按之不得</u>，<u>腰脊头项痛</u>，<u>时眩</u>，<u>大便难</u>，<u>阴气不用</u>，<u>饥不欲食</u>，咳唾则<u>有血</u>，<u>心如悬</u>，病本于肾。太溪绝，死不治。[**雨变枯槁：** 湿气使枯槁复活。**胕肿：** 湿重气郁。**骨痛：** 土克水。**阴：** 二阴。**痹：** 土反侮木木郁气不达不用则痹而不用。**阴痹者按之不得：** 湿气无形，按之无所得。**腰脊头项痛：** 土克水侮木。**时眩：** 清气不升。**大便难，阴气不用：** 土郁木，肝主疏泄，郁则气不达，不达则二便麻痹失用、阴器失用。**饥：** 能量不足。**不欲食：** 湿困脾土，有心如悬之空乏感但不欲食。**有血：** 土郁住肝木，而肝主营血，故生营血分热，咳唾则肺开，肝郁暂缓，气出营血故血见。**心如悬：** 土克水侮木，下气空而不交于心则心如悬，饥而不欲食。**太溪：**肾经原穴。]

胎孕期禀赋有太阴司天者的易患疾病

大数据统计胎孕期禀赋有太阴司天之人的易患疾病（详见书末附篇二）：岁太阴司天沉阴湿淫而克水成骨痛阴痹，病见腰膝踝尾骨病、关节筋膜炎、二便困难、女性卵巢功能障碍；再，太阴司天实际还含有上一年不退位的阳明燥金成金土同旺而克郁肝木滞碍脾土，禀赋此者易焦虑、抑郁、失眠、偏头痛、肺栓塞/肺不张等呼吸困难、高血压、糖尿病、心律失常、应激性溃疡、消化道出血、牙髓炎、颊间隙感染、风湿病及湿疹、苔藓、囊肿、结节。

少阳司天，火淫所胜，则温气流行，金政不平。民病头痛，发热恶寒而疟，热上皮肤痛，色变黄赤，传而为水，身面胕肿，腹满仰息，泄注赤白，疮疡，咳唾血，烦心，胸中热，甚则衄衊，病本于肺。天府绝，死不治。
[**则温气流行：**"温气"指疫疠之气。**金政不平，民病头痛，发热恶寒而疟：**此疟疾为时寒时热。邪气在里、阴为主，表现为寒，人体将阴排出，至表位时表现为热，故治病多从少阳半表半里而治。**热上皮肤痛，色变黄赤，传而为水：**热伤金，金政不平，肺不肃降，热郁在肺，肺主皮毛，皮肤色变黄赤，皮肤郁热溃烂。**身面胕肿：**肺气郁滞。**腹满仰息：**肺主大肠，肠气不通，腹满。**泄注赤白：**赤为血，白为脓。肺在外主皮肤，在内主腠理（《金匮要略》说五藏六府之纹理叫腠理）。在外皮肤生疮疡，在内亦有疮疡，如溃疡性结肠炎，二者均为肺有郁热，或表现在皮肤上，或在大肠、胃。]

上述所指诸病症便是传染性肺炎，如 2003 年的 SARS，2019 年底至今（2024 年春）不绝之新冠肺炎。天府穴能导肺气于外，诊得天府绝，则肺气已绝，死不治。

少阳之火为弱阳、聚结，在人体易气虚，部位在心下烦热，与夏气合则弥散而强，出血；暑为少阳郁火，火郁发之以生石膏加补气药，白虎人参汤、清暑益气汤。少阳为结聚之火兼气虚，致病首在少阳半表半里、胃和心；少阴为弥散之火，致病首先在上焦肺，故以肺热而脾肾虚寒为病，而无少阳司天所致之寒热疟、泄注赤白。

> **烦心，胸中热，甚则衄衊，病本于肺。天府绝，死不治。**

《六元正纪大论》中描述有少阳为间气、为在泉之气时三次提及"民病疠"。少阳为金木相克，为有形之相火，既有金的特点，能杀伤，又有风木的特点，能流行、传染，故瘟疠的共性是少阳相火性。

胎孕期禀赋有少阳司天者的易患疾病

大数据统计胎孕期禀赋有少阳司天之人的易患疾病（详见书末附篇二）：岁少阳司天本质为金郁木火、火结心胸，病急躁心动过速、睡眠呼吸暂停、脑梗死、脑出血、面神经炎、角膜溃疡、青光眼。热滞内脏则易男肝胆、十二指肠、腹膜炎，女急性阑尾炎、慢性胰腺炎、生殖器官炎，以及男再生障碍性贫血、女白血病。肝热在筋则有腕关节周围炎、踝髋关节滑膜炎、膜性肾病。又，少阳司天易注泄赤白，表现为男易菌痢、女易内外痔出血。

> **阳明司天，燥淫所胜，<u>大凉革候</u>，则木乃晚荣，草乃晚生，<u>名木敛</u>，<u>生菀于下</u>，<u>草焦上首</u>，<u>筋骨内变</u>。民病<u>左胠胁痛</u>，寒清于中，<u>感而疟</u>，<u>咳</u>，<u>腹中鸣</u>，<u>注泄鹜溏</u>，<u>心胁暴痛</u>，<u>不可反侧</u>，嗌干面尘，腰痛，丈夫㿉疝，妇人少腹痛，目昧眦疡，<u>疮痤痈</u>，蛰虫来见，<u>病本于肝</u>。<u>太冲绝，死不治</u>。〔大凉革候：肺金太旺。名木敛：名木，木气最纯，金克木，枪打出头鸟。生菀于下：春应升发而不能，木被郁滞在下焦。草焦上首：草尖木气最纯且弱最易被金杀。筋骨内变：肝主筋，又与骨与髓相关。左胠胁痛：金郁木，肝气不升，为实证，若右胁病则为虚。感**

而疟：金郁木成疟，少阳病。**咳**：金木交争。**腹中鸣、注泄**：金克木、木克土。**鹜溏**：有湿。**心胁暴痛、不可反侧、嗌干面尘、腰痛、丈夫㿉疝**：金克木，风木被郁；心，正中，正在心下；嗌干，咽喉为厥阴所行处；腰痛，腰连厥阴经。**疮痤痈**：金郁木致营血分生湿生热。**太冲**：肝经原穴。]

"丈夫㿉疝"要温散。"蛰虫来见"因为金克木，郁阳扰心故早醒，人亦容易早醒，惊蛰未到，然蛰虫为内风扰动而先出。

补充

《素问·脉解》说三月清明、谷雨易厥阴病，"丈夫㿉疝，妇人少腹痛"，与此处之描述相同，其病机是三月、四月人气出肝入脾，肝体虚而藏寒，若再受外来之阳明燥金所郁杀，则成厥阴病，乌梅丸证。

胎孕期禀赋有阳明司天者的易患疾病

大数据统计胎孕期禀赋有阳明司天之人的易患疾病（详见书末附篇二）：岁阳明司天杀肝抑肾生筋骨之变，易病见强迫症精神障碍，神经炎、肌无力，前庭周围性眩晕、中耳炎、特发性耳聋，角膜炎、青光眼，红斑狼疮、脊柱炎、各关节炎，脊柱侧弯、髌骨软骨软化，男睾丸鞘膜精液、会阴痛、足痛，女盆腔炎积液、外阴白斑、疖肿，动脉硬化、静脉炎，支气管哮喘，心动过速，男脂肪肝、酒精肝，女肝病、肝性脑病；皮肤病男见手癣、粉刺、黄褐斑、掌跖脓疱病、皮脂腺痣，女头癣、手癣、天疱疮、副银屑病、结节性红斑、皮脂腺囊肿、白发；泌尿系病见肾病、肾炎、膀胱炎；金主杀故显为自身免疫病，红斑狼疮、关节风湿病，乃至角膜虹膜炎、甲状腺炎；金抑木争显为糖尿病、多种良恶性肿物（男淋巴瘤、骨髓瘤以及良性的乳腺、垂体、甲状腺、肺纵隔、口腔、食管、头皮，女良性的宫颈、卵巢、肾、甲状腺、口腔、直肠）。

太阳司天，寒淫所胜，则寒气反至，水且冰，运火炎烈，雨暴乃雹。血变于中，发为痈疡，民病厥心痛，呕血血泄，鼽衄，善悲，时眩仆，胸腹满，手热肘挛掖肿，心澹澹大动，胸胁胃脘不安，面赤目黄，善噫嗌干，甚则色炲，渴而欲饮，病本于心。神门绝，死不治。所谓动气，知其藏也。[寒气反至：春夏应热反寒。且：将要，像是要。运火炎烈：岁运太火时。雨暴乃雹：二三之气时，水火俱旺而生暴雨冰雹。血变于中：水郁木火于营血分。痈：漫肿无头。疡：破溃，都偏阴性。厥：手足厥冷。心痛：易心藏病（心律失常）。善悲：胸阳受伤。善噫嗌干，甚则色炲：胸中升降逆乱。炲，烟火形成的黑灰。动气：人迎。神门：心经原穴。]

郁热的形成：春天有寒憋住了，所以热一定是外面有寒，清热要散寒，适当用开泄的药。

"民病厥心痛"，水火交争，导致手厥阴心包经那个地方闭住了。

"呕血血泄，鼽衄，善悲"，寒水伤胸阳，心气被夺。

"时眩仆"，突然中风，外面是寒，里面是风。

"运火炎烈，雨暴乃雹"，如遇岁运太火，就会造成剧烈的水火交争，大雨、冰雹。

"胸腹满"，上下焦都受影响，因为下焦正好是寒的时候。胸满是郁热，腹满可是纯寒。

"手热肘挛掖肿"，手少阴经、厥阴经出现郁热。

"心澹澹大动"，心阳痹阻出现房颤或频发室早。

"胸胁胃脘不安，面赤目黄"，目为肝、黄为湿，肝里出现了湿邪，因于水火交争而生风生湿于肝。心胃郁热浊乱则面赤，胃脘不安。

补充

太阳寒水司天，水郁住木火，水火交争，生风生湿，有寒又有热，内伤心阳心血又营血郁热，于夏天肝肾正虚之时加寒水，则肝肾亦虚寒。治当祛寒又补心阴心阳，方剂选用阳和汤、炙甘草汤。

胎孕期禀赋有太阳司天者的易患疾病

大数据统计胎孕期禀赋有太阳司天之人的易患疾病（详见附篇二）：岁太阳司天则寒水郁杀心火、"血变于中"，易病见有：男女皆易房颤、房速，男室早、混合性焦虑抑与郁障碍、锥体外系综合征、神经性头痛、上睑下垂，女偏执性反应、脱髓鞘、重症肌无力。太阳司天则于肝肾正虚之时加以阴寒，故有男性欲减退或缺失、附睾炎、精索炎、鞘膜积液，女先兆流产、二便困难、腹股沟淋巴结肿大、双胎妊娠。男胃酸过多、十二指肠溃疡出血、消化不良、肠梗阻，女肝胆结肠阑尾炎、溃疡性结肠炎、口炎、胆石症。男女皆易视网膜病变（女兼玻璃体、青光眼）、结核病、良性肿瘤（男垂体瘤、脑膜瘤、肾、头、胸壁，女卵巢、盆腔、头、胸壁、鼻前庭、扁桃体）。

司天治则

帝曰：善。治之奈何？

岐伯曰：司天之气，风淫所胜，<u>平以辛凉</u>，<u>佐以苦甘</u>，<u>以甘缓之，以酸泻之</u>。热淫所胜，平以咸寒，佐以苦甘，<u>以酸收之</u>。湿淫所胜，<u>平以苦热，佐以酸辛</u>，以苦燥之，<u>以淡泄之</u>。<u>湿上甚而热，治以苦温，佐以甘辛，以汗为故而止</u>。火淫所胜，平以咸冷，佐以苦甘，以酸收之，<u>以苦发之，以酸复之</u>，热淫同。燥淫所胜，平以苦温，佐以酸辛，以苦下之。寒淫所胜，<u>平以辛热，佐以甘苦，以咸泻之</u>。〔平：反其性正对治，为君。佐：臣佐。苦：泄心火。**以甘缓之**：木其欲为土，得土之养则安。**以酸泻之**：肝木体阴用阳，酸补肝阴肝体而止风散肝用，故云酸泻其用。**以酸收之**：酸凉回敛上亢之阳热以助秋金。**平以苦热**：湿为阴邪，兼金水才过重成淫，故以苦热而非苦温。**酸辛**：用酸温药，疏肝化湿，酸辛生风，而黏固之湿得化。**以淡泄之**：治湿之法中一法。**湿上甚而热**：为夏暑，湿合金气郁于上，故火热时时抗争成湿热上甚。**治以苦温**：苦温偏升发，苦热偏燥中。**佐以甘辛，以汗为故而止**：暑为金伏夏火，多挟湿，故以苦温对治金气土湿，甘补为暑所伤精气、辛以开肺舒肝。苦温辛相合而暑湿外泄，显为汗出，所谓"暑当与汗俱出，勿止。"汗出则邪去而止药，防汗出太过。用药如清暑益气汤。**火淫所胜**：少阳为有形之郁火，故其治与少阴君火有同有异，多"以苦发之"。**以苦发之**：如苦丁茶，味苦气辛，而开发郁火，发热不可太过，加酸味之乌梅，如连梅饮。**燥淫所胜，平以苦温，佐以酸辛，以苦下之**：苦入心对治阳明司天所郁之夏火，温以去阳明之阴燥，酸以缓金克木所致之木气上争，辛合温以开肺金舒肝郁。又，苦味下气降木火。**寒淫所胜，平以辛热，佐以甘苦，以咸泻之**：太阳司天郁杀心火，辛热散外上之寒水，甘苦补固受伤之烦心，再加咸味导辛热入肾经而泻寒水。]

复气治则

帝曰：善。**邪气反胜，治之奈何？**

岐伯曰：风司于地，清反胜之，治以<u>酸温</u>，佐以<u>苦甘</u>，以辛<u>平</u>之。**热司于地，寒反胜之，治以甘热，佐以苦辛，以咸平之**。**湿司于地，热反胜之，治以苦冷，佐以咸甘，以苦平之**。火司于地，寒反胜之，治以甘热，佐以苦辛，以咸平之。燥司于地，热反胜之，治以平寒，佐以苦甘，以酸平之，以和为制。**寒司于地，热反胜之**，治以咸冷，佐以甘辛，以苦泻火。[**邪气反胜**：主令之气太过，临时招来复气。不同于后述之"六气之复"，后者持久、深远。**酸温**：扶木抑金。**苦甘**：补脾燥湿。**平**：正对治复之阴邪。**热司于地，寒反胜之，治以甘热，佐以苦辛，以咸平之**：寒水来复郁杀少阴君火，故以甘热补心扶正，佐苦以安心，佐辛合咸热以泻复气之阴水。**湿司于地，热反胜之，治以苦冷，佐以咸甘，以苦平之**：

阴湿太过致火热来复而胜之，火热为太过之邪而伤土湿，成痰热兼伤肾水，故以苦正对治来复于下的火热，苦冷咸甘相合扶助脾肾，木火来复必借冬至之升阳而从下向上复，故以苦下之为正对治。**寒司于地，热反胜之：**注意是火热来复，不是土气来复。]

湿、燥与寒的复气均为热：①此热为少阴君火之热，而非少阳相火之火，因为复阴邪者必当有发散之性，而少阳相火发散不足。②复湿之热治以苦味，以苦平之；复燥之热治以平味，以酸平之；复寒之热治以咸味，以苦泻火；三种复气之热皆治以冷/寒、苦，皆以甘味补复气所伤之阴精。

帝曰：其司天邪胜何如？

岐伯曰：风化于天，清反胜之，治以酸温，佐以<u>甘苦</u>。热化于天，寒反胜之，<u>治以甘温，佐以苦酸辛</u>。湿化于天，热反胜之，治以苦寒，<u>佐以苦酸</u>。火化于天，寒反胜之，<u>治以甘热，佐以苦辛</u>。燥化于天，<u>热反胜之，治以辛寒，佐以苦甘</u>。寒化于天，<u>热反胜之，治以咸冷，佐以苦辛</u>。[**甘苦**：厥阴司天比在泉则伤脾更重，故以甘苦而非苦甘示甘重于苦。**治以甘温，佐以苦酸辛**：甘温扶正，佐以苦酸治火热太过，辛以散复气寒，比在泉时少"咸以平之"，有夏火相助故。**佐以苦酸**：于司天时火复则比在泉时火复更伤肝肺之阴。**治以甘热，佐以苦辛**：比在泉寒胜之治少"以咸平之"。**热反胜之**：阳明司天君火复之。**治以辛寒，佐以苦甘**：辛甘以扶正、寒苦对治火之害。**寒化于天，热反胜之**：如太木太火之岁。**治以咸冷**：扶正。**佐以苦辛**：开郁火，散寒。]

同一气司天在泉用药之异同

六气司天过亢而被复气所胜，与六气在泉被复气所胜有同有异，其同皆当扶助当令之气即扶正为主、兼以祛复气之邪，其异则皆当参合主气为春夏还是秋冬。厥阴司天为金所复，扶正同厥阴在泉，然风木司天偏伤肝阴肝体、偏伤脾，而风木在泉偏生内风郁争、偏生心火、偏开泄肾气，故司天金复之治不必用辛散郁，只需扶正则肝木自可借助春夏之主气而破复气之阴金；但司天更伤脾土，故佐药中甘重于苦。

过盛则复、阴阳相争，必致寒热虚实错杂、升降逆乱，总体属厥阴病，故临床上我们每个病人，每种病都以基于《伤寒论》厥阴病篇的乌梅丸合麻黄升麻汤的体质平调散（见启用篇）为基本方调治。禀赋厥阴司天者于体质平调散中加用桑葚补肝体，参术补脾用，而厥阴在泉者则加用醋鳖甲、天麻；即是对此处治则的落实。

再如禀少阴司天者加阿胶，而散寒温肾用姜、桂、附子；禀少阴在泉者加阿胶，而散寒温肾用姜、桂、紫石英。同理，禀厥阴在泉者散寒温肾亦不可用附子而用姜、桂、紫石英合醋鳖甲、黑芝麻。其余各司天在泉用药亦各有不同。

帝曰：六气相胜奈何？

岐伯曰：厥阴之胜，<u>**耳鸣头眩，**</u>**愦愦欲吐，胃膈如寒（塞）；**<u>**大风数举，倮虫不滋，**</u>**胠胁气并，化而为**<u>**热，**</u>**小便黄赤，胃脘当心而痛，上支两胁，肠鸣飧泄，少腹痛，**<u>**注下赤白，**</u>**甚则呕吐，**<u>**膈咽不通**</u>**。**[**耳鸣头眩：**肝木之气与金土之气相撞。**大风数举，倮虫不滋：**反复强烈抗争复气，伤到肝肾，人易流产，胎儿营养发育不良，人为倮虫。**气并：**堵塞。**热：**金郁木，甚则生热入血分。**黄赤：**排营血分之邪热。**飧泄：**吃了就拉，完谷不化，脾胃严重受克。**注下赤白：**下焦郁热，赤为伤血，白为伤肉。**呕吐：**邪气排不出去则成中毒性痢疾，呕吐，葛根芩连汤、白头翁汤。**膈咽不通：**重症，肠麻痹。]

六气相胜

指主令之气从被前述之临时复气抑制/所胜的状态转为胜态，政令过暴而抗争复气并欺压己胜之藏而致病。而前文的六气之胜指岁气得岁运相协同而过亢，或司天之气为木火得春夏主气相助而过亢，或在泉之气为金水得秋冬主气相助而过亢，故此处六气相胜所致病比前文六气之胜/过亢所致病深重，已影响到五虫发育，但时间较六气之胜时间短，故不致于久久过胜于己胜而致其气绝。

厥阴之胜是本来就是厥阴司天或在泉，运上是太木或少土。风木太旺金气来压它，木气再反抗过度出现的状态。可不光是一个木气旺的问题，还有金气来复的必然。只是风木旺，如果没有金气来压它的话，形不成风，风必然是金木相交、扭动斗争才形成。仅仅是风木旺，它就散掉了，和上火的道理一样，热弥散必须外面受寒才能形成热。

"耳鸣头眩"，声音不是耳朵产生，而是肝木跟金土之气相撞而生。肝木之气往上冲，冲不出去，金土之气在上面挡着它呢，两气相撞出的部位在耳就生耳鸣，撞的部位在颠顶就生脑鸣。"头眩"，眩为视物旋转。原发性高血压头发昏晕，不眩，不会看东西天旋地转。颈椎病造成小脑缺血、椎体外系迷路的神经刺激导致的晕属于眩晕，看东西天旋地转。从西医角度讲，颈内动脉系统缺血引起的晕，发昏而不眩，高血压是广泛的小血管痉挛，也只是晕但不眩。

"胃膈如塞"，胃部、膈像堵住了一样。

动物的五行属性：毛虫属木，羽虫属火，倮虫属土，有甲壳的属金，长鳞的属水。人属于倮虫，属土。木气太旺，连其生育都影响了，所以倮虫不滋，容易流产，胎儿营养发育不良。

"胠胁气并"，两胁堵上了，叫气并，同"上支两胁"。

"化而为热"，金郁木而木气本不虚，故生郁热、生风，风木犯胃肠，肠子都咕噜咕噜响。

"飧泄"，吃了就拉，完谷不化，一点都不消化，脾胃严重受克。比厥阴司天的克还厉害，所以叫厥阴之胜。它已经不是正常的那种旺盛，而是太过了。

"少腹痛"，厥阴所过是少腹，包括生殖系统、直肠、肾上腺、肾脏、两腰、髋关节、股骨头坏死等病都是从厥阴生。

"注下赤白"，痢疾下赤是伤血，伤肉是白的。下利赤白的脓血、污秽浊气，这些腐烂的东西排出去还好，排不出去则易成中毒性痢疾。它跟前文的"胠胁气并、上支两胁"还不一样，这可是重症。

"甚则呕吐，膈咽不通"，弄不好就成了肠麻痹，中毒性肠麻痹。所以这个时候的治疗至少是葛根芩连汤之类，再就是加白头翁汤、麻黄升麻汤乃至升麻鳖甲汤等。

少阴之胜，心下热，善饥，脐下反动，气游三焦，炎暑至，木乃津，草乃萎，呕逆躁烦，腹满痛，溏泄，传为赤沃。〔**少阴之胜：**如太水或太金少阴司天至三之气时，少阴胜金水。**热：**虚热。**善饥：**气虚。**脐下反动：**奔豚。脐下，肾。**气：**热气。**暑：**金加火为暑。**木乃津：**木的津液被蒸出。**呕逆躁烦：**少阴热气上冲抑己之金水。**溏泄：**阳气把沉寒冲开，不同于食冷之溏泄，此为热利。**传为赤沃：**少阴力不足则热滞于营血而二便带血。〕

太阴之胜，火气内郁，疮疡于中，流散于外，病在胠胁，甚则心痛，热格，头痛喉痹项强，独胜则湿气内郁，寒迫下焦，痛留顶，互引眉间，胃满，雨数至，鳞见于路，燥化乃见，少腹满，腰脽重强，内不便，善注泄，足下温，头重，足胫胕肿，饮发于中，胕肿于上。〔**太阴之胜，火气内郁：**太阴为湿阴，过盛则反侮木成相火。**疮疡于中，流散于外：**中上焦脏器内生疮疡，皮肤则有疮痈疖疹。**病在胠胁：**湿土反侮肝木。**心痛，热格：**郁火上冲。**头痛喉痹项强：**肝之湿热结滞于外。**湿气内郁：**只有阴湿郁木而无内火。**痛留顶：**痛滞颠顶、头重如裹。**互引眉间，胃满：**寒湿郁木肝气阻滞。**雨数至，鳞见于路：**土木相合，土盛化雨，木盛生风化燥。**燥化乃见：**湿胜于冬时，凝冻结滞津液，更加固闭肝肾阳气。**少腹满：**郁滞肝。**善注泄：**肝风动土而泻于下。**足下温：**土郁风木于下，故清阳不升而燥、足温。**头重：**清阳不升。**足胫胕肿：**气郁在下焦。〕

太阴之胜有四时之异

太阴司天当令时被木火压抑,借助外界力量发作,发则首先侮木,并随四时之气而有火化、热化、湿寒化、燥化、饮化。

土湿之气随顺四季,故其反胜之时具体又有春夏秋冬四种情况:①于春先侮肝木,外阴湿内相火,即火气内郁,疮疡于中流散于外,病在胠胁。②于夏郁火上冲,湿热结滞于上于外,即甚则心痛、热格、头痛、喉痹、项强。如 1985 年少金太阴司天,木火胜湿,夏至一阴生,太阴借力反胜,木火被郁于内,故不仅可有内外疮疡乃至有"喉痹、项强"。③于秋寒湿独胜,指寒湿胜过克己之气时,克己之气完全屈服,而只显为寒湿过胜。如少土太阴司天之岁,少土则木旺,土虚且中寒,"咸皆寒中",初之气至三之气主客皆同为木、为火而克太阴,大暑、立秋后客主气为太阴,太阴反胜,然反胜时并无内热被郁,而是与本有之内寒相合,故成"湿气内郁寒迫下焦"之克肾水、侮肝木诸症。④于冬反为燥化,如 2018 年太火太阴在泉,太火制约太阴,北方冬至之时,太阴反胜太火,反与主气太阳相合而形成冻结之寒湿,于外为燥,于内则成寒饮成水肿,或成郁木之抗争而时发注泄而足下反温(郁木生热)。

少阳之胜,热客于胃,烦心心痛,目赤欲呕,呕酸善饥,耳痛溺赤,善惊谵妄,暴热消烁,草萎水涸,介虫乃屈,少腹痛,下沃赤白。[**少阳之胜:**如太水或太金少阳司天之时,少阳反胜金水,指正位得势或得火资助时,高亢地发挥作用。**热客于胃:**它不是客于胸,先从心下弱阳开始。少阳司天时本来就心胃郁火。**草萎水涸,介虫乃屈:**金先胜少阳,则同时郁杀肝木,草木生长不良,现少阳反胜,火又煎其津液故草萎。介虫是属于金的,火克金,故介虫受克,活力不足。**少腹痛,下沃赤白:**原被金郁之肝木也反为胜亢而少腹痛,风热从血外发故赤白痢。]

少阳被压抑而复于上,报复性的暴热,壮火食气。

如 1980 年太金少阳司天，三之气主客均为少阳，成少阳之胜。方用：白虎人参汤、甘草泻心汤。

"烦心心痛，目赤欲呕，呕酸善饥，耳痛溺赤，善惊谵妄，暴热消烁"，指特别热，报复性的热而且消烁。少阴之火是弥散，而少阳之火是暴热，直接叫壮火食气，把气给吃了。

少阳"少腹痛"，暴烈的少阳胜气出现，上边太热，下边深层肯定是虚寒。所以出现肝里寒表热，原被金郁之肝木之风气借少阳反胜而动故少腹痛。少阳之火本为木郁所成而出于营血，那在下就可以形成痢疾、赤白、溃疡、脓疡，在上在外即"溺赤"，热在营血则扰动神魂则"善惊谵妄"。

阳明之胜，清发于中，左胠胁痛，溏泄，内为嗌塞，外发㿗疝，大凉肃杀，华英改容，毛虫乃殃，胸中不便，嗌塞而咳。

"阳明之胜"，如 1987 年少木阳明司天，夏至时发，1999 年少土阳明司天，少土生发之气不足，邪木合三之气少阳相火克金，到夏至时阳明乘一阴而反胜火。

"阳明之胜，清发于中"，跟阳明司天一样。

"左胠胁痛，溏泄，内为嗌塞，外发㿗疝。大凉肃杀，华英改容，毛虫乃殃"，"阳明之胜"在司天之时杀之气太厉害了，就把肝直接伤得很重，所以比阳明司天描述的更重。毛虫属木，在阳明司天之年容易长不起来，或长起来了但是在阳明反胜之时重重地受伤害。

"胸中不便，嗌塞而咳"，这都是金木交争的现象。金木交争，金过胜则气结于下而㿗疝、溏泄，木气上抗则嗌塞而咳或喘。

太阳之胜，凝栗且至，非时水冰，羽乃后化，痔疟，寒厥入胃，则内生心痛，阴中乃疡，隐曲不利，互引阴股，筋肉拘苛，血脉凝泣，络满色变，

或为<u>血泄</u>，<u>皮肤否肿</u>，<u>腹满食减</u>，热反上行，<u>头项囟顶脑户中痛</u>，<u>目如脱</u>，寒入下焦，传为<u>濡泻</u>。［羽：羽虫为鸟，属火。痔疟：直肠末端之血脉郁热，与肺肝相关；以太阳中含金气，故太阴之胜同时郁木，形成少阳病，而有痔疟。寒厥入胃：太阴反胜之先为火盛，火盛则心气内洞，故太阳反胜则寒气乘虚而入，内生心痛。阴中乃疡，隐曲不利，互引阴股：夏天肝肾本虚，被寒郁伤而致。筋肉拘苛，血脉凝泣：肝为寒郁之症。血泄：肝若不过虚则阳郁于血分而生血热血泄。皮肤否肿：皮肤气郁。腹满食减：腹满不想吃饭。头项囟顶脑户中痛：木火沿肝肾经上冲。目如脱：肝气上冲。濡泻：胜寒郁木火于下焦，水火合也易生湿，久则成濡泻。］

"太阳之胜"，为反胜，如太水之岁太阳司天，寒水之气太重，太阳寒水一直占着主导地位。一般只会有"太阳过胜"，而不会有太阳相胜／反胜。但是 1988 年、2018 年岁运都是太火，趁着夏至一阴来复，司天太阳的力量就会加强，完全胜过火，形成此处之太阳之胜／反胜。

"凝栗且至"，颤栗，阴寒性主收引，人欲全力抗胜寒，集全身之力故先内收阳气，令人颤栗。

"非时水冰，羽乃后化"，夏天的时候出现了冰、冰雹。属火的有羽毛的鸟类，孵化明显受到影响。

"痔疟"，痔疮、疟疾，肺与大肠相表里，大肠同时跟肝也有关系。寒水特别胜时伤胸阳、伤心阳、伤肝阳便出现所述诸症。金性、水性的东西把木火憋住形成一个弱阳，外阴内阳是个弱阳就是少阳。太阳之胜伤了阳以后就形成这种少阳的状态，所以就是形成疟疾。

"寒厥入胃"，本来是夏天正热的时候，外热内空，突然间太阳反胜则寒气入里、阳气闭塞而手足厥冷。

"阴中乃疡，隐曲不利，互引阴股，筋肉拘苛"，夏天肝肾虚容易寒，阴气一入里直接传到下焦，就形成了肝肾寒郁弱火，而生阴部疮疡，隐曲不利，肝脉拘挛则互引阴股，筋肉拘苛。

"血脉凝泣"，这是肝血、肝气被郁在血分以后形成的。

"络满色变"，看皮肤表面颜色有点发青，为寒把血脉给闭住了。

"或为血泄"，如果体内郁住阳气，素体阳气偏旺时，阳气会郁而化热，有可能会形成出血。

"皮肤否肿"，太阳寒水闭住阳气，夏天阳气上隆，气郁皮肤则形成了否肿。

"热反上行"，夏天来寒气突然间压下去，之后热气反复，所以它憋在体内，热往上冲，就是头、项、囟顶、脑户中痛。肝气上冲导致耳鸣，肾气上冲导致脑鸣，就觉得脑子"咕隆咕隆"响，这个头、项、囟顶、脑户中痛，沿着肝、肾经往上冲。

"寒入下焦，传为濡泄"，濡泄不是"哗"就泄完了，夏天里头有郁热，容易形成寒火交争的湿，所以就连寒带湿形成濡泄。

补充

寒水反胜火热，太火太阳司天之岁，运火借主气木火可胜太阳；太阳借主气夏至之阴又可反胜火热之气，形成阳气郁杀又水火交争的寒热错杂、升降逆乱之态，方用麻黄升麻汤合右归丸或桂附八味丸。

六气相胜治则

六气相胜，因能胜之气与被胜之克己之气同为主令之气，故二者同治，使归和平。

帝曰：治之奈何？

岐伯曰：厥阴之胜，治以甘清，佐以苦辛，以酸泻之。少阴之胜，治以

辛寒，佐以苦咸，以甘泻之。太阴之胜，治以咸热，佐以辛甘，以苦泻之。少阳之胜，治以辛寒，佐以甘咸，以甘泻之。阳明之胜，治以酸温，佐以辛甘，以苦泄之。太阳之胜，治以甘热，佐以辛酸，以咸泻之。〔**厥阴之胜，治以甘清，佐以苦辛，以酸泻之：**肝木反胜克己之金土，甘以补风木被金抑杀时肝脾之伤，清以扶风木反胜后肺金之伤，苦以治心热辛以开发金郁、酸以泻太过之风木。**少阴之胜，治以辛寒，佐以苦咸，以甘泻之：**辛以散心火被郁之时的寒水，寒以治少阳反胜之火热，苦治火热，咸治寒水，甘泻少阴太过之弥散。**太阴之胜，治以咸热，佐以辛甘，以苦泻之：**咸热调补水土，臣佐以甘辛，苦泻过胜之湿。**少阳之胜，治以辛寒，佐以甘咸，以甘泻之：**与少阴之胜所不同者，少阳之胜而偏气虚，故佐以甘咸而非苦咸。**酸温：**补肝精。**佐以辛甘：**补肝用补脾精气。**以苦泄之：**苦辛开肺之郁。**治以甘热：**补被伤之阳。**佐以辛酸：**敛原过亢之火又散胜寒。**以咸泻之：**咸热对治过胜之寒水。〕

帝曰：六气之复何如？

岐伯曰：悉乎哉问也！

厥阴之复，少腹坚满，里急暴痛，偃木飞沙，倮虫不荣；厥心痛，汗发，饮食不入，入而复出，筋骨繇并，掉眩清厥，甚则入脾，食痹而吐。冲阳绝，死不治。〔**少腹坚满：**金土压抑木气，木气从下而复、从肝经即少腹开始，肝经这个地方就像个包块，硬。**里急暴痛：**木气突起冲撞强压自己的金土之气，将通未通则起坚满肿物、里急暴痛。如果没有力量通是麻痹，通开了也不再疼。**偃木：**指木被风吹低伏，低低地、拼命地挣扎也抬不起头。**飞沙：**不是飞起来的尘土，是沉重的沙子飞起来，从底下出来。**倮虫不荣：**厥阴之胜是倮虫不滋，精血营养不够，现在是倮虫不荣、首重在气津受削伐了。**厥心痛：**心绞痛，心中之金克木。木气从下复而逆上，随所至处则气乱气急而内闭，故此处之"厥"指气逆上冲致气闭。血管壁为筋，肝所主，肝气逆乱挣扎则筋脉拘急，血管壁拘挛而致心痛。治以温阳柔肝、佐以苦味下气。**汗发：**汗发不是胃有热，是风木突发而致腠理毛窍突开、开阖失司而自汗出，冷汗。**饮食不入，入而复出：**肝气上冲。**筋骨繇并，掉眩清厥：**清冷、四肢厥逆，阳气不够用；筋骨，复气从下焦入骨；掉眩，肝拘急；清厥，阳气虚。**甚则入脾**：复气从下焦开始首先伤肝肾，往上走这才开始入脾。**食痹而吐**：入脾以后脾被严重的抑制住，痹就是麻木失觉，木气不得敷布故痹，逆上则吐。**冲阳绝，死不治**：厥阴司天也有，木气过重而严重伤脾伐胃，胃气随风木外散而气绝。]

六气之复

指长期强烈受当令之气压抑、借机郁极而发，五藏从根本上受影响，妨碍生物之生长乃至致死。本篇论述六气持久致乱有三个层次，以六气之变→六气相胜→六气之复，层层加剧，而发生的基础／前因也不相同，当从因开始解析，方可了然。

六气之复，来复的是不当令之气。当令之气太过则强烈持久地抑郁已胜之气，而人体本体／太极中有同时处于隐位的反向力量与当令之气平衡，以此为基，郁极之气可再借助时气助力郁极而发形成复气。下复导致腹中气机逆乱，上复导致胸中的气机逆乱。

如太金太阴在泉之岁，六之气主气太阳寒水，合岁运气金土阴气过旺而强烈抑郁肝木，厥阴之气借冬至一阳生升而上冲，木气从下焦复，显为厥阴病。故先天禀赋太金太阴在泉者，易终生表现为易怒、月经提前、厥阴经循行部位有增生性疾病。

治以四逆散合乌梅丸。

少阴之复，燠热内作，烦躁鼽嚏，少腹绞痛，火见燔炳，嗌燥，分注时止，气动于左，上行于右，咳，皮肤痛，暴瘖心痛，郁冒不知人，乃洒淅恶寒，振栗谵妄，寒已而热，渴而欲饮，少气骨痿，隔肠不便，外为浮肿，哕噫，赤气后化，流水不冰，热气大行，介虫不复，病痱胗疮疡，痈疽痤痔，甚则入肺，咳而鼻渊。天府绝，死不治。[燠热：闷热烦乱。烦躁鼽嚏：热气上冲。**少腹绞痛：**水火交争则生风，如同厥阴之复。但厥阴之复为拘急坚满䐜胀，因风性直上，被寒性挦裹故坚满，拘急痛；而火性弥散与寒交合翻绞故成"绞痛"。**左：**从左开始。**咳：**火冲金。**暴瘖心痛：**阴阳交争。**洒淅恶寒：**表气虚。**振栗：**收敛全身阳气从内到外竭尽全力抗阴寒。**寒已而热：**复气终于完全胜过主令之气。**骨痿：**火伤骨髓。**不复：**介虫被害且不再出生。**痔：**肺中郁热注于大肠。]

下焦寒水过胜，如少火太阳在泉之岁，冬至后少阴君火借助主气之一阳初升而从下复而冲上。故上则心中燠热、烦躁、鼻衄或喷嚏、嗌燥，下则少腹绞痛，二便时发注下。金水相合阴气过盛才致复气借冬至一阳生而发，一阳属风木，故气动于左；火性克金故复气先报复金气而上行于右，复气至肺则咳、皮肤痛，复火挟风木至心则暴瘖、心痛、郁冒、神昏不知人；复火挟风木开泄皮肤则冬生洒淅恶寒。少阴来复之初力弱，人体收敛全身阳气自肝肾而竭力抗争阴寒，故战栗乃至神魂失安而谵言妄语；热复寒抑、寒热胜复，寒已而热则生渴欲，冬而非夏，津并未被大伤故只渴而欲饮而不多；冬生复火则精气皆伤、气浮气乱故少气骨痿、肠府不通、哕噫、浮肿；于冬寒之季，冬至过半后而生复火，故流水不冰……

太阴之复，湿变乃举，体重中满，食饮不化，阴气上厥，胸中不便，饮发于中，咳喘有声；大雨时行，鳞见于陆；头项痛重，而掉瘛尤甚，呕而密默，睡吐清液，甚则入肾，窍泻无度。太溪绝，死不治。[**体重中满，食饮不化：**湿重。**阴气上厥：**寒饮发于中，复被暑火所反击而上行，凌心射肺。**胸中不便，饮发于中，咳喘有声：**寒饮。**头项痛重：**肝寒。**掉瘛尤甚：**肝痉挛。**呕而密默：**肝气上逆，脾气郁滞。**睡吐清液：**肾寒。**甚则入肾：**燥热已伤精气，复气寒湿成土克水，更伤肾。]

燥热过盛致太阴复气于中，前提基础类似土郁之发，如1975年少金阳明司天，三之气时燥热盛，四之气主气太阴湿土大暑之时，寒湿气突然加重，伴随着凉雨，湿气加重，始发于中。寒饮为暑热所激又复上冲心肺成阴气上厥咳喘，如同《素问·脉解》所述之夏至后所生之阳明病；寒湿伤肝则掉瘛头项痛重；肝虚无力抗争故呕而密默，寒湿入肾、阴土克水则唾吐清液，前后二阴失于肾之调摄故，窍泻无度。总证肝肾脾胃寒，夹杂郁热，并当勿忘复前已有燥热阴伤。

少阳之复，大热将至，枯燥燔爇，介虫乃耗；惊瘛咳衄，心热烦躁，便数憎风，厥气上行，面如浮埃，目乃眴瘛，火气内发，上为口糜呕逆，血溢血泄，发而为疟，恶寒鼓栗，寒极反热，嗌络焦槁，渴引水浆，色变黄赤，少气脉萎，化而为水，传为胕肿，甚则入肺，咳而血泄。尺泽绝，死不治。

"少阳之复"，极阴中的一阳复。如太木、太阳、太阴之岁，冬天太阴湿土在泉，阴燥太重，少阳之气来复。木之气被金压抑在内为少阳，类似冬至，并不会马上就出现大热而是说它会引起热来，是"大热将至"。少阳之火有金气故初显为枯燥。

"爇"，受热的状态。"介虫乃耗"，火克金，故属金的介虫部分被害。"惊瘛咳衄"，热扰心神，复气都是突然间来的，会扰动心神，除了伤神还耗血，突然热扰动血分而出现抽搐、衄血、心热、烦躁。

"便数憎风"，复气于下，刺激膀胱故数便；肺被克住不肃降，肺应该往下降落下来但它落不下来，毛窍就闭不起来，汗就泄了，汗泄后马上又虚就怕风。

"厥气上行，面如浮埃，目乃眴瘛，火气内发"，厥气上行，复气逆于冬藏，从下而上故称上行，接着火气内发。这就提示我们这个少阳之复是从下焦开始的，就像冬至之气一阳来复。"面如浮埃"，少阳复主令之盛金同时也耗气，金气盛则面如浮尘；"目乃眴瘛"，就是老眨眼睛，控制不住、抽搐眼皮，是复气少阳被阴土及寒水郁抑而风动于肝。

"火气内发，上为口糜呕逆，血溢血泄，发而为疟，恶寒鼓栗"，为复气少阳之火逐渐加强，郁火上冲。"病机十九条"的"诸禁鼓栗，如丧神守，皆属于火"就指的是这个"寒极反热"的复气少阳相火。

"嗌络焦槁"，"嗌"是指咽喉的这个部分。少阳相火复气实际上是风木性质的，所以才会沿着肝经上行，致嗌络焦槁。

"渴引水浆"，厥阴之为病，消渴。

"色变黄赤，少气脉萎"，少阳有肝木的性质也会造成血脉、血气的消耗，所以叫脉萎。

"化而为水，传为胕肿，甚则入肺"，消烁到一定程度形成溃疡、流脓、流水，郁住不溃疡就是肿。复气先从下往上走，入肺后就成咳嗽、衄血，到了"尺泽绝，死不治"。

少阳之复与少阴之复的不同

少阴之复为燠热、骨痿、天府绝死不治，少阳之复为枯燥热、脉萎、尺泽绝死不治，此因少阴之火浮散而伤肺伤肾，少阳之火郁结而伤肺伤肝；二复之前提基础也不同，少阴之复因下之寒水过盛，少阳之复因下之寒燥过盛。

阳明之复，清气大举，森木苍干，毛虫乃厉；病生胠胁，气归于左，善太息，甚则心痛否满，腹胀而泄，呕苦咳哕，烦心，病在膈中，头痛，甚则入肝，惊骇筋挛。太冲绝，死不治。[阳明之复：如 1992 年太木少阳司天，木火同旺克金，夏至则阳明来复，清气大举，森木苍干。**毛虫乃厉**：毛虫为风木性，故受阳明胜气之伤害。**头痛，甚则入肝，惊骇筋挛。太冲绝，死不治**：金气下压导致头痛，甚至伤肝，发生肝筋拘急。太冲为肝经原穴，木不胜金，肝气竭而太冲绝，故死不治。]

"阳明之复，清气大举"，阳明被压抑而复，例如 1972 年，太木少阴司天，木火同旺，金伤得太厉害，借夏至一阴来复，金气强劲来复。

"病生胠胁，气归于左，善太息，甚则心痛否满，腹胀而泄，呕苦咳哕，烦心，病在膈中"，木气升旺于左，阳明金气在木气过盛前提下强行来复，木被强抑故病生胠胁，尤其是身体左侧更显胀闭拘急；肝气上挣故有心痛痞满呕咳、横犯脾土故腹胀而泄；膈，不上不下，不内不外，就在类似于少阳，纠结在中间的部位，所以治要从少阳来治，辛开苦降，用泻心汤、达原饮之类。

太阳之复，厥气上行，水凝雨冰，羽虫乃死。心胃生寒，胸膈不利，心痛否满，头痛善悲，时眩仆，食减，腰脽反痛，屈伸不便；地裂冰坚，阳光不治；少腹控睾，引腰脊，上冲心，唾出清水，及为哕噫，甚则入心，善忘善悲。神门绝，死不治。[**太阳之复：**如太火少阴司天之岁二之气三之气时，火太过了，便会有太阳寒水之复。]

先有火盛，肾之精、心脾之气阴已虚，复气之寒水胜过原有之盛火故成下焦虚寒，阴寒夹杂余热或复为春夏之气所引而上冲，成厥气上行，也易表现有手足逆冷。水火相合成雨，寒水复盛火则为寒雨冰雹；盛火则心气内洞，寒水来复则寒入心胃而生寒、胸膈伤阳郁闭、伤神善悲，清阳为寒饮所困而时有眩晕、身不自持而仆倒，肝肾受寒则腰脽反痛，筋骨受伤而屈伸不利。若复气发生于早春，则阳光全然退避，阴寒强力冰冻天地，人之下焦阴寒与春气夹杂、成少腹控睾引腰脊，厥气上行冲心而唾出清水，乃至杀绝心气，神门绝。

太阳之复与太阳之胜/太阳司天

太阳之复的善悲比太阳之胜或者太阳司天都重，因为所有的复气，一定要压倒原来的抑己之气。太阳寒水复的是火，火气太旺，那要胜过这个火气，复气的寒水力量会特别强大。

太阳之胜的时候"热反上行"，那个时候是太阳主令并还有个火同时主令，寒水郁火而火热上冲。太阳之复的时候是本来主令之气不是太阳，纯是火主令，火太过，此时来复。所以会压得特别厉害，伤得特别厉害，"善忘善悲"。

帝曰：善，治之奈何？

岐伯曰：厥阴之复，治以酸寒，佐以甘辛，以酸泻之，以甘缓之。少阴之复，治以咸寒，佐以苦辛，以甘泻之，以酸收之，辛苦发之，以咸软之。太阴之复，治以苦热，佐以酸辛，以苦泻之、燥之、泄之。

> **厥阴之复，治以酸寒，佐以甘辛，以酸泻之，以甘缓之。**

"厥阴之复"，病机是金水、金土过胜，木气来复，得先把过胜的气敛回来，不让太过分了，所以"治以酸寒"。四逆散中有白芍，酸寒的，但光收敛不行，还得有散寒的药，因为是寒把它压住了，才使它这么强烈地来复，还要加乌梅丸治本。前述厥阴司天在泉都是治以辛凉应顺风木之气为主；厥阴之胜的时候是治以甘清，以清稍以对抗过胜之风木，这些治法首先是基于厥阴是主令之气。但是到了复气的这个时候是治以酸寒，厥阴本非主令而是强暴来复主令之过盛，故按纯外来邪气处理，酸寒直折为主，佐以甘辛扶已伤之主令，并甘以缓急。

> **少阴之复，治以咸寒，佐以苦辛，以甘泻之，以酸收之，辛苦发之，以咸软之。**

"少阴之复"，治疗也是首先反向直折而"治以咸寒"，先把这个复气给治住，复气不是火嘛，先把火降下来，同时"佐以苦辛"，用苦辛药把寒气减轻。"以甘泻之，以酸收之，辛苦发之，以咸软之"，这都是针对的火：君火四散而甘味腻滞，故以甘泻火，酸味收敛故"以酸软之"，阴寒在先复火在后，两者夹杂交冲，故以辛苦气味开发郁火以彻清余邪，又以咸软水火交结所致之坚、扶助为火所伤之肾精，则所治乃全。

太阴之复的治法好理解，不再赘述。

少阳之复，治以咸冷，佐以苦辛，以咸软之，以酸收之，辛苦发之。发不远热，无犯温凉，少阴同法。阳明之复，治以辛温，佐以苦甘，以苦泄之，以苦下之，以酸补之。太阳之复，治以咸热，佐以甘辛，以苦坚之。

"少阳之复"，典型的麻黄升麻汤证候，表现以热为主，出现牙疼、出血、便血，可以考虑麻黄升麻汤。"辛苦发之，发不远热，无犯温凉"，要想发就不要惧怕用热药，因为它是个复气，复气是在阴寒基础的前提之下，一定要用温热的药。但寒热用药均不可过，因为凡是强大的复气，之前之后均必重伤正气。

阳明之复，治以辛温，为正对治凉燥之金用，佐以苦甘扶助肝脾下泻逆上之郁热，以酸补被伤之肝体。

"太阳之复，治以咸热"，必须用咸的补肾，因为伤了根，不能仅仅治以甘热。"佐以甘辛，以苦坚之"，如 1978 年为太乙天符年，岁运是太火，司天之气又是少阴君火，两个火到夏天三之气的这个时候火太旺了，会把气、阴精都消耗掉，同时又会引起寒水之气使劲地来压它，一压就压瘪了。所以一方面要好好补肾精，补心阳，用咸甘苦补肾心之体，更要以热以辛散寒。

治诸胜复，寒者热之，热者寒之，温者清之，清者温之，散者收之，抑者散之，燥者润之，急者缓之，坚者软之，脆者坚之，衰者补之，强者泻之，各安其气，必清必静，则病气衰去，归其所宗，此治之大体也。[各安其气，必清必静，则病气衰去，归其所宗：各种治法之最终目的，是必顺四时之主气而对抗太过之邪气，使气安调达，则人体自己正气恢复、病气渐衰而净除，转归其正常的气化状态。]

什么是厥阴态？

厥阴就是阴气不再增长，长到了极致，阳气开始出生，即冬至一阳出生，这个时态就是厥阴态。厥阴态是正常的状态，新生的阳气不被压抑，能够升得上去，与阴气形成一种和合，就是正常的厥阴态，到立春时春天就显现出来了。但如果受客运气影响阴气特别重，就容易出现新阳升不上去，被这个阴压抑，就形成厥阴病。

厥阴病是新生的一阳不能够与旧阴和谐，阴阳交争，出现新生之一阳容易冲逆，沿着冲脉、少阴、任脉，从中间两侧这些地方往上冲，形成"厥阴之为病，消渴、气上撞心、心中疼热"等症状，其特点为升降逆乱、寒热错杂、虚实错杂。

例如 2020 年岁运太金，少阴君火司天阳明燥金在泉，在下半年，岁运金、在泉金，加冬天的寒水，三个阴气搁在一起，阴气就会特别重，到冬至一阳升的时候，就把这个阳郁在里面形成厥阴病的状态。

帝曰：善。气之上下，何谓也？

岐伯曰：身半以上，其气三矣，天之分也，天气主之。身半以下，其气三矣，地之分也，地气主之。以名命气，以气命处，而言其病。半，所谓天枢也。故上胜而下俱病者，以地名之，下胜而上俱病者，以天名之。所谓胜至，报气屈伏而未发也，复至则不以天地异名，皆如复气为法也。〔气之上下，何谓也：外在的三阴三阳六气，各与人体上下内外如何对应？**身半以上，其气三矣：**上半年的主气三气，应人体上半身，腰以上。**身半以下，其气三矣：**下半年的主气三气，应人体下半身，腰以下。**以名命气，以气命处，而言其病：**以气之名知其阴阳五行之性和对外气化作用，以其气化作用而得其所作用的人体部位及太过不及时所引生的疾病。**天枢：**平脐、腰。**所谓胜至，报气屈伏而未发也：**胜气之初，复气已伏。**复至则不以天地异名，皆如复气为法也：**复气发则以所发之位之病而论治矣。〕

六气处于各种胜态时的对治

	司天 主令之气	在泉 主令之气	相胜 主令被和后胜反胜	复气 非主令而复胜之	司天时暂发 邪气反胜	在泉时暂发 邪气反胜
厥阴	平以辛凉,佐以苦甘,以甘缓之,以酸泻之	治以辛凉,佐以苦甘,以甘缓之,以辛散之	如少土厥阴司天,治以清甘,佐以苦辛,以酸泻之。木气过元成邪,顺之。在泉时合秋冬之气而木气被郁,故以甘平之,酸泻之	如太金阳阴在泉,以酸泻寒,佐以甘苦,以甘缓之。复气泰甚酸寒直折	清反胜之,治以酸温,佐以甘苦,以苦平之小胜法	清反胜温,治以酸温,佐以苦甘,以辛平之。在泉时比司天多冬时,复气合秋冬主令气而阴寒闭其故
少阴	平以咸寒,佐以苦甘,以酸收之	治以咸寒,佐以苦,以酸收之,以苦发之	如太金少阴司天,治以辛寒,佐以苦咸,以甘泻之	如少火太阳在泉,治以咸寒,佐以苦辛,以甘泻之,以酸收之,以辛苦咸寒直折	寒反胜之,治以甘热,佐以苦酸辛	寒反胜之,治以甘热,佐以苦辛,以咸平之
太阴	平以苦热,佐以酸辛,以苦燥之,以淡泄之。湿上甚而热,治以苦温,佐以甘辛,以汗为故而止	治以苦热,佐以酸淡,以苦燥之,以淡泄之	如少金太阴司天,治以咸热,佐以辛甘,以苦泻之	如少金阳明在泉,治以苦热,佐以酸辛,泻之,燥之,泄之	热反胜之,治以苦寒,佐以苦酸	热反胜之,治以苦冷,佐以咸甘,以苦平之
少阳	平以咸冷,佐以苦甘,以酸收之,以酸复之	治以咸冷,佐以苦辛,以酸收之,以苦发之	如太金少阳司天,治以辛寒,佐以甘咸,以甘泻之	如太火少阳在泉,治以咸冷,佐以苦辛,以咸软之,以酸收之,辛苦发之,发不远热,无犯温凉,少阴同法	寒反胜之,治以甘热,佐以苦辛	寒反胜之,治以甘热,佐以苦辛,以咸平之
阳明	平以苦温,佐以酸辛,以苦下之	治以苦温,佐以甘辛,以苦下之	如水阳明司天,治以酸温,佐以辛甘,以苦泄之	如太木少阴司天,治以苦温,佐以甘,以苦泄之,以苦下之,以酸补之	热反胜之,治以辛寒,佐以苦甘	热反胜之,治以平寒,佐以苦甘,以酸平之,以和为利制
太阳	平以辛热,佐以甘苦,以咸泻之	治以甘热,佐以苦辛,以咸泻之,以辛润之,以苦坚之	如太火太阳司天,治以甘热,佐以辛酸,以咸泻之	如太火少阴司天,治以咸热,佐以甘辛,以苦坚之	热反胜之,咸冷,佐以苦辛,以咸泻火	热反胜之,治以咸冷,佐以苦辛,以苦泻火

故上胜而下俱病者，以地名之。

如少阴司天上火气胜，而下阳明在泉肝肾寒，是为上胜下俱病，而下病证为重为根本，故以地名之；反之，如太阳司天太阴在泉、少阳司天厥阴在泉，则下之阳气胜而天虚致病为主，故以天名之，此二皆当先预防性调治。

再如《素问·脉解》谓三月厥阴病，七月少阴病，皆上之阳胜而下阴寒，是为上胜而下俱病者，以地名之。

帝曰：胜复之动，时有常乎？气有必乎？

岐伯曰：时有常位，而气无必也。

帝曰：愿闻其道也。

岐伯曰：初气终三气，天气主之，胜之常也。四气尽终气，地气主之，复之常也。有胜则复，无胜则否。［时有常位，而气无必也：时为日月之行，年年月月、相对恒常，故言时有常位；而气有常之主气和变动之客气，客主相合而致气无定规。胜复亦无定位。初气终三气，天气主之：上半年三气。］

这段可以从两个角度来理解：其一，春夏秋冬四时正气，春夏为胜气之常态，秋冬则是正常复春夏之气的常态；同样，主气厥阴、少阴、少阳三个天气是胜气之常态，太阴、阳明、太阳是正常复天气三气的常态；其二，客气六气，司天与在泉必阴阳刚柔相反，在泉必是司天之复气，但因为六气相对于五运本身就属阳（故刘河间有"六气皆从火化"），故上半年合主气木火成气之胜为常，下半年合主气金水成气之复为常。客主相合，同性则太过而必引复气，性反则无太过之胜而无复气。

帝曰：善。复已而胜何如？

岐伯曰：胜至则复，无常数也，衰乃止耳。复已而胜，不复则害，此伤

生也。

帝曰：复而反病何也？

岐伯曰：居非其位，不相得也。大复其胜则主胜之，故反病也，所谓火燥热也。

帝曰：治之何如？

岐伯曰：夫气之胜也，微者随之，甚者制之。气之复也，和者平之，暴者夺之，皆随胜气，安其屈伏，无问其数，以平为期，此其道也。［复已而胜：复气又被胜过的情形如何？胜至则复，无常数也，衰乃止耳：胜则必有复、随胜而有复，无有定时定位，胜气被复气所对抗而衰，则复气也便停止。复已而胜，不复则害，此伤生也：若复气太过，则主气合客气必然再度反胜复气，若复气过重、持续时间过长，则必重伤正气。居非其位，不相得也：复气是对主令太过的反向抑制，反主气时位而生故与主气不相得，故复气生则必病。微者随之：不必对治，时过则自止，人气自能平衡调整。和者平之：微作调和，勿使太过。夺之：泻复气，强行对治。］

大复其胜则主胜之

复气太过则主令之气必然被抑杀而致大病；"大复其胜"必多发于厥阴少阴少阳司天之时，如1978年太火少阴司天，主客皆木火而过盛，寒水大复而心气大伤，复气持久而主令之时气蓄久又反胜之，成再度之火燥热，再如太金太阳司天太阴在泉，冬至后木火来复生火热，主令之气再度反胜复气，又生燥寒，如此反复，皆生火燥热，故不管什么样的胜——复——胜，必有火燥热随生。

帝曰：善。客主之胜复奈何？

岐伯曰：客主之气，胜而无复也。

帝曰：其逆从何如？

岐伯曰：主胜逆，客胜从，天之道也。

客主之气，胜而无复也。

主气是日月给地球的气，四时之序、二十四节气定时之气，恒常不变。既不会因客气的胜己而变动成怒复，也不会因胜客气而自变动成慈软，会变动的是客运客气及客主相合后的果位之气，故复气之源是客运客气层面的变动关系，即复气之来源只由客运气产生，针对的只是客运气的太过，因为主气永无太过不及之变动。

主胜逆，客胜从，天之道也。

主气为日月之气，客气为宇宙之气，主客相争，主气胜客气为以小犯大故为逆，病重。即养生治病不但要顺四时主气，更要顺大运大司天、岁运岁气之宜；当客运气与主运气相反时，如太水太阳司天时客胜主，主顺从则无大害，而少木阳明司天时，主胜客，生大害。

客主同气

形成胜和复。

客主不同气

客主相反，出现斗争，合起来气不会太盛，不形成复气。

复气产生条件

客气必须要合上主气、岁运或地域之气，即有其他气参与而致过胜，才会引发复气。

主客相胜可拓展至节气、地域之气、先天运气禀赋

每个季节六个节气的六气属性，以春季为例，如下。

第一个节气——立春	厥阴风木
第二个节气——雨水	少阴君火
第三个节气——惊蛰	少阳相火
第四个节气——春分	太阴湿土
第五个节气——清明	阳明燥金
第六个节气——谷雨	太阳寒水

节气

客	主（胜）
厥阴风木司天之年	清明（春季第五个节气阳明燥金）

厥阴风木司天这一年，在清明的这个时候就处在了一种主胜客的气化状态之下。

禀赋

客	主（胜）
厥阴风木司天之年	阳明燥金司天出生之人

禀阳明司天者在厥阴风木司天这一年，上半年就会形成主胜客。

地域

客	主（胜）
厥阴风木司天之年	山西，地域为金

厥阴风木司天如在山西，可能就是主胜客的这样一个状态，这个时候那个地域的人得病可能倾向于主胜客。

帝曰：其生病何如？

岐伯曰：厥阴司天，<u>客胜</u>则<u>耳鸣掉眩</u>，<u>甚则咳</u>；主胜则<u>胸胁痛，舌难以言</u>。[客胜：例如禀赋少土，遇厥阴司天之岁气，木气旺则克脾土、木气上逆乃至肝之气散阴伤。耳鸣掉眩：风木旺相火动。甚则咳：产生复气金抑木气上逆。胸胁痛：如在西部禀赋太金或阳明司天者，遇客气厥阴则木气被郁，肝气被压抑。舌难以言：肝经筋拘。《素问·宣明五气论》曰：五气为病，心为噫，肺为咳，肝为语，脾为吞，肾为欠为嚏。]

少阴司天，<u>客胜</u>则<u>鼽嚏颈项强</u>，<u>肩背瞀热</u>，<u>头痛少气</u>，发热，耳聋目瞑，甚则<u>胕肿血溢</u>，疮疡咳喘；<u>主胜</u>则<u>心热烦躁</u>，甚则<u>胁痛</u>支满。[客胜：禀阳明司天之人遇少阴君火司天，火被金压入肝成肺肝郁火，故有诸症。主胜：禀赋太阳司天者。心热烦躁：热被郁于心。胁痛：憋得更严重则水火交争生风而气滞气乱，首病于肝经。]

太阴司天，<u>客胜</u>则<u>首面胕肿</u>，<u>呼吸气喘</u>；<u>主胜</u>则<u>胸腹满</u>，食已而<u>瞀</u>。[客胜：禀赋少水或阳明司天者。呼吸气喘：肾虚喘。主胜：禀赋木气旺。胸腹满：木克土，脾湿化不开，湿气壅滞于脾胃。瞀：湿热困脾、清阳不升。]

少阳司天，<u>客胜</u>则<u>丹胗外发</u>，及为丹熛疮疡，呕逆喉痹，头痛嗌肿，耳聋血溢，内为瘛疭；<u>主胜</u>则<u>胸满咳仰息</u>，甚而有血，<u>手热</u>。[客胜：禀赋少金或阳明司天，成心肝郁火（少阴司天客胜为肺肝郁火）。主胜则胸满咳仰息：禀赋太水太阳司天者，少阳被杀被郁于心胸，热郁心下。手热：劳宫通心包。]

禀赋少阴君火司天与太阳寒水司天所致心脏病之不同

禀少阴司天：心的气、阴同时受伤，又因为有寒水来复，寒水来复的时候力量必然复过少阴君火，而少阴君火之所以引起寒水来复，肯定是它过旺，过旺必然耗气伤阴，把心都耗伤了。然后寒水之气再一来复，会在其先天体质当中留下一个心之气阴被耗伤的印记，虽然复气过去以后也能恢复过来，但这个印记已经留在了这个人的生命当中，在其中年以后，很容易就形成心气虚证、心肺气阴两伤证。

　　禀太阳寒水司天：主要伤心阳，易形成心律失常及器质性病变又使心有郁火，故手心热，实证为主。

　　阳明司天，**清复内余**，则**咳衄嗌塞**，**心膈中热**，**咳不止而白血出者死**。[**清复内余**：只有客胜主，禀赋少木、厥阴司天。**咳衄嗌塞**：气压进肝，阳气无法上升。**心膈中热**，**咳不止**：金克木，肝气在营血分弱弱地反抗。**白血出**：白血病。白血病为造血细胞发育停滞于幼稚阶段，只增殖而不分化不成熟，其发病部位在骨髓、其象为春夏，故其病位在肝为主。今金胜木，则木气郁极而反乱，造血细胞恶性变成白血病细胞，并大量增殖，使血成白色。]

　　太阳司天，**客胜**则**胸中不利**，**出清涕**，**感寒则咳**；**主胜则喉嗌中鸣**。[**客胜**：少火或少阴司天。**胸中不利**，**出清涕**：寒伤阳。**喉嗌中鸣**：禀赋少金太阴司天者上焦火土旺，如禀太火少阴司天者火过盛，遇太阳司天则水火交争生风生湿，而肝气郁于胸嗌，金木交争生咳喘痰鸣，被郁而喉嗌生痰。]

　　厥阴在泉，**客胜**则**大关节不利**，**内为痉强拘瘛**，**外为不便**；**主胜则筋骨繇并**，**腰腹时痛**。[**客胜**：脾气虚。**痉强拘瘛**：肝主筋，厥阴在下焦，木气虽旺但散不出去而成风动气乱，筋脉拘挛，故关节不利，痉强拘瘛。**外为不便**：一指行动不便利，一指二便不利。概二便之通利，赖气机之舒畅，肝风内动于下则气滞，二便里急又涩滞不爽。**主胜**：金旺，阳明燥金在泉禀赋。**筋骨繇并**：金郁杀木，木虚又挣扎而致。同为拘挛，此为虚证病位深。]

　　少阴在泉，**客胜**则**腰痛**，**尻股膝髀腨胻足病**，**瞀热以酸**，**胕肿不能久立**，**溲便变**；**主胜则厥气上行**，**心痛发热**，**隔中**，**众痹皆作**，**发于胠胁**，**魄汗不藏**，**四逆而起**。[**客胜**：下焦水虚，禀赋阳明在泉或少水者，遇少阴在泉先伤肾水生内热而致肾之精气虚浮。**酸**：气虚。**主胜**：禀太水、太阳在泉者。**厥气上行**，**心痛发热**：火气上逆。**众痹皆作**：水郁火，水火交争生内风气乱，气机闭阻。**胠胁**：痹麻不转。**魄汗不藏**：一指盗汗，二指肺气不降。**四逆而起**：寒热交争，气逆冲上脾气不运转，阳气不能行于四末。《**素问·阴阳别论**》云：阴争于内，阳扰于外，魄汗未藏，四逆而

起，起则熏肺，使人喘鸣。］

　　太阴在泉，客胜则足痿下重，便溲不时，湿客下焦，发而濡泻，及为肿隐曲之疾；主胜则寒气逆满，食饮不下，甚则为疝。［客胜：土胜水虚于下且肝木亦被反侮。主胜：禀赋厥阴在泉者，遇太阴在泉之时则寒湿合风木成浊阴逆乱。］

　　少阳在泉，客胜则腰腹痛而反恶寒，甚则下白溺白；主胜则热反上行而客于心，心痛发热，格中而呕。少阴同候。［反恶寒：禀阳明在泉者遇少阳在泉或少阴在泉则先伤肾成虚火上浮而肾虚寒。又，火在在泉位，而在泉为寒位，形成寒热往来交错。相类似的还有少阴之复、少阳之复，皆先有恶寒，见前述，其解释有①肾阴受伤而精气虚浮成肾虚寒；②水火交争寒热往来；③人体竭力抗阴寒之时，先将全身阳气内敛于肾而成战栗、恶寒。下白溺白：：大小便白浊为湿热积滞内腐精败而下出。主胜：寒水。心痛发热，格中而呕：寒水逼迫少阳往上跑，如同前述少阴在泉主胜则厥气上行。］

　　阳明在泉，客胜则清气动下，少腹坚满而数便泻；主胜则腰重腹痛，少腹生寒，下为鹜溏，则寒厥于肠，上冲胸中，甚则喘，不能久立。［客胜：致下焦木气虚，禀赋少木，或厥阴在泉者，被阳明在泉之气所克所杀。所致病类似前述之太阴在泉主胜客，皆为禀赋厥阴在泉者故。］

主胜则腰重腹痛，少腹生寒，下为鹜溏，则寒厥于肠。

　　素禀少阴在泉者，遇阳明在泉之气，则在内之郁火浮热上冲而肝肾反虚寒。此与前述"少阴在泉客胜则腰痛"等类似，皆是阳明合少阴于下焦故，只是此处素体先有少阴在泉，肾气先已虚浮而肾虚寒，再遇阳明在泉之气所郁所激而火气上浮加重。

　　太阳在泉，寒复内余，则腰尻痛，屈伸不利，股胫足膝中痛。［寒复内余：只有客胜主的情况，没有主胜客，除非出现少阴之复、少阳之复。腰尻痛，屈伸不利，股胫足膝中痛：水火交争于下焦，寒胜火。］

注

阳明司天有清复内余，太阳在泉寒复内余，二者皆只有客胜主而无主胜客，以二者皆能力强大而主气无法胜之。

帝曰：善，治之奈何？

岐伯曰：高者抑之，下者举之，有余折之，不足补之，佐以所利，和以所宜，必安其主客，适其寒温，<u>同者逆之</u>，<u>异者从之</u>。〔同者逆之：即下文所言主客之气"相得者逆之"，以二者同性则气太过，故必逆其气而治伐其太过。异者从之：主客之气相反相杀，则各从其宜以调和之。〕

帝曰：治寒以热，治热以寒，气相得者逆之，不相得者从之，余以知之矣。其于<u>正味</u>何如？〔正味：针对正常主令之气的药食宜。〕

岐伯曰：木位之主，<u>其泻以酸</u>，<u>其补以辛</u>。火位之主，<u>其泻以甘</u>，<u>其补以咸</u>。土位之主，<u>其泻以苦</u>，<u>其补以甘</u>。金位之主，<u>其泻以辛</u>，<u>其补以酸</u>。水位之主，<u>其泻以咸</u>，<u>其补以苦</u>。〔其泻以酸：岁运木太过，太木，泻掉过旺的风木之气，用酸敛。其补以辛：少木，用辛扶助。其泻以甘：壮火食气，火胜伤精、火性耗散弥散，用甘凉敛。其补以咸：少火，用咸温补。其泻以苦：太土，湿气壅滞用苦燥。其补以甘：少土，以甘补。其泻以辛：太金，过度收敛肃降。其补以酸：少金，金难肃降，用酸敛肝。其泻以咸：寒水过盛，固化，用咸软。其补以苦：少水，土旺湿气重，用苦祛湿。〕

这段所述是五运六气之常态下，无胜复之作时的正常针对性调治。

厥阴之<u>客</u>，以辛补之，以酸泻之，以甘缓之。

少阴之客，以咸补之，以甘泻之，以咸收之。

太阴之客，以甘补之，以苦泻之，以甘缓之。

少阳之客，以咸补之，以甘泻之，<u>以咸耎之</u>。

阳明之客，以酸补之，<u>以辛泻之</u>，<u>以苦泄之</u>。

太阳之客，以苦补之，以咸泻之，以苦坚之，以辛润之。

开发腠理，致津液通气也。[客：客气。**以咸软之：**少阴为弥散之热，故以咸收之，用食盐；少阳为有形之火，故以咸软之，用醋鳖甲、牡蛎。**以辛泻之，以苦泄之：**以辛泻阳明肃降，以苦泄因阳明所郁逆之木火。**以咸泻之：**寒水过度，固化，形成有形之物，用咸软泻。**以辛润之：**太阳在泉＋六之气主气太阳寒水，寒湿凝结形成燥，用辛润法。]

这段所述是六气主令之常态下，无胜复之作时的正常针对性调治。

干燥综合征

干燥综合征女性发病率高，阴性体质人易得，说明此病总体是阴胜阳，故而养阴生津清热是错的，辛温为主治疗才是对的，用辛温的肉桂、附子、细辛等，辛味药开发腠理致津液通气。

帝曰：善。愿闻阴阳之三也何谓？

岐伯曰：气有多少，异用也。

帝曰：阳明何谓也？

岐伯曰：两阳合明也。

帝曰：厥阴何也？

岐伯曰：两阴交尽也。[气有多少：体。异用也：功能对外作用。]

阳明

阳明时间段：阳阴为两阳合明，指午后的一个时辰的气态。

两阳合明：第一个阳：太阳给的热量处于一天当中最多的时间段，阳气盛。第二个阳：一阴来复，肃降开始，质重者先降，所以阴气和津液先降下去，降到了中焦脾胃，而留在了肺里的是燥阳，很燥的阳气。另，阴气犹如锅盖把阳气憋住无法散开，造成温度进一步升高（"锅盖效应"）。

人最热，气温最高。

厥阴

厥阴时间段：夜半至凌晨两三点。

两阴交尽：第一个阴：太阳给的能量、热量是最少的那个时间段即夜半，黎明之前。第二个阴：一阳升，让阳气升上去了，开始松动锅盖阳气有所外散，阴气留下。

人最冷，气温最低。

帝曰：气有多少，病有盛衰，治有缓急，方有大小，愿闻约奈何？

岐伯曰：气有高下，病有远近，证有中外，治有轻重，适其至所为故也。《大要》曰：君一臣二，奇之制也；君二臣四，偶之制也；君二臣三，奇之制也；君二臣六，偶之制也。故曰：近者奇之，远者偶之，汗者不以奇，下者不以偶，补上治上制以缓，补下治下制以急，急则气味厚，缓则气味薄，适其至所，此之谓也。〔**约**：概要。**适其至所为故也**：适其气宜，包括归经、气化的寒热升降之宜。**奇**：缩得太厉害，用辛散阳的发法使之散。**偶**：散得太厉害，用偶法敛回。**汗者不以奇**：阳气生发太过者，不能再补阳。**下者不以偶**：阴太重者，不能再用偶助阴。**补上治上制以缓**：上属阳，用阴的方法调治。**下**：下属阴，用阳的方法调治。**急则气味厚，缓则气味薄**：此之气味指嗅觉，不是味觉，味觉厚者为阴，轻清为阳。〕

洪范五行的奇数阳偶数阴

天一生水，地六成之	1、6补肾，1补肾阳，6补肾阴
地二生火，天七成之	2、7补心调心，2补心阴，7（注意念法念 $c\bar{i}$）补心气、补心火
天三生木，地八成之	3、8补肝，3补肝阳，8敛肝阴、柔肝
地四生金，天九成之	4、9补肺金，4偏重补肺精肺阴，偏重于降肺，9偏重于补肺气肺阳，宣肺
天五生土，地十成之	5运转脾胃补脾气，10补脾阴

病所远而中道气味乏者，食而过之，无越其制度也。是故平气之道，近

而奇偶，制小其服也。远而奇偶，制大其服也。**大则数少，小则数多**。多则九之，少则二之。**奇之不去则偶之，是谓重方。偶之不去，则反佐以取之，所谓寒热温凉，反从其病也**。〔病所远：病深重或病位偏远者，有时要超常规加重药量，使气味不致中道力乏。**大则数少，小则数多**：制大其服宜药味少，效专力宏，不致互相牵制，二三味药为宜；制小其服宜药味多，互相平衡，使药力和缓。**奇之不去则偶之，是谓重方**：助阳发散而邪不去则合用敛降才周全。**偶之不去，则反佐以取之，所谓寒热温凉，反从其病也**：阴凝敛降而病不去则反佐温散，适当地反从其病、顺其性而调治之，以免抗药，才能更好地祛病。此即临床上的反佐用药法。〕

帝曰：善。病生于本，余知之矣。生于标者，治之奈何？

岐伯曰：病反其**本**，得**标之病**，**治反其本，得标之方**。〔本：五运六气之时气。**标之病**：人体反向抗争时气时产生的逆乱之气。即本寒则标热，本金气肃降太过则标有木气上逆。**治反其本，得标之方**：标病不可仅治标，仍要治本。如阳明司天所致之肝木之气上逆，仍要开宣肺金为主，而不是对症平肝熄风，此即原发性高血压之治则也。〕

北方人	
本	寒水，又逢太阳寒水来袭
标之病	为了抵御外寒，而内生的这种阳气（标热）。为抗寒心肺里的浮热必重，是被郁住的少阳。所以北方人气粗，因里头憋着火
病反其本	北方人本寒，得热病
治反其本	不能光清热治标，热是抗外寒而来，根在外寒，故治疗应以散寒为目标（如青龙汤加石膏、麻杏石甘汤）

帝曰：善。**六气之胜，何以候之**？

岐伯曰：**乘其至也**。清气大来，燥之胜也，风木受邪，肝病生焉。热气大来，火之胜也，金燥受邪，肺病生焉。寒气大来，水之胜也，火热受邪，心病生焉。湿气大来，土之胜也，寒水受邪，肾病生焉。风气大来，木之胜也，土湿受邪，脾病生焉。所谓感邪而生病也。〔**六气之胜，何以候**：外之六气胜过人气而致病，有何诊查规律？**乘其至也**：欺其所胜。〕

六气之胜举例

时间	1990 年 太金 + 少阴君火司天，地支午是火
解说	1990 年夏至之前是憋的热很厉害，特别热，夏至一阴生，顺着太阳离去的那股劲，阴气复得特别厉害，寒雨滂沱，形成水克火，易突发心衰、咳喘
易病人群	太火 + 少阴君火司天禀赋 此类人内火与时气之火相合，大热喘喝，气阴大伤，易大热暴亡。一到夏至一阴来复的时候易突发胸痹心痛心衰，因为先已热耗过度心气空洞，阴气一来则心阳绝杀

乘年之虚，则邪甚也。失时之和，亦邪甚也。遇月之空，亦邪甚也。重感于邪，则病危矣。有胜之气，其必来复也。〔**乘年之虚：**如少木之岁又阳明司天，如禀赋少土遇太木之岁或厥阴司天。**失时之和：**客运气与主运主气失和，四时之气如应热反寒。**遇月之空：**月空气弱。**重感于邪，则病危矣：**先已受寒而未愈，又受新寒，是第四种邪甚。**其必来复也：**时气过胜则复气来杀，为第五种邪甚。复气短暂。〕

以上所讲为各种邪甚。

在人还有第六虚

自己瞎折腾，过耗精气，即《上古天真论》所谓"以酒为浆，以妄为常，醉以入房，以欲竭其精，以耗散其真，不知持满，不时御神，务快其心，逆于生乐，起居无常，故半百而衰也"。

如此之虚人，随遇何邪，皆成邪甚。

金杀、风行与疫病

风与传染性

传染性即指流行性、流动性。

◎湿为固着，不能传染。若没有风只有湿，形不成传染，因为它是固滞的。

◎寒也同上。

◎火自己不流动，是自己在一个固定的位置向外弥散。

◎暑与火一样，一个性质。

◎热（非火），不是流动，而是充满整个地方。

只有风是流动的。

具有从一个地方到另外一个乃至多个地方去的这种性质的，只有风、热这两种，尤其是风。

因此瘟疫最基本的特点必然是风性。

瘟疫特性为：风 + 金 = 少阳相火

瘟疫除了风性的强传染性外，同时对形体具有强大的杀害、伤害作用，为"毒"，此强大的杀害力为金性之特点。

所以瘟疫共性一定是有风和金两个特点，风金相合为少阳相火。

在此基础之上，再看是合于寒、合于热、合于湿还是偏于燥等。

从 1800 年历史及经典依据看瘟疫之特性

大司天分析中（将大司天 60 年分为大司天 30 年及大在泉 30 年）最易致疫的是阳明大司天，其次是阳明大在泉、厥阴大在泉、少阴大在泉、太阳大司天，最不易致疫的是太阳大在泉；岁运中最易致疫的是少木、太木，其次是太金、少土，最不易致疫的是少水、太水，其次是太土、少金。

结论：疫气的总特性首先是郁木之阴金性，其次是郁火之寒水性，并兼有风木性共成金郁木之疫气共同的基本特性。

《素问·六元正纪大论》中明确描述有"厉"（疠）的论述共四处，其中三处的客气含少阳相火，一处为主气客气均是少阴君火。

注: 详细分析可见论文"疫病发生与五运六气的关系探析",作者徐倩霞,张洪钧,《中国中医基础医学杂志》,2022 年 2 月第 28卷第 2 期。

失时之和

例	SARS:2003 年 少火,太阴湿土司天 + 太阳寒水在泉,地支属未(土) 2003 年初之气都是厥阴风木,二之气主客都是少阴君火,与少火(阴性)及司天在泉地支阴土寒湿之气均相反→失时之和,其首发于东南沿海湿重之地,且多转疫于沿海,而西部干燥之域少发,起于初之气而戛然而止于三之气,均说明瘟疫瘟疠之气,必然是木火被压住才能形成,也就是说外阴内阳这才能够形成瘟疫。《素问·六元正纪大论》曰:"太阴司天之政二之气(少阴 + 少阴),大火正,物承化,民乃和,其病温厉大行,远近咸若,湿蒸相薄,雨乃时降。"但并不是所有太阴司天之岁在二之气时都会发生瘟疠,还需参合岁运乃至大司天,综合之力
比较	2021 年 少水,太阴湿土司天 + 太阳寒水在泉,地支属丑(土) 少水是寒水弱,与二之气少阴君火顺,火能够化掉湿,故此年上半年新冠疫情平稳

帝曰: 其脉至何如?

岐伯曰: 厥阴之至其脉弦,少阴之至其脉钩,太阴之至其脉沉,少阳之至大而浮,阳明之至短而涩,太阳之至大而长。至而和则平,至而甚则病,至而反者病,至而不至者病,未至而至者病,阴阳易者危。[阴阳易者危:病位病性相反,如春寸脉应大反微,尺脉反大。]

这段描述首先告诉我们的是: 客气六气与四时之气是两回事,与主气六气亦不尽同。厥阴应春弦、少阴应夏钩,此是客气能与四时及主气相合者;主气太阴为长夏,其脉当濡,客气太阴其脉沉,类似于冬,阴寒性;主气少阳为仲夏,其脉洪大,与客气少阳之至大而浮之脉相合;主气阳明为中晚秋,阳气已入地,脉短涩而非初秋之毛脉,但主气太阳为冬,冬其脉必沉石,而此处所述"太阳之至大而长"则显然与冬及主气太阳不同。

概四时是太阳主导的气化，且是最终果位上的气化，故夏至一阴生（因位气化）而反更热两个节气才到秋天（果位气化），冬至一阳生反更冷两个节气才是春天。而主客六气却都是因位上的气化，其气化直接与脉对应。又，六气所至之脉又不同于五运，六气偏应六府、气分而应经脉，五运偏应五藏、阴分而应四季。

帝曰：六气标本，所从不同，奈何？

岐伯曰：气有从本者，有从标本者，有不从标本者也。

帝曰：愿卒闻之。

岐伯曰：少阳太阴从本，少阴太阳从本从标，阳明厥阴不从标本从乎中也。故从本者化生于本，从标本者有标本之化，从中者以中气为化也。〔**少阳太阴**：相火与土，其他稳固，不易被改变，故是其本气直接致病。**少阴太阳**：水气火气皆阴阳之极，而易变，易有复气。**标**：短期相反的复气。**阳明厥阴**：风大善变，如禀赋厥阴在泉者易有金气从下焦来复，得肾病综合征；阳明克木而生内风，亦多变数。**中**：体质。**中气**：人体之内的气。〕

对比《六微旨大论》天道六六之节

体内之天气按阴阳相反来应

帝曰：愿闻天道六六之节，盛衰何也？

少阳之上，火气治之，中见厥阴。

阳明之上，燥气治之，中见太阴。

太阳之上，寒气治之，中见少阴。

厥阴之上，风气治之，中见少阳。

少阴之上，热气治之，中见太阳。

太阴之上，湿气治之，中见阳明。

中见之气（标气）：与外来的气相反，阴阳刚柔相反，指人体产生的相应的跟它对抗性的反应。中见之气就是标气，"本之下，中之见"，外边有这样的一个火，里头就得有一个水跟它来平衡，这个水叫中见之气，又叫作标气。中见 / 标之气与本气同时存在。

少阳是金郁木，厥阴是风木完全打开的状态，完全弥散的状态，两者相反；阳明是燥结，往下肃降，太阴是湿、弥散；太阳是寒，少阴是热。故这三对互为标本。

本篇之标、本、中气

首先，六气之体为本，六气之用为标，如太阳寒水，太阳为体为本，寒水为用为标，余气同此。其次，与《六微旨大论》所言"标本中气"含义不同，本篇标本中气指人体对六气反应后形成的三个气化状态结果。

"标"：人体根据外来的时气而产生的这几个月的时间或者一年的时间应对着外来时气的这个气。

如正处在夏天，又来了一个太阳寒水来复，人体需要临时与之平衡，若体内热化力足够则寒不入侵，但体内从太阳之本化为阳热状态；若体内精气虚无力化热抗寒，则寒入成阴证，体内从太阳之标寒水而化。

"本"：外来的那个气。

"中气"：指平常的体质状态。如东北人火气旺，平常体质外寒内热。中气体质是终生性的。

少阳、太阴从本

少阳和太阴这两个气在体上都是很固化的，少阳是固定的火，太阴是固化的湿土，都属于是惰性的东西，不容易变动，也不容易转化，都不容易生出复气来。

少阳司天和少阳在泉都不容易生复气，太阴司天不容易生复气，太阴在泉合岁运太木形不成复气，太阴在泉合太金或太土可能有复气。

人感少阳得热病，感太阴得湿病。外边少阳的时候里头风木，外边太阴的时候里面阳明，会夹杂进去，但主要还是少阳火证和太阴湿土证，他的主病不会变，主证不会变，所以是从本。

少阴太阳从本从标

少阴太阳都易引起复气。如太火少阴君火司天禀赋人，遇少阴君火司天之年，会得什么？病从标化，上面太热，下焦肾则从本化，就是从阴寒化。

比如随着夏至一阴来复，寒水使劲复，这时主要证候表现为寒证。治疗不再是以清热养阴为主，而是益气温阳为主＋养阴，用炙甘草汤，其中有很多温性药。

出现这种病有时会以热证为主，有的时候以寒证为主，不是说只得标病或本病，而是同时存在，看以谁为主。

少阴司天时候容易引起复气寒水，太阳在泉时候容易引起复气的木火生出来。

阳明厥阴不从标本从乎中也。

阳明厥阴外扰的时候都容易生内风。如2017年阳明司天，春天一直刮风，人体内也是肝风内动、气机逆乱。

风善变，变得太厉害，这个时候就不是从谁胜谁负，从外在的这个气来定了，而是从人的体质定，"从乎中"。

不是说和标和本无关，阳明司天在泉的时候，能够容易伴随着风，只不过是以阳明为主，燥金为主；而厥阴风木司天在泉的时候是以风为主，伴随着金气来复的病证，厥阴风木司天的时候金气在上焦来复，厥阴风木在泉的时候就在下焦来复。

厥阴风木在泉，下焦金气来复的这种现象非常突出，表现在肾炎、肾病综合征等肾脏疾病上，表现长相方脸上。肾脏疾病最多的就是厥阴风木在泉禀赋的人，因为肾脏是属于厥阴肝经走行所过之处，厥阴风木之所以病是因为金气旺克它了它才病。为什么金气旺？风木本身好动好亢，它就容易惹事，就容易引起金气来克它复它。这是它的本性决定的。

阳明也是，太刚硬，太较劲了，眼睛里揉不下一点沙子，所以走到哪儿都满眼的不是，容易引起反抗。

所以厥阴、阳明不从标本，标本他们总是同时在伴随的，只不过稍微以谁为主，总体是"从乎中"，以人的体质为主。

少阳之上，火气治之，中见厥阴。

少阳司天时，表现在外是火气旺，中见之气就是厥阴。

风木之气起来，易患疾病如何？

少阳司天禀赋，或太金、少木运的禀赋，也是类似少阳相火这样的一个金郁住木状态，易得冠心病、心脑血管疾病，因为血管壁属于筋，故为肝所主病；禀赋少阳相火司天者最易患乳腺癌，也是风木过亢反叛而新生出一个不受主体控制的新生命体，即癌。

太阳之上，寒气治之，中见少阴。

太阳寒水司天者，易患心律失常，也容易先天性心脏病，如室间隔缺损。太阳寒水司天把火郁住了，火气妄动、神气扰乱，故心律失常；内生少阴之火被阳水郁住，又心烦、手心热。

厥阴之上，风气治之，中见少阳。

厥阴风木司天禀赋者，中见少阳，少阳为郁火，易得胃溃疡、食管炎，是中见这个少阳引起来的。

少阴之上，热气治之，中见太阳。

少阴司天的时候易得胸痹，热气太多，外在的可能会有太阳来复，外面没有太阳寒水来复的时候，人体里头也会生出太阳寒水之气来跟它斗争，时间长了斗不过去的时候就生病，形成了胸痹、肺癌这样的病。

太阴之上，湿气治之，中见阳明。

少木太阴司天禀赋者，金土同时旺，土气化不开，郁木生火内躁。舌苔是厚的，容易出现花剥苔，这是燥热，阳明燥金之气的表现。

干燥综合征

金土水旺的阴性体质者易患。禀赋的阴气太重，把津液固化了，形不成水气，津液不能上承，形成燥。治疗需流湿润燥，不能够养阴清热。

对比《六微旨大论》地理之应六节气位

体内之地气按五行相克来应

相火之下，水气承之。

水位之下，土气承之。

土位之下，风气承之。

风位之下，金气承之。

金位之下，火气承之。

君火之下，阴精承之。

相火之下，水气承之。

东南方是相火位，多水，人体性偏阴柔；仲夏是相火位，是雨季，上热而肾寒虚。

水位之下，土气承之。

北方、冬天是水位，阴历 11 ～ 12 月易太阴病，冬天要养膘，要吃肉，肉类属土。北方人形体盛壮而性暴，土壅水郁之故。

为什么人这么胖呢?

胖是肾虚寒，化不动脂肪。肉属阴，脾主肉，多食肉阴土过旺→克水→肾虚→人胖。

土位之下，风气承之。

中原、大暑、立秋为土位，此时为长夏，易患肝炎。体内有湿憋住了肝木，人体要化湿，必然要生风来化，湿气过盛，生的风又化不动，就成了肝郁，湿郁住肝，最容易感染这种湿毒性的邪气，就是肝炎。

中原人土气旺爱揽事，又人口易流动，易湿滞脾胃，故河南、陕西人素来喜欢吃酸辣吃面条，以通胃府。山东人风位之下金气承之，则嗜大葱辛开肺抑。

风位之下，金气承之。

东方、春天为风位、风运，易得瘟疫。瘟疫是金克木形成少阳相火，依

《六元正纪大论》中所描述，少阳相火为间气或在泉时易得瘟疫。

山东沿海木气过旺，金气来复，需要吃点葱打开金气。山东靠中原地区土气也旺，土克水，蘸酱补肾气，把土疏通开。

金位之下，火气承之。

西方、秋季肃降太厉害，则湿下气上成燥热；再则金盛人要平衡就生火，当金过旺，火不敌，就伤了，憋住了形成燥咳，是温燥。

比较：纯金气过旺如寒露之燥，是阴寒阴燥，应该喘不上气来，里头憋得慌，累得胸前像要塌下去一样，话也不想说，一点劲都没有，说话像蚊子一样，也可生燥，是凉燥、寒燥。

温燥从何来？内生的火和风，人体外边特别燥的时候火要平衡。山西人小方面郁肝木而内火尚弱，嗜醋温养肝气；内蒙人则大方圆脸，性情粗暴豪放，是内火盛。

君火之下，阴精承之。

君火为神明的正代表，谨和敏睿、从容畅达、阴阳平和，无偏位。《至真要大论》云"少阴在泉、不司气化"，亦指其无偏色。

帝曰：脉从而病反者，其诊何如？

岐伯曰：脉至而从，按之不鼓，诸阳皆然。

帝曰：诸阴之反，其脉何如？

岐伯曰：脉至而从，按之鼓甚而盛也。是故百病之起，有生于本者，有生于标者，有生于中气者。有取本而得者，有取标而得者，有取中气而得者，有取标本而得者，有逆取而得者，有从取而得者。逆，正顺也。若顺，逆也。[**按之不鼓，诸阳皆然：**诸阳之气至，脉浮大而按之不鼓。**脉至而从，按之鼓甚而盛也：**诸阴气至，脉显阴象而按之反鼓甚而盛，是阴气引发的阳气来争。**有取本而得者，有取标而得者，有取中气而得者，有取标本而得者，有逆取而得者，有从取而得者：**分清标本所从、因果始末，各随其宜，以平为期，逆其过亢便是顺正气，顺其过亢则是逆正气。]

故曰：**知标与本，用之不殆，明知逆顺，正行无问。**此之谓也。不知是者，不足以言诊，足以乱经。故《大要》曰：**粗工嘻嘻，以为可知，言热未已，寒病复始，同气异形，迷诊乱经，**此之谓也。夫标本之道，要而博，小而大，可以言一而知百病之害。言标与本，易而勿损，**察本与标，**气可令调，明知胜复，为万民式，天之道毕矣。[**粗工嘻嘻：**自得自是。**言热未已，寒病复始：**热病表现出寒象，并非热证转化成了寒证，而是引发了寒证。如精虚病热，至夏则阳浮而肾虚寒。**同气异形：**不同体质之人感同样邪气，而寒热不同病，或感邪虽为一气，但后续引生寒热错杂，如夏之上热下寒。**察本与标：**标本同时存在。**式：**规则。]

湿郁时间长了以后热郁在那个地方，湿会因为这个郁热而化吗？

不会，这个郁热又是一个新的问题，只会加重这个湿，加重这个病，把湿变成痰。

湿化掉了，是湿本身转化的热吗？

不是，是正气来复。

寒饮时间长了以后，人体正气来复会不会有热相出生？

有，那不是寒病变热病，寒证仍在，又有新的郁热，形成寒热错杂。

帝曰：胜复之变，早晏何如？

岐伯曰：夫所胜者，**胜至已病，病已愠愠，而复已萌也。**夫所复者，胜尽而起，得位而甚。胜有微甚，复有少多，胜和而和，胜虚而虚，天之常也。[胜至已病，病已愠愠，而复已萌也：过胜而致病生，病而生反抗之气态，便是复气已萌动。所复者，胜尽而起，得位而甚：复气之升，待胜气长势已尽便得发起，复气若得主气之助则甚。胜和而和，胜虚而虚：复气之大小依胜气之大小而生，胜气未致病则复气也不会过强而致病，胜气已致病则复气会过强而反向致病，这是"一阴一阳是为道"的天道。]

四季的交替就有胜复的内涵，阳气升到夏，最旺到夏至的时候升势已尽，一阴来复了；冬天到冬至的时候，一阳来复了，这就是有胜就有复。

帝曰：胜复之作，动不当位，或后时而至，其故何也？

岐伯曰：夫气之生，与其化衰盛异也。寒暑温凉，盛衰之用，其在四维。故阳之动，始于温，盛于暑；阴之动，始于清，盛于寒。春夏秋冬，各差其分。故《大要》曰：彼春之暖，为夏之暑，彼秋之忿，为冬之怒，谨按四维，斥候皆归，其终可见，其始可知。此之谓也。[动不当位，或后时而至：复气要生出来，助它的那个气并没有出现，所以还是生不出来。化衰盛异：气的生长壮老盛衰之变，有其时空依赖性，有日与月、主与客的相互影响，生与化、盛与衰的形成各有其因缘。寒暑温凉，盛衰之用，其在四维：为气之化，化力最终显现于四维，其最初则以四方始。春夏秋冬，各差其分：六气之生与其所化之春夏秋冬，时有所差，初之气厥阴风木始于大寒，而化显为春气则在立春之后。这段经文也可证明：每岁六气交节之时在大寒而非立春。谨按四维，斥候皆归，其终可见，其始可知：因时空而定其气，察物候而知其气化的性用归属。由此则其终可预测，其来由可推知。]

本段以因位的主气六气之至与六气所化生的果（春夏秋冬）之显现，并非同时，而言气之生与气之化、气之盛与被复，均需时间，并非同时，但胜气一出，复气则萌，因果之机，则同时毕具。

补充:《基于医疗大数据探讨运气交接节气》

（加倩.北京中医药大学硕士研究生学位论文2020年）

目的:基于北京市全部急诊医保病例统计资料,比较大寒急诊患者的禀赋特点、疾病特点与前一年六之气（大雪、冬至、小寒）及后一年初之气（立春、雨水、惊蛰）的相似性,及大寒是否新出现与后一年运气相应的疾病,从而验证运气交接节气为大寒或立春。

方法:本研究采用回顾性研究方法,分为禀赋特点分析与疾病特点分析两个角度。禀赋特点分析亦分为两部分:一部分为患者禀赋构成比较,以北京市2014～2018年的大寒及其前后3节气的全部急诊医保统计资料,计算各时间段内全部患者禀各岁运各客气的急诊人次及占比,代表该时间段的10岁运禀赋构成及12客气禀赋构成,通过曼哈顿距离（差的绝对值之和）比较大寒急诊患者的禀赋构成与其前3节气及后3节气急诊患者的相似性大小。若大寒与其前3节气的曼哈顿距离小于大寒与其后3节气的曼哈顿距离,说明大寒患者的禀赋特点与其前3节气更接近,即于大寒时运气并未转换交接,则立春应为运气交接节气,反之则大寒应为运气交接节气。另一部分为高发与低发禀赋变化的比较,即将各节气内10岁运及12客气各禀赋的急诊人次按从高到低排序,通过各节气急诊人次较高与较低的禀赋发生变化的节点判断运气交接节气。疾病特点分析以北京市2015年1月20日～2020年1月19日5年全部急诊医保统计资料,根据当年的总医保人数,计算各疾病在各节气的发病率,与各疾病120个节气的平均发病率相比较得到高发疾病;进而将5年同节气重复出现的高发疾病视为该节气的反复高发疾病;在各年各节气高发疾病中去除该节气于5年中的反复高发疾病,即去除节气因素对疾病的影响,以表示该节气客运客气影响下的高发疾病,结合临床经验及中医典籍,分析比较2016～2019年大寒及其前后3节气高发疾病相似性,及大寒的高发疾病特点是否更符合下一年的运气特点,进而判断运气交接节气。

结果：禀赋特点分析结果显示 2014 ～ 2018 年大寒与其后一年初之气各禀赋构成的相似性更高，同时各节点不论男性与女性患者均于大寒开始出现与后一年初之气相同 / 相近的高发及低发禀赋的变化；疾病特点分析的结果亦显示各个大寒的疾病特点更符合后一年初之气的运气特点，出现典型的与后一年初之气运气相应的疾病群。故本研究结果支持大寒为运气交接节气。

结论：本研究利用目前较为丰富的医疗大数据及规范统计学分析方法验证五运六气的交接节气，为运气交接时刻的争议提供临床数据支持，开拓五运六气周期的验证性研究，为运气起始时刻的研究提供新思路；尚可为疾病与五运六气理论的印证提供临床依据，深化五运六气理论的内涵，并为疾病预测、治未病提供指导，具有重要理论价值和临床意义。

帝曰：差有数乎？

岐伯曰：又凡三十度也。

帝曰：其脉应皆何如？

岐伯曰：差同正法，待时而去也。《脉要》曰：**春不沉，夏不弦，冬不涩，秋不数，是谓四塞。沉甚曰病，弦甚曰病，涩甚曰病，数甚曰病，参见曰病，复见曰病，未去而去曰病，去而不去曰病，反者死。故曰：气之相守司也，如权衡之不得相失也。夫阴阳之气，清静则生化治，动则苛疾起，此之谓也。**[差：气候应至未至等变动。三十度也：月亮对太阳主导下所生的 24 节气有 30 天的不同修饰。如立春日可能是月圆，也可能是上弦，这样的话，每年的立春日及以后的三十天月亮，给节气的修饰作用都不同，故差三十度。差同正法，待时而去也：脉应时气，有差无差皆应之，时气去则脉亦变。参见：混杂。复见：去者又来。反者死：与应见之气脉反。气之相守司也：气之应时而至及不失其职守。清静：有规律，无变乱动荡。]

帝曰：幽明何如？

岐伯曰：**两阴交尽故曰幽**，**两阳合明故曰明**，幽明之配，寒暑之异也。

帝曰：分至何如？

岐伯曰：气**至**之谓至，气**分**之谓分，**至则气同**，**分则气异**，所谓天地之正纪也。

帝曰：夫子言春秋气始于前，冬夏气始于后，余已知之矣。**然六气往复，主岁不常也**，其补泻奈何？〔**两阴交尽故曰幽**：冬至、夜半之后，阴长已尽，一阳新升，阴胜之时复加阳散阴留，为两阴交尽，故反更寒更暗。**两阳合明故曰明**：夏至、午后，阳长热尽而一阴生，阳盛合热闭为两阳合明，故反成暑更热更明。**至**：盛极，冬至夏至二节气。**分**：阴阳分，节气之春秋二分。**至则气同**：分久必合，一气盛极则德化出复气，阴阳气合。**分则气异**：合久必分，阴阳合气势尽则自然各自分身新生。**然六气往复，主岁不常也**：六气在一岁之中有轮值与胜复之不常。〕

夫子言春秋气始于前，冬夏气始于后。

指《六元正纪大论》所言："春气西行，夏气北行，秋气东行，冬气南行。故春气始于下，秋气始于上，夏气始于中，冬气始于标。春气始于左，秋气始于右，冬气始于后，夏气始于前，此四时正化之常。"

岐伯曰：**上下所主，随其攸利，正其味，则其要也，左右同法**。《大要》曰：**少阳之主，先甘后咸**；**阳明之主，先辛后酸**；**太阳之主，先咸后苦**；**厥阴之主，先酸后辛**；**少阴之主，先甘后咸**；**太阴之主，先苦后甘**。佐以所利，资以所生，是谓得气。〔**上下所主，随其攸利，正其味，则其要也，左右同法**：上下指司天在泉，客气药食之正味要随客气本性之所宜，左间右间之气亦然。**少阳之主，先甘后咸**：少阳相火主令，火自性弥散，伤精气阴津，甘则逆火之弥散防其过度，咸补被火耗之精水，亦能坚固火之体，故为补。**阳明之主**：收引。**辛**：辛散泻金气。**酸**：酸收补金气和肝体。**太阳之主**：寒伤心阳。**咸**：咸温泻寒水。**苦**：坚阴补肾补心。**酸**：风木发散，酸敛防其过变。**辛**：辛散助其用。**先甘后咸**：同前方少阳。**太阴之主**：司天为弥散之阴湿，在泉则为湿固化。**苦**：苦燥湿。**甘**：太阴湿土势力弱时以甘补之。]

对主令客气一开始时势气正盛，要适度泻之以防其太过，主令之末或被复之时则要对抗它，要帮它，这个时候才会得气。

理解此段经文要参考前文六气主令时主胜客胜，及五运主岁时药食宜之"正味"，即"木位之主，其泻以酸，其补以辛。火位之主，其泻以甘，其补以咸。土位之主，其泻以苦，其补以甘。金位之主，其泻以辛，其补以酸。水位之主，其泻以咸，其补以苦。厥阴之客，以辛补之，以酸泻之，以甘缓之。少阴之客，以咸补之，以甘泻之，以咸收之。太阴之客，以甘补之，以苦泻之，以甘缓之。少阳之客，以咸补之，以甘泻之，以咸耎之。阳明之客，以酸补之，以辛泻之，以苦泄之。太阳之客，以苦补之，以咸泻之，以苦坚之，以辛润之。开发腠理，致津液通气也。"

帝曰：善。夫百病之生也，皆生于风寒暑湿燥火，以之化之变也。经言盛者泻之，虚者补之，余锡以方士，而方士用之，尚未能十全，余欲令要道必行，桴鼓相应，犹拔刺雪污，工巧神圣，可得闻乎？

岐伯曰：审察病机，无失气宜，此之谓也。

帝曰：愿闻病机何如？

物生谓之化，物极谓之变。当气比较适度的时候，那就是以生为主；过亢，那就是要发生变。五运六气是病因，它影响及与人气相互作用后产生什么样的气化，这时候就是病机了。

病机是在病因的影响之下导致人体气化的状态和变动趋势，含病位加上病气的性质和变动趋势三个方面，是全部变动的归结，到了诊断、证候这个层面上，是发病之直接关键，而不再是作用在人体以前的那个因。所以，最终落实于防治时，不能单纯依病机之所属为火为寒为心为肾，而必须以病因为主。

岐伯曰：诸风掉眩，皆属于肝。诸寒收引，皆属于肾。诸气膹郁，皆属于肺。诸湿肿满，皆属于脾。诸热瞀瘛，皆属于火。诸痛痒疮，皆属于心。

诸风掉眩，皆属于肝。

出现风证，有实证也有虚证。

实证：如禀赋太木的人到岁运太金这一年，一定出现金木交争。

虚证：如少木之年，本身就是金克木。但是可能在立春、惊蛰的时候，突然间木气特别旺，开始抗争，就容易出现"诸风掉眩"。如果金气完全压过了木气，木气萎缩，就会两胁空乏疼痛，说话都没劲儿，焦虑抑郁，没有风冲上来，就不会出现掉眩。

纯虚证：一是少土岁，少土即木克土，易虚风内动。二是岁厥阴风木司天或在泉。厥阴风木在泉禀赋者在厥阴风木在泉之年岁时，金复克木，伤肝阴，形成虚风。少土厥阴风木司天禀赋遇到厥阴风木司天之年岁时，风气散伤肝之气阴，成虚风浮动，双目昏矇。

诸寒收引，皆属于肾。

诸寒、收、引这三个病证，无论虚寒实寒，都跟肾有关。

从五运讲，实寒的病因是太水，虚寒的病因是太火。

从六气讲，实寒的病因是太阳寒水在泉，虚寒是少阴君火在泉。

可以用温补、温阳药吗？不一定，如上示，可能因为寒，也可能因为热。

诸气膹郁，皆属于肺。

导致肺闭塞的原因分析如下。

（1）木气太旺，侮金，使之不肃降、阻塞。故木火旺会虚喘，念"行道义"，木火之气降下来，肺气就降下来了。

（2）金气过旺，感觉肺打不开，吸不进气来。

（3）寒水之年，太土之年，太阳司天之年寒或湿气重，都可以闭住肺。

（4）少金。肾火飘起来，夏天小满时金气降不下来。所以少金的时候肺弱，气照样闭住。

土、金、水属阴性，可以闭住；木跟火属阳性，也可以托住。此五者都可以导致肺里的气停住，病位都在肺上，但其治则迥异。

诸湿肿满，皆属于脾。

脾的作用是将饮食精微运化、四散。脾气郁滞则肿满。

肿，说明气还是比较旺的，郁滞之中有木气或火气，是木、火或者土郁滞导致的。太土、太阴禀赋的人较多，如果上一年阳明在泉，转年太阴司天之时阳明不退位，金土合在一块，把木憋住，就肿满了。

气是郁滞的木气或者春夏之气。太阴在泉的时候太固滞了，不是气肿和水湿阻滞之满，而是肿瘤。如果太阴在泉时岁运太木，可以把固住的东西从大便排出，也不容易肿。

诸热瞀瘛，皆属于火。诸痛痒疮，皆属于心。

瞀瘛，目眩、昏冒、时发微微之抽搐。火，此处为少阳相火，金郁木生郁火，金闭住火则对外生热性作用，木再克土，中土失镇，则瘛动。痛，气血郁堵而气欲通之。痒，金郁木生风生湿，风或湿等邪气郁于皮腠而动则生痒。疮，初为金郁木，气郁于营血，继则生火腐伤血肉。故这两句应通解为：金郁木生少阳相火，致诸热瞀瘛，诸痛痒疮，故初因金郁木而终属心属火。

诸厥固泄，皆属于下。诸痿喘呕，皆属于上。诸禁鼓栗，如丧神守，皆属于火。诸痉项强，皆属于湿。诸逆冲上，皆属于火。诸胀腹大，皆属于热。诸躁狂越，皆属于火。[**诸厥固泄，皆属于下：**厥，肾气闭或脾胃气闭，阳气不达四末，如伤寒少阴病、厥阴病，素体金土禀赋过盛者易手足冷。固泄，便秘和泄泻。下，肝或肾。肾司二阴，与二便相关，肝主生发疏泄，若肝虚气滞，气不达于二阴，也可致无便意，或如痢疾时肝气郁滞所致之里急后重。**痉项强：**项为肝之俞，脊为脾之俞。金土同旺郁住肝脾，生湿于颈项。**诸逆冲上：**金或水包住木火，或者木火气来复，才会冲上。**火：**金水主令，木火被金水压抑成有形之火。**热：**木火主令时受抑而继发。**诸躁狂越：**阳明病。**火：**夏至一阴来复，憋住阳；致火上冲而躁狂。]

诸痿喘呕，皆属于上。

痿证，肉痿（如肌炎、皮肌炎、重症肌无力）、筋痿、肺痿（如肺间质纤维化、肺不张）、骨痿／萎足软不能久立，阴痿宗筋松弛，这些自身免疫性疾病，其初始之因，皆有因金气过于闭郁致木土水抑郁，精气津血虚燥，尤其多见于禀赋金土同盛而肝郁肾闭者。部分因于金火同盛而肺热叶焦、肾枯髓干。喘呕，金抑木冲。"治痿独取阳明"，开宣肺金以活风木及开启脾肾之气机，则诸邪散而正气恢复。

诸禁鼓栗，如丧神守，皆属于火。

禁、鼓、栗：牙关及九窍紧闭，手足握固，心神被迫内闭，全身阳气内收于肾，竭尽全身力量，以便肾精化气抗邪。

禀赋为阴运、阴气之人，遇少阳在泉流年时易出现"少阳之复"，即有此诸症，见前文。少阳初生力弱，为阴寒所强抑，故动员全身力量以抗阴寒，才有战栗。

诸暴强直，皆属于风。**诸病有声，鼓之如鼓，皆属于热。**诸病胕肿，疼酸惊骇，皆属于火。诸转反戾，水液浑浊，皆属于热。**诸病水液，澄澈清冷，皆属于寒。**诸呕吐酸，暴注下迫，皆属于热。［**诸暴强直：**突发拘紧强硬不屈不柔，皆是肝木强力抗争之象。**诸病有声，鼓之如鼓，皆属于热：**有声为气动撞击，鼓为气满胀，皆木火被阴寒水湿闭郁后的郁热痰饮。气能开散故为热而非火。**诸病水液，澄澈清冷，皆属于寒：**阳气被杀，无力化阴。］

诸病胕肿，疼酸惊骇，皆属于火。

这是典型的金气胜而木气郁抑抗争。如立秋到白露，金气下压，伤肝肾，表现为腰酸腰痛，同时惊、骇。胕肿，木气上行而受压，气憋在肺中不得下降。

诸转反戾，水液浑浊，皆属于热。

诸转反戾，肝气被郁，如高血压、狼疮肾、急性肾炎。如阳明司天，春夏木火之气受郁，则出现角弓反张、转侧不利、小便淋沥浑浊，为郁热，此热形成之因以春夏主气受郁为基，主气力强于客气，故虽被郁，然不致成暑火，暑火必是主气阴气占主导。

> **诸呕吐酸，暴注下迫，皆属于热。**

这是肝木被郁久化热生风之象，如厥阴在泉之人感初秋之寒，成葛根芩连汤证。气能开泄至府腔中，故为热而非火。

如何理解"病机十九条"六淫之中火热独多，火五热四而缺燥？

首先，疾病是人体正气抗争邪气的表现，气虽有阴阳之分，但总体属阳，故正气抗邪时易从火化，从热化。其次，火为阴胜，阴主令占主导（如秋冬之时）内郁木火，尤其是火为有形，有形首由金制，而金胜必克木动魂神，故五火均以金郁木动神魂为共同基础，病位偏五藏。热则为阳胜，阳主令占主导的基础上（如春夏）被金水所郁而形成的弥散状热，故病位偏表偏六府。有形应五行，故火又分五种以应五藏，常规推测，即诸热瞀瘛偏脾（太阴司天，主胜则食已而瞀），诸禁鼓栗如丧神守偏心（依本篇少阴之复及少阳之复定），诸逆冲上偏肺，诸躁狂越偏肝，诸病胕肿疼酸惊骇偏肾。

无形应阴阳，故热中又分四种：诸胀腹大为太阴脾肺气滞之热并总摄二阴之气滞生热；诸病有声鼓之如鼓为少阳三焦经府气滞之热；诸转反戾水液浑浊为太阳经府郁滞之热；诸呕吐酸暴注下迫为阳明经府气滞之热。四种热皆在气分。

故《大要》曰：谨守病机，各司其属，有者求之，无者求之，盛者责之，虚者责之，<u>必先五胜</u>，疏其血气，令其调达，而致和平，此之谓也。

[**必先五胜**：从运气之胜这个始因入手。]

帝曰：善，五味阴阳之用何如？

岐伯曰：辛甘发散为阳，酸苦涌泄为阴，咸味涌泄为阴，淡味渗泄为阳。六者或收或散，或缓或急，或燥或润，或耎或坚，<u>以所利而行之</u>，调其气使其平也。[**以所利而行之**：以时气之性、人气之所宜而选用。]

帝曰：**非调气而得者，治之奈何？有毒无毒，何先何后？愿闻其道**。

岐伯曰：**有毒无毒，所治为主，适大小为制也**。帝曰：**请言其制**。〔**非调气而得者**：不从时气而直接从病症之果位而治，指对症治标法。〕

岐伯曰：**君一臣二，制之小也；君一臣三佐五，制之中也；君一臣三佐九，制之大也。寒者热之，热者寒之，微者逆之，甚者从之，坚者削之，客者除之，劳者温之，结者散之，留者攻之，燥者濡之，急者缓之，散者收之，损者温之，逸者行之，惊者平之，上之下之，摩之浴之，薄之劫之，开之发之，适事为故**。〔**适事为故**：前文治方原则为"适其至所"，指从时气与人气的根本进行调治，此处治方原则为"适事为故"，则纯属就事论事的对症治标，故只有反向对治，没有反治、反佐法。〕

帝曰：**何谓逆从？**

岐伯曰：**逆者正治，从者反治，从少从多，观其事也**。

帝曰：**反治何谓？**

岐伯曰：**热因寒用，寒因热用，塞因塞用，通因通用，必伏其所主，而先其所因，其始则同，其终则异，可使破积，可使溃坚，可使气和，可使必已**。〔**逆者正治**：抑其标气之太过。**从者反治**：顺标象之气势而利导之，如大承气汤治结实之下利，是治本法。**观其事也**：观病症的轻重及标本缓急。**必伏其所主，而先其所因**：反治是不从表象而从其本质。**其始则同，其终则异**：同一病因，于不同人，不同时位，致病不同。**可使破积，可使溃坚，可使气和，可使必已**：只有从本质即病因下手，才能使一切看似不可治的大病"必已"。〕

帝曰：**善。气调而得者何如？**

岐伯曰：**逆之从之，逆而从之，从而逆之，疏气令调，则其道也**。〔**气调而得者何如**：从根本气宜角度而治，该如何定则？**疏气令调，则其道也**：不管是逆者正治，从者反治，先逆后从，先从后逆，以令人之正气恢复气机调达为原则，不以病邪为左右，人气调达则邪气自不能为害，自被正气所除。〕

帝曰：善。**火热复**，恶寒发热，有如疟状，或一日发，或间数日发，其故何也？

岐伯曰：胜复之气，会遇之时，有多少也。阴气多而阳气少，则其发日远；阳气多而阴气少，则其发日近。此胜复相薄，盛衰之节，疟亦同法。

[**复**：火过盛，水来复。**恶寒发热**：阴寒之气胜过火则恶寒，火热之气胜过阴寒则发热。**会遇之时，有多少也**：人体内阴阳之气比例受五运六气、节气影响而盛衰有时，故正邪胜复亦有时位之别，如同疟之寒热往来。**其发日远**：阴邪重，人阳气受伤程度就重，人体积聚起阳气反抗所需之时间长。]

人体内阴气与阳气比例受节气时气影响，所以才有了"会遇之时"。

节气转换，必然是阴阳之气突然变化之时，此时易病和死人。

火热复，是指的火热之气过盛的时候，寒水之气就要来复，或者说再加上金气。这时候会导致上面、外面是阴水，里头郁着的是火。当这个阴寒之气胜过这个火气的时候，人就会觉得是恶寒；当这个火热之气胜过阴寒之气的时候，人就觉得发热。就像人发疟疾的时候，一会儿冷，一会儿热或者今天冷明天热，这叫"一日发"。或者冷几天热几天，是"间日发"。

这到底是怎么一回事儿呢？为什么会有这样的寒热往来，寒热的盛衰之气？岐伯就回答道"胜复之气，会遇之时有多少"，一个是胜复之气有多少，胜气与复气之间有谁多谁少的问题，会遇之时有长有短这样的一个时节问题。

为什么说有会遇之时或者是有时节的这个问题？比如说现在正好是小满交节，为什么会死人？每个交节的时候，必然是阴阳之气突然间变化的时候，这个时候就是容易生病和死人的，只不过每个人相对来说有的轻一些，有的相对来说弱一些，所以不同的人受节气转换影响的症状也不同。2021年是岁运不及之年，所以交节的时间往后错，昨天应该是小满，实际上是往后错了。小满之气就是少阳之气，是金郁住木，夏天金克木这样的一个状态，阳气于夏正在长养升散之时突然来个金气压抑它，肝肾易被金抑而出现下焦气虚证，阳气回敛则易出现心肺郁火证。2021年节气后至，这种情况后延。

帝曰：《论》言治寒以热，治热以寒，而方士不能废绳墨而更其道也。有病热者，寒之而热，有病寒者，热之而寒，二者皆在，新病复起，奈何治？

岐伯曰：诸寒之而热者取之阴，热之而寒者取之阳，所谓求其属也。

[诸寒之而热者取之阴：北方人感邪发热，外阴郁内火，只清热是不行的，必须加祛阴寒的辛温药。热之而寒者取之阳：畏恶风寒者用温药后反感觉更寒，为因精气虚所致之虚性寒证。所谓求其属也：一定要从因、从本论治。]

如禀少阴在泉或厥阴在泉者，素体肾精不足，精气上浮而下焦虚寒，若以附子温之则更伤肾精，耗散阳气而加重肾虚气浮之寒。

[录音整理]：这一段讲的我们在临床中很可能都遇到过。比如明明这个人看起来有热，当给他清热的时候，越是用清热药他这个热反而越是下不去，或者刚刚下去，呜呜又起来了；明明看起来是寒，给他用热药也反而越来越寒。

在十几年前，扶阳派兴起的时候，我在清华大学读博士后，有个朋友是物理系的本科生，那年他毕业。我们俩关系很好，我还跟他学了很多的东西。后来又过了一年，我们再联系的时候，他跟我说：我现在在吃附子，每天吃60g，已经吃了有半年多了。我问他，你感觉怎么样？他说感觉比以前精神好。我问他睡眠怎么样？他说睡眠少，睡不着，但是好像精神还可以，主要是一点儿凉的也吃不了，一点儿风也吹不了。我一看他面色特别黑，也没什么光彩。他以前也是面色特别黑、怕冷。那个时候他受挟阳派影响也自己试药，自己喝，还很能坚持。我说可能你的药应该停一停了。因为附子真正的功能是散寒的，它不是补阳的。但是有人会说它是补阳药，是补元气的，这样说是错误的。附子不能补阳，它是调动元阳，把精转化成气，让它运动开，让它化成阳气去抗寒，让阳气动起来不会停。这是附子的作用，直接调动的是元阳，它不是调动局部的哪一藏哪一府之阳，调元阳则通十二经。它和干姜、生姜的功能是不一样的，各自都有其特性和局限性。这种用药的情况所体现的，就是用了热药反而寒加重了。

从整个的体质上体现出来的，是从内到外特别怕冷，原来可能是吹了凉风、吃了凉的还能耐受一点儿，而现在简直一点儿都耐受不了了。这就是典型的"有病寒者热之而寒"。为什么会出现这种热之而寒的现象？是因为这个人是阴亏导致的浮阳，是一个虚寒证。比方说夏天有的人都要穿棉裤，这样的人我们碰到的不是一例两例，夏天都要穿棉裤，睡觉的时候棉袜子什么的都要穿上，比冬天好不到哪儿去，但上身有的时候还光着膀子，这就是典型的虚寒。他肾精亏，虚阳上浮。我们总是说从立夏开始的整个夏天，人的外边和上边是阳气隆盛的，但是下焦的精气相对来讲都是亏的。因为夏季消耗人的精，把人体五藏储藏的精，尤其是肾精，消耗以后变成了阳气。所以在夏天的时候，根儿上来讲是一个虚寒，标上来讲是一个实热。

如果一个人素体上就虚寒，他就是虚寒的。比方说禀赋当中是少阴君火在泉，这样的人就很容易出现这种情形。我自己实验的结果如下，假如一位少阴在泉或厥阴在泉的患者，我每天每剂药中的附子量超过3g，3～5g，就不行了。这一剂药能吃半个月，就是说3除以15，每天的附子量是0.2g的粉剂，是粉剂，他就已经受不了了。汤剂中用附子每天超过5g，他也受不了了。2g还勉强可以。

假如患者禀赋是太阳寒水在泉或者太阴湿土在泉，即便用100g的附子都没事儿，这是从实践当中得出来的经验。我记得那时我用大量的附子加牛黄类药治疗白血病，或牛黄、龟板、大量的附子一起用，白细胞降得还是挺明显的，但是有的人两周以后就不行了。有一个病例，是60多岁的患者，第一周降下来了，第二周降不动了，第三周的时候又升上去了，而且从第三周开始出现腰膝酸软、嘴唇麻，头发也开始掉，我一看这是附子中毒了，就赶快把这个方法给停了。那是一个厥阴风木在泉的患者，那时每天给他用了60g的附子，我记得非常清楚，这就是属于治错了。这个病例给我的印象非常深刻，这就是下焦虚寒、精不足这样的患者，再用大量附子的话，就是一个错误的治法，人会越治越寒。因为消耗了患者的阴精，主要的问题，就是因为阴精亏虚才阳气上浮，所以这个寒，腰以下寒，再用附子的话会越用越寒。

这是一个非常典型的病例，那么扶阳这个方法什么人适合用，什么人不适合用？用什么标准来判断？就用下面这个方法来判断：你要问准患者的生日，看其五运六气禀赋当中，有没有厥阴风木在泉和少阴君火在泉这两个，只要风木在泉、君火在泉就不能用，除非在有感染高热应急的时候，老人、体虚者、血细胞减少又重度感染等，在一周之内，30g还可以。但是超过一周就会伤到病人了。少阳相火在泉禀赋的还可以用一些，阳明燥金在泉的也可以用，太阳在泉和太阴在泉都可以用，30g以上都可以，因为他下焦的精相对固。而厥阴风木在泉和少阴君火在泉，下焦的肾精本身就是在一个不固、开放的状态，这时再用附子，就伤这人伤得很快。

这是说的"热之而寒者取之阳"，那么正确的治法应该是取之阳，什么叫取之阳？可以用"交泰丸"。用肉桂温的同时又固，不散。附子一下就把阳散掉了，肉桂却不是，肉桂的温同时又让温停在下焦那个地方。上面用的是黄连、知母这些药"取之阳"，让那个阳气潜下来，让那个虚阳潜下来，这就对上了。

同样，"诸寒之而热者取之阴"的这个热，是个假热，是个虚火，是个阴火。尤其是阴火的时候，这个人的中焦会特别弱，这样的一个阴火，这个时候你越给他清热，越伤中焦，那个热就越下不去。我们现在退热的时候，很多退热的方法受西医思维的影响，就知道消炎，消炎就得用清热药，越用清热药，病人就越高烧。中老年患者或体质比较弱的年轻患者在这种平庸的思维指导之下，只知道用清热的药，乃至用大黄、牛黄、安宫牛黄之类的，用了这些药时可能体温稍稍降一点儿，但接着很快就会升上来，而且整个人的体质迅速削弱。这就是"寒之而热者"，越清热，患者热越明显，要"取之阴"，把他的那个阴给去掉，因为他是以阴气为主导引发的一个标热。

我们讲，有一个规律叫作因果性质相反，"病机十九条"讲的"诸热瞀瘛皆属于火"，那个火是因为有了阴气的一个压抑，才引起了"诸热瞀瘛"。人之所以暴怒、吐血是因为生气、被违逆，不让他的肝气顺，逆气就是金气，金克木，所以才出了那种症状。如果你不把这股金气给他祛除掉，只是给他清肝，给他降，那这就叫"诛伐无过"。为什么？因为他的那个根儿不在他的那儿呢。所以在这里头，《内经》有所谓"求其属也"，就是给大家点明了，要治因。是因寒而引起来的发热，所以必须得以祛寒为主要，治引起热的这样的寒，这样去考虑。

再如阴火，为假热，为虚火。此时人中焦会特别弱，越清热越伤中焦，热越下不去，必须"取之阴"把阴给去掉，因为是阴气主导引发的标热。

关于附子

附子为散寒，非补阳，而是通过调动元阳，使精转化为阳气抗寒；非调动局部某藏某府，而是通十二经。附子加熟地才能补阳气，且附子量宜小，"少火生气，壮火食气"。

禀赋少阴在泉或厥阴在泉

下焦肾精不固为开放的状态时，附子用量不能超过 3g/ 剂，不超过半个月。除非高热应急、重度感染的时候，在一周之内，还可以多用至 10g，否则越治越寒，因首先消耗了阴精，会加重阳气上浮。

禀赋少阳相火在泉、阳明燥金在泉、太阳寒水在泉、太阴湿土在泉

下焦精气固秘，附子可多用。尤其是禀赋太阳在泉或太阴在泉者，可用至 30 ～ 100g。

帝曰：善。服寒而反热，服热而反寒，其故何也？

岐伯曰：治其王气，是以反也。[王气：主令之气，势力正盛，犯之必反，如春夏用寒性药食，热反被闭郁不发而加重；秋冬用温里药，反更伤阴精而致虚寒，故"冬吃萝卜夏吃姜"，顺王气也。]

[**录音整理**]：什么叫王气？就是时令之气，谁在值班，谁在做主。是它引生的。本来因为夏天太热引起患者腿寒、肾虚寒，你现在因为他寒就猛用热药往他身上用去治，这就是"治其王气"，让他更热。时令之气不是热吗？你再用热药，这不是"治其王气"吗？助这种当令的太过的时令之气，太过了你又助它，所以就治反了。

"服寒而反热"也是一样，患者因天寒地冻受了寒，高烧不退，你用安宫牛黄和现在很常见的双黄连之类的输液，想给他退烧，根本就退不下。这个时候该用什么？用参附注射液加上痰热清注射液。根据寒热的多少确定二者的比例，不知道该用多少比例的时候，就用 1∶1 就行，最好的方法是让病人喝，给他喝容易消化的米汤，然后口服注射液。这个方法我们已经用了十来年了，对于重症的这种感染，抗生素都用尽了，又出现了真菌感染、支原体感染等一系列的感染都出来了，例如一位老年患者，眼看就不行了，白细胞也下来了，血色素也下来了，这时候用上就管用，一周之内烧就必然退。如果他能喝，就让他喝，如果喝不了，就走静脉。请大家要注意，记住这个

方子，特别好用。就对于这种体质特别弱的人出现这种感染，你也暂时别管他白细胞到底降下来了没有，尤其是患血液病的病人，白细胞、血色素降下来了，那他更得这么用了。若这个病人体质很弱，即便是一开始你都可以直接给他用这种方法，参附注射液 5 毫升合痰热清 5 毫升，饭后口服。这样是万无一失的，这是指挺严重的一个肺部感染来说的，普通感冒用不着。假如说之后又出现了什么新的疫情的话，这方法都可一试，特别好用。口服是一天三次。静脉注射也可以一天两次，每次每种先 10 毫升。如果一个人确实是以寒为主的话，那就参附注射液 10 毫升，加痰热清 5 毫升，按这个比例来。舌苔特别黄燥，气力还够的话，那比例就反过来一点儿，痰热清的比例相对多一些。

一般来说，病毒性感染是虚证、寒湿证为主为多。细菌性感染偏于热证、阳证的多一些。一旦到了支原体或者是真菌性感染，必然是虚证、寒湿证，这时以参附注射液为主就对了。

假如无参附注射液，就自己用红参、黑附子等量，附子熬一个小时以上就可以，红参熬上一刻钟就可以，或者一边熬就一边给病人灌服，可以熬两个小时都行。这个方法非常好用，现在已经救活了很多人。

内蒙古的白莉大夫，过去我们有七八年的时间一块儿合作。她那时候在血液科管病房，已经给超过 50 例患者基本上用这个方法，一用上就好，特别灵。血液病一般都是重症感染，血细胞一般都特别低了。后来，白莉大夫又去了风湿免疫科，也是一样在用这个方法。我们现在门诊上，来了这类患者或者说特殊的一些患者，也是用这个方法。

有一位脑瘤患者，在 301 医院住院做手术，术后感染了一种鲍曼菌，耐药，所有的抗生素都用遍了都不管用，用了上面这个方法五天以后，再查脑脊液，脑脊液已经没菌了。这是 2020 年 1 月和 2 月的事情，她是我的老患者，手术后昏迷，用了插管等很多方法，所有的西药都用遍了，抗生素和进口药都用上了，都不行。最后就是用了这个方法把问题解决了。病人在这种高热期或危重的时候，你别管什么病，这个方法用上几天是可以的，因为这个时候治标为主嘛！后边你再把它撤下来，再改成汤药就可以了。这是"治其王气，是以反也"的运用。

服寒而反热

参附注射液 + 痰热清注射液的运用

1. 适应证

①重症感染，高热期或危重，如严重肺部感染等，多种抗生素、抗真菌等治疗无效。②老年体虚、血细胞减少者，可于治疗开始时即与抗生素同时用。

2. 用量

①寒为主：参附注射液 10mL+ 痰热清 5mL（2:1）。

②热为主：舌苔特别黄燥，气力尚存，用参附注射液 5mL+ 痰热清 10mL（1:2）。

③寒热比例较难确定：参附注射液 5mL+ 痰热清 5mL（1:1）。

3. 服用方法

最好口服，3 次 / 日，参附注射液 5mL/ 次 + 痰热清 5mL/ 次，注意要先喝易消化的米汤，再口服注射液。

静脉注射也可，2 次 / 天，先 10mL/ 次 / 每种。

无参附注射液：用红参与黑附子等量，附子熬一个小时以上，红参熬一刻钟就可以，或者边熬边给病人灌服，熬两个小时都行。

病毒性感染、支原体或真菌性感染

多见虚证、寒湿证为主，治疗以参附注射液为主，不可只用清热药。

细菌性感染

偏热证、偏阳证多，可以只用清开灵、痰热清、双黄连等清热中药。

帝曰：不治王而然者何也？［**不治王而然者**：非时令之气造成，而是五味中某一味食用过多所内生。］

［**录音整理**］：这指还有另外一种情况，并不是跟时令之气过旺过盛相同那么用药，但是这个病人用药时也出现这种"服寒而反热"，或"服热而反寒"的现象，这又是怎么一回事儿呢？这是另外一种"内生"的情况。这不是时令之气造成的"治其王气"，而是五味当中的某一种味道的东西吃得过多而出现类似的情况。

前面那种情况，我们还说过一个，如果是北方人的发热，只清热是不行的，必须祛寒，用辛味药，这也是"诸寒之而热者取之阴"的那个意思。

岐伯曰：悉乎哉问也！不治，五味属也。夫五味入胃，各归所喜，攻酸先入肝，苦先入心，甘先入脾，辛先入肺，咸先入肾，久而增气，物化之常也。气增而久，夭之由也。［气增而久，夭之由也：即《生气通天论》诸篇所述"味过于酸，肝气以津，脾气乃绝。味过于咸，大骨气劳，短肌，心气抑。味过于甘，心气喘满，色黑，肾气不衡。味过于苦，脾气不濡，胃气乃厚。味过于辛，筋脉沮弛，精神乃央。"］

［**录音整理**］：这又是一个现在很容易犯的错误。大家可能知道有一种胃寒的患者，让他吃姜吃辣椒后胃就不寒了。是不是常听这种说法，某个人特别怕吃凉的，那让他天天吃大量的姜、辣椒。这样他的胃就温了吗？这又错了！这是长时间的胃寒，肯定是虚寒了，这种寒如果只是用这种温法，越是

温它越散气，越散气胃就越寒。正确的做法应该是用甘味儿，用红糖、大枣这些东西，胃就暖起来了，就固住了。

在上面的这一段里，实际上是指"内生之王气"。比方说，大家现在吃水果很多，可是有人却三天两头上火，一会儿这起个溃疡，一会儿那儿起个脓包，再不就嗓子疼，要不牙龈流血，天天上火，我就天天起劲儿地吃水果。要不吃水果，大便就容易结住，只要有两天不大便，一下子上边很快就起了溃疡和肿，像牙龈、嘴角、舌头溃疡一类这些问题就都会出来。这也是长间吃水果，酸甘入肝入脾，长时间吃之后，就"久增其气"，味过重了以后，湿气就郁在肝和脾，郁久以后，尤其年轻人，他就会生郁热。这时候的这种热如果还是用清热法，这就又成了越清越热，临时的那个热，好像会下去一点点儿，但接着那个热就很快又出来了。

人们现在的生活当中，在饮食上，还有保健品方面，特别在饮食上，出现的这种错误太多了，这种错误犯得太大了！而且是这种错误理念太容易被人接受了！"哎呀，你上火了，清火呀，要吃点儿萝卜，吃点儿香蕉，吃点儿水果，要往下通啊！"这一通，这种治法，就越治越坏。现在的人说骨质疏松，什么补钙呀，就喝牛奶，认为喝牛奶是补钙的，天天喝，结果喝到最后是，越喝骨质越疏松，骨质越容易流失，越容易骨折。这是都是循证医学出来的结果，几十年的跟踪调查出来的结果，国内、国外的都有，这都是事实，这都是属于"治王气"的这种错误思路。你越吃什么，人体对这种东西就越讨厌，就越使劲儿地排，而且正常的代谢全给破坏掉了。《内经》这一条非常具有普遍的和现实的指导意义。

帝曰：善。方制君臣何谓也？

岐伯曰：主病之谓君，佐君之谓臣，应臣之谓使，非上下三品之谓也。

帝曰：三品何谓？

岐伯曰：**所以明善恶之殊贯也**。[非上下三品之谓也：不是指《神农本草经》等所说的将药物按毒性大小分上中下三品。殊：特点。贯：总括。君臣佐使，各有其殊用，又以治则治法而相贯相连。]

[**录音整理**]：黄帝在这儿问，制方的时候以君臣佐使是指什么呢？岐伯说，针对主病的治疗药物叫作君药，帮助辅佐君药的谓臣药，为臣做使的叫作使药，君臣不是说上中下三品。那上中下三品指的是什么呢？《神农本草经》的药类，叫天部药、人部药、地部药，天地人三类药物，或者叫作上品、中品、下品，上品是可以长生的，下品是毒药攻邪的，中品是调整的，上中下三品。这一篇不是指的这个三品，是"明善恶之殊贯"，"殊"指的是每一味药的特性的善恶，而"贯"是指君、臣、使三者在同一治法下一个方中的同法贯穿与协同。

帝曰：**善。病之中外何如？**

是说病位有时在中间，有时候在外边，治疗的时候对我们有什么指导意义呢？

岐伯曰：**调气之方，必别阴阳，定其中外，各守其乡。内者内治，外者外治，微者调之，其次平之，盛者夺之，汗之下之，寒热温凉，衰之以属，随其攸利，谨道如法，万举万全，气血正平，长有天命。**

帝曰：**善。**[阴阳：病因。中外：病位。乡：归属、根源。属：病因。随其攸利：随藏府阴阳升降之宜。]

[**录音整理**]：这个原则大家好明白，"调气之方，必别阴阳"，先看他这个病因上的因，阴阳上是什么？病症候上的阴阳是什么？不能离开病因，首先要找到病因。

"定其中外"是定病位，"各守其乡"是病的归属，它生长的地方，它的老根儿，它的根儿就是"乡"。

"内者内治，外者外治"这好说，到底"乡"在哪里，根在哪里？要治根嘛，病从哪儿起的？

"微者调之"，如果这个邪气比较微的话，就对治一下就行了，疏导一下就可以，就一点儿小矛盾嘛，劝说劝说疏导疏导，祝由一下就可以了。

"其次平之"，假如这个邪气比较重了，就要反治，寒则热之，热则寒之，总的来说是这个原则。

"盛者夺之"，如果太盛了，就夺它。比如现在治疗肿瘤，肿瘤负荷比较重，我们不管用中药还是用西药，先要把肿瘤的增殖给它降下去，让它别那么嚣张了，或者用化疗或者用放疗，都是可以的。或者用中药里那些特别强的祛邪药，这就叫"盛者夺之"。例如大便已经十来天没通了，怎么也要先给他把大便通下去。高热40℃以上已经好几天了，怎么是也要首先想办法把这个热给退下去，哪怕先对症，也得是这样。

"汗之下之"，就是指的邪气过度往上去，邪气在上在外，汗之而邪气随汗而出。在正气过于往上去的这个时候，就把它引下来，叫作"下之"。"洁净府"也属下之。

"寒热温凉，衰之以属"，这个属就是个病因，从病因角度来治疗，针对这个根儿，针对这个因。

"随其攸利，谨道如法"，谁之攸利呀？藏府阴阳，升降出入之攸利，它喜欢什么。这叫"随其攸利，谨道如法"。"谨道如法"要根据当时的时节，阴阳五行之道，藏府之道，这叫"如法"，根据这个如法，制定出合适的方法。"万举万全，血气正平，长有天命。"要把气血调平了，不要伤了他的先天。什么叫伤先天的治法？比喻说用麻醉品，用抽大烟、鸦片这些东西让他麻醉解除临时痛苦，临时好受一些。鸦片这些东西，这是什么呢？这是把根本内藏之精化成元气调出来，暂时让患者止疼，有点儿气力和精神，等等。虽然能把一些症状控制一下，但是这样就把他的命根给伤了，这就是得不偿失的治法。

到今天为止，我们的运气七篇就全部的学习完了。我现在回想了一下，我们是从 2017 年的 6 月 24 日（北京中医药大学五运六气学社成立日）第一次开课，2017 年 12 月正式开始讲。从 2018 到 2021 年四年的时间，我们把五运六气七篇大论学完了。有些地方是曾经反复地讲，因为前头讲了，但是自己感觉某些地方讲得不太满意，所以后来又讲。也有可能在最后这次讲的过程当中，与以前讲的有些地方有矛盾，总的参照标准就是以最后一次讲的为准，当然也不是绝对的，也要看具体情况具体说。我讲的五运六气与其他老师讲的非常不一样，第一个是有我自己临床的验证，第二个是我们有北京市医疗大数据的验证，第三个是我们有用 64 年的北京市的气候和全国性的气候规律的验证，另外还有一些其他老师研究的成果。以上这些都与中医的理论不相违背，符合事实。对于五运六气，我也真的只能是个初级探索者，经常是第一天这么理解，第二天就觉得又不对，我的这些解释，也必然会有错误的地方，欢迎大家给我指出来。只是因为很多同仁要求把这些东西尽快公布出来，我们才在网络上公开，唯是希望能启发大家的思路，把大家引导到一个思考的深度和高度上去。再次感谢大家的四年陪伴共学，愿继续携手同行。

启用篇

第一章　从运气找病因

　　阻碍当今医学发展的原因之一，在于病因不明、离天言病，仅依病后四诊进行辨病证论治而非审因求本论治，成典型的盲人摸象。"人以天地之气生、四时之法成"，天地运气禀赋的偏颇便是体质性的根本内因，流年时行之运气便是根本外因。

一、从流年岁运气及大运大司天在泉定时气外因

　　每年岁运岁气不同，易致疾病不同，乃至同岁中每步间气不同，致病亦有别，这在运气诸篇中已详述。除此之外，每 360 年一大运、60 年一大司天大在泉，在诊治疾病中仍是不可忽视的乃至首要的考虑因素，这就是仲景重伤寒、明清重温病、东垣重补土、丹溪重滋阴的大运大司天原因。

　　而各种运气因素交叠同在，谁的作用最强大？当然是主运主气（简化一下可以用主气代主运），年年必有顺时之四季。而客运气的作用则依次是：大运 > 大司天 / 大在泉 > 岁运 > 司天 / 在泉 > 间气，这不仅可以从各时代、各年、上下半年易患疾病之不同得知，我们的急诊医疗大数据也清晰显示了这一规律。

　　以 2013 年 1 月 21 日～ 2019 年 1 月 20 日六年的北京市全部加入医疗保险的就诊信息为基，按每年春夏秋冬四个出生时段分类人群（每个出生时段人群五运六气禀赋相同），以相同出生时段的常住人口（2018 年）为同体质对照，计算每年每个节气每个人群的急诊就诊率，并按大司天之不同而每 30 年分一组共分成乙亥少金大运太阳寒水大司天组（1924 ～ 1953 年出生）、乙

亥大运少金太阴湿土大在泉组（1954～1983年出生）、丙子大运太水厥阴风木大司天组（工作主要由研究生李坤辰完成，详见附篇一），得结果如下：

（1）60年大司天在泉中的前30年大司天与后30年大在泉的气化作用不同：同是乙亥大运，太阳大司天组和太阴大在泉组各人群急诊率总体有明显差别，这表明大司天与大在泉气化作用不同，60年周期内的30年为一纪的细划分是必要的。

（2）大运大司天禀赋对体质形成的影响力不可忽视：岁运岁气禀赋相同而大运大司天禀赋不同的三大组人群，在相同流年运气影响之下呈现出的急诊率规律明显不同。说明大运大司天对人体先天体质的形成影响颇大，不容忽视，且其影响力超过了岁运气的影响力。因此，不论在分析体质禀赋（内因）时，还是在分析流年时气（外因）时，大运大司天与岁运岁气均须考虑在内，必要时当分别分析。

（3）流年岁运气的急诊影响力大于禀赋运气的影响力：在三个大运大司天禀赋组中，男女各人群急诊率都以2016年为总体最低、2018年为总体最高，表明流年岁运气的急诊影响力超越了禀赋运气的影响力。

（4）运气的急诊影响力大于性别影响力：表现为男女各人群于各流年的急诊率高低变动规律几乎完全相同。

（5）在各大运大司天禀赋组中比较急诊率，在2013～2018年所在的太水大运加厥阴风木为主的大司天影响下，各组均呈现以15年为单位的分层现象，尤其以丙子大运厥阴风木组更清晰，可见在大周期五运六气中，每一纪存在以15年为单位的周期规律；在削弱了禀赋及流年大运大司天影响力后，单看禀赋各岁运气人群与流年岁运气相合的急诊率变动规律，则呈现出清晰的以5年为周期的变动规律。

（6）比较各大运大司天组间总体节气平均急诊率，结果显示：乙亥大运太阳司天组＜乙亥大运太阴在泉组＜丙子大运厥阴司天组。由此可见，在

2013 ～ 2018 年即太水厥阴司天少阳在泉流年大运大司天的影响之下，乙亥（少金）大运禀赋者较丙子（太水）大运禀赋者相对不易急诊，大司天禀赋为太阳司天、太阴在泉、厥阴司天者，相对易急诊性依次增加。此规律与年龄越大则越易得病的慢性病发病规律相悖，超越了年龄因素对急诊率的影响，更凸显了运气因素的影响力，其所提示的运气禀赋与流年运气相合对发病的影响规律将在以年为单位的五运六气小周期的探讨中进一步阐述。

（7）流年岁运气与流年大运大司天在泉之气相得与否是影响急诊率的一个关键点：在三个大运大司天禀赋组中，男女各人群总体以 2016 年急诊率为最低、2018 年急诊率为最高，说明 2016 年岁运气太水少阳司天厥阴在泉与流年大运大司天太水厥阴司天少阳在泉之气相得，2018 年岁运气太火太阳司天太阴在泉之气与流年大运大司天之气不相得，与下一步的同类研究结果一致。

综合上述，对比急诊影响力，运气 > 性别，流年运气 > 禀赋运气，大运大司天 > 岁运气。流年岁运气与流年大运大司天在泉之气相得与否是决定当年急诊率高低的关键之一。

大大小小的五运六气周期间存在着一定的相互关系。《素问·五运行大论》以"气相得则微，不相得则甚"概括了运气对发病的影响。2016 年岁运太水与流年大运太水同气相得，岁气少阳司天厥阴在泉又与流年大司天厥阴司天少阳在泉体用相反相成，总体上看，不论何种禀赋的人群均相对不易患病；2018 年岁运太火被流年大运太水所克，岁气太阳司天太阴在泉与流年大司天厥阴司天少阳在泉亦不相得，全年各禀赋人群均相对容易患病。

《素问·宝命全形论》云："人以天地之气生，四时之法成。"五运六气在先天体质形成（内因产生的基础）和后天发病（外因产生的基础）中均具有重要作用，内外相合共同影响发病，且在对疾病发生的影响中，流年运气的影响力强于禀赋中运气的影响力。这证实了以《伤寒钤法》为代表的"精准医疗"模式的合理性，也为以《三因司天方》为代表的"千人一方"模式的可行性提供了依据。本课题组据过去 30 余年的厥阴大司天特点制定的基本方"体质平调散"在糖尿病、高血压、高脂血症等疾病的治疗及预防恶性肿瘤术后复发中疗效显著。这一以流年大周期运气为主，以流年岁运气及禀赋运气为辅，进行加减运用的模式已被临床实践所证实。

二、从胎孕期五运六气禀赋性体质偏颇找内因

1. 治病求本，必明病因

为什么一到某个节气人就病？为什么会有传染病而不同人病不同？为什么有人抽了一辈子烟也未得肺癌，而有人不抽烟反得了肺癌？为什么"三高"等大多数慢性病会有遗传倾向性？父母都有高血压，为什么子女中偏有不得高血压的？显然，疾病的病因中，不但时气外因必须明辨，个体体质性因素更是无法忽视的，因为它是根本性内因。

体质，指生命体的基本构成和结构，体质中的阴阳五藏盛衰偏颇是疾病形成的内在根本因素。体质性内因是所有疾病发生的内在基础，内伤性疾病如是，外感性疾病亦如是，尤其是老年体弱的外感。

对于外感性疾病的病因如六淫邪气及瘟疫戾气，中医已经有完备的诊断体系；但对于内因如千年以来多是据患者得病后的四诊资料，审症/证求因，这是目前中医临床普遍使用的常规诊法。这大多数情况下等于推测病因，而不是直接寻找，显然回答不了"什么（体质的）人不管是否抽烟都易患肺癌"的根本内因问题。并且，由于每个医生对同一病人四诊资料采集的不同、认识的不同，便有了对同一病/病人不同的辨证及不同的病因推断，成为典型的盲人摸象。虽也可以各有一定的疗效（毕竟摸到了一部分），但有难以根治、难以重复等问题。

可见，中医尚未完全形成成体系的、具体有效的体质性内因诊断方案，使治病求本、天人合一高度的诊治至今未能完美实现。

2. "五运六气禀赋——体质性内因 + 时气外因——疾病诊疗体系"建立的经典依据

《素问·宝命全形论》说："人以天地之气生，四时之法成……天地谓之父母。"天地之气即五运六气加地域之气，依此禀赋差异便有了各种体质的人。《灵枢·通天》依阴阳偏重分五态人、《灵枢·阴阳二十五人》依五行偏重分五形人。这样，五运六气与体质医学便自然地结合在了一起，先天体质的诊断便可以落实于胎孕期五运六气禀赋上了。

决定先天体质的有肉身父母和天地父母，此二者谁的疾病影响力会更强呢？除了遗传病，都是天地之气与疾病的发生发展更相关，理由：①"一龙生九子，九子各不同"，肉身父母同而九子体质差异大，是因为每子在胎孕期所禀赋的五运六气不同。比如父母都有高血压，而子女中却有的得有的不得，也是因为胎孕期禀赋的五运六气不同。②育龄期男女都在青壮年、精气神足够、精卵都不会有病态的阴阳五行失衡，才会生出基本健康的新生命，故不仅一家人之兄弟姐妹间，乃至不同家族之个体间，其体质的差别处、其是否易发某病的最大先天影响因素必然在天地之气的禀赋偏颇（每个人都有非常大的偏颇），而不是父母（除遗传病类）。故而依运气禀赋为主来分类、考查先天体质，更能凸显体质性病因，而对其父母的体质只需大致了解即可。③精卵相合时父母的状态受天地之气直接影响，胎儿发育过程中母体的状态也受天地影响。④子女的遗传物质 DNA/ 基因一级序列基本相同，造成子女体质差异的是基因的表达不同（表达种类和数量），而影响基因表达的主要因素是环境因素，不是基因自己。也可以说，环境因素对基因的修饰作用，造成了体质差别、易患疾病的差别。

所以，从五运六气禀赋分类体质定病因更具有临床价值，且最简明无争议。此方法的切实可行，已被我们十年来的大数据科研、临床实践（"三高"等多数慢病能治愈）初步证实。

3. 如何从胎孕期五运六气禀赋确定体质偏颇、进而确定内因

第一步，是依就诊者胎孕期 280 天的五运六气禀赋定先天体质偏颇，勾勒出他的体质"解剖"图（中医藏府不以形分但仍有清晰界限，本文为方便理解而借西医"解剖"一词而含义非同）。

（1）运与气对藏府形成之先天影响及对人体后天影响的各自定位：五运六气对胚胎和成人后的影响都是全身性的，但偏重不同。

①五运，主要影响相应藏之盛衰发育及后天功能、偏于阴分。

②六气，比运更偏于影响六府、偏于气分。

③司天之气主要影响上焦藏府，在泉之气主要影响下焦藏府。此之依据：五运为五行之应象故偏里、通应五藏，六气为阴阳之应象故偏表而通应六府。司天在泉各主上下半年之客气，上半年之主气长养上焦而下半年之主气长养下焦，客气修饰主气而不能改变主气，所以司天在泉影响人发育时的部位有上下焦之偏。《六元正纪大论》里各岁司天岁运在泉分别化生上中下三气化及药食宜的描述，如甲子甲午岁，上少阴火、中太宫土、下阳明金，其化上咸寒中苦热下酸热，是直接的经典依据。这已被我们十几年来临床诊断和治疗所全面证实。如 1992 年冬出生的人禀赋少阳相火司天、厥阴风木在泉，则其体质为司天之少阳相火郁于上焦心胃，而在泉之厥阴风木则扰动下焦肝肾生风，易肝风内动肝气上逆。

④胚胎早期的运气禀赋偏影响里层/深层，晚期的运气禀赋偏影响表层：胚胎细胞一分为二、二分为四……故影响力介入越早则部位越广泛；同时，越先形成的部位越靠里靠内且越少受以后增加的影响，故里层/深层更主要体现胚胎早期运气影响。如 1993 年 2 月生者，胎孕早期禀赋 1992 年的太木少阳相火、出生时禀赋 1993 年的少火阳明燥金，使得此人终生深层心火内

郁而浅层肺金压抑，表现为自幼手心燥热、易不明原因地抑郁烦躁等。

（2）运气影响的定性：

①每个客运、客气如何影响人体及易致何病，《内经》运气诸篇有详述，胎孕期禀赋何运何气，则终生受此影响，有与此相应的易患疾病。如禀赋太木之人，终生肝木旺而脾土弱，易患疾病同于《素问·气交变大论》所述，"岁木太过，风气流行，脾土受邪，民病飧泻，食减，体重烦冤，肠鸣腹支满，上应岁星。甚则忽忽善怒，眩冒颠疾"。

②运气相合、客主加临，按传统中医理论分析其综合作用，如岁运太火合少阴君火司天（1978年），则二火相合火气过盛，必致水气来复，故此人的上焦是水郁火的体质状态。

这样，一张完整、清晰的中医体质"解剖"图便画了出来，简示如下：

$$\begin{cases} 五运——五藏，六气——六府 \\ 司天——上焦，在泉——下焦 \\ 胎孕早期运气——里，胎孕晚期运气——表 \end{cases}$$

第二步，依此判断此人易患何病、现所患疾病是因于体质中的什么偏颇，再与患者常规四诊及现在的时节运气等综合，全面、彻底、准确地诊断出疾病的内因、外因/诱因、发病机制、本质证候等。

第三步，以纠正/去除五运六气禀赋偏颇所致之体质异常（内因）为主，参合时气外因、饮食情志及疾病特点等，防病、治病。

4. 本书从运气禀赋分类体质找病因与其他从体质寻找病因方法之异同

目前与本文研究方法最接近的从体质找病因的方法，有以下三个：

①根据出生当年当时的五运六气状态定病因，乃至根据出生之年月日时之干支推测疾病。这确实是触及到了先天体质，已能指导临床诊治，但是首先是片面的，有时是错误的、矛盾的。如2000年6月1日出生的人，出胎

时运气是太金太阳寒水司天，入胎时是 1999 年秋，运气是少土（木旺）、少阴君火在泉，即入胎与出胎时运（木与金）气（君火与寒水）都相反。那到底是按出胎时运气，还是按入胎时运气定病因及防治方案？舍掉入胎肯定是不对的，因为，比如性别这个先天体质的重要部分，出胎前就早已确定了，胎孕期的全程运气都影响了先天体质形成。

②目前较流行的依异常体质类别定病因指导诊治。如阳虚、阴虚、湿热、气虚、痰湿、瘀血。章虚谷及近代诸体质学者，还有我们团队十年以前，也就是除了《内经》五态人、五形人，后世各家的体质分类均与此类似。显然，这些分类方法本质均是疾病证候分类法，其各种体质的诊断指标，仍然就是病理性的症状体征或其生理性延伸，是辨症／证论治的翻版，是审症测因，而不是直接从父母、天地之气禀赋中定体质、定病因，对临床意义力不从心。比如没生病的平和质时又当如何因人而异地防病？体质的不同，生而即有，不待有病，从病理角度分类体质，已经是病后的结果而非病前的原因，所以无法真正凸显出体质医学特有的从发病前定病因、证候学无法到达和取代的病因学诊断价值、对未病先防的指导价值、对已病治本的指导价值。

从运气禀赋分类确定体质，则根本、直接（不靠推断）、直指临床，且可繁（给出每个人的精确体质）又可简（依 10 种岁运 6 种客气），简中可找到繁，繁中可找到简，又可分析出禀赋中的运气与流年运气如何相关而总结出什么禀赋的人易于何年何节气发病，等等。

③《黄帝内经》述由依阴阳含量的多少而分类的五态人体质、依五行禀赋的多少而分类的五形人体质。各种体质类型均有体形、气态、性情特点描述，但缺乏易患疾病描述，且性格描述不全面，阳性体质偏于描述阳性性格（好人性格），阴性体质偏于描述阴性性格（不和人的性格）。每个人的体质都是阴阳五行复合型的，如何在实践中直接将其整合？没人系统研究过。而

且，中国文化中的各种相术，对同一体形、五官形态、性情，其阴阳五行归属，有很多相当矛盾之处，造成现代学者对五态人与五形人的研究，大都限于现代心理学量表问卷法等范围，难以与中医临床全面、具体地对接。

本文的研究方法，则有效地解决了阴阳与五行的禀赋在每一个人的具体搭配问题，实现了五态人（阴阳六气禀赋）和五形人（五行五运禀赋）的结合/复合，且可超越之，能弥补其对性格、易患疾病等描述的不足与缺憾（患者会告诉你）。

三、内外因如何相合——不同禀赋之人不同运气时节易病的规律

内因与外因相应相合才会发病。素体内热则易受外热，素体湿重则怕潮湿，内有何邪则易外受何邪侵犯致病，是常规常识，但《灵枢·阴阳二十五人》却讲木形火形人能春夏不能秋冬、土形金形水形人能秋冬不能春夏，该如何理解？五运六气禀赋所决定的内因与流年五运六气如何相应而致病？依据前述的北京市医疗大数据和统计学分析方法，并削弱禀赋中大运大司天及流年大运大司天影响、突出岁运和岁气影响后，我们得到了如下结果。（工作由研究生李坤辰、蒋暑雨为主完成，详见附篇一）

（1）五运禀赋中太运与少运所致急诊率高低结果相反，三阴三阳同一气的司天禀赋与在泉禀赋者结果相反。

（2）禀赋不同岁运、岁气者急诊率高、低值区均随流年规律性变动，表现为下文的（3）～（7）。

（3）在何岁运流年（如流年太水），急诊率低值区集中在同流年运的前一年岁运禀赋人群附近（禀少金、太土、太水），急诊率高值区集中在与低

值区相反岁运禀赋人群附近（禀太金、少土、少水）——这一结果与《灵枢·阴阳二十五人》所讲木形火形人能春夏不能秋冬、土形金形水形人能秋冬不能春夏相符。

（4）禀赋何种岁运者（如禀少金），急诊率低值区集中于同己岁运流年的后一年附近（太水流年及其前后年），急诊率高值区恰好与之相反，与（3）为同一规律的两个角度之表现。

（5）岁气禀赋（如禀少阳司天者）与流年司天在泉之气仅时位相反者（流年为少阳在泉），于此流年急诊率处于低值，此岁气禀赋下临之下一下二岁气禀赋者（禀阳明司天、太阳司天者）之急诊率也处于低值；反之，岁气禀赋与流年岁气相同者急诊率处于高值（如禀少阳司天者于少阳司天流年），高值区延伸至具下一年下二年岁气禀赋者（禀阳明司天、太阳司天者）——这一规律符合"体内有何邪气则易感何邪气而不易感与体气邪气性质相反的邪气"。

（6）运气相合禀赋共 30 年 120 个人群，在各流年运气影响下，急诊高值区与低值区规律性变换，呈现为每连续 5 年即 20 个人群聚为一组（同处急诊率高值区或低值区）共分为六组，提示运气 30 年周期中包含更小的 5 年周期，岁运影响大于岁气影响。

（7）男女规律相似。

由上，无论从禀赋角度抑或从流年角度来看，①主运主气的影响超过客运客气；②岁运影响超过岁气；③禀赋运与流年运在疾病发生中的对应关系遵循五行生克制化之道，以母得子助（禀赋运为母，流年运为子）时最不易病，六气关系则符合同一气之司天在泉时位相反相成之理（禀某气司天于同气在泉之流年少病）；④上述规律可指导制定纠正先天运气禀赋偏颇所致的体质偏颇的调整方案。

削弱大运大司天影响后包含各运禀在 2013 ～ 2018 年各流年急诊率（单位：%）（彩图见书末附表 4）

削弱大运大司天影响后包含各气禀在 2013 ～ 2018 年各流年急诊率（单位:%）（彩图见书末附表 6）

四、从辨病证论治（治人）到审运气病因论治（治天）的中医革命与意义

将五运六气与体质学自然有机结合，依胎孕期运气禀赋分类体质、干预体质，唤醒了《内经》智慧，能同时解决中医临床教学及科研一系列瓶颈问题。

（1）实现从体质中找到病因、填补体质性内因诊断的空白、弥补审症/证求因（反推病因）等通行之中医病因学方法的不足，给"为什么有人抽了一辈子烟也未得肺癌，而有人不抽烟反得了肺癌"之类问题以切实答案。

（2）实现与天沟通，将诊疗重点由疾病（果/标）转向病因（本，即五运六气导致的先天体质偏颇和时行六淫），由发病后转向发病前，由治人浅层局部转向治天地禀赋及后天时气淫袭，回归/实现中医应有的"天人合一"的明医境界，突破通行的"辨病/证论治"等诊治的局限。

（3）纠正仅从出生年月定运气禀赋的片面性、迷茫性乃至误判（如入胎与出胎二者客运之气化性质必相反，该以谁定禀赋？），统一这个领域的各家学说。体现其既有坚实圆满、无懈可击的经典理论根基，是中医学本自固有的一部分，又取信、融入中医临床各学科，落地实施能无可争议地全面简明、条序井然地找到每一个人先天体质的偏颇，找到每个病症的内在基础，为每一个人养生防病、从根本上根治疾病提供下手处，全面提高中医各科诊疗方案。

（4）超越《内经》后至今的各体质分类方案（本质都是证候学的翻版），依生命起源建立另一套全面明晰、落地临床、公认的体质及治未病的分类方案、治疗方案。凸显出体质医学之证候学无法取代的、临床必需的病因学诊断价值，以及从根本上防治疾病的指导价值。

（5）运气禀赋体质偏颇的确定，对于外感尤其是老年人外感病、疫病

也大有必要：内外因相应，才能外感邪气，易感人群/高危人群的体质异常就是根本内因；而感同样外邪，不同体质人证候相差很大；另外，外感病与时行的五运六气相关，而什么运气禀赋的人易于什么运气主令的年月得病，即内外因如何相应，有必然的规律。如素体热/湿重者必然易于热盛/湿盛的运气年月染病，我们的大数据研究已经开始发现这些规律。因此，五运六气不仅在内因外因诊断上都需要，而且能找到这两个方面的运气间的关联、因果关系，使我们对疾病的认知/诊断、治疗，达到彻底、明白、天人合一。

（6）纠正对疾病病因病机和证治的现行错误认知：用大数据分析每个疾病的易患运气禀赋，参合经典及临床事实，达成对病因病机及证治的正确认识，纠正已长期固化的错误认识，并读懂经典及各家对疾病的正确认识。如原发性高血压病不是肝阳上亢为主的阳热证（仅见于中风急性期或血压极高时），而是金克木争、寒热错杂而以阴寒为主的厥阴病（北方冬季多发，血压高时脉沉弦紧）；糖尿病不是阴虚为本燥热为标，而是金郁木克、脾虚湿滞为终证的东垣阴火证，这个角度的研究结果恰与《内经》等对脾瘅、消渴的认识一致，与临床四诊相符，也得到了治疗的实证，终于能使病人扔掉那一大把西药而依中医药治愈，颠覆"三高"等慢病需终生服药的观念。

（7）实现全面的中西医结合：对于西医的任何一个疾病，包括尚无症状的理化异常，如肺结节/早期癌症、肿瘤标志物增高、××综合征，用此方法都可以找到中医的病因、病机，实现中西医切实互助的有机结合。

（8）为中药性能的研究提供新借鉴——从药物所禀赋的天地之气判断其性能归经。

（9）在这样全面的病因观察体系下，历史上的各家学说得以统一，治未病与治已病统一，辨体质与辨病证统一，诸多秘方秘法都可以依此解释其原理、适用范围，等等。

（10）为中医教育提供了一条稳妥的明医、大医成就之路。

这样，便唤醒、实现了占《内经》1/3 篇幅的五运六气理论和晦涩的体质学理论的全面临床价值，恢复了天人（合一）医学的中医本色，也必然会给现在之中医学、给中医与古今中外各文明的结合，带来新活力，助力中华传统文化的复兴。

五、从运气定内外因之诊疗思路的实践成果总示

依此方法，面对病人，仅凭五运六气禀赋，就能高概率地准确预测出病人的易患疾病、性格特点、长相特点，能将疾病的内因乃至单个症状和体征，快速准确地找到其运气禀赋的根源，从而对病人的体质和病因病机及主证，了了分明。抓住根本审因论治，通过调整体质而调动人体自我疗愈机制，实现了一人一方治多病。近十年来，我和团队同仁们依据 1984～2043 年这 60 年为厥阴风木大司天，而以《伤寒论》厥阴病篇之乌梅丸合麻黄升麻汤加大量食疗药，制订的此大司天之 60 年内所有人通用的体质调整基本方"体质平调散"，再依每个人的运气禀赋、就诊时运气、疾病特点稍作加减，一方治多人多病，"三高"等各科常见病均疗效满意。

用全北京市医疗大数据和肿瘤医疗大数据，我们做了如下工作：①探索了"三高"、肺癌、乳癌、白血病、自然流产等的易患运气禀赋、易患人群、疾病病因病机防治策略，其研究结果，清晰明了地显示出了什么禀赋是高危因素，而保护因素则运气属性恰与高危相反，各种疾病的高危禀赋差别清晰，很多与现行教材中对疾病病因病机及主证的认识相反，但与临床病证实际、《内经》及公认的研究结果完全相符，为开拓临床思路、提高诊疗水平提供了切实有力的指导。②建立并初步验证了"出生日期－易患疾病（群）数据库""北京地区人口之出生日期和易急诊节气数据库""24 节气各节气易

患人群数据库""北京地区 24 节气各节气急诊易患疾病数据库"共 4 个北京全部医保人口的大型数据库,可以根据出生日期查得易患疾病及易病节气,其准确性已得到初步验证。

参考文献

[1] 张洪钧.体质概念的析定.国际中医中药杂志,2014,36(8):673-677.

[2] 张洪钧,蒋暑雨,乔彤彤,等.基于五运六气理论调体质治疗原发性高血压 1040 例.中华中医药杂志,2020,35(6):2843-2848.

[3] 张洪钧,加倩,乔彤彤,等.基于五运六气理论调整体质治疗高脂血症临床研究.国际中医中药杂志,2020(1):20-25.

[4] 蒋暑雨,张洪钧.糖尿病不限谷类主食论.中华中医药杂志,2019,34(1):262-264.

[5] 菅庆林,张洪钧,周冬卉,等.北京地区出生日期/胎孕期运气禀赋-易患疾病(群)数据库的建立[J].中华中医药杂志.2018,33(1):100-123.

[6] 张洪钧,菅庆林,周冬卉,等.五运六气禀赋与 2 型糖尿病的易患性——北京地区 46444 例病例调查.中华中医药杂志,2017,32(2):461-473.

[7] 菅庆林,张洪钧.出生日期与疾病研究.中国中医基础医学杂志,2017,23(9):1244-1246.

[8] 张琪琛,张洪钧,菅庆林,等.基于五运六气理论治疗 2 型糖尿病 269 例临床观察.中华中医药杂志.2016,31(8):3365-3368.

[9] 张琪琛,张洪钧,周冬卉,等.2 型糖尿病中医病因病机探讨.国际中医中药杂志,2016,38(1):9-12.

[10] 张洪钧，董霞，刘伟，等 . 五运六气禀赋与原发性高血压易患性的相关性 – 北京地区 48666 例病例调查 . 中医杂志，2014，55（17）：1475-1480.

[11] 杨宇，张洪钧（并列第一作者），张梦奇 . 基于五运六气理论从寒湿郁虚火之厥阴病论治新型冠状病毒肺炎 . 国际中医中药杂志，2020，42（9）：823-829.

[12] 王二巍，张洪钧 . 胎孕期时节运气与流产相关性探讨 . 中华中医药杂志，2021，36（8）：4873-4877.

[13] 加倩，张洪钧，蒋暑雨，等 . 北京地区之人口出生日期与易急诊节气数据库的建立与分析 . 中华中医药杂志，2021，36（8）：5037-5067.

[14] 杨怡秋，张洪钧 . 基于五运六气理论调整体质预防肿瘤术后复发转移 521 例 . 中华中医药杂志，2021，36（10）：6257-6261.

[15] 董霞 . 五运六气禀赋与高血压形成的相关性研究 – 高血压家族调研 . 北京：北京中医药大学，2012.

[16] 于树森 . 五运六气禀赋与急性白血病形成的相关性 – 北京 2511 例分析 . 北京：北京中医药大学，2013.

[17] 孙宁 . 五运六气禀赋与乳腺癌形成的相关性研究 – 北京 38407 例 . 北京：北京中医药大学，2014.

[18] 周冬卉 . 五运六气禀赋与肺癌形成的相关性研究 . 北京：北京中医药大学，2015.

[19] 菅庆林 . 出生日期 – 易患疾病（群）数据库的建立 . 北京：北京中医药大学，2017.

[20] 乔彤彤 . 二十四节气对北京地区疾病易患人群的选择（数据库）. 北京：北京中医药大学，2019.

[21] 蒋暑雨 . 二十四节气对北京地区急诊病种的选择研究（数据库）. 北

京：北京中医药大学，2020.

[22] 王二巍 . 二十四节气与自然流产的相关性研究 . 北京：北京中医药大学，2020.

[23] 加倩 . 基于医疗大数据对运气交接节气的探索 . 北京：北京中医药大学，2020.

[24] 徐倩霞 . 五运六气与疫病发生之关联性的整体规律研究 . 北京：北京中医药大学，2021.

[25] 杨怡秋 . 五运六气理论指导下观察体质平调散预防乳腺癌复发转移 . 北京：北京中医药大学，2021.

第二章　利用医疗大数据从病人运气禀赋共性定病因病机的实例

一、统计分析方法

1. 人群的五运六气禀赋分类

按照出生时段以全胎孕期五运六气禀赋划分人群，对照组与病例组匹配，男女分开。每年可划分为四类不同的禀赋人群，称为"运气四季"：运气春季出生（大寒—清明）者禀赋为前一年岁运、司天、在泉和当年岁运、司天；运气夏季出生（谷雨—小暑）者禀赋为前一年岁运、在泉和当年岁运、司天；运气秋季出生（大暑—寒露）者禀赋为前一年岁运、在泉和当年岁运、司天、在泉；运气冬季出生（霜降—小寒）者禀赋为当年岁运、司天、在泉。

2. 高危／易患人群和保护／阻患人群的确定

统计某疾病在不同人群的就诊人数，除以相同出生时段的常住人口数，得此出生时段人群对此病的患病比率；比较各人群的比率值大小，得到此病的高危人群和保护人群。

具体方法：

各疾病高危及保护人群的确定：本研究采用卡方检验及自拟的"差年连续分层对比法"得出各疾病的高危及保护人群。

（1）3年差年连续分层：由于疾病的发病率与年龄具有一定的相关性，

将人群按出生时间分层，以排除年龄因素的影响，每 3 个连续年为 1 层，每层 72 个人群。每个人群分别作为暴露因素，其余 71 个人群为非暴露因素，进行卡方检验，$P<0.05$ 具有统计学意义。以出生于 1962 年立春的患者为例，将对其进行连续三个 3 年的三层比较。第一层由 1960 ～ 1962 年的 72 个人群组成，第二层和第三层分别为 1961 ～ 1963 年以及 1962 ～ 1964 年的 72 个人群，计算方法相同。最后一层如只有 1 年不再计算，如有 2 ～ 3 年则正常计算。这样，同一个人群会在连续三层中出现，而在每层的比较结果可能会出现一层为高危人群、余层为保护人群，故确定某人群为何之时，需综合三层的结果而定〔见下文的（2）（3）〕。

（2）卡方检验：在四格表资料中，1962 年立春出生的病例组为 a，同时段出生的对照组为 b，该层内其余病例组人数为 c，其余对照组人数为 d。通过卡方检验得到 P、OR、95% CI。①所有的理论数 T ≥ 5 并且总样本量 n ≥ 40，用 Pearson 卡方进行检验。②如果理论数 T<5 但 T ≥ 1，并且 n ≥ 40，用连续性校正的卡方进行检验。③如果有理论数 T<1 或 n<40，或实际频数有 0，则用 Fisher's 检验（实际频数有 0，计算 OR 值时实际频数各加 0.5）。若 $P<0.05$，OR>1，并且 95% CI 值的下限 >1，则在该层（72 个人群）中"1962 立春"为易患的高危人群（如果病例数 ≤ 3，即使符合上述条件依然算作无意义）；若 $P<0.05$，OR<1，并且 95% CI 值的上限 <1，则在该层中"1962 立春"为不易患的保护人群。

（3）综合比较后最终确定高危人群和保护人群：为避免分层不同造成的差异，综合每个人群所在 3 个分层的结果进行评估。在三层比较结果中，若"1962 立春"有 1 层为高危人群，并且没有作为保护人群出现，则将"1962 立春"视为易患的高危人群，记为 P1；若在三层比较结果中，"1962 立春"有 1 层为保护人群，且没有作为高危人群出现，则将"1962 立春"视为不易患的保护人群。同理，若有 2 层高危 / 保护人群，且没有作为保护 / 高危人群出现，记为 P2。若有 3 层高危 / 保护人群，且没有作为保护 / 高危人群出现，记为 P3。

根据各疾病的高危及保护人群，总结各人群中各单个运气禀赋、各种运气组合的出现频率并比较大小，得出高危或保护性运气因素及其组合。

3. 此统计方法的优点

（1）这是个常规、轨范简明的四格表资料统计分析方法，人人易懂。

（2）差年连续分层、综合分析确定，不但避免了同一人群因分层不同而结果不同造成的误判，更因年龄相近、种族相同、性别相同、地域相同，则人群间饮食作息等生活习惯、遗传背景、自然环境、社会背景等相似度高等，而可同时排除这些因素的干扰，凸显出运气因素的作用。

（3）比如同一年生日仅差 3 ～ 6 个月的两个人群，却一为易患人群一为阻患人群，这种现象广泛地真实存在，为什么？这已经不是以往的年龄段分析研究、地域气象研究、遗传学研究、饮食运动研究等所能解释，也不是用各因素协同算法来综合各因素的协同作用，这是受中医学启发的新研究方法。五运六气不仅造成了因时间而能量之不同，也造就了地域地理气象之差异，这些共同造成了不同时空点的能量（天地之气特点），影响生命的形成和变化必不同。所以，五运六气禀赋研究是从一个角度就能总体把握全部地理气象因素的研究方法，单一又自然综合，故而能直接、快速、准确地确定体质特点，找到其中与疾病相关的因素。尤其是出生时段相邻而体质特点相差很大、易患与不易患某疾病差别很大乃至相反的现象，舍此方法，难有它法。而男女多年龄段同一易患禀赋的广泛存在，如老中青各年龄段、不管男女和南北方，只要有少阴在泉太阳司天禀赋就易患多种癌、高血压、心脑血管疾病等，则同时排除了环境污染（包括吸烟）、职业、性别、年龄、遗传等其他各因素的研究干扰，进一步告诉了我们运气禀赋影响的力度和独特性，以及本研究方法的可靠性、独特性。

二、从禀赋探求病因病机的大数据研究实例

1. 五运六气禀赋与高血压形成的相关性研究——高血压家族调研

（董霞.北京：北京中医药大学硕士研究生学位论文，2012 年）

目的： 本研究从运气禀赋角度出发，以高血压患者与其同父母的非高血压兄妹为研究对象，从运气体质的角度探讨原发性高血压的病因。通过运气理论找出原发性高血压发生的运气禀赋特点，为从根本上有效预防和治疗高血压探索一条新途径。

方法： 本研究采用回顾性成组病例对照研究的方法，随机收集了2010 ～ 2011 年在东直门医院心内科门诊以及部分在外交部街社区和新街口社区卫生服务站就诊的共 598 例原发性高血压患者的具体生日，并与其同父母非高血压兄妹（624 人）的具体生日形成对照（旨在尽量除外遗传因素的影响，凸显出运气因素的作用），以发病年龄 40 岁和 60 岁为界将研究对象分为三组；依据生日，前推十个月，就是其胚胎发育期，查《内经》的"年月—五运六气"表，确定胚胎发育期的岁运、司天、在泉之气，并按规定的权重打分标准和频次进行统计以精确某一运气的影响力度；采用 wilcoxon 检验和卡方检验分别对各组单个运气因素、一运一气相合禀赋因素以及一运两气相合禀赋因素进行统计分析。通过对高血压组和对照组间的运气禀赋的对比统计，最后总结出不同发病年龄段的原发性高血压的易患运气禀赋特点。

结果： 在同样的高血压遗传背景下，在 40 岁以前高血压发病的易患禀赋组合为太火＋厥阴在泉、太水＋太阳司天、太水＋少阳司天、少金＋少阴在泉；不易患禀赋为少土＋太阴司天禀赋。在 40 ～ 60 岁间高血压发病的易患禀赋为太水＋太阳司天、少金＋少阴在泉、太土＋阳明在泉＋少金＋太阴司天；不易患禀赋为太木＋阳明在泉、太水＋少阳司天、少木＋少阳在泉、少火＋太阴司天、少金＋少阳在泉＋太水＋少阴司天、太水＋太阴在泉＋少

木 + 厥阴司天 + 少阳在泉。

结论：原发性高血压病的易患禀赋以金水土阴性禀赋为主，也是发病的主要内因。其病机为金克木，水土包火，阴阳交争而生风，肝气不舒，肝脉拘挛而发为高血压。故防治当从温肾化湿，宣肺疏肝立法以实现有效平稳降压的目的。

这个结果与我们后期 48666 例原发性高血压易患禀赋分析结果一致。

2. 五运六气禀赋与原发性高血压易患性的相关性——北京地区 48666 例病例调查

〔张洪钧，董霞，刘伟，张旭，周冬卉，孙宁，
于树森，张琪琛. 中医杂志，2014，55(17)：1475-1480〕

目的：探讨五运六气禀赋差异对原发性高血压发病的影响。

方法：以北京市常住人口为对照，对 48666 例原发性高血压患者按出生时段进行人群归类，分析原发性高血压易患人群和阻患人群胚胎期五运六气禀赋特点，确定运气禀赋与疾病发生间的关系。

结果：男女易患人群（男 9 种、女 11 种）出生时段多在春夏，而不易患（阻患）人群之出生时段多在冬天。故其主运主气禀赋在易患人群为秋冬之气多而春夏之气少，阳为阴抑；而阻患人群则为四季阴阳之气平均且顺四时生长之序。易患人群之岁运禀赋多为两个运，男性多五行逆生（"太金 + 少水"最多）、女性多五行相克（"少土 + 太金"最多）；易患人群客气禀赋男性以金木同盛（厥阴在泉 + 阳明司天）者最多、女性则水火同盛（"少阴在泉 + 太阳司天"或"太阳在泉 + 少阳司天"）者最多。阻患人群岁运禀赋多为一个运，客气禀赋阴阳平均，男多"少阴司天阳明在泉"、女多"太阳司天太阴在泉"。男女各易患人群的共同特点为同时禀赋五行相克之运气，或金木，或水火，或土木，或土金过胜而木来复。

结论：源于运气禀赋的阴抑阳争木郁，即金木相争、水火相争、土郁木

争，是原发性高血压的病因；由此导致清阳不升、肝脉拘挛而发病。故原发性高血压应属于厥阴病，升降逆乱、寒热虚实错杂，总体属阴证，与脑中风继发之阳证高血压不同。

高血压病机	金或合水／土抑制木或木火——外阴内阳 →肝逆，兼见心火、脾湿、肾虚 →肝脉拘急，厥阴态 ——升降逆乱，寒热虚实错杂 ——总体偏阴（脉弦紧细）
证明	北方多发，冬天高于夏天，血压降则脉洪 （金水土郁木者多发）
反证	少金太火、厥阴、少阳、少阴司天／在泉则少发
纠正 现今错误认知	以清肝息风为主，药用牛黄降压丸 ——仅适合颅压高脑性高血压

3. 五运六气禀赋与 2 型糖尿病的易患性——北京地区 46444 例病例调查

〔张洪钧，菅庆林，周冬卉，张旭，刘伟，张琪琛．
中华中医药杂志，2017 年，32（2）：461–473〕

目的：探讨五运六气禀赋与 2 型糖尿病发病的相关性。

方法：以北京市常住人口为对照，对 46444 例 2 型糖尿病患者（时年 5 ～ 100 岁）按出生时段进行人群分类，分析 2 型糖尿病易患人群和阻患人群孕期五运六气禀赋特点，确定运气禀赋与疾病发生间的关系。

结果：男女易患人群出生时段多在春季，阻患人群则多在秋冬，故易患之主运主气禀赋特点为秋冬之气多而春夏之气少、阳为阴抑。从客运客气方面分析，全运气禀赋以"太金少阴司天阳明在泉 – 少水太阴司天"最易患，尤其是男性（1961 年春、1931 年春及 1991 年夏出生）；岁运禀赋男性以"太金少水春（春指春季出生）"最易患，其次是"少火太土夏、太水少木春、太木少火秋、少木太火夏"，女易患是"少木太火夏、太火少土春、太木少火春"，而"少土太金秋"为男女均阻患；客气禀赋"少阴司天阳明在泉太阴司天、少阳司天厥阴在泉阳明司天、少阴在泉太阳司天"为男女均易患，此外男易患还有"阳明司天少阴在泉太阳司天"，女易患还有"厥阴司天少阳在泉少阴司天"，而"少阴司天阳明在泉"为男女均阻患。

结论：五运六气禀赋与 2 型糖尿病的形成具有相关性。北京 2 型糖尿病的易患运气禀赋特点男女均为金土水抑郁木火，其中男性更偏金土盛郁木、女性偏木火盛而水复交争。金抑木克湿郁心火肾虚，多因共致脾困失运、气逆精浮，使脾精过多化生营气而又郁于血分，脏气虚浮而生阴火。故 2 型糖尿病病位中心在脾，是典型的东垣阴火证，而非简单阴虚或阳虚等。

糖尿病病因	脾胃为中心，金抑→木郁冲逆，湿郁→侮木滞脾，肾虚阴虚或阴寒
病机	多因共致脾困失运、木郁冲逆，使脾精过多化生营气、郁于血分，脏气虚浮而生阴火
糖尿病易患人群	1931、1961、1991 年春夏出生，尤其男性 上焦 / 表：少水太阴司天；下焦 / 里：太金少阴司天阳明在泉 病机：金土郁木克水，共致脾胃失运
易患 / 高危禀赋	太金少水（上闭肾虚、木逆克脾）
阻患 / 保护禀赋	少土太金（肾盛且固密）
纠正现今教材错误	养阴清热为主（阴虚为本，燥热为标）

三、高血压糖尿病高脂血症高尿酸血症异同比较

对比 2 型糖尿病和原发性高血压病研究结果，可见二者易患禀赋大多交叉，都具有厥阴病特点，但糖尿病土湿更重，且湿弥漫，病位中心在脾，是典型的东垣阴火证；而高血压病木郁更重，病位中心在肝之筋脉（肝主筋，血管壁属筋），虽也可湿重，但其湿多固结。

这种差别，在男性最突出：

高血压最易患人群：少木阳明司天 + 太水少阳司天厥阴在泉（生于 1927 春 /1957 春 /1987 春）。

　　糖尿病最易患人群：太金少水＋少阴司天阳明在泉太阴司天（生于 1931 春 /1961 春 /1991 夏）。

　　二者共同易患人群：太火太阳司天＋少木阳明司天少阴在泉（生于 1928 春 /1958 春）。

　　二者用药差别：原发性高血压偏乌梅丸，糖尿病偏麻黄升麻汤。

　　高血压 / 血脂 / 血糖 / 尿酸多交叉合并发生，说明四者病因相近，通过五运六气禀赋找病因的方法参合其他流行病学数据和它们各自的西医病因和形成机制认识，我们可以把这四者清楚地区别异同：高脂血症易患人群的胎孕期五运六气禀赋特征在女性多为太水 - 少木（水金胜），男性多为少火（火弱水胜），而阻患则多见少金（金弱火胜），这说明水金过胜而火弱的五运六气禀赋是高脂血症的病因，这证明了水盛肾寒与高脂血症的相关性，并发现了金气禀赋过盛也与高脂血症相关。同时，高脂血症易患禀赋中客气多见少阴君火在泉 - 太阳寒水司天，此禀赋最易导致体内心肾精气耗伤、心火肾寒、金水抑郁木火。

高血压和糖尿病的共性与区别

	高血压	糖尿病
共性	厥阴病——太火太阳司天（上焦）＋少木阳明司天少阴在泉（下焦）上闭下虚扰、寒热虚实错杂、升降逆乱	
区别	肝风 偏寒束偏实 偏乌梅丸	脾湿 偏热浮偏虚 偏麻黄升麻汤

　　综合分析，"四高"均以厥阴病为共同特点，五运六气禀赋多交叉，但高脂血症偏于肾虚寒（湿），高尿酸血症则是寒湿郁于肝血，糖尿病偏脾湿肝风，高血压偏寒滞肝之经脉。治疗上，体质平调散对高血压高尿酸患者立竿见影，两周内即可达标；高脂血症调整至正常需 2 个月以上血脂达标，糖

尿病则需 3 个月乃至 1 年的时间，待整体体质和原发病并发症得到有效纠正后，才可接近正常血糖值，这大概是因为血糖、血脂是最基本的供能物质，而任何疾病时都需高能量维护的缘故，故见对症降糖降脂者，乏力神疲，疾病逐渐加重。

四、五运六气禀赋与急性髓系白血病（M0-M2）形成的相关性研究

〔于树森 . 北京中医药大学硕士研究生学位论文 . 2013 年（本文为 2024 年 8 月修改稿）〕

目的： 运用临床流行病学调查分析的方法找出急性白血病患者的运气禀赋特点，以此确定其内在体质性病因，为认识急性白血病及从根本上有效预防和治疗急性白血病探索一条新途径。

方法： 本研究采用回顾性病例研究的方法，从北京市肿瘤研究所肿瘤登记中心收集的 1993 ～ 2011 年北京市籍全部病例中选取 1920 年以后出生的急性粒细胞白血病（M0，M1，M2）共 2511 例为病例组，以北京市在此期间生活过的北京市户籍人口（17497060 人）为对照组，依出生日期之年及春夏秋冬分类人群，同一人群中病例组人数 / 户籍人口数，得每个人群的患病率，据各人群患病率高低、经四格表资料卡方检验，得易患疾病人群。据易患疾病人群生日查出其胎孕期 280 天五运六气禀赋，对比所有易患疾病人群中各运气元素出现的频次，得什么运气元素为易患疾病的因素。为排除年龄影响因素，将全部病例分为 1920 ～ 1951 年组、1952 ～ 1971 年组、1972 ～ 1991 年组、1992 ～ 2011 年组，每组组内各人群比较患病率高低得到易患疾病人群。

结果： 1920 ～ 1951 年易患因素为太水，阳明在泉，太阳司天，少阴司

天；易患体质类型为少木太阴司天太阳在泉，太木厥阴在泉 – 少火阳明司天少阴在泉，少金少阳在泉 – 太水少阴司天阳明在泉。

1952～1971 年组易患因素为太木，易患体质类型为少水少阴在泉 – 太木太阳司天，少金太阴司天太阳在泉，太木太阴在泉 – 少火厥阴司天少阳在泉。

1972～1991 年易患体质类型为少金阳明司天少阴在泉 – 太水太阳司天，太金厥阴在泉 – 少水阳明司天，太金阳明在泉 – 少水太阴司天。

1992～2011 年组易患因素为少木，太水，阳明在泉，太阴司天；易患体质类型为太水太阴在泉 – 少木厥阴司天少阳在泉，少火阳明司天少阴在泉，太水少阴司天阳明在泉，太水太阳司天太阴在泉 – 少木厥阴司天。

进一步总结四组结果，出现频次最多的是阳明在泉太阴司天、太阴在泉厥阴司天。

结论：本组研究数据显示，急性粒细胞白血病的易患禀赋以金土郁木为最突出，其病机为阴闭阳郁，阴阳交争，提示其治疗时当散寒化湿，清透邪热。

五、五运六气禀赋与乳腺癌的易患性研究

（孙宁．北京中医药大学硕士研究生学位论文，2014 年）

目的：从五运六气禀赋角度探寻乳腺癌的体质性病因，从而研究其病机，为乳腺癌的有效预防和治疗寻找新的方法。

方法：本研究采取回顾性病例研究方法，以 1991 年 1 月至 2012 年 12 月北京市肿瘤中心登记的 26370 例女性乳腺浸润性导管癌患者为研究组，同时期北京市女性常住人口 6033180 例（由北京公安部门提供）为对照。根据生日，每年按春夏秋冬四个出生时段分人群，每种人群有相同的运气禀赋。采用四格表资料分析、卡方检验方法，得出易患人群（即易患禀赋类型）及阻患人群（即阻患禀赋类型），进而分析易患禀赋，并依此分析乳腺癌的病

因病机。

结果：易患人群共 14 个，阻患人群 11 个。乳腺癌患者的出生日期多为上半年（12/14 个），非乳腺癌患者多为下半年（9/11 个）；易患禀赋中有岁运相克者为多，占 10/14，不易患人群中含岁运相克者占 3/11。易患人群中含有"太阳在泉少阳司天"禀赋者为多，占 5/14，其次为"少阴在泉太阳司天"者，占 3/14，两者共占 8/14。使老少皆易患病的全运气禀赋为"少火太阳在泉 + 太土少阳司天"；使老少皆不易患病的全运气禀赋为"太金少阳司天厥阴在泉 + 少水阳明司天"。

结论：乳腺癌的形成源于禀赋中水火同盛，或火旺水复，多兼金、木、土中任二者同盛，病因为这些禀赋所致的水火交争、金木交争或土郁木争，病机为水火交争、肝郁痰火。这一结果与乳腺癌的临床症状和体征、其他临床流行病学调查结果及验案资料基本吻合，为乳腺癌的防治提供了大数据研究参考。

六、五运六气禀赋与原发性肺癌的易患性研究

（周冬卉．北京中医药大学硕士研究生学位论文，2015 年）

目的：从五运六气禀赋角度探寻原发性肺癌的体质性病因，从而研究其病因病机，为原发性肺癌的有效预防和治疗寻找新的方法。

方法：本研究采取回顾性病例研究方法，研究组为 1998 年 1 月至 2013 年 12 月北京市肿瘤中心登记的全部原发性肺癌患者 68899 例，其中男性 43238 例，女性 25661 例，出生日期为 1913 年 1 月 1 日至 1985 年 12 月 31 日。对照组为同年龄段北京市户籍人口共 12818896 例，其中男性 6477906 例，女性 6340990 例。两组均进行性别分组，按出生时段进行人群划分，每种人群有相同的运气禀赋。采用四格表资料的卡方检验，得出易患人群（即易患

禀赋类型）及阻患人群（即阻患禀赋类型），进而分析易患禀赋特点，并依此分析原发性肺癌的病因病机。

结果：女性易患人群共 37 种，不易患人群共 34 种。男性易患人群共 40 种，不易患人群共 33 种。其中女性有 28 种易患人群出生在春夏，以春天居多（15/28）。女性有 24 种不易患人群出生在秋冬，以冬天居多（15/24）。男性有 31 种易患人群出生在春夏，以春天居多（16/31），男性有 27 种不易患肺癌人群出生在秋冬，以冬天居多（15/27）。男女共同易患的客运禀赋为少木 – 太火、太火 – 少土、太水 – 少木；客气禀赋为"厥阴在泉阳明司天"、"少阳在泉少阴司天""阳明在泉太阴司天"，男性又多"少水 – 太木""阳明司天少阴在泉太阳司天"，女性又多"太木 – 少火""太阴司天太阳在泉少阳司天""太阴在泉厥阴司天"。

结论：易患肺癌的胎孕期五运六气禀赋总体表现为禀赋的火木之气（多协同）与金水土之气（多协同）同盛，木火为金水土郁闭于上；男性偏金木同盛、女性偏水火同盛。

此规律最突出地显现于男女共同、多年龄段共同禀赋的超级易患、超级阻患人群的禀赋对比中（下表），即上郁火易患，同年出生者加阳明在泉或太阳在泉后成阻患。

肺癌之多年龄段超级易患 / 高危人群禀赋与超级阻患 / 保护人群禀赋

		出生日期	全运气禀赋				
多年龄段超级易患禀赋	男女共同	1949/1919.04.21–07.20	太火		阳明在泉	少土	太阴司天	
		1969/1939.01.21–04.20	太火	少阳司天	厥阴在泉	少土	阳明司天	
		1951/1921.07.21–10.20	太金		厥阴在泉	少水	阳明司天	少阴在泉
		1966.01.21–04.20	少金	厥阴司天	少阳在泉	太水	少阴司天	
		1936.04.21–07.20	少金		少阳在泉	太水	少阴司天	

续表

禀赋分类	性别	出生日期	全运气禀赋					
多年龄段超易患禀赋	男	1967/1937.01.21-04.20	太水	少阴司天	阳明在泉	少木	太阴司天	
		1970/1940.01.21-04.20	少土	阳明司天	少阴在泉	太金	太阳司天	
		1972.01.21-04.20	少水	厥阴司天	少阳在泉	太木	少阴司天	
		1942.04.21-07.20	少水		少阳在泉	太木	少阴司天	
		1975.07.21-10.20	太土		厥阴在泉	少金	阳明司天	少阴在泉
		1945.04.21-07.20	太土		厥阴在泉	少金	阳明司天	
	女	1968/1938.01.21-04.20	少木	太阴司天	太阳在泉	太火	少阴司天	
		1965.01.21-04.20	太土	太阳司天	太阴在泉	少金	厥阴司天	
		1935.04.21-07.20	太土		太阴在泉	少金	厥阴司天	
		1953.04.21-07.20	太木	太阳司天	太阴在泉	少火	厥阴司天	
		1923.07.21-10.20	太木		太阴在泉	少火	厥阴司天	少阴在泉
		1946.01.21-04.20	少金	阳明司天	少阴在泉	太水	太阳司天	
		1916.04.21-07.20	少金		少阴在泉	太水	太阳司天	
多年龄段超阻患禀赋	男	1966/1936.07.21-10.20	少金		少阳在泉	太水	少阴司天	阳明在泉
		1967/1937.10.21-01.20				少木	太阳司天	太阳在泉
		1972/1942.10.21-01.20				太木	少阴司天	阳明在泉
	女	1949/1919.07.21-10.20	太火		阳明在泉	少土	太阳司天	太阳在泉
		1955/1925.07.21-10.20	太土		阳明在泉	少金	太阳司天	太阳在泉
		1954/1924.10.21-01.20				太土	少阴司天	阳明在泉
		1967.10.21-01.20				少木	太阴司天	太阳在泉
		1937.07.21-10.20	太水		阳明在泉	少木	太阴司天	太阳在泉
		1952.01.21-04.20	少水	阳明司天	少阴在泉	太木	太阳司天	
		1922.04.21-07.20	少水		少阴在泉	太木	太阳司天	

七、恶性肿瘤共同及各自易患禀赋及病因病机之比较

1. 共性

恶性肿瘤为新生的、不受宿主控制（即有一定独立性）的生命，新生属木性兼火，为新生木气生发过亢而金水敛藏失用，禀赋金土郁木或加水郁火，外阴内阳，阴阳交争于内，细胞内痰湿郁火交炽。日久则细胞为活命而从根本上抗争，重发生机而生邪旺之风木以调动自己的肾精、夺取环境的精气来维系生命，细胞内木火过亢而金水失用，五行生克制化失衡，只有春夏而无秋冬，细胞只增殖疯长而不分化成熟，即恶变。

用北京市肿瘤大数据，统计分析出各肿瘤的易患人群 / 高危人群和不易患人群 / 保护人群（详见附篇三的"肿瘤数据库"），再通过对比高危与保护人群中所禀赋的各运 / 气因素之频数，如表中"少火太土春"，指肺腺癌患者的易患人群和不易患人群中，禀赋有少火太土春（春出生）的人群；"0–0"指男性的这两类人群中都无禀赋少火太土春者；"1–0"指女性的易患人群中，有 1 个人群禀赋少火太土春，而不易患人群中无此禀赋人群。余数字示义同。由频数之对比得到各肿瘤易患因素与不易患因素，详见书末附表1（各恶性肿瘤之五运六气易患禀赋与不易患禀赋）。

表中所示即：

（1）五运中普遍的易患 / 高危禀赋为少火太土春、太土少金春夏、太水少木春夏、少木太火夏、太金少水夏、太木少火春夏，即皆为春夏时生者；阻患 / 保护禀赋为太水少木秋、少木太火秋、少水太木秋、太木少火秋，普遍不易患实体瘤、白血病，禀赋只一个运者（全部冬天出生者）尤其是少木者，皆极不易患实体瘤、白血病也偏少患。可见，各肿瘤皆普遍显为胎孕后期春夏气旺易患，以肿瘤之本性为新生物、必为风木性兼火，而秋冬令行则杀木火，故不易患。

各恶性肿瘤之五运六气易患禀赋与不易患禀赋

	肺腺癌	肺小细胞	肺鳞癌	食管癌	肝癌	胃癌	结肠全	升结肠	降结肠	直肠	乳腺导管	前列腺	宫体	卵巢	淋巴瘤	白全	白M0-2	急淋	急早幼粒	慢粒单	慢淋	实体瘤全	白淋巴全
病例数（男）	11272	4138	9340	9072	20980	17614	12405	3111	4531	10617		7745			6108	5736	1390	940	360	779	520	116679	10097
病例数（女）	10464	1435	1803	2483	7406	8052	10733	3109	3779	7631	26402		7951	7090	4539	4182	1098	693	285	485	287	102124	7387
易-阻	男,女	男,女	男,女	男,女	男,女	男,女	男,女	男,女	男,女	男,女	女	男	女	女	男,女	男,女	男,女	男,女	男,女	男,女	男,女	男,女	男,女
少火太土春	0-0/1-0	2-0/1-0	1-0/0-0	1-1/0-0	1-0/1-0	0-0/3-0	0-0	1-1	0-0	0-0	2-0	1-0	1-0	1-0	0-1/1-0	1-0/0-0	0-0/0-0	0-0/0-0	0-0	2-0/0-0	1-0/0-0	7-2/10-0	3-0/0-0
少火太土夏	1-0/1-0	0-0/0-0	1-0/0-0	0-1/0-0	3-1/1-1	1-0/0-0	0-0/1-1	0-0	1-0/4-0	1-0	1-0	0-0	0-0	1-1	1-0/1-0	0-0/0-0	0-0	0-0	1-0	0-0	0-0	8-2/12-2	1-0/1-0
少火太土秋	1-0/0-1	0-0	1-0/0-0	0-0/1-1	1-0/0-1	1-1	0-0	0-0	0-0/1-0	0-0	0-2	1-0	1-1	2-0	1-0/1-0	0-0/3-0	1-0	0-0	0-0	2-0	0-0	4-1/5-7	2-0/2-0
太土少金春	1-1/2-0	0-0/0-1	2-1/1-1	0-0/1-0	1-0/4-0	0-0	0-0	0-0	0-0	0-0					1-0/1-0	0-0/0-0	1-0	0-0	0-0			6-2/11-2	2-1/2-0
太土少金夏	0-0/0-0	0-1	0-1/0-0	0-0/0-0	0-0	3-0	2-0				0-1			1-0	1-0/0-0	2-0/2-0						5-2/6-1	3-0,5-0
太土少金秋	1-1/0-1	1-0/2-0	0-0/0-1	0-0	1-2	2-1	0-0		0-1						0-1/0-1	1-0/1-0	0-0		0-0		0-0	5-5/4-4	4-0,4-0
少金太水春	0-0/3-0	0-0	2-0/2-0	0-1	0-0	1-1	2-0/0-1		0-0	1-0		0-0		0-1	0-0/1-1	2-0/0-0					0-1	6-2/6-2	2-1/3-0
少金太水夏	1-0/0-1	0-0	2-1/0-0	2-0	0-0	0-0	1-0		2-0						1-0/1-0	0-0/1-0			0-1			8-1/5-2	0-1/2-0
少金太水秋	1-1/0-2	1-0	0-0/0-2	1-0	1-1/0-2	0-1	0-0/0-1	0-1	0-1	1-2				1-3	0-0/2-0	1-0/1-0						7-3/2-12	3-0/2-0
太水少木春	2-0/2-0	1-0	0-2/1-0	1-0/1-0	1-0	0-0	0-1/1-0	2-0	2-0			0-0			0-0/1-0	2-0/0-0	2-1	0-0	2-0/1-0			10-3/8-0	6-1,7-0
太水少木夏	0-0/1-0	0-0	1-0/1-0	1-0/4-0	2-0	0-1	1-0/1-0	0-0			1-1		1-2	2-0	1-0/1-0	0-0/1-0			0-1		1-0	5-2/10-4	0-1/3-0
太水少木秋	0-2/1-1	1-0/0-1	1-1/0-1	1-1/1-0	1-1/0-1	0-2/2-0	0-0/1-0	0-0	0-1	1-2				1-1	0-0/0-1	1-0/1-0						5-8/7-5	1-0/0-0
少木太火春	1-0/2-0	0-0	2-0/0-0	1-0	0-0	1-0/1-0	1-0/1-0								0-0/1-0	0-0			1-0		1-0	6-1/8-0	0-1/0-0
少木太火夏	2-0/1-0	0-0	2-0/0-1	1-1/0-1	0-0	2-1/0-2	0-0	2-0/1-0	1-0	0-0			0-1	0-0	3-0/1-0	1-0/1-0					1-0	10-1/6-4	2-0/2-0
少木太火秋	1-0/0-1	1-2	1-1/0-1	1-3/0-1	0-1	1-1/0-2	0-0			0-2					0-1/0-0	1-0						7-8/3-9	1-0/0-0
太火少土春	1-2/1-0	1-0	1-0/1-0	1-0	1-0	0-0	0-0/1-0		1-0/2-0			1-0	2-0	2-0	2-0/1-0	2-0/1-0		0-0		2-0/1-0		8-3/10-1	5-0,0-0
太火少土夏	2-0/2-0	1-0	2-0/1-0	0-0/0-1	1-0	0-0	1-0/1-0	0-1	1-0		1-0				1-0/2-0	1-0/1-0	2-0		1-0	2-0/1-0		7-3/7-1	2-1,5-0
太火少土秋	1-1/2-2	1-0/1-0	1-0/1-0	0-1/0-1	0-2/0-1	1-2/2-0	0-0/0-1		0-2			0-1	0-1	1-1	1-0/2-0	0-0/1-0				1-0/2-0		4-6/4-9	0-1/3-0
少土太金春	0-0/1-0	0-0	1-0/1-0	0-1	2-0/0-0	0-0	0-0/0-0				1-0	2-0		2-0	3-0/2-0	0-1/1-0		2-0		1-0/1-0		6-1/11-1	2-1/1-0
少土太金夏	0-1/0-0	1-0	0-2/0-0	1-0/0-0	0-0	1-0/0-0	0-0/0-2		2-0		1-0				1-0/2-0	1-0/1-0		0-1	1-0	2-0/1-0		7-3/5-0	2-1/4-0
少土太金秋	2-0/0-0	0-0	1-0/1-0	1-0	0-0	0-0	0-0								2-0/1-0	1-0/1-0		2-0		1-0/2-0		6-0/1-3	1-0/3-0
太金少水春	0-0/0-0	0-0	1-0/1-0	2-0	2-1/0-0	0-0	0-0/1-0	0-1	2-0		1-2		1-0	2-0	0-1/0-0	1-0/1-0		1-0				8-1/7-3	2-1/1-0
太金少水夏	1-0/0-2	3-0	2-0/1-0	1-1/1-0	2-0	3-0/3-0	2-0/1-0				1-0		2-0	1-1	1-0/1-0	1-0/1-0		1-0		1-0/1-0		17-1/6-3	3-0/1-0

515

	肺腺癌	肺小细胞	肺鳞癌	食管癌	肝癌	胃癌	结肠全	升结肠	降结肠	直肠	乳腺导管	前列腺	宫体	卵巢	淋巴瘤	白全	白M0-2	急淋	急早幼粒	慢粒单	慢淋	实体瘤全	白淋巴全
病例数（男）	11272	4138	9340	9072	20980	17614	12405	3111	4531	10617		7745			6108	5736	1390	940	360	779	520	116679	10097
病例数（女）	10464	1435	1803	2483	7406	8052	10733	3109	3779	7631	26402		7951	7090	4539	4182	1098	693	285	485	287	102124	7387
易-阻	男,女	男,女	男,女	男,女	男,女	男,女	男,女	男,女	男,女	男,女	女	男	女	女	男,女	男,女	男,女	男,女	男,女	男,女	男,女	男,女	男,女
太金少水秋	0-0, 1-0	0-0, 0-0	0-0, 0-0	0-0, 1-0	1-0, 0-0	0-0, 1-1	0-1, 0-0	0-0, 0-0	0-0, 1-0	1-0, 1-0	1-2	0-1	0-0	0-0	1-1, 0-0	0-2, 1-0	0-0, 1-0	0-0, 0-0	1-0, 0-0	1-0, 0-0	0-0, 0-0	2-1, 6-3	2-0, 1-0
少水太木春	3-0, 1-0	1-2, 0-0	1-0, 1-0	2-1, 1-0	1-1, 1-0	1-0, 0-0	0-0, 1-2	0-0, 1-0	2-0, 1-0	1-0, 1-0	1-0	0-0	3-0	0-0	0-0, 0-0	1-1, 0-1	0-0, 1-0	0-0, 0-0	2-0, 1-0	0-0, 0-0	0-0, 0-0	11-4, 10-2	3-0, 0-1
少水太木夏	1-0, 1-1	2-0, 0-0	0-0, 1-0	0-1, 3-0	2-0, 0-0	3-0, 0-0	0-0, 1-1	0-0, 0-0	0-1, 0-0	1-0, 1-0	4-0	1-1	0-0	0-1	0-0, 0-1	1-0, 1-0	2-0, 1-0	0-0, 0-0	0-0, 0-0	1-0, 1-0	0-0, 0-0	11-2, 9-2	5-0, 3-0
少水太木秋	0-2, 0-0	0-0, 0-1	1-2,	0-2, 0-1	0-2, 0-1	0-0, 0-1	0-1,	0-1, 0-0	0-2, 0-0	0-2, 1-1	0-2	1-0	1-2		0-0, 0-0	0-1, 0-0	0-0, 1-0	0-0, 0-0	1-0, 1-0	0-2, 0-0	0-0, 0-0	2-13, 3-10	1-3, 3-10
太木少火春	0-0, 1-1	0-0, 1-0	0-0, 1-0	0-0, 0-0	0-1, 0-0	2-0, 0-0	3-0, 0-0	2-0, 0-0	2-0, 0-1	1-0, 0-0		0-0	1-1	1-0	0-0, 2-0	0-1, 0-0			0-0, 0-0	0-1, 0-0	1-0, 1-0	7-1, 6-4	3-0, 1-1
太木少火夏	1-0, 3-0	0-0, 1-0	0-0, 1-0	2-0, 0-1	1-1, 3-0	0-0, 1-1	2-0, 0-0	0-0, 1-0	2-0, 0-0	1-0, 0-0	0-0	0-0	2-1	2-0	0-0, 0-0	0-0, 0-0	0-0, 0-0	0-0, 2-0	0-0, 0-0	0-0, 0-0	0-0, 0-0	10-1, 15-3	1-2, 2-0
太木少火秋	2-1, 0-0	0-0, 0-0	0-2,	1-0, 0-0	0-0, 0-1	0-0, 0-2	0-0,	0-1,	0-0,	0-0, 0-1	0-0	0-0	0-0	0-0	0-0, 0-1	0-0, 2-1	0-0,	0-0, 0-0	0-0, 0-0	0-0, 0-0	0-0, 0-0	4-5, 1-5	1-2, 1-5
太金	0-1, 0-2	1-1, 0-0	1-0,	0-2, 0-1	1-2, 0-0	0-1, 0-1	0-1, 1-0	0-0,	0-1,	0-1, 1-0	0-0	0-0	0-0		0-1, 0-0	0-1, 0-0	0-0,	0-0,	1-0, 0-0	1-1, 1-2	0-0,	5-7, 3-4	2-1, 2-0
太木	1-2, 0-0	0-0, 0-0	0-1, 0-1	1-2, 0-1	0-2, 0-0	1-2, 0-0	0-0, 0-1	0-1, 2-1	0-0,	0-1, 0-0	0-0	0-0	0-0		1-1, 1-0	1-0, 1-0	2-0, 1-0	0-0,	0-0,	0-0, 0-1	0-0,	4-10, 6-5	2-1, 3-0
太水	0-1, 1-0	0-2, 0-0	0-0,	0-2, 0-0	2-0, 0-0	1-1, 1-0	0-0, 1-2	0-1,	0-0,	0-1, 1-0	0-0	0-0	0-0		2-0, 0-0	1-0, 0-0	0-0, 0-0	0-0,	0-0,	0-0, 0-0	0-0,	1-6, 4-1	1-0, 0-0
太火	0-1, 1-3	1-0, 0-0	1-1, 0-0	0-0, 0-0	0-3, 0-0	0-2,	2-0, 0-0	0-0,	0-1,	0-0, 0-0	1-0	0-0	0-0		0-0, 0-0	0-1, 0-0	0-0,	0-0,	0-0,	2-0, 0-0	0-0,	3-7, 6-6	3-0, 2-0
太土	0-2, 0-2	0-0, 0-0	0-0, 0-1	0-0, 0-1	0-0,	0-0,	0-1, 0-0	0-0,	0-0,	0-0, 1-0	0-0	1-0	0-0		0-0, 0-1	0-0, 0-0	0-0,	0-0,	2-0, 0-0	0-0, 0-0	0-0,	4-5, 2-5	4-1, 3-0
少土	0-2, 0-0	1-0, 0-0	0-0, 0-0	0-2, 0-0	0-0, 0-0	0-2,	1-2, 0-0	0-1,	0-0,	1-1, 0-0	1-2	0-1	0-0		0-0, 0-0	0-1, 0-0	0-0,	0-0,	0-0, 0-0	0-0, 0-0	0-0,	2-11, 5-3	2-0, 1-0
少火	0-2, 0-1	0-0, 0-0	0-1, 2-0	0-1, 0-0	1-1, 0-2	1-1,	2-0, 0-0	0-0,	2-0,	0-1, 0-1	1-2	0-0	0-0		0-1, 0-1	0-1, 2-1	0-0,	0-0,	0-0,	0-0, 0-0	0-0,	5-7, 4-8	1-3, 0-0
少金	1-0, 1-0	0-0, 1-0	0-1, 2-0	0-2, 0-0	1-1, 0-1	0-3,	0-0, 0-2		2-0,	0-1,	0-1	0-2			2-0, 1-0	1-1, 0-0	0-0,		2-0, 1-0	0-0, 0-0	0-0,	4-5, 3-5	3-0, 2-0
少木	1-2, 0-1	1-1, 0-0	0-2, 0-0	1-2, 0-0	1-0, 0-0	0-0, 0-0	1-0, 0-1		0-0,	0-2, 0-1	0-1	0-0	0-0		0-2, 0-0	1-0, 1-0	1-0,		0-0,	0-0, 0-0	0-0,	3-10, 5-3	2-0, 2-1
少水	0-0, 1-0	0-1, 0-0	0-0, 0-0	0-1, 1-1	0-2, 0-0	1-0, 0-0	0-1, 0-0	1-0,	0-1,	0-2, 1-0	2-1	0-0	0-1	0-1	2-1, 1-1	1-1, 0-0	0-0,		2-0,	1-1, 0-0	1-0,	2-8, 4-5	4-1, 2-0
厥阴司天少阳在泉少阴司天	1-0, 2-0	2-1, 1-0	2-0, 0-0	1-2, 0-0	1-1, 1-0	2-0, 1-0	1-1, 1-0	0-0,	2-0,	1-0, 1-0	2-0	0-0	1-0		3-0, 1-0	0-1, 1-0	0-1,		2-0,	0-0, 0-0	1-1,	11-6, 7-1	3-2, 1-1
少阳在泉少阴司天	4-1, 1-1	2-0, 0-0	0-1, 0-0	3-1, 1-1	4-0, 1-1	2-0, 0-0	2-0, 2-0	0-0, 1-0	1-0, 2-0	2-0, 2-0	1-0	0-0	0-0		0-0, 1-0	2-0, 1-0	1-0,	1-1,	2-0, 1-0	0-0,	0-0,	18-3, 8-3	4-1, 4-0
少阳在泉少阴司天阳明在泉	1-2, 0-1	1-1, 0-1	0-0,	1-2, 0-0	2-1, 1-1	0-0,	1-0, 0-0	1-0,	1-0,	0-1, 0-2	0-1	0-0	2-0	1-1	0-0, 0-0	0-3, 1-0	2-0,		2-0,	1-0,	0-0,	8-8, 4-9	5-1, 2-0
少阴司天阳明在泉	0-5, 1-2	2-1, 0-0	2-1, 1-0	0-2, 1-1	0-2, 1-0	1-1, 0-0	0-2, 1-2	0-1,	0-0,	1-0, 1-0	0-0	0-0	0-0		5-0, 1-0	1-0, 1-0	1-0,		1-0,	1-0, 2-0	0-0,	6-13, 5-8	6-0, 4-0
少阴司天阳明在泉太阴司天	2-0, 2-0	0-0, 1-0	0-1,	1-1, 2-1	2-0, 2-0	2-0, 1-0	1-0, 1-1	1-0,	0-0,	1-1,	0-0	0-0	3-0	1-0	0-0, 0-0	3-0, 1-0	2-0,	2-0,	3-0,	0-0,	0-0,	9-1, 13-3	7-0, 7-0

易-阳	肺腺癌	肺小细胞	肺鳞癌	食管癌	肝癌	胃癌	结肠全	升结肠	降结肠	直肠	乳腺导管	前列腺	宫体	卵巢	淋巴瘤	白全	白M0-2	急淋	急早幼粒	慢粒单	慢淋	实体瘤全	白淋巴全
病例数（男）	11272	4138	9340	9072	20980	17614	12405	3111	4531	10617		7745			6108	5736	1390	940	360	779	520	116679	10097
病例数（女）	10464	1435	1803	2483	7406	8052	10733	3109	3779	7631	26402		7951	7090	4539	4182	1098	693	285	485	287	102124	7387
	男，女	男，女	男，女	男，女	男，女	男，女	男，女	男，女	男，女	男，女	女	男	女	女	男，女	男，女	男，女	男，女	男，女	男，女	男，女	男，女	男，女
阳明在泉太阴司天	1-0, 3-1	1-1, 1-0	3-0, 1-0	2-1, 1-0	3-0, 1-0	1-1, 1-0	2-0, 1-0	3-0, 0-1	1-0, 0-0	0-0, 1-0	2-0	0-0	3-0	1-0	0-0, 3-0	2-0, 1-0	2-0, 1-0	2-0, 1-0	0-0, 1-0	0-1, 1-0	1-0, 2-0	15-3, 15-1	5-1, 7-0
阳明在泉太阴司天太阳在泉	1-3, 2-1	0-0, 0-1	1-1, 0-0	0-0, 0-0	1-1, 1-0	2-3, 1-0	0-1, 0-1	0-0, 0-0	0-0, 0-1	1-0, 1-0	0-2	0-0		3-1	0-1, 1-2	1-0, 1-0	1-0, 1-0	1-0, 1-0				6-8, 8-8	2-0, 1-0
太阴司天太阳在泉	1-3, 0-1	1-1, 1-0	0-1, 1-0	1-3, 1-1	2-1, 0-0	1-1, 0-1	0-2, 0-0	0-0, 0-1	0-1, 0-1	2-3, 0-0	2-3	0-1	2-1	0-0	0-1, 1-1	1-1, 1-0	1-1, 1-0		1-0, 3-0			8-15, 8-7	3-3, 4-0
太阴司天太阳在泉少阳司天	2-0, 5-0	0-1, 1-0	3-0, 3-0	1-0, 1-0	0-0, 2-0	2-0, 2-0	2-0, 2-1	1-0, 1-0	1-0, 1-0	1-0, 1-0	4-0	0-0		1-0	3-0, 0-2	1-0, 1-0	1-0, 1-0	2-0, 1-0	3-0, 1-0			11-1, 22-2	5-0, 3-0
太阳在泉少阳司天	0-0, 1-1	0-1, 0-0	3-0, 0-0	1-0, 1-0	0-0, 2-0	0-0, 2-0	0-0, 2-1	1-0, 0-0		0-0, 0-0	5-0	0-0	0-0	0-0	2-0, 3-0	1-0, 1-0	1-0, 1-0	2-0, 1-0	1-0, 1-0			13-4, 15-3	2-1, 4-0
太阳在泉少阳司天厥阴在泉	1-1, 0-1	0-1, 0-0	1-2, 1-0	1-2, 1-0	0-2, 0-1	0-0, 1-0	0-0, 1-0	2-0, 0-1		0-0, 2-1	0-2	0-0	0-3		1-0, 3-0	1-0, 1-0	1-0, 1-0	1-0, 1-0	1-0, 1-0			6-8, 5-10	1-2, 3-0
少阳司天厥阴在泉	0-1, 0-2	1-1, 0-0	0-2, 1-0	1-2, 1-0	1-3, 1-1	1-3, 1-1	2-0, 2-0	0-0, 1-0	2-0, 2-0	0-2, 2-1	0-0	1-0	1-1	0-1	1-0, 3-0	1-0, 1-0	1-0, 1-0	1-0, 1-0	1-0, 1-0	0-1, 1-0		5-14, 8-6	3-2, 3-0
少阳司天厥阴在泉阳明司天	2-1, 2-1	2-0, 1-0	2-1, 1-0	1-0, 0-0	2-0, 4-0	2-2, 1-0	3-0, 1-0	0-1, 1-0	3-0, 1-0	3-0, 1-0	2-0	0-0			2-1, 1-0	2-0, 1-0	0-0, 1-0	0-1, 1-0	1-0, 1-0	1-0, 1-1	3-0, 1-1	17-5, 14-5	5-1, 1-1
厥阴在泉阳明司天	2-0, 2-1	0-0, 1-0	2-0, 1-0	1-0, 1-0	4-0, 4-0	1-0, 2-0	2-1, 1-0	0-0, 1-0	1-0, 1-0		1-0	0-0	2-3	2-1	1-0, 2-0	1-0, 1-0	1-0, 1-0	1-0, 2-0	1-0, 1-0		1-0	16-2, 16-7	2-2, 6-0
厥阴在泉阳明司天少阴在泉	1-1, 2-2	1-0, 2-0	1-1, 1-0	0-2, 1-0	2-3, 1-0	1-0, 2-0	0-0, 2-0	0-0, 2-1	1-0, 0-1			0-0			1-2, 2-2	0-2, 3-1	1-0, 1-0	1-0, 1-0	1-0, 1-0		1-0, 2-0	7-6, 10-10	3-2, 3-0
阳明司天少阴在泉	0-3, 0-0	1-1, 0-0	0-2, 1-0	0-3, 0-0	0-2, 1-1	1-1, 1-1	1-2, 1-1	1-1, 0-0	0-1, 1-0	1-2, 0-1	1-3	0-0	0-2		2-2, 1-0	2-2, 1-0	1-0, 1-0	2-0, 1-0	2-0, 1-0			4-16, 5-8	7-0, 0-0
阳明司天少阴在泉太阳司天	1-0, 1-0	2-0, 1-0	2-0, 3-0	2-2, 1-0	1-1, 4-0	2-0, 4-0	1-0, 1-0	1-0, 1-2	1-0, 1-0	1-0, 1-2	2-0	0-0		1-0	1-0, 1-0	1-0, 1-0	1-0, 1-0	2-0, 1-0	1-0, 1-0			14-3, 16-2	2-0, 1-0
少阴在泉太阳司天	1-0, 1-0	0-0, 1-0	3-0, 1-0	0-1, 1-0	3-0, 1-0	2-0, 1-0	0-0, 1-0	1-0,	3-0, 1-0		3-0	0-1	1-2		2-0, 1-0	2-0, 1-0	1-0, 1-0	1-0, 1-0	1-0, 1-0			13-2, 14-4	4-0, 4-0
少阴在泉太阳司天太阴在泉	3-0, 0-2	1-0, 0-0	2-0, 0-1	2-2, 1-0	1-0, 0-2	2-0, 0-3	0-1, 1-1	0-1, 0-1	0-1, 1-2	0-1, 1-2	0-1	0-0	1-3	1-0	2-0, 1-0	1-0, 1-0	1-0, 1-0	1-0, 1-0	1-0, 1-0			12-9, 5-22	2-0, 4-0
太阳司天太阴在泉	1-1, 1-3	0-1, 1-0	0-0, 1-0	1-2, 0-1	0-3, 0-1	2-0, 1-0	0-1, 0-1	1-0, 2-0	0-1, 1-3	1-0, 2-0	0-0	0-0	1-0	1-1	0-1, 1-0	1-0, 1-0	1-0, 1-0	1-0, 1-0	1-0, 1-0			6-8, 8-7	3-1, 3-0
太阳司天太阴在泉厥阴司天	0-2, 2-0	0-0, 2-1	2-2, 2-0	1-0, 1-0	3-0, 2-0	2-0, 2-0	2-0, 2-0	1-0, 1-0	1-0, 1-0	1-0, 1-0	1-0	2-0	2-1	1-0	1-0, 1-0	1-0, 2-1		3-0, 1-0				13-4, 15-2	6-2, 3-0
太阴在泉厥阴司天	1-0, 1-0	1-1, 1-0	2-1, 0-1	1-1, 0-0	2-0, 4-0	1-0, 2-0	0-0, 2-1	1-0,	3-0, 1-0		0-2	0-0		3-0	4-0, 1-0	1-0, 1-0	0-1, 1-0	1-0, 1-0	0-0, 1-0			13-4, 13-4	2-1, 3-0
太阴在泉厥阴司天少阴在泉	2-1, 2-1	1-0, 1-0	2-0, 2-1	0-2, 1-0	2-2, 1-0	1-1, 1-0	3-0, 2-1		1-0, 1-2	1-0,	0-2	0-1		0-1	1-0, 1-0	1-0, 1-0	2-0, 1-0	1-0, 1-0	0-0, 1-0			7-11, 4-8	3-1, 5-0
厥阴司天少阴在泉	1-0, 1-1	0-0, 1-0	0-2, 2-1	0-2, 0-2	0-2, 0-2	0-1, 0-2	3-2, 2-0	1-0, 0-0	2-2, 0-0	1-0, 0-0	1-1	0-1	0-2		1-0, 1-0	1-1, 1-0	0-1, 1-0	1-0, 1-0	1-1, 1-0	1-0, 2-0		4-10, 8-9	2-1, 4-1

注："结肠全"指全部结肠癌病例；"升结肠"指升结肠癌；"白全"指急性和慢性白血病全部白血病病例；"白淋巴全"指全部白血病和淋巴癌病例；"实体瘤全"指表中全部实体瘤。

（2）六气中普遍易患的禀赋为少阳在泉少阴司天（火旺水复）、少阴司天阳明在泉太阴司天（金土郁火木）、阳明在泉太阴司天（金土郁木火）、太阴司天太阳在泉少阳司天（土水郁火）、少阳司天厥阴在泉阳明司天（金克木郁火）、厥阴在泉阳明司天（金郁木）、少阴在泉太阳司天（水郁火）、太阴在泉厥阴司天（土侮木），皆春夏出生者；保护性禀赋为太阴太阳、太阳太阴，皆为冬出生者，气皆阴。

恶变细胞为木性兼火，但此木火为阴郁所生，与人整体之外阴内阳态一致。故其治疗，本在扶正、除阴开郁，标在清热开窍、熄风散结对症抗癌。

2. 肿瘤间的总体差别规律

（1）病位层次越深，则癌细胞越幼稚/分化程度低恶性程度越高，病位层次越浅、越偏土金水则越偏成熟/分化程度高。不同解剖部位之肿瘤如是，如甲状腺癌（偏痰火在上）与结直肠癌（偏湿浊郁热在下）；同一脏器组织的不同分化程度细胞之癌变亦然，如急性白血病与慢性白血病。

（2）深层风木之气越旺越幼稚、越易转移，即白血病、身体两侧部位肿瘤，而中间部位肿瘤不易转移。冬天出生者阳气深居下焦肾肝，只易白血病和降结直肠癌。

（3）白血病象春，发自冬至后阳气、下焦肝肾，为湿热之气，无形弥漫，病位在髓分气血分；实体瘤象秋，发自夏至后阴气、上焦肺金而引发肝木抗争，为痰火结实，有形固定，位在脏腑肌肤，比白血病位浅；淋巴瘤、小细胞肺癌介于二者之间。

表中所示，冬天出生者（只禀一个运）、禀少阳在泉少阴司天阳明在泉、少阴司天阳明在泉、阳明司天少阴在泉者，阳气深郁藏于下焦肝肾，只易发白血病、淋巴瘤、降结肠/直肠癌，而不易致实体瘤。

禀赋少火太土夏、少木太火春、太金少水春、阳明司天少阴在泉太阳司天者，只易患实体瘤而不易患白血病、淋巴瘤。

（4）肺和乳腺最易发肿瘤，说明金郁木火是肿瘤的最大共性；而肿瘤的转移、游走性亦显其有风木性；结块及坚硬性则显其有极阴的金土或水性。

上述肿瘤共性及差别之总体规律，与临床实际及相关的其他角度研究均较符合。

3. 各肿瘤间的差别

（1）淋白与粒白

淋白偏金木，特禀太土少金、少阴司天阳明在泉、厥阴在泉阳明司天。粒白偏土火，特禀少火太土、少阳在泉少阴司天。

（2）急粒与慢粒（皆属肝之髓分久郁湿热）

急粒 M0-2 之六气偏中上焦郁木火旺，特有太木、太阳在泉少阳司天、太阴在泉厥阴司天。慢粒则阴湿偏重，特禀有少火太土、太土少金、太金少水、太阴太阳。急早幼粒介于二者之间，木克土明显。

①急粒 M0-2 男女共同易患禀赋：男女 1962 年夏，禀赋少水太阳在泉＋太木少阳司天；男 1967 年春女 1937 年春，禀赋太水少阴司天阳明在泉＋少木太阴司天。

禀赋相近而易阻患相反者：男 1933 年秋禀太木厥阴在泉＋少火阳明司天少阴在泉易患，而 1963 年秋加禀太阴湿土大在泉缓解了 1932 年的木克土故成阻患；男 1960 年夏禀少土少阳在泉＋太金少阴司天成易患，而同年春出生者加禀 1959 年厥阴司天故木旺而能不被金郁，故成阻患。

②慢粒单男女共同易患禀赋：男 1962 年春禀少水太阴司天太阳在泉＋太木少阳司天、女 1962 年秋禀少水太阳在泉＋太木少阳司天厥阴在泉，男 2007 年春女 1947 年春禀赋太水太阳司天太阴在泉＋少木厥阴司天。

禀赋相近而易阻患相反者：男 1967 年春禀太水少阴司天阳明在泉＋少木太阴司天而易患，而 1937 年夏则因减 1966 年入胎时被郁之火而增加了出胎时夏火能破少木太阴司天之金土郁木，故成阻患；男 1941 年秋禀太金太阴在泉＋少水厥阴司天少阳在泉为易患，同年冬出生者禀赋中以无 1940 年之金土而增强了少阳在泉，故不易患。

③急早幼粒男女共同易患禀赋：男女 1944 年冬禀赋太土少阳司天厥阴在泉，男女 1959 年夏禀太火太阴在泉＋少土厥阴司天，男 1973 年春禀太木少阴司天阳明在泉＋少火太阴司天、女 1943 年夏禀太木阳明在泉＋少火太阴司天，男 1982 年秋禀少水少阴在泉＋太木太阳司天太阴在泉、女 1952 年夏禀少水少阴在泉＋太木太阳司天。

（3）急淋、慢淋、淋巴瘤

急淋之郁木火旺于中上，特禀太木、太阴司天太阳在泉少阳司天、少阳在泉少阴司天。

慢淋之郁木火在肝下焦，肾虚冷而闭，上焦金旺更重，特禀太金、太火、少阳司天厥阴在泉阳明司天、阳明司天少阴在泉、厥阴司天少阳在泉。

淋巴瘤介于急慢淋之间，偏痰火。

①急淋男女共同易患禀赋：2008 年夏同禀少木少阳在泉＋太火少阴司天，男 1990 年秋禀少土少阳在泉＋太金少阴司天阳明在泉、女 1930/1960 年夏禀少土少阳在泉＋太金少阴司天。

禀赋相近而易阻患相反者：男 1990 年秋禀少土少阳在泉＋太金少阴司天阳明在泉为易患，而同年夏出生者阻患，以少禀阳明在泉而减少了金克木力故（转向易患早幼粒）。

②慢淋男女共同易患禀赋：1925 年夏同禀太土阳明在泉＋少金太阴司天，男 1945 年秋女 1915 年秋同禀太土厥阴在泉＋少金阳明司天少阴在泉。

禀赋相近而易阻患相反者：女 1970 年秋和 1940 年冬禀太金太阳司天太阴在泉均为易患，而男 1940 年冬出生者阻患，以男之木气合此年冬木火之复气能耐客运气金土之郁。

③淋巴瘤男女共同易患禀赋：1935 年夏禀太土太阴在泉＋少金厥阴司

天，1964 夏禀少火少阴在泉＋太土太阳司天，男 1942 年冬女 1972 年冬同禀太木少阴司天阳明在泉，男 1987 年春女 1927 年春同禀太水少阳司天厥阴在泉＋少木阳明司天，男 1968 年夏女 1938 年夏同禀少木太阳在泉＋太火少阳司天。

禀赋相近而易阻患相反者：男 1968 年夏禀少木太阳在泉＋太火少阳司天易患，女 1968 年春阻患，以禀赋 1968 年之郁火减且女水之气能和过旺之客运气火故；男 1951 年秋禀太金厥阴在泉＋少水阳明司天少阴在泉为易患，同年冬出生者少禀 1950 年之金克木故阻患。

（4）肺腺癌鳞癌小细胞肺癌

肺腺癌、鳞癌更相近，腺癌偏禀少阴司天，鳞癌偏禀太阳司天。

①小细胞肺癌比上二者偏禀少火太土、太土少金，偏土湿而类慢粒白。

肺腺癌男女共同易患禀赋：1933 年夏同禀太木厥阴在泉＋少火阳明司天，1939 年春同禀太火少阳司天厥阴在泉＋少土阳明司天，1962 年春同禀少水太阴司天太阳在泉＋太木少阳司天，男 1946 年冬禀太水太阳司天太阴在泉、女 1946 年秋禀少金少阴在泉＋太水太阳司天太阴在泉。

禀赋相近而易阻患相反者：女 1949 年秋阻患、男 1949 年夏易患，太火阳明在泉＋少土太阴司天，男之木气被郁于上故易患，女之水气合 1949 年秋之太阳寒水润 1948 年的燥热于下而各气得和故阻患。

②肺鳞癌男女共同易患禀赋：男 1935 年春女 1965 年春同禀少木太阳司天太阴在泉＋少金厥阴司天，男 1938 年春夏禀少木太阴司天太阳在泉＋太火少阳司天、女 1938 年秋禀少木太阳在泉＋太火少阳司天厥阴在泉，1962 年春同禀同腺癌见上。

禀赋相近而易阻患相反者：1935 年春禀太土太阳司天太阴在泉＋少金厥阴司天，男阻患女易患，以男体性之木气能助少金厥阴冲破 1934 年所禀的土水之滞溺，而女性之水气则加重肝郁故易患；男 1952 年夏易患而秋阻患，以秋所加之太阴在泉，能对少水少阴在泉＋太木太阳司天造成的肾浮肺热向下肃降。

③肺小细胞癌男女共同易患禀赋：1975年秋（女又加1945年秋）太土厥阴在泉＋少金阳明司天少阴在泉。

禀赋相近而易阻患相反者：男1942年夏禀少水少阳在泉＋太木少阴司天易患，而春出生者多禀1941年的厥阴司天能化少水之湿、少禀太木少阴司天之火热，故阻患；女秋亦阻患，加阳明在泉之肃降力及女水气之灭过亢之木火故；男1946年秋禀少金少阴在泉＋太水太阳司天太阴在泉易患，1946年冬生者禀赋中无1945年之火故无肺郁火而阻患；女1965年春禀太土太阳司天太阴在泉＋少金厥阴司天而易患，女1935年春以太阳大司天之力而将少金所致之肾浮于上之火潜下，故阻患。

（5）前列腺癌与宫体癌、卵巢癌、乳腺癌

前列腺癌与宫体癌共禀少土太金，宫体癌偏禀含太阴司天者，而禀厥阴司天少阳在泉者阻患；前列腺癌则反之，于含太阴司天者为阻患、厥阴司天少阳在泉者为易患，此男木女水体性差别所致。

宫体癌→卵巢癌→乳腺癌，木火越来越旺。

①前列腺癌典型易患禀赋/人群：1932年夏秋，禀少水太阳在泉＋太木少阳司天厥阴在泉，1940年春、1950年夏、1960年春同禀有少土太金，六气禀赋依次为阳明司天少阴在泉＋太阳司天、太阳在泉＋少阳司天、厥阴司天少阳在泉＋少阴司天。

②宫体癌典型易患禀赋/人群：1932/1962年春同禀少水太阴司天太阳在泉＋太木少阳司天，1940/1970年夏少土少阴在泉＋太金太阳司天；

禀赋相近而易阻患相反者：1954年秋禀少火少阳在泉＋太土少阴司天阳明在泉易患，而同年冬出生者阻患，以禀赋中少1953年的郁火，而增强了下焦清凉燥金以抗岁运太土之湿；1961年夏禀太金阳明在泉＋少水太阴司天为易患，而同年冬出生者以少禀赋 1960 年过盛之金而多禀 1961 年在泉之太阳，补充了岁运少水之肾虚，故阻患。

③卵巢癌典型易患禀赋／人群：1925 年冬 1955 年秋同禀少金太阴司天太阳在泉，1933 年春 1963 年夏同禀有太木厥阴在泉＋少火阳明司天，1994年夏 1964 年春秋同禀有少火少阴在泉＋太土太阳司天；

禀赋相近而易阻患相反者：1964 年秋禀少火少阴在泉＋太土太阳司天太阴在泉易患，而冬出生者无禀 1963 年下焦之郁火，故阻患；1970 年冬禀太金太阳司天太阴在泉为易患，而同年秋出生者禀上一年之少土少阴在泉且减量 1970 年金土禀赋，故肝木不易被强郁而阻患卵巢癌。

④乳腺癌典型易患禀赋／人群：老少皆易患病的全运气禀赋为"少火太阳在泉＋太土少阳司天；使老少皆不易患病的全运气禀赋为"太金少阳司天厥阴在泉＋少水阳明司天"，详见前述研究生孙宁论文摘要。

（6）消化系统癌

食管癌偏少土、金郁木结滞于上；胃癌偏少土、金土郁结于中；肝癌为太土湿热郁于中焦（如少阳在泉少阴司天）、与慢粒运同而慢粒之湿热在下（少阳司天厥阴在泉、少阴在泉）；降结肠直肠癌相近偏禀有太土、少木太火、厥阴在泉、少阴在泉、太阴在泉厥阴司天，木气偏郁于下焦；升降结肠癌易患人群多有相同，而升结肠癌易患者偏禀太木少火、阳明在泉太阴司天、厥阴司天少阳在泉，即木火偏郁于中上焦。

①食管癌男女共同易患禀赋：男女 1937 年冬同禀少木太阴司天太阳在泉（金土郁木于中上焦），男 1962 年春、女 1962/1932 年夏同禀少水太阳在泉＋太木太阳司天（水土郁木于上），男 1952 年春、女 1922 年春同禀少水阳明司天少阴在泉＋太木太阳司天（金土水郁木于上）。

禀赋相近而易阻患相反者：男 1947 年冬禀少木厥阴少阳为阻患，而女1947 年秋为易患，以女之水合 1946 年之太水太阴湿土在泉能郁司天之厥阴故；男 1932 年秋阻患，而女 1932/1962 年夏禀少水太阳在泉＋太木少阳司天均易患，女之水合 1931 年之土水能郁 1932 年之太木少阳故，而男木之气加厥阴在泉之力使木气得舒故阻患。

②胃癌男女共同易患禀赋：男 1981 年冬（1951/1921 年夏）、女 1951 年冬同禀少水阳明司天少阴在泉（金土郁木、再滞土），男 1944 年夏、女 1944 年春 1914 年夏同禀少火太阳在泉＋太土少阳司天（火木被水土金郁于中），男 1976/1946 年秋、女 1916 年冬同禀太水太阳司天太阴在泉（心火被强水郁于中而抗争）。

禀赋相近而易阻患相反者：1960 年冬太金少阴司天阳明在泉男易患女阻患，以男木之气被强金所郁而抗争、此木合强金又克脾土，而女之水气能润金燥故阻患；男 1921 年春禀太金少阳司天厥阴在泉＋少水阳明司天为阻患，而 1921/1951 年夏为易患，以夏为阳明天政布而金郁主气少阳之力强于春时、合少水之湿而成中焦痰热、肝木之抗争，足见阴金在致胃癌中的重要性；男 1958 年秋阻患而 1958 年冬禀太火太阳司天太阴在泉易患，以前者禀 1957 年之少木少阴在泉，故木火偏郁于上而男易食管癌不易胃癌淋巴瘤，1958 年冬男易胃癌（及女直肠癌）而男不易降结肠癌；另，女 1928 年冬阻患胃癌，此因岁运太火被女水及大司天之太阳寒水合司天之太阳寒水所平，此又可见于女 1928 年春/1958 年夏易患胃癌而 1928 年夏则阻患，至夏则水火平均故。

③肝癌男女共同易患禀赋：男 1923 年夏、女 1923/1953 年夏同禀太木太阴在泉＋少火厥阴司天（土水郁木），男 1915 年夏 1945 年春、女 1945/1975 年春 2005 年夏同禀太土厥阴在泉＋少金阳明司天（土金郁木），男 1955 年夏、女 1955/1985 年春 1925 年夏同禀太土阳明在泉＋少金太阴司天，男 1947 年夏女 1947/1917 年夏同禀太水太阴在泉＋少金厥阴司天，男 2004 年夏女 1974/1944 年夏同禀少火太阳在泉＋太土少阳司天；

禀赋相近而易阻患相反者：1946 年秋男易患女阻患，以少金少阴在泉＋太水太阳司天太阴在泉，正郁男之木气而和顺女之水气；1954年秋男易患女阻患，以少火少阳在泉＋太土少阴司天阳明在泉郁男之木气而喜女之水润；男1937年夏易患冬阻患（而冬男女均易患食管癌）、女1937年秋阻患，少木太阴司天太阳在泉则水涵木而木不争故；另1947年夏易秋阻，以太水太阴在泉＋少木厥阴司天之易患性至秋出现少阳之火而解肝郁故；男1960年夏秋均易患而冬阻患，以少土少阳在泉＋太金少阴司天之易患性被阳明在泉引入于胃而易胃癌反不易肝癌；1964年春夏易患而冬阻患，以少火少阴在泉＋太土太阳司天之易患性（男降结肠癌亦易）被太阴在泉引入男食管癌。

④升结肠癌男女共同易患禀赋：男女1958年春同禀少木阳明司天少阴在泉＋太火太阳司天，男1923年春女1923年夏同禀太木太阴在泉＋少火厥阴司天，男1947年秋女1977年冬同禀少木厥阴司天少阳在泉；

禀赋相近而易阻患相反者：男1922年秋不易患而女1922年冬易患，女水性加客运气太木太阳司天太阴在泉致木郁于下焦，而男木性加1921年之少阴君火在泉不受水土之郁，故阻患；男1954年春阻患而女1954年夏禀少火少阳在泉＋太土少阴司天易患，以女之水合少火之水加重少阳在泉之火郁且生湿于下焦故，而男之木气合厥阴司天能开少阳在泉之郁火故阻患。

⑤降结肠癌男女共同易患禀赋：男1978年夏女1948年夏同禀少木少阳在泉＋太火少阴司天，男1961年春1931年夏女1961年春同禀太金少阴司天阳明在泉＋少水太阴司天，男1969年春女1939年春同禀太火少阳司天厥阴在泉＋少土阳明司天。

禀赋相近而易阻患相反者：1952年秋禀少水少阴在泉＋太木太阳司天太阴在泉，女体性水与下焦少阴君火太阴湿土相合生雨湿成下焦痰湿郁火故易患，而男体性木能破下焦之湿故阻患；男1957年夏禀太水厥阴在泉＋少木阳明司天阻患，而男1957/1987年春禀加少阳司天且春木尚弱而被抑在下，故易患；男1973年春易患，女1943年春阻患，以女水性能润能涵1972年所禀之太木少阴司天阳明在泉。

⑥直肠癌男女共同易患禀赋：1915 年男夏女春，同禀太土少阳司天（女加）厥阴在泉 + 少金阳明司天，男 1933 年夏女 1963 年春同禀太木厥阴在泉 + 少火阳明司天，男 1922 年冬禀太木太阳司天太阴在泉、女 1952 年秋禀少水少阴在泉 + 太木太阳司天太阴在泉。

禀赋相近而易阻患相反者：男 1969 年冬易患而 1939 年冬阻患，二者同禀少土阳明司天少阴在泉，1969 年另禀少金大运太阴湿土大在泉故下焦痰湿郁火而易发、1939 年另禀少金大运太阳寒水大司天故下焦偏凉燥而阻患；男 1947 年春禀太水太阳司天太阴在泉 + 少木厥阴司天下焦木火来复而生痰湿郁火故易患，而 1947 年冬生者禀少木厥阴司天少阳在泉故下焦燥热阻患；女 1958 年冬禀太火太阳司天太阴在泉故易患、1958 年秋另禀少木少阴在泉且禀五之气客少阴主阳明皆成燥热故阻患；女 1960 年夏禀少土少阳在泉 + 太金少阴司天水木火相合于下生痰湿郁火故易患，而 1960 年冬禀太金少阴司天阳明在泉下焦燥故阻患；1952 年秋禀少水少阴在泉 + 太木太阳司天太阴在泉，女易患男阻患之分析同前之降结肠癌；女 1961 年秋禀太金阳明在泉 + 少水太阴司天太阳在泉，运气金土水加女性水，纯阴而木火强力复于下焦，成痰湿郁火交织于下故易患，而男木 1961 年冬禀少水太阴太阳不易木火复气于下，故阻患。

由于多数肿瘤病例数少于千例，上述各肿瘤间的差别分析仅作参考，请临床验证。

八、疫病发生与五运六气的关系探析

〔徐倩霞，张洪钧 . 中国中医基础医学杂志，2022，28(2)：187-190.
DOI:10.19945/j.cnki.issn.1006-3250.20210721.001 〕

目的：基于中国古今文献中的疫病记录，探索疫病的发生与五运六气的关系。

方法：依现有疫病文献收集整理中国古今发生的疫病资料，选取范围从184～1983年，分别从大司天与岁运的角度进行常规频数统计、名次比较以及构成比加和之比较，综合分析找出最易致疫的各运气因素。

结果：大司天分析中（将大司天60年分为大司天30年及大在泉30年）最易致疫的是阳明大司天，其次是阳明大在泉、厥阴大在泉、少阴大在泉、太阳大司天，最不易致疫的是太阳大在泉；岁运中最易致疫的是少木、太木，其次是太金、少土，最不易致疫的是少水、太水，其次是太土、少金。

结论：疫气的总特性首先是郁木之阴金性，其次是郁火之寒水性，并兼有风木性共成金郁木之疫气共同的基本特性；疫病总特点为金水压抑郁克木火，尤其是金克木形成火热证或阴寒证，但以寒热虚实错杂之证最具代表性。

九、心律失常与五运六气禀赋的相关性研究

（邹喆 . 北京中医药大学硕士研究生学位论文，2022年）

目的：据患者胎孕期五运六气禀赋特点，找到疾病高危的运气禀赋即高危因素，探究心律失常的先天体质性内因。

方法：本研究采用回顾性病例对照研究方法，病例组为2009年1月1日至2020年12月31日因心律失常于北京市首都医科大学附属北京安贞医院就诊的住院全部病例，同一患者若反复多次就诊则合并就诊次数为1，男27138例、女19076例；对照组为2018年3月统计的北京市常住人口，其中男性8128366人，女性7911315人。两组均取出生时间在1921年5月27日～2018年8月19日之间的人。依据西医分类法将疾病划分快速心律失常和缓慢心律失常，男女分开。人群划分据出生时段，自每年的大寒节起，每

约 3 个月为一个出生时段，每年 4 个时段，即以胎孕期五运六气禀赋种类（决定的先天体质）划分人群；统计各出生时段人群的病例人数（病例组），与同出生时段的常住人口数（对照组）相比，直接统计此出生时段人群的发病比率，并对比各人群发病比率大小，得到高危因素和保护因素；并采用"差年连续分层对比法"对比分析，经卡方检验得出心律失常患病出生时段的高危人群和保护人群，再对两个人群的各运、各气禀赋进行对比分析，得出各高危因素和保护因素。综合两种方法得到的高危因素和保护因素，探索心律失常由运气禀赋所决定的先天体质性内因。

结果：①快速心律失常患者发病年龄段集中在 50～79 岁，缓慢心律失常患者发病年龄段集中在 60 岁以上，总之，均以老年人为主。②快速心律失常患者多春、秋出生（春秋为高危因素），冬季出生者最少（冬为保护因素）；缓慢心律失常患者秋、冬季出生人者最多（秋冬为高危因素），春、夏季出生人最少（春夏为保护因素）。③直接全部数据分析运气禀赋，快速心律失常男女高危因素均为少火太土、少金太水，保护因素为太木；缓慢心律失常男女高危因素均为太水、少木，保护因素为太木、太木少火；两者高危因素均以阴性为主，快速多水湿挟郁火，慢性多寒水，保护因素则为阳性。④直接全部数据分析客气禀赋，快速心律失常高危因素男女均以含少阴司天的客气组合（包括厥阴司天少阳在泉少阴司天、少阳在泉少阴司天阳明在泉）为高危因素，保护因素均有太阴在泉厥阴司天少阳在泉、太阳司天太阴在泉厥阴司天；缓慢心律失常男女均以含阳明在泉、太阴司天太阳在泉者为高危，保护因素同为阳明司天少阴在泉太阳司天。⑤两种心律失常的男女高危人群与保护人群各 10～30 个不等，高危与保护人群对比分析，岁运禀赋高危因素快速与缓慢、男与女均有少火太土，保护因素则均有太木，余项比较未见共同。⑥高危人群与保护人群对比分析其客气禀赋，快速心律失常的高危因素男女均为少阴在泉太阳司天太阴在泉、少阴司天阳明在泉太阴司天、阳明在泉太阴司天太阳在泉，保护因素为太阴在泉厥阴司天少阳在泉、太阳在泉少阳司天；缓慢心律失常高危因素男女均有厥阴在泉阳明司天少阴在泉、太阴司天太阳在泉、太阳在泉少阳司天厥阴在泉，保护因素男女共同点不明显。⑦综合分析上述结果，快速与缓慢两种心律失常运气禀赋，其高危因素均以阴性之寒水湿土燥金（尤其是少火太土）为共同点，保护因素均以木旺（尤其是太木）为共同点；所不同者，快速心律失常偏痰湿郁热（以少阴司天最多）、缓慢心律失常更偏阴寒（以阳明在泉最多）。⑧从出生时段相邻但却一为高危人群、另一为保护人群分析，增加了阴性禀赋向高危人群转化，反之，增加了阳性禀赋则向保护人群转化，快速与缓慢两种心律失常相同。

结论：①心律失常发病年龄分布以老年人为主。②快慢心律失常者均以秋季出生者为易发（高危因素），提示金旺克木为二种心律失常共同病因病机；快速心律失常出生时为冬季者不易病、缓慢心律失常出生时为春夏季者不易病，说明前者内有阳邪、后者内有阴邪，为二种心律失常之不同处。③具体运气禀赋角度的两种分析方法，所得结果一致，即快速与缓慢两种心律失常运气禀赋，其高危因素均以阴性之寒水湿土燥金（尤其是少火太土）为共同点，提示寒湿及阴金闭郁阻滞胸阳为心律失常共因共机，保护因素均以木旺（尤其是太木）为共同点则更是反向证明了这一病因病机；所不同者，快速心律失常偏痰湿郁热、缓慢心律失常更偏阴寒，则找到了快慢二心律失常之所以不同的内在体质基础，为临床制定共同与分别的防治方案，提供了可靠依据。④不同角度的研究结果的一致性、自洽性，及本研究结果与从临床证候学等角度研究的一致性，同时表明了所采用的研究方法可靠、可行，能有效解决从先天体质中寻找病因的问题。

十、从五运六气禀赋探讨慢性乙型肝炎先天体质性内因

〔李昂，张洪钧.中华中医药杂志，2023，38(12):6046-6050〕

目的： 探究胎孕期五运六气禀赋与慢性乙型肝炎（chronic hepatitis B, CHB）发病的相关性。

方法： 以 2018 年北京市常住人口为对照，以 172064 例 CHB 患者为研究对象，按照出生时段划分人群，标记其胎孕期五运六气禀赋，对比各年龄段即各人群的发病率，先找出 CHB 的高危人群和保护人群，再进一步对比分析出高危人群的五运六气禀赋特征，确定先天体质性内因，探究五运六气禀赋与 CHB 发生之间的联系。

结果： CHB 男女共同高危人群为 1929 年冬、1935 年秋、1969 年秋、1976 年秋、1980 年秋、1985 年秋、1986 年秋、1987 年秋、1991 年秋、2012 年夏、2012 年冬。CHB 先天禀赋偏颇在主气表现为秋季四之气，客运客气以少阴在泉、厥阴在泉、太土少金、少金太水为突出。

结论： CIIB 的先天体质性内因为金土郁木所致之肝郁湿热，同时肾虚寒。

十一、基于胎孕期运气禀赋特点的乙肝相关性肝癌发生的体质性内因研究

（李昂.北京中医药大学硕士研究生学位论文，2023 年）

目的： 探究慢性乙型肝炎（CHB）相关性肝细胞癌（Hepatocellular carcinoma, HCC）的胎孕期禀赋特点，进而探究其发病的体质性内因基础与发病机制。

方法： 以 2018 年北京市常住人口为对照，以 172064 例 CHB 患者为研究对象，按照出生时段划分人群，标记其胎孕期五运六气禀赋，对比各年龄段即各人群的发病率，先找出 CHB 和 CHB 后患 HCC 的高危人群和保护人

群，再进一步对比分析出高危人群的五运六气禀赋特征，确定先天体质性内因，探究胎孕期五运六气禀赋与 CHB 和 CHB 后 HCC 发生之间的联系。

结果：

1. CHB 方面：

（1）在二十四节气禀赋中，男女患病高危因素均为秋季，保护因素均为春季，说明肝郁湿热（可兼脾湿）而肾虚寒为 CHB 患病高危因素，木旺且顺应时气、肝气得舒为保护因素。

（2）在客运禀赋中，乙亥上、乙亥下分组中男女高危因素均为金运太过水运不足（简写为太金少水，下同）、少水太木、太木少火，保护因素均为太土、少金；在丙子大司天分组中男女高危因素均为少金太水、太土少金，保护因素均为少火。说明肝内湿热郁滞为 CHB 患病高危因素，不易形成郁滞的禀赋为保护因素。

（3）在客气禀赋中，乙亥上、乙亥下分组中男女高危因素均为太阴在泉厥阴司天少阳在泉，保护因素均为少阳在泉少阴司天；丙子组中男女高危因素均为少阳在泉少阴司天阳明在泉、阳明在泉太阴司天太阳在泉，保护因素均为厥阴司天少阳在泉。说明肝气受抑，湿热郁滞为 CHB 患病高危因素，木火旺且不受抑为保护因素。

（4）高危与保护人群中，男性高危人群共 41 个，其中患病率最高者为 1976 秋季（30.82‰），保护人群共 37 个，其中患病率最低者为 1998 冬季（0.86‰）；女性高危人群共 42 个，其中患病率最高者为 1987 秋季（20.83‰），保护人群共 35 个，其中患病率最低者为 1999 秋季（0.30‰）。

结果表明 CHB 患者的病机特点为肝郁湿热兼有肾虚寒。

2. CHB 后 HCC 方面：

（1）在二十四节气禀赋中，男性患病高危因素为春夏，女性患病高危因素为秋冬。说明人体正气虚同时存在郁火为 CHB 后形成 HCC 高危因素，其中郁火为主要原因，正气亏虚为次要原因。

（2）在客运禀赋中，乙亥上分组中男性患病高危因素为少木、少土，女性为太水、少水，保护因素男女均为太土；乙亥下、丙子分组中男性、女性在高危因素均为太土，保护因素为太木。说明邪木亢盛且受抑为CHB后形成HCC高危因素，单纯木旺不受抑则为保护因素。

（3）在客气禀赋中，乙亥上组中男性高危因素为厥阴在泉阳明司天，保护因素为太阳在泉少阳司天厥阴在泉，女性高危因素为太阳在泉少阳司天，保护因素为太阴在泉厥阴司天；乙亥下、丙子分组中男性高危因素为厥阴司天少阳在泉少阴司天，保护因素为厥阴司天少阳在泉，女性高危因素为少阳在泉少阴司天阳明在泉，保护因素为太阴在泉厥阴司天。说明强盛木火被郁于肝内为CHB后形成HCC高危因素，肝木调达、脾肾充足为保护因素。

（4）高危与保护人群中，男性高危人群共20个，其中患病率最高者为1961春季（2.54‰），禀赋太金少阴司天阳明在泉＋少水太阴司天；保护人群共7个，其中患病率最低者为1978冬季（0.35‰），禀赋太火少阴司天阳明在泉。女性高危人群共42个，其中患病率最高者为1941春季（1.16‰），禀赋太金太阳司天太阴在泉＋少水厥阴司天；女保护人群共35个，其中患病率最低者为1968夏季（0.03‰），禀赋太火少阳司天厥阴在泉。结果表明CHB后HCC患者的病机特点为在肝郁湿热兼有肾虚寒基础上，肝内存在过旺生发之气。

结论：CHB的先天体质性内因为金土郁木所致之肝郁湿热，同时肾虚寒；在原CHB肝郁湿热、肾虚寒的基础上，木火禀赋越旺，体内被郁之木火越盛，越易向HCC转化。

十二、基于北京地区医疗大数据的甲状腺癌五运六气禀赋特点的研究

（程志平.北京中医药大学硕士研究生学位论文，2025年6月）

目的：探索甲状腺癌（thyroid carcinoma，TC）发病的先天五运六气禀赋（简称"先天运气禀赋"）特点，进而探究其体质性内因与发病机制，为运用中医五运六气理论预防和治疗甲状腺癌提供依据。

方法：以30739例TC患者为病例组，以2018年北京市常住人口为对照组，按照出生时段标记其五运六气禀赋，一方面通过统计各运气禀赋人群的发病率，对比分析甲状腺癌的高危和保护运气禀赋，一方面对所有出生时段人群进行"差年连续分层对比法"卡方检验，找出甲状腺癌高危和保护人群，对比男女高危、保护人群的运气禀赋，分析影响TC发病的运气禀赋。综合两个角度确定TC的五运六气禀赋特点即体质性内因基础，探索其发病机制。

结果：①TC男女发病率比约为1:3.06，提示阴性体质高发；②发病与年龄相关，男女均高发于39～45岁，提示金性体质易患；③出生季节：出生于秋季的人群发病率最高，其次为冬季，男女均然；④出生时主气：男女均五之气阳明燥金为高危，二之气少阴君火、三之气少阳相火为保护；⑤出生时节气：男女均以白露到霜降为高危，尤以霜降为最，雨水到清明为保护节气，尤以春分为最，男女均然。以上主气禀赋均提示TC金郁木火的体质背景。⑥客运客气方面，胎孕期岁运禀赋：按大司天及性别将人群分为六组，禀赋太金、少土－太金、太火于六组中均表现相对高风险，提示该三种岁运禀赋致病力较强，超越了大司天及性别的影响；太土则为最强的保护因素；⑦出生时岁运禀赋：综合三个大司天及性别分组，以太金、少土、太火在六组中均表现相对高风险，与胎孕期岁运结果相同，提示太金、少土、太火为高危禀赋；⑧胎孕期客气禀赋：综合不同大司天及性别分组，共同高危

因素为太阳在泉 – 少阳司天 – 厥阴在泉、少阳司天 – 厥阴在泉、厥阴在泉 –
阳明司天 – 少阴在泉，共同保护因素为太阳司天 – 太阴在泉；⑨出生客气
禀赋：男性以太阴在泉、厥阴在泉为高危因素，以厥阴司天、太阳在泉为保
护，女性以少阴在泉、厥阴在泉为高危因素，以厥阴司天为保护，其中厥阴
在泉和少阴在泉均为共同高危因素。⑩找到男性高危人群 25 个，男性保护
人群 13 个，女性高危人群 35 个，女性保护人群 28 个，其中男女共同高危
人群 4 个，即 1982 年五之气出生者（禀赋少水 – 太木 – 少阴在泉 – 太阳司天 –
太阴在泉）、1983 年五之气出生者（禀赋太木 – 少火 – 太阴在泉 – 厥阴司天 –
少阳在泉）、1990 年二之气出生者（禀赋少土 – 太金 – 厥阴司天 – 少阳在泉 –
少阴司天）、1999 年五之气出生者（禀赋太火 – 少土 – 厥阴在泉 – 阳明司天 –
少阴在泉）；男女相同禀赋保护人群 1 个，即 1961 年二之气出生的男性人群
与 1991 二之气出生的女性人群，共同禀赋太金 – 少水 – 少阴司天 – 阳明在
泉 – 太阴司天。

结论：综合两种方法及多层次禀赋分析，上焦金盛郁木火，中焦土气不
足，下焦木火盛致肾气虚浮为 TC 的高危运气禀赋特点及致病内因。反之，
上焦木火能胜金，中焦土气足，下焦水气足为保护禀赋特点。本研究结果为
甲状腺癌临床防治疗提供新的思路，如以麻黄升麻汤为基础方预防调整 TC
的体质。

十三、多囊卵巢综合征患者五运六气禀赋特点与发病关系研究

（蔡书宁，张洪钧 . 北京中医药大学东直门医院，中华中医药杂志，2025
年 7 月第 40 卷第 7 期）

目的：本研究依托北京市临床医疗大数据，探究胎孕期五运六气禀赋与

多囊卵巢综合征（PCOS）发病的相关性，以期揭示内在的病因、发病机制，为临床防治提供依据。

方法： 采用回顾性病例研究，以 2016 年 1 月 6 日至 2018 年 5 月 20 日期间加入北京市医疗保险的所有 PCOS 患者作为病例组，同时期的北京市常住人口作为对照组。依据出生时段（每四个节气为一时段）对两组人群进行分类，比较不同出生时段人群的患病率，寻找 PCOS 危险人群与保护人群，进而剖析导致 PCOS 发病的危险因素与保护因素，并对其发病内因及病机进行探讨。

结果： PCOS 患者的岁运禀赋以少土 – 太金组合最多见，而少金、太木最少见；客气则以少阴在泉 – 太阳司天最多见，少阳司天 – 太阳在泉最少见。

结论： PCOS 具有突出的五运六气禀赋选择性，以易引生下焦寒湿郁滞木火且脾肾气虚的禀赋最多见，本研究为 PCOS 的预防策略制定以及临床治疗用药提供了参考。

第三章　治疗

一、万人一方体质平调散——从五运六气定内外因的治疗

1. 体质平调散

（1）体质平调散基础方

莲子肉 50 ~ 80g，山药 40 ~ 60g，炙黄芪 40g，炒芡实、山萸肉各 30g，炒白术、炒枣仁、葛根各 30g，红参 25g，升麻、大枣各 20g，当归、炒山楂、麻黄、乌梅各 15g，肉桂、桂枝、干姜、五味子、草果仁、石楠叶、白芍各 10g，白花蛇舌草 10 ~ 20g，石菖蒲 5 ~ 10g，天花粉、晚蚕沙、醋五灵脂各 5 ~ 20g，黑豆、细辛、煅磁石、蛇床子各 3g，黑附子 5 ~ 10g，煅紫石英 15g。（具体药味剂量据禀赋定，见下文）

（2）服法

上方打粉，饭后 30min 小口干嚼药粉，服药时尽量不喝水，30min 后饮水，10g/次，3 次/日。每 3 月复诊 1 次。

（3）用药加减

①根据患者生日，从《素问·六元正纪大论》中查得患者胎孕期 280 天五运六气禀赋，根据此运气禀赋，将先天体质分为寒热虚实四个基本类型，在基本方基础上加减：出生时为太阳在泉、太阴在泉、阳明在泉者（寒型）加黑附子 10g（禀少阳在泉者加黑附子 5g，而禀赋中有厥阴在泉或少阴在泉者不用黑附子改用紫石英 10 ~ 15g），禀赋中火多（含太火/少金或少阳司天/在泉或少阴司天/在泉）（热型）者加生阿胶 10 ~ 20g，含太土/少水或太阴司天/在泉

者（实型湿盛）加木瓜 10 ～ 20g，炒僵蚕 5 ～ 20g，含厥阴司天或在泉者（虚型）加龙眼肉 10 ～ 30g，黑桑椹 10 ～ 20g，或归脾丸（每次半丸，每天 3 次）。

②根据就诊时运气及节气特点加减：用药法同上，如 2016 年少阳相火司天厥阴风木在泉，均加白芍 10g，龙眼肉 10 ～ 20g，以柔肝健脾；2017 年阳明司天少阴在泉，凡禀赋中有火者加生阿胶 20g；2019 年少土，加炒山药 30g。

③根据病种不同的加减：常见病只用基本方；癌症治疗（未获缓解）加生麦芽 20 ～ 30g，炒麦芽 40g，雄黄粉 5 ～ 10g，加量白花蛇舌草至 40g，白英（肺癌）10 ～ 20g，黄药子 10g（甲状腺以上癌），牛黄醒消丸、牛黄清心丸（局方）、点舌丸、西黄丸、六神丸（主要是白血病）等任一种，3 次 / 日，每日总量为说明书用量的 1/2。

④根据合并疾病加减：冠心病或心律失常，加甘松、薤白 5 ～ 10g；慢性胃炎或胃溃疡，五灵脂加至 20g，蒲公英 10g；阴道炎、人类乳头瘤病毒感染、慢性尿路感染等下焦湿浊疾病，蛇床子加至 6 ～ 12g，类风湿性关节炎等自身免疫性疾病，加制草乌 3g，雄黄 3 ～ 5g，细辛 10 ～ 20g；阴道炎、HPV 感染、腹部肿瘤加蛇床子 6 ～ 12g；糖尿病加桑叶 10g，桑椹 10 ～ 20g，防风 30g，黑芝麻 20g；感冒者用开水冲 10g 药粉，加 1 勺醋，饭后即服，取小汗。

（4）饮食宜忌

①主食以全麦粉、胚芽米为主；②忌牛奶、海鲜、生冷、瓜果、薏米、红小豆、凉茶、饮料等生冷饮食；③忌食难消化或质地较硬的食物；④忌长时间热水泡脚或出大汗；④停服一切保健品、补品，如生蜂蜜、阿胶、海参、西洋参、三七粉等。

（5）减停西药

自服药粉后，除降压药、胰岛素、精神类、激素类和自身免疫病对症治疗用药外，停服其他中药及西药，如降脂药阿托伐他汀、降尿酸药苯溴马隆、抗血栓药阿司匹林等。合并心脏病者，自备硝酸甘油、速效救心丸、丹参滴丸等仅于发作时临时含服；若有心律失常则保留抗心律失常药物至心律稳定后渐减。合并脑梗死后遗症者，于首月同服同仁大活络丸，2 次 / 日，1丸 / 次，先于药粉温水送服，1 月后停服。合并糖尿病者停全部口服降糖药，让血糖先升至不服药时的平均高值，据病情保留胰岛素，随血糖下降水平逐渐减停。合并高血压者，血压低于 140/90mmHg 时降压药用量减半，缓慢减停。合并高尿酸血症者，痛风性关节炎急性发作时可短期应用秋水仙碱等抗痛风药。肿瘤放化疗据病情减量次，靶向药照服。

（6）调心畅志

随视频学习建立无我利他的生命观并以此指导心行，思念仁义礼智信调养五藏，具体即念：找好处（补阳升阳）、仁心正真（肝）、本性明礼（心）、意诚信（脾）、行道义（降肺）、圆智慧（补肾阳）/ 认不是（补肾阴），念仁慧亲融补元气、夫妻同房时念助受孕养胎。

2. 处方思路与方解

按照五运六气理论推算，1984 ～ 2043 年这 60 年运气大司天为厥阴大司天少阳大在泉，二者又各主令 30 年。在此阶段尤其是 1984 ～ 2013 这 30 年间生活之人（尤其是出生之人），持续受厥阴风木大司天之气的影响，总的体质状态依之而变，趋向于木气盛土气弱，表现为易于气血阴阳俱虚、寒热错杂、升降逆乱的厥阴态。加之现代多数人生活竞争压力大、饮食生冷油腻厚味、嗜欲无穷，故肺气压抑、肝气冲逆、脾土失运、精气虚浮成为共通的体质特点，类似于《伤寒论》中所述的厥阴病态，这是现在人体质改变、所有病形成的共同最强力外因，1983 年后出生者同时是先天体质偏颇的最强力因。

体质异常是疾病，尤其是内伤性疾病的内在根本原因，故治疗疾病的根本在于调整体质。本研究鼓励患者吃主食，主食为种子，善补脾肾，正如《黄帝内经素问》中云："毒药攻邪，五谷为养，五果为助，五畜为益，五菜为充，气味合而服之，以补精益气。"五谷能全面补养五脏阴阳气血精气，且能流通气血无生邪之弊，又能到达人体五脏六腑各个层次，故其不仅为后天水谷化源，也起到不可替代的治疗作用，从而为调理体质的首选。

体质平调散就是以上所述的五运六气大司天所决定的现代人体质特点为理论根据，以《伤寒论》厥阴病篇"乌梅丸"和"麻黄升麻汤"之法为基础而拟定的。在饱食主食以补足精气基础之上，重用莲子肉、山药健脾益肾，平补五脏精气，由于二药性质平和，虽补益阴阳气血但无寒热偏向之虞，且能化痰湿通心肾；炙黄芪、葛根、麻黄、桂枝兼小剂量四逆汤以升助降，兼化五脏之阴邪，与莲子肉、山药等升降相因，通补共融，合而为君；炒酸枣仁、炒山楂、红参、炒白术等调和肝脾，从中焦助全身气机畅达，为臣；草果、菖蒲化痰湿开郁除滞，还可防止补阴精药滞涩肝脾；再者，黑豆并炒山楂、炙黄芪还可活血祛瘀；升麻、黑豆、胆南星、白花蛇舌草、天花粉辅助清化五藏之各种痰热之邪，在通调六府的同时可助补阴精药之敛降，并防治诸阳药温升所可能导致的痰热；辅以山茱萸、芡实、五味子、大枣辅助补益精气。全方虚实兼顾，补泻同施，寒热同调，升降相因，先使五脏之真通畅，体质平和，使糖尿病患者邪去正复，肺开肝升，脾运肾藏。

小口干嚼药面可激发精气，流通五脏气血，并促进唾液的分泌，即中医所谓的"玉浆"，从而起到第一次的治疗作用；服药时不饮水、不加蜂蜜及白糖是为了避免阴性滋腻阻碍药效的发挥。饮食要求中提出主食量大于菜量，是依《素问·藏气法时论》饮食之道，尤其是因糖尿病患者害怕血糖升高畏惧多吃主食，往往多吃生菜，反致伤脾生湿，故特意强调；禁牛奶、生冷水果、凉菜、海鲜，因为此类食物性质寒凉，易伤脾阳，易生痰湿，对药粉抑制作用强烈；忌薏米、红小豆，因为二味药物虽有祛湿之性但偏凉偏降，不宜久服，过之伤脾。临床结果显示，患者严格遵循医嘱的疗效明显高于未完全遵守者，且同一人完全遵守此医嘱的疗效比其未完全遵守明显升高，有力支持了上述论证的正确性。

体质异常是所有疾病的内在基础，故调整体质能同时治疗多种疾病，这就是体质平调散改善体质并能够同时有效治疗多种疾病的原因。

3. 疗效评价

以整体体质全面改善同时疾病减消、理化指标改善或消失为标准，非仅以理化指标为标准。

体质改善评价：以生命体征、面色、饮食、大便、小便、睡眠、精力、体重指数作为体质基本指标，自拟量表。

疾病疗效评价：常规通用中西医标准。

原发性高血压相关症状及基本体质评价表

	评价项目/等级	优	中	差
高血压相关症状	头颈	无头晕、头痛、颈项板紧等不适感	偶有头晕、头痛、颈项板紧等不适感	常有头晕、头痛、颈项板紧等不适感
	心胸	无心悸、胸闷等不适感	偶有心悸、胸闷等不适感	常有心悸、胸闷等不适感
	肢体	无痛、麻、痒、胀、酸、重、无力等不适感	偶有痛、麻、痒、胀、酸、重、无力等不适感	常有痛、麻、痒、胀、酸、重、无力等不适感
基本体质	生理指征（血压脉搏呼吸体温）	血压稳定，余正常	血压偶有波动，余正常	血压明显波动，余正常或异常

评价项目/等级		优	中	差
基本体质	饮食	食欲良好，食量正常，食后无腹胀等不适，日饮水量 1000～2000mL	食欲一般，食量偏少或过多，食后常有腹胀等不适，日饮水量 <500mL 或 >2000mL	食欲较差，食量极少或过量，食后腹胀等严重；日饮水量 <200mL 或 >3000mL
	大便	颜色正常、质地适中，每日 1～2 次，排便不费力	颜色大致正常，饮食不节后易出现腹泻、便溏或便秘	颜色不正常，正常饮食情况下亦出现腹泻、便溏或便秘等，每日 >5 次或 >3 天 1 次
	小便	色微黄，一般尿量在 1000～2000mL 之间，无异味，排尿通畅，夜尿≤1 次	色较赤或清长，尿量在 400～2500mL 之间，无明显异味，偶有排尿不畅等，夜尿 2～3 次	色明显异常，尿量 <400mL 或 >2500mL，有明显异味，夜尿 >3 次，影响睡眠
	睡眠	几乎没有失眠状况，每日睡眠时间 7～8h，醒后精力充沛	劳累或遇事后易失眠，睡眠时间 5～6h，无需安眠药，醒后精力一般	几乎不能安然入睡，睡眠时间 <4h，醒后仍然疲劳
	精力	能从事体力劳动，声音洪亮，目光有神，记忆力强，能集中精力，无疲劳乏力感	从事体力活动后即感乏力，声音中等，目光少神，记忆力一般，有时不能集中精力，有乏力感	完全不能从事体力劳动，声音气弱，目光无神，记忆力差，精神涣散，一直有乏力感
	情志	调畅，能够积极处理好工作及生活中的问题	遇事后易出现烦躁易怒、担心纠结等情绪，调整后好转	无事亦易烦躁易怒、担心纠结，无法调整，影响周围人
	体重指数	20～25	<18.5 或 25～30	<16 或 >30

二、体质平调散疗效总结

1. 基于五运六气理论调体质治疗原发性高血压 1040 例（摘要）

〔张洪钧，蒋暑雨，乔彤彤，李涛，徐颖，菅庆林，周冬卉.
中华中医药杂志，2020，35(6)：2848-2853〕

目的：观察基于五运六气理论运用中药体质平调散配合饮食纠偏，治疗原发性高血压的近期及远期疗效。

方法：回顾 2015 年 8 月至 2017 年 11 月就诊于北京中医药大学东直门医院体质医学门诊和北京市西城区新街口社区卫生服务中心的全部原发性高血压患者的临床病历和随访资料，共 2771 例，最终纳入 2688 例，其中对照组 1648 例，中药组 1040 例。对照组予现行常规西药治疗并常规饮食，中药组除常规西药外依据五运六气理论，据不同体质禀赋给予中药体质平调散加减方并忌口。3 个月后评定两组患者减停降压药情况、血压控制情况、症状体质改善情况、合并症疗效及总体疗效。服中药 3 个月后停降压药而血压正常的患者依个人意愿继续服中药或停服，随访 6 个月～1 年，观察长期疗效。

结果：3 个月后中药组 209 例（20.1%）减、722 例（69.4%）停降压药而血压稳定于正常值，西药组无人减停降压药；中药组血压控制总有效率为 89.5%，优于对照组 75.3%（$P<0.01$）；中药组症状及体质改善总有效率 97.0%，优于对照组 3.2%（$P<0.01$），中药组各种合并症的相应理化指标均同步改善或转为正常。总体疗效：中药组"临床治愈"率（停全部降压药而血压稳定于正常，症状体质及合并症全部明显改善或至正常）69.4%，显效率＋有效率 20.1%，无效率 10.5%。中药组组内减停降压药、血压控制、症状和体质改善及合并症疗效总有效率均为严格忌口组 > 部分忌口组 > 不忌口组。3 个月后停西药而血压正常者继续服中药组 331 人，6 个月内、12 个月内复发率分别为 7.9%、13.6%；停西药且停中药组 317 例，忌口（严格加不严格）

和不忌口者 2 个月内复发率分别为 2.1% 和 14.5%，6 个月内复发率分别为 20.6% 和 65.0%。所有复发患者重新服中药且忌口 1 个月内血压降至正常。

结论：基于五运六气理论的全面体质调整法（中药加饮食纠偏），能替代西药降压药，同时全面改善体质及治疗各种合并症，有效治疗原发性高血压。

现注：体质平调散降压效果对忌口高度依赖，但只要忌口，再顽固不化的高血压也可以在两周内逐渐减尽西药降压药，体质全面改善；服药 3 个月以上，可维持疗效 3 个月以上，若又恢复错误饮食，则 3～6 个月后复发，再复体质平调散很快又血压正常。

研究中的疗效评定方案：

疗效评定指标及分级

疗效指标 / 分级	临床控制（"治愈"）	有效	无效
西药降压药	停用	减药	不变 / 减药失败
降压效果 *	降至正常	降至正常	无下降
并发症、合并症西药	停用	减药	不变
并发症、合并症相应理化指标△	恢复正常或改善值＞异常升高值的 50%	改善值＜异常升高值的 50%	无改善
症状及基本体质	11 项保持优或全部改善至优	全部改善，且 6～10 项改善至优	改善不足 6 项
总体疗效	停用西药降压药而血压正常，余项指标为临床控制或有效	减用西药降压药而血压正常，余指标任为临床控制或有效	降压药减药失败，其他指标任意

注：* 表示服药 3 个月之最末 2 周血压平均值；△并发症、合并症疗效评定依现行西医标准，具体略。

2. 基于五运六气理论调整体质治疗高脂血症临床研究（摘要）

〔张洪钧，加倩，乔彤彤，菅庆林，周冬卉.
国际中医中药杂志，2020，42(1)：20-25〕

方法：选择 2015 年 1 月～2017 年 11 月就诊于北京东直门医院体质医学门诊的 641 例高脂血症患者，据胎孕期运气禀赋予相应中药体质平调散加减方治疗，治疗期间需忌口，且停用西医降脂药，服药 3 个月后综合血脂及体质等变化评定疗效；经治疗血脂正常者，自愿继续服药或停药观察 1 年，追踪远期疗效。

结果：641 例患者中，严格忌口者 379 例，其中临床治愈（血脂转正常且体质、合并症之异常同时纠正）300 例 (79.2%)，总有效 375 例 (99.0%)；未严格忌口者及未忌口者 262 例，其中临床治愈 143 例 (54.6%)，总有效 240 例 (91.6%)。中药治疗后血脂正常者，观察 3 个月、6 个月、12 个月内的高脂血症复发率，续服原中药 12 个月且忌口组 84 人复发率分别为 2.4%、4.8%、6.0%，续服原中药 12 个月未忌口组 31 人复发率分别为 6.5%、16.1%、29.0%，停中药且忌口组 121 人复发率分别为 4.1%、48.8%、76.9%，停中药未忌口组 89 人复发率分别为 37.1%、70.8%、89.9%。所有复发患者重新服原中药后 1 个月内血脂均能降至正常。

结论：单独用中药针对胎孕期运气禀赋之偏颇以调整体质而治疗各型高脂血症疗效显著持久，且同时全面改善患者体质，若再配合纠正错误饮食效果更佳。

研究中临床观察指标：①血脂水平：分别于用药后 1 个月、2 个月、3 个月及治疗结束后每 3 个月，抽取静脉血，检测血脂水平，包括 TC、TG、HDL-C、LDL-C。②体质改善：参考《中药新药临床研究指导原则》、《中国成人血脂异常防治指南》，并依体质医学诊疗特点，自拟疗效评定标准，评估内容包括体质基本指标：生命体征（体温、呼吸、心率、血压）、饮食、大便、小便、睡眠、精力、情志、体重指数，（具体标准见前文高血压疗效总结篇）及高脂血症主要相关症状（头部、心胸、肢体症状），共 11 个项目，每个项目根据状态优劣或发病的频次及程度分为优中差三个等级。③血压、血糖：每 3 天于同一时间监测。④心绞痛症状改善情况：观察心绞痛发作频率、硝酸甘油的剂量增减来进行评定，标准参照卫生部药政局颁发

的《心血管系统药物临床研究指导原则》。⑤神经功能缺损程度评分标准：总分 19 分，得分越低症状越严重。⑥安全性指标：肝功能 [门冬氨酸氨基转移酶（AST）、丙氨酸氨基转移酶（ALT）、碱性磷酸酶（AKP）]；肾功能 [尿素氮（BUN）、肌酐（Scr）]；血常规、尿常规；心电图（判定由心电图专业医师完成）可能出现的不良反应观察（包括临床症状、体征、实验室检查及严重程度）。

研究中高脂血症疗效判定标准：从综合评价的角度出发，本研究共分 5 个疗效指标，见下表。

本研究高脂血症疗效判定标准

疗效指标	临床治愈	显效	有效	无效
降脂效果	降至正常	血脂下降≥异常升高值的 50%，但未至正常	血脂下降＜异常升高值的 50%	无下降
症状及体质	11 项全部为优	9～10 项为优且有项目改善	任意项目改善 3 项及 3 项以上	改善 3 项以下
合并症用药	停用 / 一直未用	种类或药量减半以上	种类或药量减半以下	未减少
合并症相应理化指标	血压降至正常，余并发症改善值≥异常升高值的 90%	改善值为异常升高值的 50%～90%	改善值＜异常升高值的 50%	无改善
总体疗效	降脂效果为临床治愈，余三项为临床治愈或显效	降脂效果为临床治愈，余三项任一项为有效或无效；降脂效果为显效，余三项为临床治愈、显效或有效	降脂效果为显效，余三项任一项为无效；降脂效果为有效，余三项为临床治愈、显效或有效	降脂效果为有效，余三项任一项为无效；降脂效果为无效，余三项任意

高脂血症病因病机及治法：中医无高脂血症病名。汇通中西，脂肪实为水谷所化之精和五脏贮藏之精。食入之水谷经肾蒸胃腐、肝升脾运，由心肝经脉上升达肺表，和合天气，形成能全面营养人体之营卫之气，流通、濡养周身，余者转化为五脏之精贮藏。"肾者属水，受五脏六腑之精而藏之"，故

贮备之脂肪虽属五脏但尤其属肾、为肾所主。另外，五脏所藏之精必须受阳气鼓动，才能由精化气，再经肝脾疏布，才能被人体利用，而阳之根亦在肾/命门，"卫气者，来源于下焦，滋养于中焦，开发于上焦"。若心肾阳气不足，则水谷之精不熟，肾阳不足尤其会使肾精不得化气，水谷肾精聚而为痰浊，包含病理性的脂质痰浊。是以推测，脂肪的正常生成及输布氧化利用，首赖肾阳，而阳气最易被肺抑、肝郁、湿阻、心结，故高脂血症应与肾寒、肺抑、肝郁、湿阻、心结均相关，其中又以肾气虚寒为基。

体质，指生命体的基本构成和结构。人禀天地之气生，故胎孕期所禀五运六气是先天体质的主要决定因素。高脂血症与肥胖有显著相关性，临床所见肥胖者以腰臀和小腹肥突为特点，与《灵枢·阴阳二十五人》提到水形之人"大腹"相合，提示水盛肾寒体质可能与高脂血症相关。我们对高脂血症大样本临床流行病学调查发现，高脂血症易患人群的胎孕期五运六气禀赋特征在女性多为太水－少木（水金胜），男性多为少火（火弱水胜），而阻患则多见少金（金弱火胜），这说明水金过胜而火弱的五运六气禀赋是高脂血症的病因，这证明了水盛肾寒与高脂血症的相关性，并发现了金气禀赋过盛也与高脂血症相关。同时，高脂血症易患禀赋中客气多见少阴君火在泉－太阳寒水司天，此禀赋最易导致体内心肾精气耗伤、心火肾寒、金水抑郁木火。再，1984～2043 年这 60 年五运六气之运气大司天为厥阴风木大司天－少阳相火大在泉，在此阶段人们受到大司天之气的影响，易于表现为精气俱虚、寒热错杂、升降逆乱的厥阴病；而现代多数人生活节奏快、压力大、多食生冷油腻厚味、嗜欲无穷，也同样易于导致长期心火肾寒、肝郁脾虚、阴精阳气俱虚，即厥阴态的体质特点，易患高脂血症。上述均提示，高脂血症的治疗应法《伤寒论》厥阴病，在补五脏精气基础上温肾为中心，兼以宣肺、健脾、祛湿、柔肝、清心。是以本课题组以食疗药为主合乌梅丸及麻黄升麻汤加减，自拟中药体质平调散并结合饮食宜忌，治疗高脂血症，总体疗效肯定。

本研究基于五运六气理论，针对疾病的内在根本原因，即体质特点，拟体质平调散方，通过调整体质使身体恢复不易患病的平衡状态，从而达到治疗疾病的目的。结果显示，本方法对三型高脂血症均有显著疗效。并且不论从降脂效果、症状及体质改善或合并症的角度观察，本方法均有明显疗效，提示中药体质平调散调理体质、治疗高脂血症的高效及全面性。同时本研究对远期疗效及不良反应的观察，亦提示了该方法的持久性及安全性。

现注：体质平调散单独即可让高脂血症治愈，完全不依赖西药，乃至忌口不严格也疗效显著，同时体质全面改善，比对高血压效果还要好。

3. 基于五运六气理论治疗 2 型糖尿病 269 例临床观察

［张琪琛，张洪钧，菅庆林，周冬卉，孙宁，于树森，董霞，王晓迪，
杨镇宇 . 中华中医药杂志，2016，31(08):3365-3368 ］

方法：对 2014～2015 年 269 例北京中医药大学东直门医院体质医学门诊全部 2 型糖尿病患者，进行胚胎期 10 个月五运六气禀赋分析后，服药初期在不改变原有降糖药物或胰岛素基础上，据不同体质禀赋，给予体质平调散基本方加味干嚼服，服药 3 个月后评定疗效，期间进行回访并协助患者调整原有西药用量。疗效以减停西药降糖药而血糖控制良好且整体体质改善为基本前提。

结果：严格遵循医嘱饮食忌口者 (饱食主食、忘生冷等) 降糖显效率 79.5%，有效率 18.8%，无效率 1.7%；一直不严格忌口者，降糖显效率 5.2%，有效率 24.1%，无效率 70.7%，先不严格后严格忌口者，降糖显效率分别为 14.9%、72.3%，有效率 30.9%、24.5%，无效率 54.3%、3.2%。降糖显效及有效者整体体质、并发症及高血压、高血脂等合并症及相应理化指标均相应改善或至正常。

结论：运用五运六气理论中药体质平调散结合饮食调整体质调理及治疗糖尿病疗效显著。

现注：上述是 2015 年的总结，这几年我们在基本方上加桑叶 10g，桑椹 10g，防风 30g，黑芝麻 20g，让患者服体质平调散之开始，就一定停全部口服降糖药，若注射胰岛素则减半，并饱食主食，先让血糖保持其平常均高水平，患者首先是精力旺盛，体质全面改善，合并的高血压、水肿、冠心病及并发症迅速缓解（除尿毒症、视网膜病变），两周后血糖缓慢下降，3 月后约 1/3 患者空腹血糖可下降 3mmol/L 以上，少数血糖值恢复正常。

4. 基于五运六气理论体质平调散加减预防恶性肿瘤术后复发的回顾性研究（摘要）

[杨怡秋，张洪钧 . 中华中医药杂志，2021，36(10):6257-6261]

目的：在五运六气理论指导下，探讨体质平调散方对恶性肿瘤术后患者体质状况及肿瘤复发率的影响。

方法：收集 2009 年 8 月至 2019 年 7 月就诊于北京中医药大学东直门医院体质医学门诊Ⅰ～ⅢA 期恶性肿瘤术后或辅助治疗后病理完全缓解的患者，根据患者胎孕期禀赋与就诊时节运气，予体质平调散基础方加减口服，随访了解患者体质状况及复发情况等，最终纳入 521 例作分析总结。

结果：就诊 3 个月后，对照组体质改善率 7.24%(22/304)，治疗组的体质改善率为 49.77%(108/217)，连续服药大于 6 个月后全部患者体质均不同程度改善，没有出现体质降级。全部患者总复发率 9.02%(47/521)，对照组、治疗 1 组、治疗 2 组、治疗 3 组，复发率依次为 11.84%(36/304)、10.34%(6/58)、6.10%(5/82)、0%(0/77)，疗效与服药时长呈正相关，且治疗组复发时间有后移趋势。

结论：根据患者胎孕期五运六气禀赋判断体质，对体质平调散加减运用，能有效改善各种恶性肿瘤术后患者体质、预防其复发，保证其疗效显著、稳固、全面的最低服药时长为 12 个月。

现注：体质平调散只要服 3 个月以上就能减少肿瘤复发，连续服药 1 年以上者已 500 例以上，无一例复发，最长者至今已 13 年；至今（2024 年 5 月），所有术后 / 完全缓解后服体质平调散患者已千例以上，随访仅 2 例老年女性出现新发癌（均未持续服药半年以上）；15 年来，所有服过体质平调散的非肿瘤而复诊的患者已万人以上，复诊患者（非全部就诊患者）仅 1 例老年男性慢性萎缩性胃炎肠上皮化生新冠病毒感染后 1 年新发原位肺癌（患者间断服药 3 年，但不忌口，慢萎胃炎有效但肠上皮化生一直未愈，而忌口的患者半年后即可肠上皮化生逆转）。这表明，我们的调整体质方法，可以有效防癌。

5. 基于五运六气理论从寒湿郁虚火之厥阴病论治新型冠状病毒肺炎（摘要）

〔杨宇，张洪钧，张梦奇 . 国际中医中药杂志，2020，42(9)：823-829〕

目的：探讨新型冠状病毒肺炎 (COVID-19) 的中医病因病机和治法方药，评价中西医结合治疗 COVID-19 的疗效。

方法：依据中医五运六气理论、地域气候特点及症状、实验室检查及影像学特点，分析出病因病机证治方案，并据此对 2019 年 12 月～ 2020 年 1 月湖北省黄冈市中心医院 30 例 COVID-19 患者实施临床治疗。COVID-19 属中医瘟疫范畴，为寒湿直中三阴内郁虚火之厥阴病，病名以寒湿瘟（疫）为宜，故治以乌梅丸合麻黄升麻汤合达原饮（体质平调散基本方），随证加减。

结果：30 例 COVID-19 患者中，1 例纯中药治疗，29 例在西医对症治疗基础上加用中药。25 例患者在服用中药 1 剂后症状即出现好转。服中药后 7 ～ 10 天，30 例患者全部有效，其中 18 例患者症状完全消失，6 例重型患者中 5 例转为普通型、1 例转为轻型，症状总消失率达 60.0%(18/30)，病毒核酸检测转阴并达到出院标准 13 例 (包括 1 例纯中药治疗)。

结论：COVID-19病机为寒湿直中三阴，内郁虚火，形成厥阴病，属寒湿瘟（疫）范畴，中西医结合治疗可迅速改善症状且临床疗效满意。

具体治疗方法：

①西药常规治疗：抗生素、抗病毒药物、糖皮质激素、干扰素和对症支持疗法等。

②中药处方：麻黄10g，升麻15g，菖蒲10g，草果10～20g，槟榔3g，柴胡、黄芩、桂枝、干姜、白芍、细辛各6g，乌梅15g，人参、大枣、生苍术、炒白术各10g，连翘10g，知母、玄参各6g，肉桂10g，炒山药、莲子肉各30g，附子10～30g为底方。根据患者病情缓急、阴阳偏胜、化热轻重灵活地调整。寒湿重无热象者去槟榔、柴胡、黄芩；寒湿郁而化热者根据轻重去槟榔加金银花3～10g、藿香3～10g等轻清宣透之品；正气不足、胸闷、呼多吸少者去柴胡、黄芩、槟榔、草果，重用人参并加山萸肉10～20g，五味子6～10g培补肾气以防气脱；其他根据临床特征灵活加减。

③服用方法：水煎服，轻症一日两次温服，重症一日三次或多次温服。

④饮食起居禁忌：忌奶制品、水果、海鲜、油腻食物等，注意保暖，避免受凉。

本文中从五运六气对COVID-19的病因病机分析：

此次疫情的暴发恰逢2019己亥年终之运气，一直延续到2020庚子年初之运气。2019己亥年岁运是土运不及，气运乃厥阴风木司天、少阳相火在泉。己亥年岁运少土则中气弱，肝木旺，肾水寒（土不制水），"咸皆寒中"（《素问·气交变大论》），脾虚湿陷，成寒湿在中下焦。《素问·六元纪大论》云："凡此厥阴司天之政……终之气（少阳相火在泉）畏火司令，阳乃大化，蛰虫出见，流水不冰，地气大发，草乃生，人乃舒，其病温厉。"少阳相火在泉，落实于气候是暖冬，影响人体则成下焦郁火而伤肾肝气阴，日久易精气俱伤成虚火。冬至一阳来复，合少阳相火致火过盛，必易致寒水来复，即水胜于火而火气虚怯抑郁。此证对应的气候表现是气温骤降、湿冷甚；若中人体（与此时之邪相应之"虚人"）则火被水伤成虚火、不胜寒湿，寒湿直中三阴：运少土则脾本自虚且不生金，故肺亦不足、肝肾先已为少阳相火虚耗，是故三阴皆无力抗邪成寒湿直中，而虚火郁闭，成"瘟"/闷（闷貌）。被郁虚火又因少土所致的风木之气所挟而逆上，上冲心胸，升降逆乱，成《伤寒论》所述之厥阴病气化状态：厥阴病总特点是寒热虚实错杂、升降逆乱，是寒邪突破了三阳和太少二阴防线，所致之疾病终极阶段，病位涉及大部分脏腑（并非仅涉及肝），故变动最快、死证多。COVID-19 的临床表现也符合厥阴病。

2020 年庚子年的运气为金运太过，少阴君火司天。《素问·六元纪大论》曰："凡此少阴司天之政……热病生于上，清病生于下，寒热凌犯而争于中，民病咳喘……寒厥入胃，心痛腰痛腹大，嗌干肿上。初之气，地气迁，暑将去，寒乃始，蛰复藏，水乃冰，霜复降，风乃冽，阳气郁。"初之气主气厥阴风木、客气太阳寒水，初之气为初生之气故，气位始于下焦，此时的司天之气少阴君火正处于初生弱火阶段且被客气的初之气太阳寒水压抑于下焦，同时，主气厥阴风木被岁运太金压抑于下焦，即弱火与风木被太金和太阳寒水压抑于内于下焦，阳为阴闭阴阳交争，故于下焦生湿生风（水火和合则生土，在夏为雨在冬为雪；水火交争则生湿邪风邪，如酷热突云而风雨大作），依旧是寒湿为主、郁伏风火，寒湿虚火错杂、升降逆乱，成厥阴态，与前一年六之气相似（只是会随春阳之渐长而郁火渐重甚至伤阴化燥），此即岁运岁气虽转至庚子而此次疫情并未停止传播而得以延续之因。

6. 基于五运六气理论调体质治疗宫颈人乳头瘤病毒（HPV）感染的疗效观察（摘要）

（邓迪. 北京中医药大学本科生毕业论文 2022 年）

目的：观察基于五运六气理论调体质治疗宫颈 HPV 感染的疗效。

　　方法：收集 2016 年 3 月至 2020 年 12 月就诊于北京中医药大学东直门医院体质医学门诊的全部宫颈 HPV 感染符合研究条件（连续干嚼体质平调散 3 个月以上）的 27 例，依胎孕期运气禀赋导致的体质特点予体质平调散加减治疗，回访评定患者服药 3 个月后的疗效。疗效评价通过 HPV 转阴情况、中医妇科症候积分改善情况、体质改善情况综合评价。

　　结果：严守医嘱者 17 例，治愈率 41.18%，显效率 47.06%，有效率 5.88%，无效率 5.88%；间断性不守医嘱者 10 例，治愈率 30.00%，显效率 10.00%，有效率 10.00%，无效率 50.00%。

　　结论：五运六气理论指导下调体质结合饮食调整治疗宫颈 HPV 感染疗效显著。

　　按：宫颈人乳头瘤状病毒（HPV）感染，体质平调散 + 蛇床子 9g，雄黄 3g，近 10 年来治疗已近百例，只要认真忌口遵医嘱忌口，1 个月后体质全面改善、阴部不适消失，6 个月后全部都可以转阴，不严格忌口也有明显效果，疗效非常肯定。

三、针对先天病因的调心祝由

1. 从五运六气禀赋判断性格指导心行之调整

　　治病必须调心正行，而要使心情稳定，必须从性情根本上调整。性格气质是先天体质中形气神的"神"，其形成，正因是自己流转的神魂，而天地运气、家庭和社会环境，则是其助缘。此中，五运六气禀赋，则是神魂之所取，故由此可知其先天性格。

　　自我改造首先是认知生命的共命一体性而树立大公无私的总体行为准则，又需自知先天中的优势与不足，用功才更有针对性。根据胎孕期五运六气禀赋，可以较准确地推断性格，若再根据其疾病、参合长相，则准确度更高。即便不会五运六气推断法，也可以先据生日查得自己的禀赋，如少火厥阴风木司天少阳相火在泉，便可以据下表查火、木两列，自己的性格就大部分从中可见了，若想再多知道些，就可以再从其他列中寻找哪些条目是自己有的。而改造性格的方向，则是拔阴返阳，把阴性性格改掉，改成同一五行属性的阳性性格，如从阴木的自是粗暴孤傲，改向仁慈正直担当的阳木，则不仅现前的疾病会得到有效的对治，与阴木相关的潜在疾病也可以得到防治。更有幸的是，念五行相应的五德仁义礼智信，即是念本性的五行性德、性情本然，即可当下调养五藏神气，助力于自我性情之改造。

具体即念：找好处（补阳升阳）、仁心正真（肝）、本性明礼（心）、意诚信（脾）、行道义（降肺）、圆智慧（补肾阳）/ 认不是（补肾阴），念仁慧亲融补元气（夫妻同房时念助受孕养胎）。可以出声念，可以默念，反复念。不同禀赋、不同身体状态，乃至节气不同、一天内白天和晚上的不同时间，对这些调心词的敏感度不同，自己可以每个词先都念 7 遍，总能找到一两个马上能调养自己的词，坚持多念，同时加上针对自己禀赋带来的阴性性格（详见本书第 641 ～ 642 页表格）的五行五藏调心词。

2. 悔过发愿疗法

针对病本悔过与发愿，是中医祝由的主要内容，卓有实效，而将疾病、性格缺陷落实于五运六气禀赋之偏颇，则在消除潜隐的负能量、调补五藏元气元神上，独有其优势。如对于反社会人格倾向之暴戾，重在悔除往昔阴金阴火之暴戾欺轧邪行所造成的习气强迫性负能量，培补仁慈利敬之木火性德。

对有道佛信仰者，更可依下述方案。

"悔过除病法"

——从因根治一切病苦的希望和保证病因寻处

完整的病因学	现在因缘	自己：生命和生活理念错误：①饮食起居；②七情；③性格行为
		环境：①时节运气：五运六气、24节气；②地域之气变动
	前在因（因）	天地之气－先天气禀赋：依胎孕期280天五运六气+24节气禀赋+地域之气定
		父母祖先所传承－先天精禀赋：①查问父母祖先的因；②家庭遭遇推断
		父母家道伦常失和顺－先天精禀赋：①父母的婚事双方老人是否愿意及婚后家庭矛盾；②胎孕前及中父母感情不和；③胎孕中母亲情志过激
		自己先前错误心行－先天神魂：依业果律由果知因，比宿命通、催眠更稳准
自己先世恶业	先天神魂	依自己的形、气、神的缺陷找——如五根不全/先天功能差，狠毒、胆小、多疑、洁癖等
		依自己的梦境规律找——如被打杀、死、威胁、惊恐、掠夺、追逐、淹溺、高堕等
		依自己的生命遭遇中的不幸寻找——如屡屡车祸（杀业）、被骗/盗（盗业）、妻女被强暴（邪淫）、毁谤（妄语）等
		依自己家庭中的缺陷寻找——如幼年丧亲、老年丧子，家人出事等（同气相求、代家人忏）

除灭之法—忏悔发愿、改邪归正

改邪	归正
错误的生命理念	正确的生命教育：①生命的来源（天地＋父母＋神魂）；②体质的构成（自性所摄形、气、神）；③天人共命一体
错误的生命价值理念	自我中心→大公无私、报恩天下
错误的饮食理念	一方水土养一方人、五谷为养、全谷为养
错误的起居理念	顺四时节气调饮食、起居、服装、交游等
错误的生活理念	妈妈做的饭最好吃：有人气、有爱的神气能量加入 饭时品味儿：得餐天地全气 饭时念恩：同时养性德

忏悔发愿

对象：①自己；②父母祖先；③众生		
事/时：①今世恶心业；②往世恶心业——从现前所得病、苦、难入手展开		
范围：①自做；②叫他做；③见做随喜		
依据：①道德规范；②戒律		
方式：①自忏；②对首忏		
实施	忏悔三次	①心中请自己最尊敬、信任的圣贤作证，被害人在场，父母祖先在场 ②自跪行礼—逐条陈述自己罪业心业—发誓后不再造、承担后果 ③自跪行礼—逐条陈述父母亲祖恶业—发誓劝解他们后不再造、代他们承担后果
	发愿三次	①把自己过去现在未来的所有善业功德，全部给自己和亲人所损害的人，以做补偿 ②誓愿劝解帮助父母亲祖和受害者，开发智慧，增长慈悲心胸，化敌为友，改邪归正，共同进步 ③此愿愿永永远远受持，不管遇到什么困难，决不食言；众恩无边誓愿报，烦恼无尽誓愿断，法门无量誓愿学，圣道无上誓愿成
	皈依圣贤作证摄护	请天地圣贤为作证明！（一次） 观圣贤承答：善哉、善哉！善男子/善女子，发露真诚，忏悔殷重，悲心广大，誓愿弘深，我们愿作证明！

3. 观想重生

还可以观想自己重生，重建生命，迅速彻底地净除先天禀性中的偏激，圆满五德。

一切都是信息，都是影像，我们时刻都在变动，都在刹那生灭，都在化生着。那我们就观生命再来一次，闭上眼睛想，自己的父母道德高尚，正在为天下人的利益求子，我们那个时候正处在一个空中的中阴的状态，带着自己利益天下的大愿在找投生之处。父母的精子跟卵子已经接近了，这个精子跟卵子又非常的健康，天地又是非常光明的状态，天地之气也非常的好，带着父母这样善的心愿和自己善的心愿，把精子跟卵子合在一起，自己进来。然后整个合子化光，形成一朵莲花，莲花上化生出一个童子（即新生的自己），内外莹澈，是一个光明之体、智慧圆满、心胸宽广、意志坚定、仁义礼智信五德俱全，能够分身无数，利益一切的众生，一旦化生就能分身无数，利益一切众生，一切众生都在自己的帮助之下，成就了圣体、光明之体。

如果自己有信仰，就可以想自己升到了哪个国度，在哪个圣人的身边，他带着你迅速地成就了分身，但是莲花化生是所有的修法共通的。我们按照观经讲的怎么观莲花，当下心里就非常的舒畅，开明的那种状态就能生出来。我刚才说的这个观法可以稍微简化或细致调整，总体上这种观法就是这样。按照这种观法，应该是马上有感觉的，相对来讲比较容易产生感觉，观光明，一定都是光明的。你可以想一个光明的父母身像，也可以不想他们，只想精子跟卵子是一个光明体，自己也是一个光明体，光明体和我们自己投胎都化成光明，光明化成莲花，莲花上生出一个新的自己、新的生命都是光明体，化身无数去帮助别人都成光明体，整个天地都是光明、清净光明。这么观了以后，旧事都已经过去了，我们不会执着我有病，这样观的时候没有病，你观的是光明体，都是一个健康的、清净、光明、圆满的这样一个细化身、影像身、原始明光身，病和业习偏激也会刷掉，因为我们肉体刹那生灭，一个新的生命体在一个新的智慧、神识的摄持之下，新的生命体就形成了。你把那种有病的生命体就抛掉，他已经死掉了，他已经成了尘，叫尘影，过去的代谢掉的叫尘，离开了的那个是影像、尘影。而我们真正的本体是清醒光明的、无分别的那种法界。有形象的时候，那就可以充满法界无数的分身，你中有我，我中有你，都是清净光明，都是圆满的圆融的。

四、临床验案示例

1. 糖尿病高脂血症治愈

患者魏先生，出生日期 1968 年 1 月 24 日。

就诊日期：2019 年 8 月 1 日。

主诉：发现血糖升高 10 年余。

现病史：患者因发现血糖升高（空腹血糖 9 ～ 11mmol/L）前来就诊，持续服用体质平调散药粉 1 年余，半年前至今停用西药降糖药后空腹血糖控制在 6 ～ 7mmol/L，血脂异常亦转正常。今查舌淡红苔白腻有齿痕，脉弦。

既往史：高脂血症病史 10 余年，间断服他汀类降脂药。

西医诊断：2 型糖尿病；高脂血症。

中医诊断：(《内经》) 脾瘅，(张仲景) 厥阴病、(李东垣) 阴火证。

辨证分析：五运六气体质禀赋分析：1968 年太火少阳相火司天，1967 年少木太阴湿土司天，太阳寒水在泉。患者胎孕初期禀赋为少木，太阴湿土司天，太阳寒水在泉，少木为金气旺，金气将木气克于肝之本位，而太阴湿土、太阳寒水均为寒湿压抑，与金气相合，则下焦易偏寒，出生时禀赋为太火，少阳相火司天，两火相合则上焦热，加之水气来复，上焦易生湿，少阳相火的气化特点亦为金克木，加之少木，金土水三气对于木气压抑过度，使肝气亢进而生内风，并横克脾土。总体来说，患者体内易于形成的气化特点为金土水三气压抑木火，生风生湿，日久伤及脾土，脾精不能四布则脏腑气虚，虚火上浮而形成上热下寒，生为消渴病。

治法：调体质为主，食疗补精气基础上清心温肾、宣肺柔肝、健脾。

处方：体质平调散加减。

莲子肉 80g，山药 60g，炙黄芪 40g，炒山楂 15g，桂枝 10g，天花粉 5g，干姜 10g，炒白术 30g，肉桂 10g，大枣 20g，当归 15g，炒芡实 40g，葛根 30g，黑豆 3g，五味子 10g，石菖蒲 5g，炒枣仁 30g，麻黄 15g，草果仁 10g，乌梅 15g，晚蚕沙 5g，石楠叶 10g，白芍 10g，红参 25g，升麻 20g，山萸肉 40g，蛇床子 3g，煅磁石 3g，细辛 3g，胆南星 3g，醋炙五灵脂 10g，白花蛇草 5g，生麦芽 3g，黑附子 8g，阿胶 20g，龙眼肉 30g。

打粉干嚼服，一次 10g，一日 3 次。

复诊：服上药即停全部降脂西药减半降糖药，半年后全部停西药，血糖、血脂基本维持在正常到稍高值，体质壮实。

按：糖尿病是由遗传和环境因素共同作用，引起的一组以慢性高血糖为主要特征的临床综合征。主要分为 1 型糖尿病、2 型糖尿病、妊娠糖尿病和其他特殊类型糖尿病。主要症状为多饮、多食、多尿、体重减少，但不少患者可长期无明显症状，仅于体检时发现血糖升高或出现并发症时才被确诊。糖尿病属于中医"消渴""脾瘅"范畴，多数医家认为燥热为本，但我们经过临床 5 万余病例的五运六气禀赋分析、西医对糖尿病的认识、《内经》的认识，最终认为糖尿病最终病位在中医脾藏，属厥阴病、李东垣的"阴火证"；其五运六气体质禀赋多为金土之气过旺，壅遏木气，木郁冲逆，使脾精过多化生营气而又郁于血分（类似肝糖原异生），同时伴有肾虚、脾湿，脾虚失镇，五藏精气虚浮而生阴火，表现为糖尿病的一系列症状。治疗用体质平调散基础方加减，方中乌梅丸与麻黄升麻汤合用，治疗寒热虚实错杂、升降逆乱之厥阴态体质，麻黄、黑附子、细辛开宣肺郁，炒山楂、炒白术、炒山药、胆南星、草果、白附子等燥湿化痰，白芍、山萸肉、乌梅等柔肝熄风，肉桂、炒山药、枸杞子等温补下焦肾虚寒，少量石菖蒲、黑豆、蒲公英清透郁热。全方诸药联合，攻补兼施，调节先后天体质平衡形成之厥阴病态，使血糖恢复正常。

这是一位糖尿病、高脂血症的患者，1 年前开始在我处就诊，由于此二病均是遗传倾向性疾病，其发病的根本原因在于胎孕期五运六气禀赋偏颇所导致的体质异常，故用药以调整体质为主，未加用对症降糖、降脂中药，且嘱患者停用所有西药降糖药、降脂药，服药 3 个月后患者体质明显改善，血糖、血脂均见明显下降，半年后数值接近正常或处于正常值范围至今。其体质异常是上热下寒、上焦火盛引水气来复，水火交争，生湿生风，加之后天饮食不节，终至脾虚阴火，成糖尿病及高脂血症。故治疗以调体质为主，食疗补精气基础上加麻黄升麻汤合乌梅丸以调其寒热错杂、升降逆乱、虚实夹杂的体质异常状态。

再，现代人饮食结构完全违背了《黄帝内经》五谷为养的传统准则，肉、奶、菜、果摄入远远超过了五谷，给全民体质造成了严重伤害，痰湿郁热内生，故服药同时嘱忌口、恢复传统饮食（见前体质平调散饮食宜忌）。

2. 卵巢癌晚期显效案

患者陈女士，出生日期 1969 年 1 月 18 日。

就诊日期：2023 年 11 月 20 日。

主诉：卵巢癌晚期，眠差、血压升高、大便溏泄半个月。

现病史：患者 2023 年 9 月初确诊卵巢恶性肿瘤，腹膜、大网膜转移。2023 年 9 月 18 日一诊开始服用药粉，遵嘱忌口，且停用靶向药，认真悔过调心。体力明显增加；食欲增加；睡眠改善。11 月 17 日复查腹部 CT 以及胸部 CT：对比 8 月 28 日所见腹腔积液较前减少；大网膜较前清晰；局部结节影较前略减少；腹、盆腔液体密度影较前减少；双侧腹股沟走形区见多发淋巴结影。右侧胸腔积液明显吸收减少；右肺炎症基本吸收；肺组织复张；心包内少量积液较前吸收。查 CA125，由 885 降至 312，近日眠差、血压升高、大便溏泻。

既往史：高血压病史。

过敏史：无。

望闻切诊：神清、精神可，中等身材，身无异味。偏火性人。面色略黄暗少光泽，唇色略暗，舌淡、边尖略红、边有齿痕，苔白，脉弦细。

辅助检查：见现病史。

西医诊断：卵巢癌Ⅳ期，高血压。

中医诊断：积聚，石瘕。

辨证分析：患者五运六气体质禀赋分析：患者出生于 1969 年 1 月 18 日。禀赋 1968 年岁运太火少阳相火司天厥阴风木在泉。入胎岁运太火，其气高，上实下虚，肺金受刑，心气亢盛，而肝肾亏虚。又合少阳相火司天厥阴风木在泉，上必有水气来复，水火交争生风生湿，下则肾虚肝热风火相合而金气来抑成肝郁火而肾虚寒，中则脾胃受阻运化失司，久而久之正气失养、升降逆乱、上郁热下虚寒，成厥阴病，金水郁滞木火痰湿于肝，发于肝经所行之腹侧卵巢而成积聚，寒热错杂痰瘀互结，难以消散，久而为石瘕。

治法：调整体质调动自力治本，兼开寒热结滞抗癌治标。

处方：体质平调散加抗癌药。

莲子肉 80g，山药 60g，炙黄芪 40g，炒山楂 15g，麸炒白术 30g，麸炒芡实 40g，桂枝 10g，天花粉 5g，干姜 10g，当归 15g，黑豆 3g，蚕沙 20g，酒山茱萸 40g，肉桂 10g，乌枣 30g，葛根 30g，醋五味子 10g，石菖蒲 10g，石楠叶 10g，麻黄 15g，炒草果仁 10g，白芍 10g，醋五灵脂 10g，升麻 20g，乌梅 15g，蛇床子 12g，黑芝麻 20g，煅磁石 6g，细辛 3g，菟丝子 20g，白花蛇舌草 30g，煅紫石英 15g，生麦芽 30g，炒麦芽 50g，桑葚 15g，黄芪 20g，白附子 10g，红参 25g，炒酸枣仁 30g，天麻 20g，醋鳖甲 7g，雄黄粉 10g，阿胶 20g，北败酱草 10g，通关藤 20g，白头翁 10g。

中药 6 剂，共混打粉，炼槐花蜜为丸，每丸 20g，饭后半小时干嚼服，每次 1 丸，日三次。

另配合西黄丸半瓶 / 次，先于蜜丸前温水送服，日 3 次。

饮食调摄见前，悔过发愿调心继续。

按：卵巢癌（ovarian cancer，OC）是严重威胁女性健康的常见恶性肿瘤之一，90%～95% 为原位癌，其发病率居于女性生殖系统恶性肿瘤第 3 位，其病死率高居妇科恶性肿瘤之首。具有难检测、难治疗、高复发的特点。5

年生存率低于 45%。目前的主要治疗手段是手术、化疗、放疗、靶向治疗等。但总体效果不佳，且患者生存质量大大下降。而中医药在治疗卵巢癌、减轻卵巢癌患者放、化疗不良反应、提高生活质量、降低复发与转移等方面有独特的优势。

卵巢癌属于中医积聚、石瘕范畴，其发病机制一般总结为虚、毒、痰、瘀。如《灵枢·水胀》载有："寒气客于肠外，与卫气相搏，气不得营，因有所系，癖而内著，恶气乃起，息肉乃生。"我们经过五运六气禀赋研究、结合西医学癌变机制和临床实践后认为，每个细胞内都存在着一套完整的"五行生克制化系统"来维持细胞的正常生命活动，使其完成一系列由幼稚到成熟至死亡之生长壮老已的自然生命过程，但如果生长机制过旺（木火所主）而缺乏化收藏机制（土金水所主），必然导致细胞的异常增殖而不分化成熟，即细胞的癌变。本患者禀赋太火少阳厥阴，木火过旺而金水来复抑之，金木水火交争而寒热痰湿结滞于肝为主，于下焦肝脉所行处卵巢，细胞内被郁之木火成反抗性过亢而金水敛藏之力失职，癌毒即生。细胞恶变呈木火性、吞噬精气、游走转移植入新生，但人整体是金水郁木火生痰湿又闭肾，治疗当标与本、整体调整与局部抗癌同时进行。

具体治疗，首用体质平调散来平衡五藏养得正气调动人体自身抗邪能力。方中乌梅丸和麻黄升麻汤合用，发越郁阳，缓肝调中，清上温下，纠正寒热错杂之厥阴态。佐以桑葚菟丝子以补肾固本；重用药食同源之山药、芡实、莲子、炒山楂、黄芪、乌枣、黑芝麻等平补五藏；磁石、紫石英等潜降肾气；再合生炒麦芽、雄黄粉、鳖甲、通关藤、败酱草、白头翁、西黄丸合用开解郁热、开窍祛痰、转癌复正以治标。诸药合用，从根本调整体质异常治本、调治厥阴病复正、对症抗癌治标，标本始末之治方全。但结合多年临床，癌症与七情之不遂、六欲之过度直接相关。《灵枢·百病始生》云："内伤于忧怒，则气上逆，气上逆则六输不通，温气不行，凝血蕴里而不散，津液涩渗，著而不去，而积皆成也。"而情志实际上是最难控制的，难是难在没有正确的认知。一个有正知的人不容易乱心扰神，这也是大家常说的豁达乐观的人不易生病。故而所有疾病的治疗都应该调心，癌病更是如此。能使患者对于人的生命以及疾病有了正确的认知是稳步疗愈真正的开始。当大家都能白人的本质是"无我利他"的，是"天地共融"的，明白"我才是一切的根源"，去潜心求真，寻得真我，一定能融合天地的能量来重启新生。此病案就是很好的证明。患者自从一诊听懂张洪钧老师对于生命与疾病本质的讲解后，便开始放下自己曾经的急躁、哀怨，每日忏悔自己曾经给予自己和他人的伤害，并即刻改过。不仅原谅了出轨、再婚、已逝的前夫，还将自己的功德送他。每日认真服用药粉，认真忌口以及回归传统饮食，并广结善缘乐善好施。不到两个月的时间，肿瘤指标下降多半，诸兼症好转。这近乎奇迹的发生都源自调饮食、调体质加调心的强大合力。

（赵新整理）

3. 弥漫大 B 淋巴瘤治愈案

患者李先生，出生日期 1975 年 7 月 9 日。

就诊日期：2015 年 11 月 30 日。

主诉：弥漫大 B 淋巴瘤化疗后未缓解半年。

现病史：患者半年前行大 B 淋巴瘤第 3 次化疗后来诊，予体质平调散方加减全面调理体质结合点舌丸清热、解毒、消肿治疗，半年后各处淋巴结不同程度缩小（见下辅助检查），尿酸降至正常，精神、体力较前改善，现为求继续诊疗来诊。

既往史：银屑病 20 年。

望闻切诊：面色暗，个头矮，形体匀称，方圆面，舌暗，苔白略厚，脉滑。

辅助检查：B超：左侧腹股沟淋巴结由 2.6cm×0.8cm 缩小至

2.6cm×0.5cm，右侧腹股沟淋巴结由 3.2cm×1.0cm 缩小至 1.8cm×0.6cm，左侧颈部淋巴结由 3.3cm×1.2cm 缩小至 2.9cm×0.9cm，右侧颈部淋巴结由 2.7cm×0.9cm 缩小至 2.5cm×0.9cm，左侧锁骨上淋巴结由 1.4cm×0.7cm 缩小至 1.2cm×0.6cm，右侧锁骨上淋巴结由 1.1cm×0.5cm 缩小至 1.0cm×0.5cm。

西医诊断：非霍奇金淋巴瘤（弥漫大 B 细胞淋巴瘤），银屑病，颈椎病，高尿酸血症。

中医诊断：石疽，银屑病，项痹。

辨证分析：五运六气体质禀赋分析：患者胎孕初期禀赋 1974 年太土厥阴风木在泉，太土为湿气盛，风木在泉，风郁下焦，肾气不藏，且肝木易被湿土困阻，成风与湿浊共郁于肝。转过年来禀赋 1975 年之少金阳明燥金司天，少金为火气旺且致肾气虚浮，阳明燥金司天，杀肝抑肾，加重了肝肾的亏虚。综合分析，金土抑郁风湿于肝、木气抗争，加肾虚失藏。日久致肝藏所主之淋巴细胞内五行生克制化失常，木气生长过胜而转化敛藏不足，淋巴细胞增生失控分化失能而发生恶变。

治法：调体质为主，食疗补精气基础上柔肝、健脾、补肾、清热、解毒、散结。

处方：体质平调散加减。

莲子肉 50g，山药 40g，葛根 30g，炙黄芪 40g，炒山楂 15g，黑豆 3g，麻黄 10g，桂枝 10g，细辛 1g，干姜 6g，草果仁 7g，胆南星 1g，天花粉 4g，五味子 5g，乌梅 10g，大枣 20g，石菖蒲 5g，炒白术 25g，当归 5g，山萸肉 30g，炒芡实 30g，白花蛇草 5g，炒枣仁 40g，元肉 20g，石楠叶 8g，僵蚕 2g，肉桂 10g，木瓜 5g，晚蚕沙 10g，酒大黄 1g，制草乌 2g。

打粉，打粉干嚼服，一次 10g，一日 3 次。

点舌丸（梅花点舌丹），一次 4 丸，一日三次。

2016 年 2 月 1 日复诊：服药 2 个月后，复查 B 超示：左侧颈部淋巴结

0.9cm×0.4cm，右侧颈部淋巴结 0.8cm×0.5cm，左侧胸锁乳突肌外淋巴结 1.5cm×0.5cm，右侧锁骨上无，左侧锁骨上淋巴结 1.0cm×0.4cm，左侧腹股沟淋巴结 1.3cm×0.4cm，右侧腹股沟淋巴结 2.4cm×0.7cm。银屑病明显好转。

处方：上方加雄黄面 1g。

按：淋巴瘤是来源于淋巴造血组织的恶性肿瘤，根据不同的病理学特点，分为霍奇金淋巴瘤和非霍奇金淋巴瘤，在我国，以后者多见。一般认为其发病与感染、免疫、理化因素及遗传因素有关。典型临床表现为全身多发无痛性淋巴结肿大。通过完整的淋巴结切取活检，获得病理证实，是诊断本病的主要手段。需要与恶性实体瘤的转移及反应性淋巴结肿大包括系统性自身免疫性疾病相鉴别。在西医，霍奇金淋巴瘤主要采用化疗加放疗的综合治疗；非霍奇金淋巴瘤病理类型多，异质性强，需要根据不同病理亚型、分期、预后因素及治疗目的确定治疗原则，化疗是其主要治疗手段。

该病人在 2014 年、2015 年共化疗 3 次，未缓解，双颈部淋巴瘤大如拳头，颈腋腹股沟淋巴结均大，于 2015 年下半年于我处初诊后，症状、体质有所改善，后坚持复诊口服以体质平调散加抗癌中成药。2020 年 5 月 18 日复诊时双侧颈部淋巴瘤已由原来的拳头大缩小为 1.5cm，腹股沟淋巴结也明显缩小，银屑病也明显减轻。至 2021 年淋巴瘤已全部消失。至今仍坚持复诊服中药。该病人先天运气禀赋特点为金土之气旺，抑郁木火，木气抗争，肝肾不足，下焦亏虚，闭藏不及。另外病人出生、生活在内蒙古，地域之金气旺，加重了金木抗争，该病人所患之淋巴瘤、银屑病、颈椎病均与此先天禀赋特点密切相关。大数据统计胎孕期禀赋有阳明司天之人易患疾病结果提示：岁阳明司天杀肝抑肾生筋骨之变，金抑木争易致多种良恶性肿物，其中男性易患即包括淋巴瘤。该病人坚持口服体质平调散加减方结合清热解毒、消肿散结之点舌丸或西黄丸，补足精气的基础上柔肝、健脾、补肾、清热、解毒、散结，并嘱饮食以全谷类主食如全麦面、胚芽米为主，菜肉蛋等为辅，忌一切生冷寒凉、不易消化之水果、牛奶、海鲜、凉拌菜、凉水、零食、燕麦、莜麦等，脏腑功能全面改善，体质全面增强，精气神不断好转，而收多种疾病共同、全面好转之功。

目前来看，中西医结合是治疗恶性肿瘤的最佳方案，及早地加用中药，可以缓解西医治疗过程中的各种不适，还能改善预后，增强体质，提高患者的生存质量。在门诊上，像该患者一样收获良效的恶性肿瘤患者不在少数。中医中药切切实实帮到了他们，给了他们希望。

注：本患者至 2024 年 4 月已于我处就诊 10 年，瘤体未再出现，银屑病时轻时重，整体体质壮实，像正常人一样生活。

（蒋暑雨整理）

4. 骨髓纤维化血象转正常 3 年

患者宋女士，出生日期 1971 年 11 月 9 日。

就诊日期：2020 年 10 月 27 日。

主诉：发现白细胞升高 1 年。

现病史：患者一年前不明原因出现白细胞升高，于外院诊断为"骨髓纤维化"。因自觉乏力，近一年来间断前来门诊就诊，血细胞渐渐正常，体质改善，现一般状况可。今诊舌淡红苔薄白，脉沉弦。

既往史：（-）。

辅助检查：滦南县医院血常规：（2019 年 11 月 21 日）WBC11.98×10^9/L，Ly%11.1%，RBC4.34×10^{12}/L，HGB120g/L，PLT296×10^9/L。（2020 年 4 月 29 日）WBC12.92×10^9/L，Ly%12.2%，RBC4.13×10^{12}/L，HGB114g/L，PLT287×10^9/L。（2020 年 7 月 27 日）WBC4.21×10^9/L，Ly%20%，RBC2.92×10^{12}/L，HGB81g/L，PLT198×10^9/L。（2020 年 10 月 21 日）WBC8.52×10^9/L，Ly%13.5%，RBC3.63×10^{12}/L，HGB93g/L，PLT251×10^9/L。

西医诊断：骨髓纤维化。

中医诊断：虚劳。

辨证分析：五运六气体质禀赋分析：1971年11月9日少水厥阴少阳。该患者胎孕期禀赋少水则肾弱湿重，禀厥阴司天少阳相火在泉，则湿随风木相火而被郁于肝肾，痰湿风火交结于骨髓，久则致骨髓成纤维细胞内有春夏之气而乏秋冬之气，显为只增殖不分化而恶性变，成恶性血液病。

治法：调体质为主，食疗补精气基础上补肝肾，透郁热，祛湿气，平内风，化瘀消癥等。

处方：体质平调散基础方加减治之。

2019年11月25日初诊方：

莲子肉80g，山药60g，炙黄芪40g，炒山楂15g，桂枝10g，天花粉5g，干姜10g，炒白术30g，肉桂10g，大枣20g，当归15g，炒芡实40g，葛根30g，黑豆3g，五味子10g，石菖蒲5g，乌梅15g，炒枣仁30g，麻黄15g，草果仁10g，晚蚕沙5g，石楠叶10g，白芍10g，升麻20g，山萸肉40g，蛇床子3g，煅磁石3g，胆南星5g，细辛6g，白花蛇舌草10g，醋炙五灵脂10g，红参25g，白附子3g，黑附子10g，炒山药30g，阿胶10g，雄黄3g，防己5g。

煎服法：打粉干嚼服，每次10g，日3次。6剂。

2020年5月12日复诊方：

莲子肉等前二十八味同原方，加黑桑葚20g，白花蛇舌草10g，醋炙五灵脂10g，红参25g，白附子3g，黑附子5g，阿胶10g，炒麦芽10g，雄黄3.75g，防己5g，生麦芽10g。

煎服法：打粉干嚼服，每次10g，日3次。4剂。

牛黄清心丸（局方）3g×6丸/盒×10盒，每次1/3丸，日3次。

同仁大活络丸3.6g×6丸/盒×10盒，每次1/2丸，日3次。

2020年8日4日复诊方：

莲子肉等前二十八味同原方，加黑桑葚 20g，白花蛇舌草 10g，醋炙五灵脂 10g，红参 25g，白附子 3g，黑附子 5g，生麦芽 3g，炒麦芽 3g，雄黄 3g，防己 5g。

煎服法：打粉干嚼服，每次 10g，日 3 次。4 剂。

2020 年 10 月 27 日复诊方：

莲子肉等前二十八味同原方，加白附子 3g，黑附子 5g，阿胶 10g，白蒺藜 30g，生麦芽 5g，炒麦芽 8g，雄黄 3g。

煎服法：打粉干嚼服，每次 10g，日 3 次。4 剂。

按：原发性骨髓纤维化为骨髓弥漫性纤维组织增生症，是一种造血干细胞异常造成的慢性克隆性骨髓增殖性肿瘤，临床表现为巨脾，外周血可见幼粒、幼红细胞，有泪滴状红细胞，骨髓常干抽，在脾、肝、淋巴结等部位有髓外造血，西医学认为造血干细胞移植是唯一有可能治愈骨髓纤维化的治疗手段。本病在中医一般认为是受七情内伤、饮食失节等影响形成脏腑功能失调、正气虚衰，而邪毒乘虚侵袭，导致气血瘀阻脏腑经络之间日久形成癥积，归属虚劳、癥瘕病范畴，治疗多围绕扶正、祛邪、化瘀消癥三方面进行。我们分析本例患者胎孕期五运六气禀赋少水厥阴少阳，属脾肾两虚湿浊内蕴，复加少水所致之火旺，及少阳相火煎熬肝肾炼湿成痰，痰火结滞于骨髓，终成骨髓纤维化。结合西医与中医对本病的基本认识，及对患者的五运六气禀赋分析，我们认为本病病位在骨髓，故病位以肝为主，涉及肾，属厥阴病范畴。治疗在食疗基础上用体质平调散基础方加减，方中乌梅丸与麻黄升麻汤加减调升降逆乱之根本体质；大量莲子肉、山药、芡实等药食同源之品，并黄芪、红参、山萸肉等大补肝肾之精虚；黑豆、石菖蒲、白花蛇舌草、生麦芽清透郁热；晚蚕沙、石楠叶、炒白术、蛇床子雄黄祛湿浊；山楂、草果、五灵脂、胆南星、白附子、雄黄化痰湿癥结解毒。

同时，嘱恢复传统饮食忌口并食疗补精气。2020 年 5 月 12 日方中加生炒麦芽各 10g，牛黄清心丸和同仁大活络丸后，2020 年 7 月 27 日复查血常规白细胞由 12.92×10⁹/L 降至 4.21×10⁹/L，三系均降低。2020 年 8 月 4 日方中生炒麦芽改为 3g，不加牛黄清心丸和同仁大活络丸，2020 年 10 月 21 日复查血常规则三系均较前回升。由此可见大量麦芽与牛黄清心丸和同仁大活络丸同用时，清肝透热力量极强，对于骨髓纤维化、白血病等出现三系较高者疗效颇佳。

癌之形成，必赖肝木被迫上逆而成之报复性疯长，故必先有金克木，或金合水土共同抑郁木火，使得细胞内风木过旺或兼火旺，而土金水失于制约，即木（或兼火）生长过胜而转化敛藏之力不足，细胞呈现为过度生长繁殖而不成熟或正常衰老死亡，这就是癌变的中医机制，厥阴病也。故其治疗，宣肺化湿温、阳散寒合柔肝清心、开窍化痰，同时并兼扶正，标本兼治。至现 2024 年 4 月，一直口服体质平调散，血象、体质正常已 3 年余。

（徐倩霞整理）

5. 乳腺癌术后骨高代谢灶治愈

患者靖女士，出生日期 1969 年 8 月 29 日。

就诊日期：2018 年 9 月 13 日。

主诉：乳腺癌术后 2 年，骨高代谢灶。

现病史：患者 2 年前行乳腺癌切除手术，现为求中医全面调理来诊。纳可，眠一般，二便调。

既往史：无。

过敏史：否认。

望闻切诊：面色少华，形体匀称，舌淡暗，苔薄白，脉滑。

辅助检查：肝功能异常。骨扫描：骨高代谢灶。

西医诊断：乳腺恶性肿瘤术后。

中医诊断：乳岩。

辨证分析：五运六气体质禀赋分析：1969 年少土，阳明燥金司天，少阴君火在泉；1968 年太火，厥阴风木在泉。患者胎孕初期禀赋为太火，厥阴风木在泉，木火之气旺，易致肝肾亏虚，失于敛藏。胎孕中期禀赋为少土，阳明燥金司天，少土为木气旺，克脾土，阳明燥金司天，压抑木气，使肝经循行不畅，出生时禀赋少阴君火在泉，合初期之太火禀赋，火气较旺，易致水气来复，水火交争，生风生湿克脾。综上，患者先天体质特点为金水抑郁木火，兼木克土，肝气失于调达，脾气失于健运，痰瘀结滞于乳腺而成乳岩。

治法：调体质为主，食疗补精气基础上宣肺、柔肝、健脾、补肾、祛痰、化瘀。

处方：体质平调散加减。

莲子肉 50g，山药 40g，炙黄芪 40g，炒山楂 15g，桂枝 10g，天花粉 5g，干姜 10g，炒白术 30g，白花蛇草 5g，肉桂 10g，大枣 20g，当归 15g，炒芡实 30g，葛根 30g，黑豆 3g，五味子 5g，石菖蒲 5g，炒枣仁 30g，枸杞子 20g，麻黄 15g，草果仁 10g，乌梅 15g，晚蚕沙 5g，石楠叶 10g，白芍 10g，细辛 6g，胆南星 5g，山萸肉 30g，升麻 20g，炒山药 20g，蒲公英 10g，生阿胶 20g，紫石英 5g，元肉 30g，雄黄面 3g。

打粉干嚼服，一次 10g，一日 3 次

按：乳腺癌是女性最常见的恶性肿瘤之一，其病因目前尚不明确，其发生与月经初潮年龄、绝经年龄、初次足月产的年龄、哺乳总时间、家族史、肥胖等因素相关。其首发症状大多为单发、无痛性、进行性生长的乳房肿块，常为患者无意中发现，少数患者有不同程度的触痛和乳头溢液，西医主张以手术为主的综合治疗。《妇人大全良方》将此病命名为"乳岩"："若初起，内结小核，或如鳖、棋子，不赤不痛。积之岁月渐大，巉岩崩破如熟石榴，或内溃深洞，此属肝脾郁怒，气血亏损，名曰乳岩。"指出此病与情志密切相关，临床上多数患者存在性情急躁，或敏感多疑，或爱生闷气等性格特点。不良的情绪如果不能及时化解，就会成为负能量不断累积，日久可能导致恶性疾病。

该患者先天运气禀赋特点为木火旺，金水抑郁木火，兼木克土，肝脉循行不畅，脾失运化，致痰瘀凝结于乳腺日久而成乳岩。其性格较为谨小慎微，遇事容易往负面想，术后害怕复发，指标有任何变化都会令其焦虑不安。其丈夫亦患难治之症，二人常因病痛争吵，患者有时感觉身体不适也不敢告知丈夫，不想让丈夫担心。病人服药粉两个月后，于 2018 年 11 月 22 日复诊，复查肝功能已恢复正常，继续坚持服药，于 2019 年 3 月 14 日再次复诊，嘱加服西黄丸，1 次 1/3 瓶，日 3 次，两个月后复查骨扫描，两处高代谢灶消失。患者欣喜，后坚持服药粉，前后近 3 年，复查各项指标均正常，饮食、睡眠、二便、精神、体力各方面良好。2024 年 3 月中旬回访病人，目前各方面正常，且患者积极学习传统文化，在家照顾好小孙子和一家人的饮食起居，在外做义工并积极参与放生、布施等善行。家庭和睦，心情愉悦，身心状态良好。

恶性肿瘤，是一个叛乱的相对独立的生命，生长旺盛，其形成为木（或兼火）生长过胜而转化敛藏之力不足，细胞过度生长繁殖而不成熟或正常衰老死亡，其治疗需要辅以霸道杀伐。中西医结合治癌是首选方案，单用中药对症抗癌力量不足，单用西药则副作用大且易复发，二者同用则互补互助，既减轻西药毒副作用，又增强抗癌效果。且不要等西药无效时再用中药，而应一开始就同时用上中药。目前在我门诊上，术后或放化疗完全缓解的，服用体质平调散一年以上可以断根，疗效肯定。此外，若有因缘学习传统文化，调柔性情，改变心行，预后更佳。该患者就是很好的例子。

（蒋暑雨整理）

6. 甲亢后药物性甲减治愈

患者甘女士，出生日期 1981 年 9 月 16 日。

就诊日期：2023 年 6 月 7 日。

主诉：颈部肿大 1 年伴食欲减退 1 个月。

现病史：患者 1 年前因颈部肿大发现甲状腺功能亢进，一直口服甲硫咪唑治疗，1 个月前出现食欲减退，诊断为"甲亢后药物性甲减"。刻下：双眼突出、颈部增粗，纳差，眠中易醒。

既往史：无。

望闻切诊：舌淡暗胖，苔白腻，有齿痕，脉弦细尺沉。

辅助检查：2023 年 6 月 4 日海南省人民医院：促甲状腺素 26.68μIU/mL（参考区间：0.51-5.6）；游离三碘甲状腺原氨酸 2.52pg/mL（参考区间：2.1-4.2）；游离甲状腺素 0.31μg/dL（参考区间：0.89-1.96）。2013 年 7 月 11 日海南省人民医院：促甲状腺素 3.534μIU/mL（参考区间：0.51-5.6）；游离三碘甲状腺原氨酸 3.6pg/mL（参考区间：2.1-4.2）；游离甲状腺素 0.5ng/dL（参考区间：0.89-1.96）。

西医诊断：药物性甲减。

中医诊断：瘿病；厥阴病（张仲景）。

辨证分析：五运六气体质禀赋分析：1981 年少水阳明燥金少阴君火，1980 年太金厥阴在泉。患者禀赋中太金、阳明燥金，金气过旺，金克木，肝气郁闭，肝体受损，下焦少阴君火及厥阴风木，肾气不藏，下焦虚寒。又2023 年运气为少火阳明燥金少阴君火，加重了金旺水少。金克木，木气不展，肝开窍于目，故目突；颈侧部为少阳所主，故颈大；肝气横逆又克伐脾土，致中焦运化失司，出现纳差。本病之前为甲亢，为肝木抗争之过程，致肝体严重受损，进一步脾阳肾阳受损，即出现甲减。甲硫咪唑直接强行抑制肝气的升发疏泄，相当于金气。综上，本病病位在肝，病性属于伤寒中的厥阴病。

治法：食疗补精气基础上宣肺柔肝、健脾补肾。

处方：体质平调散加减。

莲子肉 80g，山药 50g，炙黄芪 40g，炒山楂 7g，桂枝 10g，天花粉 5g，干姜 10g，炒白术 30g，肉桂 10g，大枣 30g，当归 15g，炒芡实 30g，葛根 30g，黑豆 3g，五味子 10g，石菖蒲 10g，炒枣仁 30g，麻黄 12g，草果仁 10g，乌梅 15g，晚蚕沙 10g，石楠叶 10g，白芍 10g，红参 25g，升麻 20g，山萸肉 30g，蛇床子 3g，煅磁石 3g，细辛 3g，胆南星 3g，醋五灵脂 10g，白花蛇草 10g，炒麦芽 10g，黑芝麻 10g，盐益智仁 20g，阿胶 12g，女贞子 10g，煅紫石英 5g，煅牡蛎 12g，炒僵蚕 8g。

打粉干嚼服，一次 10g，一日 3 次。

嘱停用西药，忌口海鲜、鱼、牛奶、水果、白糖等寒湿之品。

服用体质平调散药粉 1 月，配合针灸治疗 7 次及心理疏导后，甲功完全恢复正常，颈部肿大及双眼突出完全消失。3 个月后随访甲功正常。

按：患者第一次就诊时，遭受丈夫家暴，内心苦闷，情绪失控，安慰之余劝其如果内心还想继续跟这个人生活，觉得有希望改变现状，那就从内心接受、理解丈夫。因其丈夫从小的家庭教育环境即如此，其无法也不知道如何表达自己的要求和不满，他一直被烦恼深深地控制，不能自主，根本不知道如何关爱自己，何谈关爱他人？理应对他生起慈悲之心。把他当成自己生病的孩子看待，孩子生病了又出手打人，母亲只会更加心疼孩子，不会为自己打抱不平。换角度思考，丈夫在成就自己，让自己学会冷静学会坚强，也会对自己的孩子更加重视内心的健康，以后不要再走父亲的路。再者，每个人都会改变的，只是没有碰到合适的因缘，他也是希望快乐不喜欢打骂的，一旦他明白过来，都会好起来的。虽然他有这一点不好，他肯定还有其他地方的优点，应该好好找他的好处，念他的恩情。在被丈夫伤害时，想到还有无数的人在和自己一样受苦，更多的有情比自己更苦，愿自己能够替他们承受所有的痛苦！如此，则能快速消除恶业。患者平复情绪后回家尝试照做，之后说丈夫家暴的次数越来越少了，他们的关系也在逐渐改善。

本病例让我认识到调心对于疾病的重要性，内心的怨恨恼怒烦跟身体分不开，身心同调，才能让患者因为生病的机缘，提升生命境界，否则就是白白受罪。

原方中加入煅牡蛎和僵蚕，意在加强针对颈部软坚的作用。针灸选穴方面，遵循宣肺柔肝、健脾补肾的治法，主穴：中脘、关元以调整先后天，配合腹四关（双侧滑肉门、双侧外陵），调整疏导肝肺气机，又能健脾和胃。以三阴交穴、太溪、太冲健脾补肾调肝。神庭安神助眠，舒缓情绪。诸穴合用，调补兼施。

个人认为，本病的疗效是很多因素共同配合达成的，体质平调散从根本上补精气，纠正脏腑气血逆乱，针灸通过调动元气，刺激经络，使药物的作用更能直达病所，加之调整心态，神足郁解，五脏安和，又避免生冷寒湿之品，去除影响药物疗效的因素，保护脾胃运化功能，方使疾病康复。

（张琪琛提供）

7. 乙肝大三阳甲胎蛋白升高治愈案

患者卢先生，出生日期 1985 年 5 月 31 日。

就诊日期：2023 年 6 月 13 日。

主诉：确诊乙肝 10 余年，腰痛及胁肋部胀痛间作 2 年。

现病史：患者确诊乙肝病毒携带者 10 余年，无症状，2 年前因腰部及胁肋部胀痛，检查发现乙肝病毒表面抗原定量升高（75.82 IU/mL）、e 抗原、核心抗体均升高，甲胎蛋白升高 12.15ng/mL，诊断为"乙肝大三阳"，每晚口服抗病毒药物，精神差，常感乏力疲劳，双目干涩。

既往病史：无。

望闻切诊：舌淡胖苔白腻，有齿痕，脉弦尺沉；白睛发黄、面色青黄晦暗。

西医诊断：乙型病毒性肝炎。

中医诊断：肝着；太阴厥阴合病（张仲景）。

辨证分析：五运六气体质禀赋分析：1985 年少金，太阴湿土司天，1984 年太土，阳明燥金在泉。患者胎孕初期禀赋为太土，阳明燥金在泉，下焦寒湿；再加之第二年太阴湿土司天，中焦湿滞，运化失司，少金为火气过旺，火土相加成湿热胶着，再加燥金易形成免疫性疾病，海南地理环境潮湿，共同因素形成了上热下寒中焦湿滞的结果。西医学之肝亦属于中焦范围，故受累。且金克木，致肝体受损，肝阴血不足。乙癸同源，故腰痛，白睛发黄为上焦湿热之象。

治法：食疗补精气基础上温补肾阳、化湿健脾柔肝兼清上焦之火。

处方：体质平调散加减。

莲子肉 80g，山药 50g，炙黄芪 40g，炒山楂 7g，桂枝 10g，天花粉 6g，干姜 10g，炒白术 40g，肉桂 10g，大枣 30g，当归 15g，炒芡实 30g，葛根 30g，黑豆 3g，五味子 10g，石菖蒲 10g，炒枣仁 30g，麻黄 12g，草果仁 10g，乌梅 15g，晚蚕沙 10g，石楠叶 10g，白芍 10g，红参 25g，升麻 20g，山萸肉 30g，蛇床子 3g，煅磁石 3g，细辛 3g，胆南星 3g，醋五灵脂 10g，白花蛇草 10g，炒麦芽 10g，黑芝麻 10g，盐益智仁 20g，阿胶 10g，女贞子 10g，黑顺片 10g，巴戟天 10g，绿豆 3g，木瓜 10g。

打粉干嚼服，一次 10g，一日 3 次。

治疗经过：2023 年 6 月开始服用体质平调散药粉 2 个月后，眼睛干涩及腰部疼痛明显缓解，精神好。嘱其逐渐停抗病毒药，患者惧怕，继续中药与抗病毒药同时服用，上述不适均消失，体力大增，但仍未转阴，嘱继续服药，严格忌口。

辅助检查：2022 年 12 月 28 日于海南省人民医院查甲胎蛋白 12.15ng/mL（参考值小于 7）；乙肝病毒表面抗原定量（75.82 IU/mL），核心抗体及 e 抗原 >50（患者回忆，具体不详）；肝胆彩超提示肝实质稍增粗。2023 年 3 月 21

日于海南省人民医院查核心抗体 8.95（PEI U/mL），e 抗原 15.77（IU/mL）。2024 年 2 月 22 日于海南省人民医院查甲胎蛋白 3ng/mL 已正常，乙肝脱氧核糖核酸 <1.00E+2 正常，肝胆彩超提示脂肪肝，无其他异常；乙肝表面抗原定量 79.6IU/mL，转氨酶等均正常。

按：乙型病毒性肝炎是由乙型肝炎病毒引起的以肝脏病变为主的一种传染病。临床上以食欲减退、恶心、上腹部不适、肝区痛、乏力为主要表现。部分患者可有黄疸发热和肝大伴有肝功能损害。有些患者可慢性化，甚至发展成肝硬化，少数可发展为肝癌。临床常见迁延不愈，为湿黏滞之致病特点。仅服抗病毒药无法有效控制病毒，且产生各种身体不适，体质平调散从时空角度，秉持《黄帝内经》"人以天地之气生，四时之法成，天地为之父母"的理念，从根本上调整五藏六府的气血升降，方中寓乌梅丸及麻黄升麻汤之意，其中重用红莲子，红莲子从淤泥中出而不染，能够补脾养血化湿升清，为治如肝炎类湿重之病的最平和适合之选。曾与患者沟通减少抗病毒药，观察单独运用体质平调散的效果，患者仍坚持口服抗病毒药。拟增加白花蛇舌草及僵蚕用量，酌量加入雄黄，提升抗病毒效果，加少量鳖甲入肝阴分。应进一步加入调心词，嘱多念"仁心正真"来补肝，"圆智慧"益肾，坚持服药，忌寒湿之品，忌酒，以期减少抗毒药并转阴。

（张琪琛整理）

8. 淋巴瘤糖尿病高血压甲状腺结节

患者宋女士，出生日期 1972 年 8 月 10 日。

首诊日期：2023 年 12 月 19 日。

主诉：确诊边缘区 B 细胞淋巴瘤 2 个月余。

现病史：患者于 2023 年 10 月 27 日在滨州市人民医院行肺结节手术（右肺下叶），2023 年 11 月 1 日术后病理回报考虑为惰性小 B 细胞淋巴瘤——黏膜相关淋巴组织边缘区淋巴瘤。2023 年 11 月 17 日行全身 PET-CT 检查示右肺下叶淋巴瘤术后改变，纵隔及颈部等多处淋巴结肿大外形光滑。术后患者未接受化疗，自觉体力明显不足，情志忧虑过重，严重失眠，便秘。现为求进一步诊疗遂来就诊。

既往史：2014 年确诊为高血压，平素规律口服缬沙坦氢氯噻嗪片，现血压控制在 150/100mmHg；2017 年确诊为妊娠糖尿病，现口服降糖药，血糖控制不佳；乳腺结节（右侧：0.7cm×0.7cm×0.4cm，左侧：1.2cm×1.0cm×0.6cm）；贫血（红细胞 $3.73×10^{12}/L$，血红蛋白 115g/L）。

家族史：父母患有糖尿病。

过敏史：无食物及药物过敏史。

望闻切诊：舌淡红，边有齿痕，苔白腻，脉弦。

辅助检查：（2023 年 10 月 30 日滨州市人民医院）肺部 CT：右肺术后改变，建议观察。

（2023 年 11 月 1 日滨州市人民医院）病理：慢蜡切片：（右肺下叶）肺组织内查见局限性淋巴组织增生性病变 (长径 0.9cm)，以小淋巴细胞增生为主，伴有淋巴上皮病变，结合免疫表型，考虑为惰性小 B 细胞淋巴瘤——黏膜相关淋巴组织边缘区淋巴瘤。切缘未见病变，胸膜未见病变累及。免疫组化：蜡块 B：增生的细胞呈 CD20 优势表达，散在少量 IgD 阳性细胞及 CD3/CD43/CD5 阳性 T 细胞，CK 染色示淋巴上皮病变，CyclinD1(–)，CD21（滤泡网 +），CD10 (–)，Bcl-2(+)，P53(少量 +)，Ki-67(增殖指数约 5%)。

（2023 年 11 月 17 日滨州市人民医院）全身 PET-CT 检查：双侧颈部可见多个小的淋巴结影，边缘光滑，较大者最大截面约为 1.0cm×0.7cm，密度均匀；双侧肺门无增大，气管、支气管通畅，纵隔可见小的淋巴结，较大者约为 1.0cm×0.6cm，密度均匀。印象：（1）右肺下叶淋巴瘤术后改变，术区 FDG 代谢未见异常增高灶；右侧胸壁软组织片状影伴 FDG 代谢增高，考虑术后改变。（2）左侧放射冠区低密度影不伴 FDG 代谢增高，考虑梗塞，请结合临床，必要时 MRI 进一步检查。（3）左侧蝶窦囊肿。

西医诊断：非霍奇金淋巴瘤（B 细胞型）；2 型糖尿病；高血压；贫血。

中医诊断：石疽，消渴病。

辨证分析：五运六气体质禀赋分析：患者出生日期为 1972 年 8 月 10 日；1972 年太木少阴君火司天阳明燥金在泉，1971 年少水少阳相火在泉。患者禀赋生年太木少阴司天，必致金水来复，金气将木气克于肝之本位，形成金木相争之态；水气来复，上焦可水火交争生风生湿而滞脾胃，心伤则易心悸胸闷、患心肺疾病；阳明燥金在泉，易压抑肾阳致下焦寒，出现脚凉，下焦金克木则易生殖系统疾病，加之太木易引气向上而肾弱，易出现下焦肾精不足骨髓易亏，造血减少形成贫血；入胎时岁运为少水则湿藏阴分髓分，成淋巴瘤成因之一；少阳相火在泉则火气内郁而难以弥散。总体来说，患者的体质特点为木火过旺金水来复，金木水火交争合本有之湿致痰热结滞于髓分、致寒热虚实夹杂，临床表现为淋巴瘤、结节、糖尿病、高血压等病。

治法：调体质为主同时消癥，食疗补精气基础上宣肺柔肝、补肾健脾、祛寒透热、化痰逐瘀。

处方：体质平调散加减。

莲子肉 100g，山药 60g，炙黄芪 40g，炒山楂 15g，桂枝 10g，天花粉 5g，干姜 10g，麸炒白术 30g，肉桂 10g，乌枣 30g，当归 15g，麸炒芡实 40g，葛根 30g，醋五味子 10g，蚕沙 40g，黑豆 3g，石菖蒲 5g，麻黄 15g，炒草果仁 10g，石楠叶 10g，白芍 10g，升麻 20g，酒山茱萸 40、乌梅 15g，醋五灵脂 10g，煅磁石 6g，细辛 3g，蛇床子 6g，白花蛇草 30g，炒麦芽 40g，黑芝麻 20g，生麦芽 30g，炒僵蚕 40g，木瓜 10g，阿胶 20g，白附子 10g，红参 25g，炒酸枣仁 30g，天麻 20g，醋鳖甲 5g，黑顺片 5g，雄黄粉 10g，全蝎 5g，通关藤 20g。

另加西黄丸 4 盒（3g×10 瓶）。

服法：药粉打粉干嚼服。温水送服西黄丸半瓶 1.5g+ 干嚼药粉一次 10 ～ 15g（配枣泥 3 ～ 5 个），一日 3 次。

饮食宜忌：饮食以全麦粉、胚芽米等为主食，忌牛奶、海鲜等生冷寒凉，念持调心词。

二诊日期：2024 年 3 月 26 日。

自诉首诊后遵医嘱持续服用体质平调散药粉，饮食以全麦粉、胚芽米等为主食，自念"仁义礼智信"五德调心词。现颈部淋巴结缩小，纵隔淋巴结消失，乳腺结节减小（右侧：0.5cm×0.5cm×0.3cm，左侧：1.2cm×0.8cm×0.5cm）。停降糖药并饱食空腹血糖控制在 5 ～ 6.6mmol/L。体重增加 13 斤，血象正常（红细胞 3.98×10^{12}/L，血红蛋白 126g/L），自觉体力较前增加，便秘好转。

辅助检查：（2024 年 3 月 20 日，滨州市人民医院）胸部 CT：右肺下叶部分术后，边缘见条状致密影。双肺纹理增多，肺内可见散在条索状密度增高影。双肺门不大，纵隔居中，纵隔内未见明显肿大淋巴结影，气管主支气管通畅，心影及大血管未见明显异常。双侧胸腔未见明显液体密度影。双侧胸膜未见明显增厚。印象：右肺术后；双肺少许纤维灶。

处方：继续体质平调散加减及西黄丸。

体质平调散初诊处方加棉花根 40g，胆南星 10g，僵蚕加量至 60g，做蜜丸服用，日三次。

西黄丸服法同前。

饮食宜忌同前。

按：淋巴瘤是一种起源于淋巴造血系统的恶性血液肿瘤，约 90% 的淋巴瘤起源于 B 细胞，少部分来自 T 细胞或自然杀伤 (natural killer, NK) 细胞。淋巴瘤可分为非霍奇金淋巴瘤 (non-Hodgkin lymphoma, NHL) 和霍奇金淋巴瘤 (hodgkin lymphoma, HL) 两种，其中 NHL 占比更多，NHL 是一种常见的淋巴造血系统恶性肿瘤，NHL 的一线治疗以化疗为主，大剂量化疗的完全缓解率约为 62.5%，强化联合化疗或许代表着更佳的治疗效果，但相较单药化疗更容易继发感染。另有对化疗反应不佳、治疗后短期内复发或进展的患者尚缺乏有效的治疗手段，临床上需要探讨更为有效实用的治疗方法。

本患者木火过旺而金水来复抑之，金木水火交争而气乱正虚，致淋巴细胞癌变，临床表现为淋巴瘤、结节、糖尿病、高血压等病。治疗用体质平调散基础方加减，方中乌梅丸与麻黄升麻汤合用，治疗寒热虚实错杂、升降逆乱之厥阴态体质，麻黄、黑附子、细辛开宣肺郁，炒山楂、炒白术、炒山药、胆南星、草果、白附子等燥湿化痰，白芍、山萸肉、乌梅等柔肝熄风，肉桂、炒山药、枸杞子等温补下焦肾虚寒，少量石菖蒲、黑豆、胆南星、清透郁热；白附子、五灵脂等散结；棉花根、麦芽消癥补虚，攻补兼施；莲子、山药、红参及食疗全麦主食补精补气；僵蚕、雄黄、石楠叶疏解肝木，开解金气下压之势；蚕沙、阿胶滋阴补血；黑顺片温养下焦虚寒。全方诸药联合，升降并调、攻补兼施、寒热并用，旨在调节先后天体质失衡之病态，以平为期。从诸病发生之共同根本治疗，故肿瘤消、血糖血压转正常同步进行，全身体质改善。

（陈媛、陈媛媛整理）

9. 卵巢早衰

患者王女士，出生日期 1989 年 1 月 27 日。

就诊日期：2023 年 9 月 27 日。

主诉：卵巢早衰，停经 9 个月。

现病史：患者因卵巢早衰，停经 9 个月。吃 4 个月芬吗通（雌二醇片 / 雌二醇地屈孕酮片复合包装）效果不佳。前来就诊，停服芬吗通，改服体质平调散水丸 22 天时开始行经，一共 3 天。

既往史：无。

过敏史：无。

望闻切诊：舌淡，白苔，腻舌遍有瘀点，脉弦细

辅助检查：抗米勒管激素（AMH）0.05ng/mL（参考值：0.20—11.15）。

西医诊断：卵巢早衰。

中医诊断：闭经。

辨证分析：五运六气体质禀赋分析：患者胎孕初期禀赋为太火，太阳寒水司天，太阴湿土在泉；转年少土，厥阴风木司天。太火为火旺，太阴湿土、太阳寒水均为寒湿压抑交争，与转年的少土（木旺）厥阴风木司天相合加剧了木火对肾精的消耗。入胎时湿土在泉的闭藏压抑正逢（2023 年）少火 - 阳明燥金司天 - 少阴君火在泉之年患者的肾精耗损加剧而得不到补充，故而出现天癸不至月经不来的情况。

治法：调体质为主，食疗补精基础上清心温肾、宣肺柔肝、健脾化湿。

处方：体质平调散加减。

莲子肉 80g，山药 60g，炙黄芪 40g，炒山楂 15g，桂枝 10g，天花粉 5g，干姜 10g，炒白术 30g，肉桂 10g，大枣 20g，当归 15g，炒芡实 40g，葛根 30g，黑豆 3g，五味子 10g，石菖蒲 5g，炒枣仁 30g，麻黄 15g，草果仁 10g，乌梅 15g，晚蚕沙 10g，石楠叶 10g，白芍 10g，红参 25g，升麻 20g，山萸肉 40g，蛇床子 3g，煅磁石 3g，细辛 3g，胆南星 3g，醋炙五灵脂 10g，白花蛇草 10g，黑附子 10g，阿胶 10g，刺五加 10g，天麻 20g，贯叶金丝桃 10g，木瓜 10g，防风 10g，桑葚 10g，黑芝麻 30g，盐益智仁 20g。

做成水丸，一次 10g，一日 3 次。

疗效随访：服药 2 天后出现月经，3 天后血止。继续随访 3 个月，每月月经准时而至，量中等，3 ～ 5 天干净。

按：闭经（amenorrhea）可分为原发性和继发性，生理性和病理性。原发性闭经指年龄 >14 岁，第二性征未发育；或者年龄 >16 岁，第二性征已发育，

月经还未来潮。继发性闭经指正常月经周期建立后，月经停止 6 个月以上，或按自身原有月经周期停止 3 个周期以上。生理性闭经是指妊娠期、哺乳期和绝经期后的无月经。病理性闭经西医认为是直接或间接由中枢神经 – 下丘脑 – 垂体 – 卵巢轴以及靶器官子宫的各个环节的功能性或器质性病变引起。

中医认为是由于肝肾不足、气血亏虚、血脉失通所致。有虚实之分，虚者多因气血不足和肾虚，实者多由寒凝、气滞和血瘀引起。治疗用体质平调散基础方加减，方中乌梅丸与麻黄升麻汤合用，治疗寒热虚实错杂、升降逆乱之厥阴态体质，麻黄、黑附子、细辛、防风开宣肺郁\解湿土的郁闭为天癸开路，炒山楂、炒白术、炒山药、胆南星、草果、白附子等燥湿化痰，白芍、山萸肉、乌梅、刺五加、贯叶金丝桃等柔肝熄风解郁，肉桂、炒山药等温补下焦肾精虚寒，少量石菖蒲、黑豆清透郁热。全方诸药联合，攻补兼施，调节先后天体质平衡形成之厥阴病态，使月经恢复正常。

（李曦童整理）

10. 房颤验案

患者聂先生，出生日期 1948 年 4 月 21 日。

就诊日期：2024 年 1 月 15 日。

主诉：心慌严重数年，每天多次发作。

现病史：房颤 10 年，近年渐重，口服倍他乐克控制时间逐渐缩短，肝功能损害逐渐加重。

既往史：房颤，房扑，原发性胆汁性肝硬化，自身免疫性肝硬化。

辅助检查：示中度肝损害。

望闻切诊：舌暗瘀斑苔白，脉数至数不等。

西医诊断：房颤、房扑。

中医诊断：心悸。

辨证分析：五运六气体质禀赋分析：1948 年 4 月 21 日，运气禀赋少木少阳相火在泉，太火少阴君火司天。太火合少阴君火司天，火过旺而水气来复则伤心，又加入胎时少木金闭，共致心胸阳痹而心悸；少木即木气被金憋在本位上，憋在肝胆上，少阳相火在泉又易下焦肝郁热，金克木则出现自身免疫性肝炎。

处方：体质平调散加开胸宣痹。

莲子肉 100g，山药 60g，炙黄芪 40g，炒山楂 15g，桂枝 10g，天花粉 5g，干姜 10g，麸炒白术 30g，肉桂 10g，乌枣 30g，当归 15g，麸炒芡实 40g，葛根 30g，醋五味子 10g，蚕沙 20g，黑豆 3g，石菖蒲 10g，麻黄 15g，炒草果仁 10g，石楠叶 10g，白芍 10g，升麻 20g，酒山茱萸 40g，乌梅 15g，醋五灵脂 10g，煅磁石 6g，细辛 3g，蛇床子 6g，白花蛇舌草 20g，炒麦芽 15g，红参 25g，炒酸枣仁 30g，黑芝麻 20g，益智仁 30g，天麻 20g，鳖甲 3g，阿胶 20g，甘松 10g，黑顺片 5g，桑葚 10g，刺五加 10g，合欢皮 10g，炒栀子 3g，淡豆豉 15g，赤小豆 3g。

打粉干嚼服，一次 10g，一日 3 次。

2024 年 2 月 27 日复诊：房颤略减，但仍发作频繁，加服倍他乐克加稳心颗粒只能维持 3 小时左右正常心律，时有血压过低而头晕乏力，考虑 2024 年太土太阳寒水司天之寒湿过重所致，嘱药粉 10g+ 附子理中丸 1/3 丸，日三次。

2024 年月 4 日 2 复诊：诉自加服附子理中丸 1/2 丸后房颤明显控制，两至三天一次，一周后口唇干肿，仍有乏力等，遂减附子理中丸为 1/3 丸，心悸渐减，房颤两三天才轻度发作，倍他乐克仅于房颤时服，目前饮食二便睡眠正常，仍觉乏力，生化指标仍示中度肝损害，同前。

原方去天麻、鳖甲、合欢皮，加胆南星 3g，僵蚕 10g，木瓜 20g，菟丝子 10g，生黄芪 20g

刺五加 10g 增至 20g，黑顺片增至 10g。

按：房颤是最常见的心律失常之一，指规则有序的心房电活动丧失，代之以快速无序的颤动波，是严重的心房电活动紊乱。心房无序的颤动即失去了有效的收缩与舒张，心房泵血功能恶化或丧失，加之房室结对快速心房激动的递减传导，引起心室极不规则的反应。房颤症状的轻重受心室率快慢的影响，心室率超过 150 次 / 分，病人可发生心绞痛与充血性心力衰竭，心室率不快时，病人可无症状。其治疗的基本原则是积极预防血栓栓塞，转复并维持窦性心律及控制心室率。

房颤或房扑属于中医"心悸"范畴，多因体虚劳倦、七情所伤、感受外邪及药食不当，以致正气不足，心神失养；或邪滞心脉，心神不宁而发病，病位在心。治疗上分虚实，虚证分别予补气、养血、滋阴、温阳；实证则应祛痰、化饮、清火、行瘀。这是多数医学的共识，张洪钧老师在此基础上更强调因人制宜、因时制宜、因地制宜。因人制宜即每个人从胎孕到出生运气禀赋所形成的体质特点，因时制宜即六十年大司天及流年运气特点，因地制宜即出生地、常在地的五运六气特点。现在处于厥阴风木大司天的气候之下，厥阴风木大司天导致人的机体普遍出现寒热虚实错杂，气血升降逆乱，这是厥阴病的病理机制，因此厥阴病的主方乌梅丸、麻黄升麻汤也是体质平调散的主方。2024 年 4 月运气是太土太阳寒水司天，故去炒栀子、赤小豆、天麻、鳖甲，加僵蚕、木瓜去太土引起的痰湿，增加附子剂量祛太阳寒水导致的"寒"，乏力予生黄芪，并增加刺五加剂量以治疗心悸。

（张一平整理）

11. 直肠癌坏死脱落案

患者胡先生，出生日期 1967 年 5 月 20 日。

复诊日期：2024 年 1 月 15 日。

主诉：发现晚期直肠恶性肿瘤 1 年余。

现病史：患者因便血 2 年余于 2022 年 8 月 25 日于当地确诊晚期直肠恶性肿瘤（T4aN0），发现时肿瘤已经穿透肠壁，侵犯精囊、前列腺等器官，当地医院无法手术，建议放化疗。共 17 次放疗，其间出现大便便血至严重喷血而放弃放疗方案，随后 2 次化疗后因严重过敏身体不适拒绝化疗。于 2022 年 10 月 26 日就诊于北京中日友好医院，亦因侵犯范围大而无法手术，行预防性造瘘，行免疫组化、基因检测后可进行免疫治疗。（2022 年 12 月 27 日）肠镜见肿瘤直径达 6cm，占据 2/3 肠腔。于 2023 年 1 月 15 日开始应用替雷利珠单抗（百泽安）免疫治疗，21 天静脉输注 1 次。2023 年 3 月经人介绍来诊开始服用体质平调散配合，服用药粉后 1 个月后出现自肛门肿瘤组织坏死脱落排出（约 6cm×3cm 黄色质软坏死物）。后数次活检示无肿瘤细胞，目前一切正常，可停用免疫治疗，造瘘已修复。既往无病。

望闻切诊：舌暗红胖大，舌苔白腻微黄，中间裂纹。

辅助检查：

（2022 年 8 月 25 日内蒙古医科大学附属医院）全腹 CT：直肠癌（T4aN0，EMVI+，CRM−）。

（2022 年 8 月 29 日 内蒙古医科大学附属医院）病理报告：直肠（腺癌）。

（2022 年 12 月 27 日中日友好医院）电子肠镜：循腔进镜 40cm 达乙状结肠，退镜观察据肛门 11 ～ 5cm 见溃疡性改变，累及超过 2/3 肠腔，污苔，形状欠规则，边缘隆起，接触性出血，诊断直肠占位。病理诊断：直肠癌。

（2023 年 4 月 13 日 中日友好医院）电子肠镜：循肛门进镜约 4cm 见不规则肿物，较 2023 年 1 月相比有缩小；循结肠造瘘口进镜，45cm 达乙状结肠，退镜观察：肠腔内可见数枚直径约 0.2 ～ 0.4cm 山田Ⅰ型息肉，结肠弥漫性充血。

（2023 年 10 月 23 日 中日友好医院）电子肠镜：循镜进镜 4 ～ 5cm 处见肠腔狭窄，直径 1cm，局部黏膜较光滑。

（2023 年 10 月 26 日中日友好医院）病理活检：（距肛门 4cm）黏膜急慢

性炎，浅表糜烂，局灶淋巴细胞聚集。切片未见明确肿瘤。

（2023年12月15日西安交大一附院）病理活检："直肠活检"黏膜慢性炎。

西医诊断：直肠恶性肿瘤晚期，放化疗未缓解。

辨证分析：患者五运六气体质禀赋分析：患者出生日期为1967年5月20日，岁运气为少木太阴湿土司天，入胎为1966年8月10日前后。岁运气为太水阳明燥金在泉，主客气均为太阴湿土，节气时值立秋，秋金肃降之气至，人体肾精经过春夏的温腾气化已消耗空虚，立秋金气与阳明燥金之气相合，肃降压抑肾阳之力更强，使得肾气亏虚，肾阳受抑，下焦虚寒。金水之气的压抑，又逢主客气均为湿土，金水土共同形成的寒湿蕴闭于胚胎发育早期，肾气于胚胎发育早期已不足。转过年1967年又逢岁运少木、太阴湿土司天，少木为金气旺，金气延续着阳明在泉继续压抑肝气、肾气，使得肾气亏虚，金气与太阴湿土司天形成金土郁木，金克木、土侮木，使肝木借春夏主气之力奋起抗争而生内风，并横克脾土。出生于立夏节气，逢主客气均为少阴君火，与胚胎期金水土湿所郁风木相合，郁热更甚。综合形成阴燥寒湿郁闭木火、肾寒虚闭、湿热结滞于胃肠的体质。如此体质之偏颇，近老年精气转虚无力化阴浊之气，因于入胎时的秋燥内湿之伏邪而病发于下焦大肠。其癌变机制亦为阴金寒湿郁闭木火之气于大肠，肝木生发之气邪胜而使其细胞只生长繁殖而不分化成熟，成恶性肿瘤。

治法：平调体质为主，益肾填精、健脾祛湿、清解郁毒、宣肺柔肝健脾。

2023年3月处方：体质平调散加减。

莲子肉100g，山药60g，炙黄芪40g，炒山楂15g，桂枝10g，天花粉5g，干姜10g，炒白术30g，肉桂10g，乌枣30g，葛根30g，当归15g，炒芡实40g，黑豆3g，醋五味子10g，石菖蒲10g，麻黄15g，炒草果仁10g，石楠叶 10g，白芍 10g，升麻 20g，酒山萸肉 40g，乌梅 15g，煅磁石 6g，蛇床子 9g，细辛 3g，白花蛇舌草 30g，蚕沙 20g，生麦芽 30g，炒麦芽 40g，醋鳖甲 10g，醋五灵脂 10g，红参 25g，盐益智仁 30g，雄黄粉 10g，黑芝麻 20g，炒酸枣仁 30g，通关藤 10g，天麻 20g，白附子 10g。

打粉嚼服，一次 10g，一日 3 次。饮食调摄及调心法同前述。

按：结直肠癌是中国常见的恶性肿瘤，目前中国结直肠癌发病率和死亡率呈不断上升趋势，在中国全部恶性肿瘤中发病率位居第 2 位，居癌症全因死亡谱第 4 位，男性结直肠癌发病风险高于女性。目前外科手术切除是低位直肠癌患者获得治愈的主要手段，本案患者在确诊时因为肿瘤细胞侵犯而无法手术，在放疗后接受替雷利珠单抗免疫治疗，近年来，已有研究发现放疗与免疫治疗可能存在协同促进作用，其机制主要包括：①放疗诱发肿瘤细胞死亡后释放肿瘤抗原和免疫激活信号，促进特异性 T 淋巴细胞抗肿瘤应答。②放疗改变了肿瘤免疫微环境，使肿瘤细胞的免疫逃逸受到抑制，促进免疫细胞对肿瘤细胞的杀伤作用。③放疗可诱导肿瘤组织中肿瘤浸润淋巴细胞的聚集和程序性死亡配体 -1（PD-L1）的表达上调，从而增加免疫治疗敏感性，进一步激活局部和全身的免疫系统对抗癌细胞。肠癌的中医病因病机，有研究包含 92 项中医肠癌随机对照研究的荟萃分析显示，"脾虚""瘀""湿""肾虚"是出现频率最高的前 4 位中医证候要素，由于脾肾不足，复因感邪，致脾胃运化失司，湿浊内生，流注大肠，气机阻滞，瘀血内蓄，湿瘀互结，日久形成积块而发为肠癌。其中，"湿"是基本病理因素，湿证也是最常见的肠癌证型之一，这一观点也得到了诸多医家及临床证候研究的支持。该患者五运六气禀赋提示他寒湿郁闭、肾精不足、肝郁内热、湿热内滞下焦的先天体质，与大数据统计的中医病机相吻合，加上他生长于内蒙古，长期以牛羊肉等肥甘热性食物为主的饮食习惯，湿热蕴积肠胃，内外因相互影响而发癌变于大肠。在因不耐受放弃放化疗后采用西医免疫治疗 +

体质平调散 1 个月后，肿瘤坏死自动脱落且多次穿刺亦无癌细胞，他的主诊西医大夫称他的治愈为奇迹，称从未见过单采用免疫治疗取得如此好的疗效。我们认为他是中西医结合治愈肿瘤的典范，西医的免疫治疗是点对点的靶向治疗，副作用小，依靠激发自身的免疫系统消灭肿瘤细胞，而并非直接用化学药物杀死肿瘤细胞，在理念上与中医扶正祛邪不谋而合；加上体质平调散药粉，从体质内因上纠正偏颇，攻补兼施，调节体质平衡。从而扶正祛邪，协同加强了免疫治疗的作用，取得了治愈晚期直肠癌的奇迹。

（姜艳丹整理）

12. 骨髓增生异常综合征并高血压糖尿病治愈

患者任先生，年龄 60 岁，出生日期 1962 年 12 月 9 日。

就诊日期：2023 年 6 月 10 日。

主诉：确诊骨髓增生异常综合征 1 个月余。

病史及诊治经过：患者 2023 年 5 月 8 日确诊骨髓异常综合征 EB2（IPSS–2 分、中危 –2 组，IPSS–R6.5 分、极高危组），白细胞 $0.77×10^9$/L（正常 $3.5 ～ 9.5×10^9$/L），血红蛋白 52g/L（正常 $130 ～ 175$g/L），血小板 $19×10^9$/L（正常 $125 ～ 350×10^9$/L），化疗一次后暴瘦 30 斤，严重失眠及食欲不振，患者不耐受其副作用遂停化疗前来就诊寻求中医治疗。持续服用体质平调散药粉（10g，日 3 次）+ 六神丸（1/3 瓶日 3 次）2 个月后复诊，诉体力、精神、食欲、睡眠均好转，复查血象：白细胞 $1.9×10^9$/L（偏低），血红蛋白 100g/L（稍低），血小板 $280×10^9$/L（正常），原方加通关藤 20g。继续服用 1 月，复查白细胞 $5.15×10^9$/L（正常），血红蛋白 131g/L（正常），血小板 $231×10^9$/L（正常）。继续服药粉至第 5 月，复查白细胞 $6.23×10^9$/L（正常），血红蛋白 150g/L（正常），血小板 $304×10^9$/L（正常）。自服药起停用所有西药包括降压降糖药，血压逐渐降至正常，血糖先逐渐升高至空腹血糖 $12 ～ 13$ mmol/L，餐后血糖 $23 ～ 25$ mmol/L，足底觉麻木发凉，配合大活络丸 7 盒后好转，此后血糖逐渐降至空腹 5.5 mmol/L 左右，餐后 9.5 mmol/L 左右。肺结节及冠脉硬化未影像复查。

既往史：2 型糖尿病、高血压 3 级（高危）、冠状动脉粥样硬化。

望闻切诊：舌淡红胖大，苔白腻微黄，脉弦。

辅助检查：见现病史。

西医诊断：（1）骨髓增生异常综合征 EB2（IPSS-2 分 中危 -2 组、IPSS-R 6.5 分 极高危组）；（2）抗肿瘤化学治疗；（3）2 型糖尿病；（4）高血压 3 级（高危）；（5）主动脉硬化；（6）冠状动脉粥样硬化；（7）右肺结节。

辨证分析：患者五运六气体质禀赋分析：患者出生日期为 1962 年 12 月 9 日，岁运气为太木，少阳相火司天，厥阴风木在泉。患者胎孕期禀赋了全年的运气，太木为木气旺，与厥阴风木在泉之气相合，厥阴风木在泉扰动下焦肾精，肾精消耗而敛降收藏之力不足，虚火上浮而形成上热下寒，肾精亏虚。太木亦引动下焦肾精，使精气过多调用而贮藏之精相对不足。肾主骨生髓，肾精不足则骨髓易亏，表现为无效造血、难治性血细胞减少。少阳相火司天，火气内郁而难以弥散，太木亦引金气来复，形成金木交争，营血分郁热，金气压抑木气则木气奋力抗争成过度生发之邪气，致使原始细胞不断增殖而难以正常发育成熟。属于现代中医髓毒劳，病位在髓分属肝。

治法：继续原方，平调体质为主，益精填髓、补益气血、清解瘀毒、宣肺柔肝健脾。

处方：体质平调散加减。

莲子肉 80g，山药 60g，炙黄芪 40g，炒山楂 15g，桂枝 10g，天花粉 5g，干姜 10g，炒白术 30g，肉桂 10g，乌枣 30g，葛根 30g，当归 15g，炒芡实 40g，黑豆 3g，醋五味子 10g，石菖蒲 5g，麻黄 15g，炒草果仁 10g，石楠叶 10g，白芍 10g，升麻 20g，酒山萸肉 40g，乌梅 15g，煅磁石 3g，蛇床子 9g，细辛 3g，白花蛇舌草 30g，煅紫石英 15g，蚕沙 20g，生麦芽 30g，炒麦芽 40g，醋鳖甲 10g，炒僵蚕 10g，醋五灵脂 10g，红参 30g，盐益智仁 30g，白附子 6g，雄黄粉 8g，阿胶 20g，黑芝麻 30g，炒酸枣仁 25g，菟丝子 30g，通关藤 10g。

打粉，用蒸枣泥调和成丸，干嚼服，一次药粉 10g，一日 3 次；此前先六神丸 1/3 瓶，日 3 次，米汤送服。六神丸服用 4 个月后血常规指标稳定停六神丸只服用药粉。饮食调摄及调心法同前述。

按：骨髓增生异常综合征（MDS）是一组起源于造血干细胞的异质性髓系克隆性疾病，其特点是髓系细胞发育异常，表现为无效造血、难治性血细胞减少，高风险向急性髓系白血病（AML）转化。其中 MDS 伴原始细胞增多（MDS-EB）亚型是指骨髓中原始细胞达 5% ～ 19%，较其他亚型向 AML 转化的风险进一步提高。MDS-EB 的临床表现无特异性，以全血细胞减少为主，常有明显贫血、出血及感染表现，可伴有脾肿大，常在短期内进展为急性白血病，转化率高达 40%，部分患者虽未进展为急性白血病，但常因感染及出血而死亡，预后较差。西医治疗方案目前只有造血干细胞移植可根治且风险较大，本患者不具备移植条件故于确诊后采用西医常规的阿扎胞苷＋维奈克拉化疗方案及输血支持治疗。化疗一次后不耐受，放弃西医治疗，转以纯中医治疗。

我们从中西医结合角度分析认为，人体的细胞是生命的基本单位，任何细胞内都存在木火土金水五行生克制化系统来维持细胞的正常生命活动，使其完成一个个连续的生长化收藏生命周期，不断产生新的质变，完成由幼稚到成熟死亡的自然过程。但如果只有生长机制（木火所主）而缺乏生长抑制和质变产生机制（土金水之化收藏）必然导致质变的停止。而生长机制的亢盛又使生命不断膨胀从而使得细胞分化停止但不断增殖，这就是细胞的癌变。患者胎孕期禀赋的天地运气木火过旺，金水来复，肾水虚耗的特征深刻影响着受精卵的生长发育，形成机体的先天体质。表现为金水郁木火，易金木交争、水火交争，营血分郁热，肾精不足。平时由于人体内平衡机制的存在，可能表现为亚健康状态的低水平平衡态，当患者 60 岁时，年老肾精耗损亏虚，又逢 2023 年 5 月天地运气为岁运少火、阳明燥金司天少阴君火在泉，二之气少阴君火、少阳相火当令之时，金水郁内火，虚火耗肾精，加强了患者先天禀赋偏颇造成的金水内郁木火。正如《灵枢·百病始生》中说："两虚相得，乃客其形……其中于虚邪也，因于天时，与其身形，参以虚实，大病乃成。"形成了"虚虚实实"，"损不足以奉有余"的气运格局。造血细胞内部存在的火旺精亏、金木交争的加重使得细胞生命活动只有生长机制而丧失了敛降收藏机制，无法正常的完成生长化收藏的生命过程，从而癌变，与精气虚损同时互助。又由于大量的原始细胞积滞于骨髓而致阴分积热，阴分之火则易乘于土位而形成李东垣所说的阴火证，形成精气虚耗、阴阳相争、气机逆乱、寒热虚实错杂的厥阴病机和证候特征。

治疗用体质平调散基础方加减，方中乌梅丸与麻黄升麻汤合用，治疗寒热虚实错杂、升降逆乱之厥阴态体质。方中莲子为君药，《神农本草经》中记载"味甘平，主补中、养神，益气力，除百疾"，能够平补脾肾心，益精填髓，不生痰湿。山药、盐益智仁、菟丝子、黑芝麻填精补肾，针对患者厥阴在泉肾精亏虚；阿胶养血益阴，针对少阳司天火热耗伤营血；雄黄、通关藤为解毒疗肿瘤要药；生麦芽与炒麦芽并用开透髓分积热、疏肝健脾，取麦芽内所含使细胞正常发育的产物以纠 MDS 细胞异常发育之偏、促其向正常细胞转化；麻黄、黑附子、细辛开宣肺郁，炒白术、炒草果、白附子、蚕沙等燥湿化痰，白芍、山萸肉、乌梅、酸枣仁等柔肝息风，肉桂、枸杞子、煅紫石英等温补下焦肾虚寒，葛根、天花粉养阴补津，红参、黄芪益气健脾，炒山楂、当归、五灵脂活血化瘀，白花蛇舌草、蛇床子、六神丸均清热散郁毒，石菖蒲、黑豆、鳖甲合生炒麦芽清透郁热。诸药联合，肾精气血津液俱补，痰瘀郁毒俱化，攻补兼施，损有余而补不足，调节先后天运气与体质所形成的厥阴病态，使体质的偏颇得以纠正，故骨髓增生异常综合征恢复正常，并且高血压和糖尿病亦随之而愈。

（姜艳丹整理）

13. 再生障碍性贫血崩漏10月验案

患者张女士，出生日期1988年1月03日。

复诊日期：2024年3月12日。

主诉：发现再生障碍性贫血伴崩漏10个月余。

现病史：患者2023年5月确诊再生障碍性贫血，月经崩漏不止，失血多可曾达到400mL/日，月经持续20余天淋漓不断，服用优思明3粒，日两次未见明显效果，每20天左右需输血和血小板维持。自2023年12月15日开始服用药粉，1个月后月经崩漏明显好转，月经量较前明显减少，经期缩短，从20天淋漓不尽到3天左右即止，优思明减量为1粒、日两次。无需每月输血和血小板。

既往史：流产1次。

望闻切诊：舌淡白胖大有瘀斑，苔白腻，脉沉细微数。

辅助检查：无。

西医诊断：再生障碍性贫血。

中医诊断：慢髓劳；崩漏。

辨证分析：患者五运六气体质禀赋分析：患者出生日期为1988年1月3日，为大寒日之前，胎孕禀赋1987年全年运气。岁运为少木阳明燥金司天，少阴君火在泉：少木为金气旺，与阳明燥金司天相合，金气过旺，压抑肝脾肾，使肝气不得抒发，阳热郁于肝血，肝郁克土，脾气虚，中气不足，气血生化乏源。肾气受金气压抑，下焦虚寒。在泉之气主下半年气化特征，胎孕禀赋中对应下焦肝肾，少阴君火在泉，火热鼓扰肾精，使肾精难以收敛闭藏，火烁肾精、阴虚内热、热迫血行，下焦水火交争，女子易患月经量多而淋漓不尽。金气压抑肾气，而君火鼓舞肾气，肾精气亏虚而阴虚火旺，肾主骨生髓，肾精不足则髓亏，表现为无效造血。流产及多次输血易形成瘀血，形成寒热错杂，虚中夹实的厥阴体质。

治法：平调体质为主，益精填髓、补益气血、清解瘀毒、宣肺柔肝健脾。

处方：继续原方，体质平调散加减。

莲子肉 100g，山药 60g，炙黄芪 40g，炒山楂 15g，桂枝 10g，天花粉 5g，干姜 10g，炒白术 30g，肉桂 10g，乌枣 30g，葛根 30g，当归 15g，炒芡实 40g，黑豆 3g，醋五味子 10g，石菖蒲 10g，麻黄 15g，炒草果仁 10g，石楠叶 10g，白芍 10g，升麻 20g，酒山萸肉 40g，乌梅 15g，煅磁石 6g，蛇床子 6g，细辛 3g，白花蛇舌草 20g，蚕沙 20g，炒麦芽 20g，醋五灵脂 10g，红参 30g，盐益智仁 20g，煅紫石英 15g，炒酸枣仁 30g，生黄芪 60g，仙鹤草 60g，杜仲炭 10g，醋鳖甲 4g，穿山龙 10g，阿胶 30g，黑芝麻 20g，覆盆子 20g。

打粉干嚼服，一次 10g，一日 3 次，忌生冷，解怨恨。

按：再生障碍性贫血（Aplastic anemia，AA）是一种由自身反应性细胞毒性 T 淋巴细胞介导造血干 / 祖细胞受到免疫损伤所导致的骨髓衰竭，以外周血全血细胞降低为主的临床综合征，以贫血、出血、感染为三大主要临床表现。根据病情的急缓、发热、贫血、出血的程度又可分为急性和慢性，慢性再障又称非重型再障，患病比例占 AA 的 80% 以上，且出血症状易反复，病程相对较长，难以痊愈。病情较重者需要长期依赖成分输血，源于精亏髓枯不能化血，营血虚弱程度更甚，属"慢髓劳"中病情较重者。西医治疗上以支持治疗与对症治疗为主，基础治疗结合免疫抑制，包括抗感染、输血、造血干细胞移植、免疫抑制治疗、激素治疗、环孢素等多种方案，尽管治疗方法与技术在不断创新，但诸如激素、环孢素等药物的毒副作用、输血依赖、造血干细胞移植的高费用、一线药物国内无法获取等均成为治疗当中的重要问题，因此慢性再生障碍性贫血尚无较为完善的治疗方案。

中医疗法治疗慢性再障疗效确切，对于改善慢性再障患者的临床表现、促进骨髓造血、调节免疫、改善西药毒副作用等方面均有明确的疗效。其病因病机多可归结为肾精亏虚、脾胃不足、肝经伏火、髓海瘀血、热邪入髓5个方面。临证中通过症状推测病机往往可能照顾不全，有些时候甚至无证可辨，所以才有岳美中先生提出的辨病与辨证相结合，而对疾病病机的认识往往需要大样本的实践研究才能略有了解。从五运六气的先天体质入手则很容易看到患者先天禀赋的偏颇，先天禀赋的偏颇极大的影响了疾病的方向性，就像水桶漏水一定会从短板处先流出来。如本案患者流产术后，气血俱亏，亚健康状态下的平衡被打破，机体发生病变。她的先天禀赋的偏颇性在于金气过旺，肃杀之气压抑正常的生气，形成金克木的格局，金克木是我们临证观察到的易患免疫系统疾病（自我杀伐）的特征，与再障的西医病理也极为相近，少阴在泉的禀赋又标志着下焦的肾精亏虚和肝肾郁热，女性则有热迫血行、月经淋漓不尽的倾向性，本案患者的再障出血表现为月经的崩漏不止。

在方中，在运用适用于寒热错杂、虚实夹杂、升降逆乱的基础方之上。我们针对她的先天禀赋偏颇性加用了相应的药物。针对少阴在泉，肾精不藏，虚火上浮加煅紫石英，利用金石药物的重镇之性，使被少阴君火鼓动的肾气虚浮得以收敛，紫石英甘温兼温肾暖宫，可解金气过旺的凉抑肃降压抑肾气造成的下焦虚寒，以阿胶血肉有情补血止血，滋阴敛阴，对治少阴君火造成的肾阴伤，又补血止血，对治崩漏。以盐益智仁固肾温脾、黑芝麻补肾填精。针对崩漏症状本身，重用仙鹤草和生黄芪，加杜仲炭、覆盆子补气摄血，收敛止血。加少量的醋鳖甲、炒麦芽、穿山龙清透金气郁木造成的郁热。诸药配伍，首重纠正禀赋的偏颇这一内在根本病因，标本兼顾故，取得了良好的效果。

（姜艳丹整理）

14. 门诊电子病例部分验案简录

（肾动脉狭窄、冠状动脉狭窄、室壁瘤、膜性肾病、类风湿、扁平苔藓、血小板减少、真红、多处良性肿瘤、胆石症、肠上皮化生、老年震颤、焦虑抑郁）

· ID 号：000709497900，就诊日期：2020 年 1 月 20 日

范，男，16 岁，五运六气禀赋：2005 年 3 月 29 日少金阳明少阴，2004 年太土少阳厥阴。

诊断：血小板减少性紫癜 (2 年前服药粉半年后血小板正常，停药 2 年复发，2019 年 9 月服药，血小板由 20 升至 31)。

· ID 号：000604155700，就诊日期：2019 年 8 月 1 日

杨，女，9 岁，五运六气禀赋：2012 年 2 月 27 日太木太阳太阴，2011 年少水阳明少阴。

诊断：免疫性血小板减少（转正常）。

按：治法为基本方加雄黄 3g，僵蚕 10g，蝉衣 3g，酌加归脾丸 1/3 ～ 1/2 丸 / 次。

已治愈 60 例以上。

· ID 号：000720859700，就诊日期：2019 年 8 月 5 日

任，男, 52 岁，五运六气禀赋：1969 年 1 月 12 日, 1968 年太火少阳厥阴。

诊断：（1）室壁瘤 (消失)；（2）糖尿病 (停西药，空胶血糖由 >16 降至 9.6 偶尔 14mmol/L)；（3）冠心病 (胸闷痛消失，精力、体力明显增强)。

按：只用基本方，另有一例男性室壁瘤患者明显减轻。

另有 1 例颈动脉瘤治愈、1 例胸腹腔动脉瘤显效。

· ID 号：000620539300，就诊日期：2019 年 8 月 12 日

李，男，57 岁，五运六气禀赋：1964 年 10 月 17 日太土太阳太阴，1963 年少火阳明少阴。

诊断：膜性肾病 (治愈，血尿全部正常)。

按：只用基本方，有的加雄黄 3g，治愈 10 例以上。各种肾炎肾病已治验百例以上，只要未到尿毒症期，均可恢复肾功能、消除尿红白细胞和尿蛋白。

· ID 号：000696783000，就诊日期：2019 年 8 月 20 日

苗，女，57 岁，五运六气禀赋：1964 年 5 月 4 日太土太阳太阴，1963 年少火阳明少阴。

诊断：（1）内外痔盆腔囊肿 (消失)；（2）肝血管瘤（?）。

· ID 号：000736676100，就诊日期：2019 年 12 月 9 日

刘，女，72 岁，五运六气禀赋：1949 年 9 月 4 日少土太阴太阳，1948 年太火少阴阳明。

诊断：（1）真性红细胞增多症 (停羟基脲，红细胞血小板下降，上半身骨痛风湿膏贴：绝骨、三阴交、肚脐、膈俞；（2）高血压（已停降压药）。

· ID 号：000719130300，就诊日期：2019 年 9 月 16 日

郭，男，66 岁，五运六气禀赋：1955 年 2 月 7 日少金太阴太阳，1954 年太土少阴阳明。

诊断：真性红细胞增多症 (停羟基脲后红细胞维持正常或略高，体力好转，汗出多)。

按：真红、血小板增多症、嗜酸细胞增多，均为肝髓分湿聚，基本方加雄黄 3 ～ 5g，蚕沙 40 ～ 60g，炒麦芽 40g，可辅以麝香壮骨膏贴悬钟、三阴交、肚脐拔湿毒，效佳。

· ID 号：000712324600，就诊日期：2019 年 9 月 30 日

李，女，61岁，五运六气禀赋：1959年9月24日少土厥阴少阳，1958年 太火太阳太阴。

诊断：（1）老年性震颤（服药后停美多巴，半月后症状较前减轻，体质改善）；（2）糖尿病（停西药，空腹血糖略降）；（3）胆囊结石。

按：基本方加僵蚕10g，蝉衣3g，白附子3g。另有治验3例。

· ID号：000682506000，就诊日期：2019年9月30日

曲，女，57岁，五运六气禀赋：1964年7月13日太土太阳太阴，1963年少火阳明少阴。

诊断：甲状腺良性肿瘤（触诊减小，淋巴结减小）。

· ID号：000286990800，就诊日期：2019年11月4日

马，女，67岁，五运六气禀赋：1954年8月31日太土少阴阳明，1953年少火厥阴少阳。

诊断：甲状腺良性肿瘤（左侧消失，右侧缩小）。

按：基本方加白附子3～6g，醋山甲5g，黄药子10g，酌加雄黄3～5g，可缩消甲状腺结节，已验案百例以上。

· ID号：000730620000，就诊日期：2019年10月22日

张，女，39岁，五运六气禀赋：1982年4月24日太木太阳太阴，1981年少水阳明少阴。

诊断：人乳头瘤病毒感染（服药4月转阴）。

按：基本方加蛇床子9g，雄黄3g，6个月后均可病毒转阴。

· ID号：000265327800，就诊日期：2019年10月24日

石，男，39岁，五运六气禀赋：1982年12月8日太木太阳太阴。

诊断：冠状动脉狭窄（停西药，服药粉9月，冠脉狭窄由70%降至40%）。

按：基本方加薤白5～10g，治验百例以上。

· ID 号：000731214100，就诊日期：2019 年 10 月 25 日

王，男，43 岁，五运六气禀赋：1978 年 8 月 26 日太火少阴阳明，1977 年少木厥阴少阳。

诊断：纵隔良性肿瘤（2018 年 4 月服药，2019 年 9 月复查减小）。

· ID 号：000731376500，就诊日期：2019 年 10 月 28 日

高，女，56 岁，五运六气禀赋：1965 年 3 月 9 日少金厥阴少阳，1964 年太土太阳太阴。

诊断：扁平苔藓（持续减小中）。

· ID 号：000732342500，就诊日期：2019 年 11 月 4 日

金，女，53 岁，五运六气禀赋：1968 年 10 月 1 日太火少阳厥阴，1967 年少木太阴太阳。

诊断：（1）类风湿性关节炎（服药粉后脚汗极臭，全身关节疼痛减轻，阴道炎消失）；（2）腰痛；（3）子宫内膜增生。

按：所有自身免疫病，类风湿性关节炎（细辛 10g）、皮肌炎、狼疮、自免肝、血小板减少、再障贫血（加菟丝子 60g）等，均为阴金克木，加雄黄 3～5g，藤类药，祛风湿健肾药，均有验案。

· ID 号：000763887500，就诊日期：2020 年 11 月 24 日

付，女，43 岁，五运六气禀赋：1978 年 9 月 27 日太火少阴阳明，1977 年少木厥阴少阳。

诊断：（1）胆囊结石（服药 4 月由 7mm 减至 3mm)；（2）乳腺良性肿瘤（触诊减小，不再痛）；（3）甲状腺良性肿瘤（触诊减小）。

按：胆石症治疗只用基本方即可，化石排石作用均明显，验案 10 例以上。

· ID 号：000734892800，就诊日期：2019 年 11 月 25 日

温，男，71 岁，五运六气禀赋：1950 年 7 月 28 日太金少阳厥阴，1949

年少土太阴太阳。

诊断：（1）肺恶性肿瘤（Ⅳ期，未手术，服药粉3月咳嗽咯血消失，体重下降2kg）；（2）肺气肿；（3）心律失常（消失，加甘松10g可治各急慢性心律失常）。

· ID号：000734897100，就诊日期：2019年11月25日

张，男，47岁，五运六气禀赋：1974年2月13日太土少阳厥阴，1973年少火太阴太阳。

诊断：附睾良性肿瘤（服药3月略缩小）。

· ID号：000735780400，就诊日期：2019年12月2日

高，女，48岁，五运六气禀赋：1973年5月7日少火太阴太阳，1972年太木少阴阳明。

诊断：甲状腺良性肿瘤（服药粉3月缩小）。

· ID号：000736828500，就诊日期：2019年12月10日

杨，女，47岁，五运六气禀赋：1974年5月26日太土少阳厥阴，1973年少火太阴太阳。

诊断：乳腺良性肿瘤（服药3月，囊性结节变小）。

· ID号：000672361900，就诊日期：2019年12月23日

许，男，48岁，五运六气禀赋：1973年1月27日少火太阴太阳，1972年太木少阴阳明。

诊断：（1）肺结节（服药4月消失）；（2）内外痔。

· ID号：000738649900，就诊日期：2019年12月24日

张，男，58岁，五运六气禀赋：1963年4月15日少火阳明少阴，1962年太木少阳厥阴。

诊断：慢性萎缩性胃炎（重度转中，胃胀好转）。

· ID号：000667462800，就诊日期：2019年12月26日

江，男，50岁，五运六气禀赋：1971年11月5日，少水厥阴少阳。

诊断：（1）焦虑状态（去年中秋，服药2月，症状消失；今冬又复发，未服西药）；（2）心悸。

按：基本方加刺五加20g，贯叶金丝桃10～20g，焦虑抑郁、抑郁躁狂类均效佳，验案30例以上。

· ID号：000739540100，就诊日期：2019年12月31日

付，女，43岁，五运六气禀赋：1978年9月27日太火少阴阳明，1977年少木厥阴少阳。

诊断：（1）子宫平滑肌瘤（肌瘤个数变少）；（2）乳腺良性肿瘤（减小）；（3）胆石症（结石缩小）。

· ID号：000589502500，就诊日期：2020年1月9日

张，女，41岁，五运六气禀赋：1980年9月29日太金少阳厥阴，1979年少土太阴太阳。

诊断：（1）胰腺囊肿（2016年服药1年消失，继续服药期间未忌口复发）；（2）胆囊息肉。

· ID号：000603525300，就诊日期：2020年9月17日

崔，男，62岁，五运六气禀赋：1959年7月18日少土厥阴少阳，1958年太火太阳太阴。

诊断：（1）肠上皮化生（糜烂，转正常）；（2）慢性萎缩性胃炎（活检转正常）。

按：基本方加炒麦芽20g，严格忌口，6个月～1年肠上皮化生可逆转，慢萎性胃炎转平常乃至治愈，成功验案5例以上。

· ID号：000747521400，就诊日期：2020年12月1日

康，女，57岁，五运六气禀赋：1964年5月2日太土太阳太阴，1963年少火阳明少阴。

诊断：（1）肾动脉狭窄（服药4个月，由重度狭窄减为中度，血流速度由409减为407cm/s）；（2）高血压（血压控制，由不良转平稳）；（3）焦虑状态（盐酸曲唑酮和盐酸曲舍林片都由150mg减为25mg）。

按：肾动脉狭窄已治3例，只用基本方，1月后均显效，但未治愈。

跋

胜缘与致敬

我最初学五运六气是在大学三年级，一头雾水，但不敢轻弃，时常也要读一读大论原文；硕士期间体质医学思维形成，但五运六气禀赋也只作为体质诊断的辅助条件；2006年应邀在昆山中医基础理论研讨会上介绍自己的体质医学，同时聆听了顾植山老师的五运六气预测，当时想，体质是求稳定的内因，五运六气则是看变动的外因，若两者能结合在一起就内外因都有了，这才应该是全面圆满的疾病病因认知，但如何结合呢？2009年初，我在外交部街社区卫生服务站服务社区老人们，不知怎么就想：高血压的病人在五运六气禀赋上会不会有共性，即高血压的体质特殊性？初步总结二三十例，竟多有厥阴在泉禀赋！后大胆预测一位禀赋太阳司天的患者易患心脏病，竟说中了，自此确信：五运六气禀赋通过造成先天体质偏颇而导致易患特定疾病，这是明显存在的；反过来说，某一疾病所有患者的运气禀赋的共同性，就是此病的体质性内因——胎孕期五运六气影响力，通过印刻在先天体质中，会影响人的一生！这样，任何一个病，尤其是西医病名下的病，就可以找到中医理论下的内因，中西医从病因学上便可结合，体质医学与五运六气学结合的方法也找到了！带着无可抑制的喜悦与期待，我向医院提出了集中进修五运六气的申请，得到了当时负责此方面的刘清泉副院长的大力支持，遂于2010年上半年在中国中医科学院基础理论研究所陈小野、杨威主任那里进修，主要由孟庆云老师指导，也曾就教于田合禄老师。在对运气大论原文、诸家注释及现代研究等云里雾里三个月的苦学后，终于有一天问孟老师：主运主气应该是指太阳对地球的影响、客运客气应该是整个宇宙对地球的影响，对吧？孟老师点头——五运六气的大门终于被打开了，从头再读诸篇大论，我终于能分清经文是依日月背景而说的，还是依宇宙背景而说的，经文开始能读懂并落实于临床，在马莳的启发下区别开了五运与六气的差别，明白了五运偏影响五藏、六气偏影响六府、司天偏影响上焦、在泉偏影响下焦，不管是对胚胎发育的影响还是对后天体质的影响皆然。半年后进修结束，在医院的要求及刘清泉副院长和陈信义主任的帮助下，创立体质医学门诊，开始依五运六气和体质医学相结合的崭新临床诊疗模式面对病人、培养研究生、开办"体质医学论坛"做宣教。

2011 年夏，我和研究生董霞首先以生日分组观察到相同五运六气禀赋者面相相似度非常高，后进一步发现与舌象也是直接相联，如禀赋中有火则舌必见裂纹，萌发了用大数据进行相关研究的想法。2013 年，与北京市肿瘤防治办公室杨宁主任团队合作获取了共计 15 年北京市肿瘤患者统计数据，北京大学刘伟老师帮助我们编出运算程序，开始了基于大数据的从五运六气禀赋特点探求各肿瘤先天体质性病因及发病机制的研究，结果令人振奋！于树森、孙宁、周冬卉都得以用这些肿瘤数据为研究生课题毕业；苦苦探寻了一年后，在 2013 年立秋日，终于确立了能圆满排除年龄、生活习惯等干扰因素的大数据统计学分析方法——"差年连续分层对比法"，2014 年 10 月在《中医杂志》上发表了"五运六气禀赋与原发性高血压易患性的相关性——北京地区 48666 例病例调查"，并在中国中医科学院组织的全国五运六气学术会议上作报告（孟庆云、顾植山两位老师主持）；2016 年底，研究生菅庆林完成了"出生日期 / 五运六气禀赋－易患疾病（群）数据库"，并在周冬卉的前期工作基础上和乔彤彤一起编汇出了"出生日期 / 五运六气禀赋和易患肿瘤数据库"，初步展示了什么时候出生的人易得什么疾病和何种肿瘤（即本书附篇三）；2018 年，在北京市中医管理局屠志涛局长和我校徐安龙校长帮助下，与北京海德康健信息有限公司合作，在范军董事长及同仁华明、杨其昌等帮助下，获得了北京市 2013～2019 年全部医保统计数据，结合清华大学赵红蕊教授和上海气象局潘亮研究员提供的气象数据,五运六气、二十四节气的全方位研究得以基础毕备。感恩啊,一位位活菩萨,深明大义、慷慨相助!谁能相信,这海量的一批批数据,完全是因为数据方对我们的研究价值和独特方法的认可、信任而无私相助的呢?记得 2016 年 12 月,在王元五老师反复敦促下,我带着庆林和彤彤第一次去见徐校长,当他看到"出生日期/五运六气禀赋与易患肿瘤数据库"时,吃惊地问道:"张老师,这么大的数据量你花了多少钱?"我回答:"这是老天送的。"

用这些数据,研究生乔彤彤研究了二十四节气易患人群,蒋暑雨统计出了二十四节气急诊性易患疾病,并基于彤彤的前期研究用六年急诊数据完成了"二十四节气急诊易病人群",为《物候心语》视频录制及整理成书提供了事实依据;王二巍研究了自然流产高危人群、高危运气禀赋和高危节气,加倩证明了运气交接点就是在大寒而非立春,李坤辰完成了禀赋运气与时行运气如何相应(什么禀赋的人于什么时气主令之时易患疾病)的规律揭示,尤其是加倩以其天资和勤勉,编写了大数据研究需要的所有运算程序,并在毕业后挤时间完成了"什么运气和节气禀赋的人易患什么疾病""什么运气和节气禀赋的人于各节气易患什么急诊性疾病""各岁运各司天之气各在泉之气各间气各节气禀赋者之易患疾病"及"各岁运组合各客气组合禀赋者之易患疾病"一个个数据库。至此,众志成城,五运六气之大数据实证得以全面落实;尤其是各大数据库的建立,为我们及同行乃至后人理解五运六气和二十四节气、不断挖掘开发新数据等,提供了永久的方便。

在此期间,2017 年 1 月 24 日,持续 7 年的"体质医学论坛"停止,6月 24 日,左加成、加倩组织的学生社团"五运六气学社"诞生,我作为社团导师,开始和大家逐字逐句共学五运六气七篇大论。得益于儒释道等传统文化对宇宙真理的认证和团队的大数据统计分析结果,七篇大论的学习破解了一个个疑难,如对关于神明的概念、宇宙和生命形成过程的解读,病机十九条与五运六气病因的关系，各运气致病规律的大数据印证，有理有据地审评纠正了很多医家的错误解读，初步使每句经文都能如实落地于养生宝命和临床诊疗实际。2021 年 5 月 22 日学完最后一篇《至真要大论》，历时整整四年，虽仅是个开始，但能自信于《黄帝内经》之医学本怀已悟入。

五运六气不仅为中西医病名下各疾病内外病因的确立和疾病本质的认识与诊断所必需、为从根本上预防和治愈疾病提供了指向标，更能将治疗极度简约化、执简驭繁——在清朝陈士铎，有依各岁主令之运气而造的运气十六方该治一切病，至今仍有效验；在我们这里，更有以调整 1984 ~ 2043 年这60 年之厥阴风木大司天少阳相火大在泉影响力而设立的万人万病一方"体质平调散"，十几年来奇效稳定。

这个方子的创立，有诸多因缘。先是在一次刘力红老师组织的《扶阳论坛》上听课时，思考扶阳派以四逆汤治万病，应是调动了后天太极之元气，元气无所不通，故行之则寒热众病皆治（除了外感热邪）。但如果这个人素体肾精亏虚，必不可久用附子，那有没有一个补元精的方子与之相配合呢？当时抢到机会请教卢崇汉先生，未置可否，但我已对此深有执信，后逐渐增想：好好吃饭、睡觉都能养人精气而帮助治病，不分寒热虚实、外感内伤，那五谷应该是普遍的补五藏元精元气而终生食用亦无壅滞气血引生邪气之偏的理想选择，但五谷偏性太弱、治病力不强；又想，若人一发善念，更能助益治疗一切疾病，而法界唯是心显，那么，和善心相应的有形药物应该是什么？哦，是莲子肉！它既是食品又是药品，性平且圆补五藏阴阳精气，出淤泥而不染故能化浊而久食不生偏邪，千年不腐而能重新发芽故通元真神明，道家、佛家、理学家皆以莲为尚，对，就是它！辅以生山药、芝麻、芡实、大枣，佐以小麦、大米、绿豆、红豆、黑豆清热养阴，炒五谷杂粮温燥化寒湿，一张所有人都适用的补精气调体质食疗方就此产生，并在临床见效。直到 2011 年，想到近 30 年所有人都是在同一个厥阴大司天下生活，体质变化受其影响最大最持久，超过流年岁运气，不管什么岁运气禀赋者皆然，故调整厥阴大司天对人影响的偏颇比从每岁运气层面能更深、更根本地防治疾病，那厥阴致病有何特点/共性？哦，《伤寒论》所示之厥阴病，特点是阴阳气血俱虚、升降逆乱、寒热虚实错杂，乌梅丸、麻黄升麻汤为代表方，而二方皆以远超君药药量之粳米为基以补益精气。那好啦，原来的食疗体质调整方与乌梅丸、麻黄升麻汤相合，药与食同用、标与本同调，即以彻底调整体质调动人体自己抗病潜能而达到调体质与治疗疾病同时，万人万病一个基本方的"体质平调散"，就这样诞生了。

那这张方子只适用于1984～2043年这个60年大司天吗？直到今年和大家共学《黄帝内经》之《阴阳应象大论》后，我心中才豁然开朗——"风为百病之始"（《生气通天论》），"风者，百病之长也"（《风论》），百病皆是正邪相争故百病始于风木（抗争属木性），那从风木论治就是属于永远的"智者察同"（《阴阳应象大论》），而依厥阴风木大司天这个60年的"小同"制订的体质平调散，之所以十几年来恒有奇效，原来是同时符合了"风为百病之始"的"大同"！这样看来，这张方子将具有永远的适用价值。

现在想起来，我们现在的这套疗法，更适合于叫"察同/普适"疗法，因为从立方最初就是想找一个所有人都适合、所有病都适合的调补方，于是有了莲子肉为主的食疗方，继而并入了大司天方成体质平调散；与服药相配合，恢复本地传统饮食而纠正西方饮食之偏、敲小周天通调全身气血、发"唵阿吽娑哈"五音调五藏、念"仁义礼智信"调心并调补五藏，乃至讲解生命本质令发无我利他之善心行、和睦家庭之家道伦常疗法，无一疗法不具普适性、全民性。

2022年冬，奉命给三年级本科生讲五运六气七篇大论，紧迫的时间内，赵力先对过去的七篇大论讲解录音进行全部整理，再和康佳荟组织大家据录音整理成PPT，毛怡伊、于志强设计出庄重雅致的模板，主要整理人员还有王二巍、李小婷、杨小蓉、余泓瑾、曾莉、张琪琛、瑞洁、谢宁会、文婕、崔岩岩、潘亮、Monic、冯娟、子阳、Sports、茗蕙、陈泽谋、全荟乔、薛佳、李曦童、蔡书宁、李昂等。当时正值新冠肆虐全国，我已感染，靠读诵经典等退烧而未误课；佳荟在拼力完成最后的《六元正纪大论》PPT 制作，中午与我在网上逐字修改完后，当晚便高烧卧床了。

由于我们对五运六气诸篇大论的解读与应用别具特色，很多同仁反复敦促出版 PPT 讲义，无奈，我只能在原 PPT 基础上，最终还是硬着头皮从头开始逐字解释。同时，几乎是倾尽了团队同仁们这些年的大数据研究结果作印证，并留下那些具体数据供同仁再进一步开发利用；写作中，历代先贤加护下的一个个灵感和新解不断涌现，尤其是在最需要排版人员时，负二营出现了；在需要大陆出版社时，宋雨辉编辑出现了；毛怡伊和于志强则天天几乎同步地能把我手写的稿子转成电子版并校对——众缘和合，善业与共！

七篇释证写完，一颗悬心放下。再在诸多同仁的参与和帮助下，汇编以前研究成果，很快完成了"启用篇"。2024 年 5 月 15 日正值释迦牟尼佛圣诞日、浴佛节，天佑团队共同功德之结晶，近 60 万字书稿，交付出版社。

此书成稿付梓，胜缘如是——感怀，感恩！愿众恩功德，广利天下！

张洪钧

2025 年 8 月 1 日

附

篇

附篇一 运气禀赋与流年运气相合致病的相应规律

《素问·宝命全形论》[1]云:"人以天地之气生,四时之法成。"人在胎孕期所禀受的天地之气作为其先天体质的重要组成部分将影响人的一生,而在后天,又无时无刻不受着四时天地之气的影响。那么,由于先天禀赋运气的不同,在后天流年运气的影响下,在疾病的发生中又会体现出怎样的差异?

本研究以六年北京市医保纳入的急诊病例及北京市常住人口数据为依托,初步探索五运六气禀赋与流年运气在疾病发生中的相应关系,以期为五运六气理论应用于临床病因学探讨、预后判断等方面的进一步研究以及在针对先天体质的疾病防治等各方面的应用提供参考。

一、大运大司天甲子考

清代医家陆懋修据明代薛方山先生的《甲子会纪》,参清代陈榕门先生作《甲子纪元》沿袭前者,作《大司天三元甲子考》一篇。陆氏经以前贤治病用药规律验证后,编入六气大司天,并推算甲子至清代光绪年间[2]。继之推算得,1924~1983年为第78甲子,太阳寒水太阴湿土;1984~2043年为第79甲子,厥阴风木少阳相火。

明代薛方山先生作《甲子会纪》[3]云:"闲中取邵子《皇极经世书》览以永日,乃知黄帝、尧、舜值巳会之末,而禹则当午会之初也。黄帝始造甲子,其年次可考,遂直以黄帝八年甲子起……庶几乎为彰往察来之一助云。"由此可见,薛氏通晓《皇极经世书》的内容并且认可元会运世之说。

宋代邵雍先生作《皇极经世书》[4]自甲辰年唐帝尧肇位始载录史事，《甲子会纪》同载甲辰年为唐尧帝元载，两书对此后同一历史事件的发生甲子记载大体一致，且与史实相符，按《甲子会纪》记为第6甲子。《皇极经世书》自经元之甲一、经会之巳六、经运之癸一百八十起开始详细记载年之甲子，根据唐帝尧肇位所处经世之未二千一百五十六，推算在《甲子会纪》中的甲子数，《皇极经世书》所载第1甲子实为《甲子会纪》第3甲子。柯资能注意到这一问题，并提出将邵雍"元会运世"的周期框架挪移120年，使之与六气大司天理论的周期框架相配合，孙明[5]证实了此观点的合理性，即以《甲子会纪》第1甲子记为经世之癸一百八十。经推算，1624～1983年处于第73甲子～第78甲子，经运之乙一百九十二，以运（360年）为单位的大周期运气干支为乙亥，即大运为金运不及（以下简称少金，余运不及均简称少运）；1984～2343年处于第79甲子～第84甲子，经运之丙一百九十三，以运为单位的大周期运气干支为丙子，即大运为水运太过（以下简称太水，余运太过均简称为太运）。

本研究以此为基，将客运客气的影响，从大运大司天周期开始，再到岁运岁气小周期。

二、临床资料

（一）资料来源

病例组数据为北京市医保纳入的 2013 年 1 月 20 日至 2019 年 1 月 20 日期间的急诊就诊数据（由北京海德康健信息科技有限公司按研究要求提供统计数据）。对照组数据为 2018 年 4 月统计的北京市常住人口数据（由北京市公安部门按研究要求提供统计数据）。本研究已通过北京中医药大学东直门医院医学伦理委员会审查，批准号：2023DZMEC-275-02。

急诊以病发急骤为其最主要的特征，包括新病突发、旧病的复发及加重，涵盖了临床各科疾病，其就诊时间记录可较好地反映起病时间。北京市人口基数大，医疗资源丰富，北京市急诊就诊记录可较好地满足本研究的样本需求。医保人数与常住人口数正相关且每年的波动较小，故在本研究中仅以 2018 年 4 月统计的北京市常住人口记录作为对照，再以 2013 ～ 2018 年各年北京市常住人口中的参保总体人数进行矫正。

（二）纳入标准

（1）性别、出生日期、就诊时间和诊断明确的急诊就诊记录；（2）根据身份证号记录获取的出生日期在 1924 年 1 月 21 日至 2014 年 1 月 19 日之间。

（三）剔除标准

以节气为最小时间观察单位，若同一患者在相邻的两个及以上节气内连续就诊，且诊断完全相同，则就诊记录合并记为 1 次，且以第一次就诊时间作为发病节气依据。

（四）一般资料

病例组共纳入 21571764 条出生日期 – 急诊就诊记录（男 10317746 人次，女 11254018 人次），对照组共纳入 15221962 条北京市常住人口记录（男 7711742 人，女 7510220 人）。原始数据为每年各节气的急诊患者和常住人口数，男女分开。

三、研究方法

（一）流年运气的确定

根据中医五运六气理论及本课题组[6]和其他学者[7-8]研究结果，本研究以大寒为运气年的开始。岁运统全年（大寒—次年小寒），司天主上半年（大寒—次年小暑），在泉主下半年（大暑—小寒）。2013 ～ 2018 年为丙子大运，大司天为厥阴风木司天少阳相火在泉。各年岁运岁气分别为：2013 癸巳年少火厥阴司天少阳在泉、2014 甲午年太土少阴司天阳明在泉、2015 乙未年少金太阴司天太阳在泉、2016 丙申年太水少阳司天厥阴在泉、2017 丁酉年少木阳明司天少阴在泉和 2018 戊戌年太火太阳司天太阴在泉。

（二）人群的五运六气禀赋分类

按照出生时段以全胎孕期五运六气禀赋划分人群，对照组与病例组匹配，男女分开。每年可划分为四类不同的禀赋人群[9]，本文称为"运气四季"，即运气春季出生（大寒—清明）者禀赋为前一年岁运、司天、在泉和当年岁运、司天；运气夏季出生（谷雨—小暑）者禀赋为前一年岁运、在泉和当年岁运、司天；运气秋季出生（大暑—寒露）者禀赋为前一年岁运、在泉和当年岁运、司天、在泉；运气冬季出生（霜降—小寒）者禀赋为当年岁运、司天、在泉。

按照大运大司天禀赋分类。《素问·天元纪大论》[1]云："五六相合而七百二十气，为一纪，凡三十岁；千四百四十气，凡六十岁，而为一周"，即每 30 年客运气重复一次，为一纪，一甲子周 60 年为一个大司天（大司天在泉的简称），前后 30 年分别为大司天之司天和在泉。其中，1924 ～ 1983 年处于乙亥大运，其中 1924 ～ 1953 年为太阳大司天之太阳司天（简称太阳大司天），1954 ～ 1983 年为太阳大司天之太阴在泉（简称太阴大在泉），

1984 ～ 2013 年处于丙子大运厥阴大司天。仅按照岁运岁气禀赋的不同分类人群，每 30 年为一周期，共可分为 120 类，本文称之为运气相合禀赋。如将 120 类人群所禀受的岁运与岁气分开，按照包含单运可分为 10 类禀赋，按照包含单气可分为 12 类禀赋。详见正文。

（三）数据处理

1. 急诊率的计算

取病例组数据与对应的对照组数据的比值为某节气内某出生时段（某类禀赋）人群的急诊率，即某节气内某出生时段人群急诊率 = 该节气内此人群急诊总人数 / 同出生时段常住人口数，以排除不同时段出生人口数绝对高低对结果的影响。

2. 据大运大司天禀赋分组

每个人群的运气禀赋主要包含大运大司天、岁客运气和岁主运气三大部分。根据胎孕期大运大司天禀赋的不同，将急诊率数据分为 1924 ～ 1953 年出生乙亥大运太阳大司天组、1954 ～ 1983 年出生乙亥大运太阴大在泉组和 1984 ～ 2013 年出生丙子大运厥阴大司天组。

3. 凸显岁运岁气的影响

于各大运大司天禀赋组内分别行如下计算：

第一步，分别计算 2013 ～ 2018 年各流年每个节气急诊率而后得每半年的 120 类人群的节气平均急诊率 m1。由于 120 类人群中的客运客气影响力恰好于此抵消，此均值即是各组大运大司天禀赋影响力的体现。

第二步，各流年各人群急诊率除以同一时段内的此均值 m1，以削弱大运大司天禀赋的影响力，从而凸显岁运岁气禀赋的影响力。

第三步，基于以上结果，计算各人群在 2013 ～ 2018 年这 6 年的相对急诊率均值 m2，以去除 6 年岁气差异，并削弱流年岁运差异的影响，而凸显为流年大司天影响。

第四步，前面计算所得的各流年各人群相对急诊率值除以此均值 m2，得到各人群于各流年的相对急诊率值。

这样，各个大运大司天禀赋组中得到的都是何岁运岁气禀赋之人于何岁运岁气流年的相对急诊率值。理论上，在禀赋中去除了大运大司天的影响力，凸显了岁运岁气禀赋影响力；在流年影响力中去除了流年大运大司天影响力，凸显了各流年岁运岁气影响力。

最后，三个大运大司天组岁运岁气禀赋相同者对应求均值，得到各岁运岁气禀赋人群在各岁运岁气流年的相对急诊率数据。其中，由于 2013 年出生在 2013 年就诊的数据缺失，在计算与 2013 年相同的 4 个岁运岁气禀赋在2013 年的相对急诊率数据时，以前 2 个大运大司天组的数据均值代替。

4. 各流年参保人数差异的处理

在涉及年与年急诊率高低比较时，为减小每年医保人数不同产生的误差，本研究中以北京市常住人口在 2013 ～ 2018 年各年总体参保人口数据对各年急诊率数据进行矫正，男女分开。即医保人口矫正系数 = 该年参保人数/6 年参保人数均值；矫正急诊率 %= 急诊率 / 同年医保人口矫正系数。

先行将各人群在各年的急诊率折算成构成比亦可达到同样的效果，本研究在凸显岁运岁气影响的第二步中所采用的比均值法与构成比法思想一致，可同样减小因各年参保人数不同所致的误差。

5. 数据处理工具与可视化

使用 WPS OFFICE 2019 表格处理数据。按照运气次序，分别以流年和禀赋运气为横、纵坐标，对急诊率及相对急诊率数据以红绿色阶法做可视化处理，其中数值高者趋近于红色，数值低者趋近于绿色。

四、结果

（一）各大运大司天禀赋组急诊就诊情况

根据大运大司天禀赋分组，对各组数据分别做色阶处理，得到各大运大司天禀赋组急诊就诊情况，其中红色表示急诊率高于组内平均水平，绿色表示急诊率低于组内平均水平，颜色越深表示该特征越突出。各组各禀赋人群在 2013～2018 年各年节气平均矫正急诊率结果见书末附表 1、附表 2，由表可见：

① 60 年大司天在泉中的前 30 年大司天与后 30 年大在泉的气化作用不同：同是乙亥大运，太阳大司天组和太阴大在泉组各人群急诊率总体有明显差别，这表明大司天与大在泉气化作用不同，60 年周期内的 30 年为一纪的细划分是必要的。

② 大运大司天禀赋对体质形成的影响力不可忽视：岁运岁气禀赋相同而大运大司天禀赋不同的三大组人群，在相同流年运气影响之下呈现出的急诊率规律明显不同，说明大运大司天对人体先天体质的形成影响颇大，不容忽视，且其影响力超过了岁运气的影响力。因此，不论在分析体质禀赋（内因）时，还是在分析流年时气（外因）时，大运大司天与岁运岁气均须考虑在内，必要时当分别分析。

③ 流年岁运气的急诊影响力大于禀赋运气的影响力：在三个大运大司天禀赋组中，男女各人群急诊率都以 2016 年为总体最低、2018 年为总体最高，表明流年岁运气的急诊影响力超越了禀赋运气的影响力。

④ 运气的急诊影响力大于性别影响力：表现为男女各人群于各流年的急诊率高低变动规律几乎完全相同。

⑤ 在各大运大司天禀赋组中比较急诊率，在 2013～2018 年所在的太水大运加厥阴风木为主的大司天影响下，各组均呈现以 15 年为单位的分层现

象，尤其以丙子大运厥阴风木组更清晰，可见在大周期五运六气中，每一纪存在以 15 年为单位的周期规律。

⑥比较各大运大司天组间总体节气平均急诊率，结果显示：乙亥大运太阳司天组＜乙亥大运太阴在泉组＜丙子大运厥阴司天组。由此可见，在 2013～2018 年即太水厥阴司天少阳在泉流年大运大司天的影响之下，乙亥（少金）大运禀赋者较丙子（太水）大运禀赋者相对不易急诊，大司天禀赋为太阳司天、太阴在泉、厥阴司天者，相对易急诊性依次增加。此规律与年龄越大则越易得病的慢性病发病规律相悖，超越了年龄因素对急诊率的影响，更凸显了运气因素的影响力。

⑦流年岁运气与流年大运大司天在泉之气相得与否是影响急诊率的一个关键点：在三个大运大司天禀赋组中，男女各人群总体以 2016 年急诊率为最低、2018 年急诊率为最高，说明 2016 年岁运气太水少阳司天厥阴在泉与流年大运大司天太水厥阴司天少阳在泉之气相得，2018 年岁运气太火太阳司天太阴在泉之气与流年大运大司天之气不相得。

综合上述，对比急诊影响力，运气＞性别，流年运气＞禀赋运气，大运大司天＞岁运气。流年岁运气与流年大运大司天在泉之气相得与否是决定当年急诊率高低的关键之一。

（二）各岁运岁气禀赋人群在各五运六气流年的急诊变动规律

1. 岁运禀赋与流年岁运如何相应而影响急诊率

（1）保留禀赋和流年中大运大司天影响结果

据原始数据直接求均值，计算包含各岁运禀赋者在各流年上、下半年的节气平均矫正急诊率，对男女全部数据分别做色阶处理，并计算男女各禀赋上、下半年节气平均矫正急诊率总和，结果见附表 3。从表中可见：

①太土、少金、太水禀赋于 2013～2018 年各年多为阻患因素（文中阻

患因素即保护因素，易患因素即高危因素，下同）。说明此三种禀赋与这 6 年所处的大运太水相得，可得其助，安泰少病；而少土、太金、少水禀赋恰相反。

②2016 年岁运太水，男女各禀赋者均偏向于阻患。说明禀赋大运少金（60 年）和太水（30 年）与太水流年运相得，可得其助，安泰少病。

③男女各岁运禀赋者总体以 2016 年急诊率为最低，以 2018 年急诊率为最高。但从运与运的关系来看，2016 年之岁运太水与流年大运太水相得，而 2018 年岁运太火与流年大运不相得。前者岁运太水与大运太水相顺，安泰少病；后者岁运太火被大运太水所克，相逆多病。

（2）削弱禀赋和流年中大运大司天影响后的结果

在分别削弱了禀赋及流年大运大司天影响之后，根据计算所得各类禀赋人群在 2013 ~ 2018 年各年上、下半年的相对急诊率数据，分别求均值，计算包含各岁运禀赋者在各流年的相对急诊率，对男女全部数据分别做色阶处理，结果见附表 4。

本研究中，相对急诊率值为采用比值法计算所得，故比值为 1 代表平均水平。若该值 >1，代表高于平均水平，本文中记为高值，标为红色，即相对易患；相反，该值 <1，代表低于平均水平，本文中记为低值，即相对阻患，标为绿色。从表中可见：

①削弱了大运大司天影响后，某些禀赋与流年运间的关系发生了明显改变，但从总体上看，各岁运禀赋的相对急诊率高、低值区呈随流年而规则的阶梯状顺位移动，更为符合运气逐年顺次规则转换的规律。

②在任意同一流年内，禀赋岁运仅太少相反（如太木与少木、太火与少火）的两类人群总是易阻患性相反（如附表 2 示 2013 年，少木禀赋者属于易患，而太木禀赋者属于阻患），与运气理论相合。

③在何岁运流年（如 2017 年岁运少木），低值区（示阻患禀赋）集中在

同流年运的前 1 年岁运（即母运太水）禀赋附近（即少木太水少金禀赋），高值区（示易患禀赋）则集中在与低值区恰好相反的禀赋（即太木少水太金禀赋），表明禀赋同流年岁运、生流年岁运及克流年岁运者安泰少病，而禀赋与流年岁运太少相反之运以及生此运和克此运之运者更易患病。

④任一岁运禀赋，在岁运太少相反的两流年，多是易阻患相反，如禀赋太金者，于岁运少火之 2013 年为阻患人群，于岁运太火之 2018 年则为易患人群。

⑤禀赋何种岁运者（如禀赋太木），急诊率低值区集中于同己岁运流年及其后的两年（太木少火太土（推测）年），尤其是后一年（即子运年，少火年），急诊率高值区恰好与之相反（少木太火少土 (推测)，太火年最高）。表明禀赋运遇同运流年、所生运流年及所克运流年时安泰少病，而遇太少相反运流年及此运所生运和此运所克运流年更易患病。

⑥男女规律相似。

2. 岁气禀赋与流年岁气如何相应而影响急诊率

（1）保留禀赋和流年中大运大司天影响结果

据原始数据直接求均值，计算包含各岁气禀赋者在各流年上、下半年的节气平均矫正急诊率，对男女全部数据分别做色阶处理，并计算男女各禀赋上、下半年节气平均矫正急诊率总和，结果见附表 5。从表中可见：

①男女各禀赋于任一年，都是上半年急诊率低于下半年，表明春夏之气与这六年所处之太水大运厥阴风木大司天少阳相火大在泉之气相得、不易致病，秋冬之气反之，附表 1 中亦见此规律。

②禀赋少阴司天、阳明在泉、太阴司天、太阳在泉者，各年急诊率都相对低于禀赋有阳明司天、少阴在泉、太阳司天、太阴在泉者，说明前 4 种禀赋与大运大司天之气相得，后 4 种禀赋反之。

③男女各岁气禀赋者总体以 2016 年急诊率为最低，以 2018 年急诊率为

最高。单从气与气的关系看，2016 年少阳司天厥阴在泉之岁气与大司天厥阴司天少阳相火之气相得，而 2018 年太阳寒水司天太阴湿土在泉之岁气与大司天之气不相得。

（2）削弱禀赋和流年中大运大司天影响后结果

与附表 2 用相同的方法，计算包含各岁气禀赋者在 2013～2018 年各上、下半年的相对急诊率，对男女全部数据分别做色阶处理，结果见附表 6。从表中可见：

①削弱了大运大司天影响后，整个表格数据呈随流年和禀赋的顺序变化而阶梯状规则变化的规律，符合运气理论。

②在同一流年内，三阴三阳属性相同而司天在泉位置相反的两禀赋者总是易阻患相反，如 2014 年，少阴司天阳明在泉禀赋者为易患，而阳明司天少阴在泉禀赋者为阻患。

③从流年角度比较，岁气禀赋与流年司天在泉之气仅时位相反者于此流年阻患，如阳明司天少阴在泉禀赋者于少阴司天阳明在泉之 2014 年为阻患，此岁气禀赋下临之下一下二岁气禀赋者（禀太阳司天太阴在泉及厥阴司天少阳在泉者）也为阻患；反之，禀赋岁气在与己相同之岁气流年开始为易患。如少阴司天阳明在泉禀赋者于少阴司天阳明在泉之 2014 年显示为易患，易患延伸至具下一年下二年岁气禀赋者。

④同一岁气禀赋者，在岁气之司天在泉易位的两流年，总是显为易阻患相反，如太阳司天太阴在泉禀赋者于少阴司天阳明在泉之 2014 年为阻患，而于阳明司天少阴在泉之 2017 年则为易患。

⑤某禀赋遇与己岁气司天在泉时位相反之流年及其前两年时为阻患，如：太阳司天太阴在泉禀赋者于太阴司天太阳在泉之 2015 年及其前之少阴司天阳明在泉 2014 年、厥阴司天少阳在泉 2013 年，均为阻患；反之，遇与己禀赋相同流年及其前两年，则均为易患，如太阳司天太阴在泉禀赋者于太

阳司天太阴在泉之 2018 年及其前之阳明司天少阴在泉 2017 年、少阳司天厥阴在泉 2016 年，均为易患。

⑥男女规律相似。

3. 主运主气与大运大司天、岁运岁气三方对人体影响力度的比较

综合附表 1- 附表 6，对比去除禀赋大运大司天及流年大运大司天影响前后，各岁运岁气禀赋人群的急诊易阻患情况，发现如下规律：

①大运大司天与岁运气层面所得结论一致，可以确信五运六气存在不同大小周期的层级关系，且各周期内的基本规律一致。

②四季主运主气对人体发病的影响力强于大运大司天影响力，大运大司天影响力强于岁运岁气的影响力，表现为：削弱大运大司天影响前，上半年急诊率总是低于下半年，见附表 3、附表 5；对比附表 3 和附表 4、附表 5 和附表 6，削弱大运大司天影响前后图像差异显著，进一步证实了这一点。

③六气禀赋比五运禀赋更易受四季主运气的影响：五运禀赋组也有每种禀赋每年下半年总比上半年急诊率高的总规律，但此差距明显小于六气禀赋组的差距。

④六气禀赋比五运禀赋更易受大运大司天之气的影响：削弱大运大司天影响后，五运禀赋组各禀赋各年的急诊率高低对比色阶图的变动幅度明显弱于六气禀赋组。

综上所述，对比急诊率影响力，四季主运主气 > 大运大司天 > 岁运 > 岁气。

4. 运气相合禀赋与流年运气如何相应而影响急诊率

运气相合禀赋为根据全胎孕期岁运和岁气禀赋按照运气四季划分所得（详见前文）。在削弱禀赋及流年大运大司天影响之后，对男女全部数据分别做色阶处理，仅考虑岁运岁气的影响的结果见附表 7。从表中可见：

①120 类运气相合禀赋人群在各流年的相对急诊率按照高值与低值区分，大致可分为 3 个高值区和 3 个低值区，两者交替出现，并随流年规律顺位移

动,不同禀赋者在各流年的相对急诊率均存在高值及低值,男女规律相似。

在 120 类运气相合禀赋中,运禀赋共有 3 次循环,气禀赋共有 5 次循环。综合附表 4、附表 6、附表 7 所示运气相合禀赋在各流年运气影响下共出现 3 个相对急诊率高值区和 3 个低值区,与运禀赋循环次数一致,且其集中位置均与表 2 所示仅考虑岁运禀赋结果相近,而与附表 6 所示岁气禀赋结果差异性较大,呈现岁运禀赋影响大于岁气影响的现象。

②从流年角度寻找最高值区和最低值区,发现两者均集中在以太木少阳司天厥阴在泉禀赋为中心的区域。太木少阳司天厥阴在泉禀赋于 2013 年岁运气之少火厥阴司天少阳在泉,恰合岁运为禀赋运之子运、岁气与禀赋气三阴三阳属性相同而司天在泉位置相反的阻患规律;太木少阳司天厥阴在泉禀赋于 2018 年岁运气之太火太阳司天太阴在泉急诊率最高,则合流年岁运为禀赋运之子运的太少相反运时则易患疾病的规律,但与附表 6 所示六气易患规律不相合,这也进一步证明了岁运影响力大于岁气影响力。

在附表 7 的基础上,结合当下所处大运大司天,再综合参考岁运、岁气规律,即可据之为每个人制定针对其先天体质偏颇的体质调整方案。如太木少阳司天厥阴在泉禀赋者,调其体质宜用少火厥阴司天少阳在泉之气;少火阳明司天少阴在泉禀赋者,调其体质宜用太土少阴司天阳明在泉之气;太土太阳司天太阴在泉禀赋者,调其体质宜用少金太阴司天太阳在泉之气;以此类推,男女相仿。

显然,如此规则变化的附表 7 中蕴含了太多的规律,仍有待进一步开发、利用,本文仅是初步粗浅的探索。

(三)他法校验

用另外一种统计分析方法,得到了与前述方法相同的结果。即利用本研究资料对各流年的急诊高危/保护人群禀赋中五运六气分布情况进行对比分析，与前述研究中削弱大运大司天后的岁运及岁气在禀赋与流年中如何相应而影响急诊率的图表结果进行比较，其具体研究方法及结果如下：

第一步，通过"差年连续分层法"进行卡方检验（$P<0.05$ 有统计学意义）以确定 2013 ～ 2018 年各年节气的急诊高危及保护人群[10]。

第二步，筛选急诊普遍危险及保护人群：①在 2013 ～ 2018 年各年的 24 个节气中筛选出现频次 ≥ 8 次的急诊高危人群；②进一步筛选 2013 ～ 2018 年（共 6 年）中出现频次 ≥ 3 次的急诊高危人群；③排除其中急诊保护人群中出现频次 ≥ 4 次者，即可得到急诊普遍危险人群。同理，可得到急诊普遍保护人群。

第三步，在 2013 ～ 2018 年各年节气的急诊高危及保护人群中去除急诊普遍高危 / 保护人群，以去除大运大司天对结果的影响。

第四步，在 2013 ～ 2018 年各年节气分别统计急诊高危及保护人群禀赋中包含各运的频数，并计算在 2013 ～ 2018 年各年节气包含各运禀赋的急诊高危 / 保护人群的构成比，即包含某运禀赋急诊高危人群构成比 = 包含某运禀赋急诊高危人群频数 / 全部急诊高危人群频数，包含某运禀赋急诊保护人群构成比 = 包含某运禀赋急诊保护人群频数 / 全部急诊保护人群频数。同理，计算在 2013 ～ 2018 年各年节气包含各气禀赋的急诊高危 / 保护人群频数及其构成比。

第五步，以半年为单位，计算在 2013 ～ 2018 年各上下半年包含各运及包含各气禀赋急诊高危 / 保护人群的构成比和。

第六步，计算在 2013 ～ 2018 年各上下半年包含各运禀赋急诊高危人群的构成比和与急诊保护人群的差值，得到 2013 ～ 2018 年各上下半年包含各运禀赋的相对易急诊性，按照运气次序排序，并对男女全部数据分别做色阶处理，结果见附表 6。其中差值 >0 者为相对易患，标红色，差值 <0 者为相对阻患，标绿色。同理，计算在 2013 ～ 2018 年各上下半年包含各气禀赋急诊高危人群的构成比和与急诊保护人群的差值，得到 2013 ～ 2018 年各上下

半年包含各气禀赋的相对易急诊性，同法做色阶处理后结果见附表7。

此法所得研究结果（附表8、附表9）与前法所得研究结果（附表4、附表6）显示出高度一致性。

五、讨 论

（一）研究的可靠性

从原始数据及运算结果中，可以看到五运中太运与少运对应相反、六气中三阴三阳与司天在泉搭配对应相反的大体规律，与五运六气基本理论一致，且男女规律相似，说明本研究结果具有较好的自洽性；本研究采用两种不同的研究方法进行分析比较，结果极接近、所得到的结论相同，可以证实本研究结果的可靠性。

（二）五运六气周期的层次关系

更大的五运六气周期中包含着小周期，犹如阴阳之中可再分阴阳，无穷尽也，邢玉瑞[11]将其归纳为异级同构关系。正是大大小小的五运六气周期叠加效应，使得每一个时期所呈现出的运气特征都是独一无二的。

大运大司天较岁运气的影响更为持久、长远，从本研究结果来看，其影响力也更为显著。正如清代杨栗山在《伤寒瘟疫条辨·治病须知大运辨》[12]中所言："民病之应乎运气，在大不在小，不可拘小运，遗其本而专事其末也。"更大周期的五运六气较更小周期运气的影响力更显著、长远、持久。在临床中，凡是涉及运气交接的大周期均应考虑在内，大运大司天的影响力不可忽视。而更小的周期因素则可在更精细的推算中进一步深入应用。

（三）大周期五运六气的周期律

《皇极经世索隐》云："一元在大化中，犹一年，会当月，运当日，世当时也。[4]"一运为360年，从以360年为1年的视角来看，在大周期五运六气的探讨中，60年周期相当于2个月，是一年六步气的转换时间。主、客气均每2个月走一步，主气一岁一循环，客气则随当年司天在泉而变，由此看来，陆懋修所考的360年一循环的六气大司天符合主气循环模式，然其按照厥阴、少阴、太阴、少阳、阳明、太阳的排列顺序却符合客气的排列顺序，而与主气不同。吴新明等[13]指出了这一矛盾之处，孙明[7]在考察历代有代表性的医家主张与六气大司天关系的统计分析中发现，如将大司天理论中少阳相火司天与太阴湿土司天的位置调换后，医家主张则与大司天规律高度吻合，提出并证明了大司天"主气模式"的合理性。柯资能还提出了"皇极经世大运运气说"，完善了大周期五运六气的主、客理论。根据《皇极经世书》可推出每运（360年）的干支，以年类比运，大周期五运六气的客运客气均可推得。因与主气相比，客气影响力较小，因此往往又忽略不计。

本研究中发现，在60年周期律之外，尚存在15年周期律，此与主气中每15日一转换的二十四节气理论相吻合。中医素有"交节病变"[14]等说法，在大周期五运六气探讨中，15年节律值得深入研究。

（四）五运六气周期间的相互关系

大大小小的五运六气周期间存在着一定的相互关系。《素问·五运行大论》[1]以"气相得则微，不相得则甚"概括了运气对发病的影响。2016年岁运太水与流年大运太水同气相得，岁气少阳司天厥阴在泉又与流年大司天厥阴司天少阳在泉体用相反相成，总体上看，不论何种禀赋的人群均相对不易患病；2018年岁运太火被流年大运太水所克，岁气太阳司天太阴在泉与流年大司天厥阴司天少阳在泉亦不相得，全年各禀赋人群均相对容易患病。

（五）五运六气对发病的影响

《素问·宝命全形论》[1]云："人以天地之气生，四时之法成。"五运六气在先天体质形成（内因产生的基础）和后天发病（外因产生的基础）中均具有重要作用，内外相合共同影响发病，且在对疾病发生的影响中，流年运气的影响力强于禀赋中运气的影响力。这证实了以《伤寒钤法》为代表的"精准医疗"模式的合理性，也为以《三因司天方》为代表的"千人一方"模式的可行性提供了依据。

（六）五运六气的主客关系

五运六气有主有客。主运主气恒常不变，岁岁如是；客运客气随年轮值，环周不休。恒居者为主，流转者为客。以稚子为喻，其在成长过程中会受到诸多方面的影响，但最主要的影响、恒常之影响来自父母家庭，类似于主运主气；学校教师定时更换，影响一时，类似于客运客气；国策不常变，从宏观上影响全民，类似于大运大司天。因此，主运主气的影响力应大于大运大司天又大于客运客气，此与本文研究结果相合。

（七）五运六气禀赋与流年运气在疾病发生中的关系

1. 禀赋运与流年运在疾病发生中的关系

《素问·藏气法时论》[1]云："五行者，金木水火土也，更贵更贱，以知死生，以决成败，而定五藏之气，间甚之时，死生之期也。"此即是说，据人与时气之五行生克制化关系可以预测五藏盛衰病治之期。五行又各有太过不及而成十运，依此十运之间的关系，亦可推知不同禀赋运气之人的易病与不易病之期。

《素问·五运行大论》[1]云："气有余，则制己所胜而侮所不胜；其不及，则己所不胜侮而乘之，己所胜轻而侮之。"禀赋为主，流年为客。以禀赋中包含少火者为例，禀火运不及，水气来乘，若遇太土之年，得岁运土气有余，土可制水，为得子（所生）之助，少主得客之助故不易病，相反，若遇少土之年，岁运土气不及，不能制水，水来乘本不及之火，客反害主故而易病；若遇少金之年，少火胜少金，主胜客故不易病，相反，遇太金之年，少火不胜太金，太过之金反侮不及之火，客胜少主故易病；若遇少火之年，主客气相顺，无生克制化之偏倚，故亦不易病，相反遇太火之年为易病。又以禀赋中包含太火者为例，禀火运太过，若遇少土之年，一者，子土不及可盗母火之气，使太火不致过亢，二者，土气不及，不能制水，水旺可稍制约火之太过，客制太主故不易病，相反，若遇太土之年，土运太过不能泻母火，又土旺制水，水不及不能制约太过之火，故而易病；若遇太金之年，太火胜太金，主胜客故不易病，相反，遇少金之年，太火过胜少金，火无所制，客不胜太主故易病；若遇太火之年，主客气相顺，无生克制化之偏倚，故亦不易病，相反遇少火之年为易病。余运仿此。

《素问·藏气法时论》[1]论四时五藏病间甚规律："夫邪气之客于身也，以胜相加，至其所生而愈，至其所不胜而甚，至于所生而持，自得其位而起。"本研究结果所示之禀赋运与流年运在疾病发生中的关系，恰与此相合，即单从五运的角度考虑，如上述，遇禀赋运（如太木）之子运流年（即少火流年之时）不易病，而遇与禀赋运之子运太少相反流年（即太火流年）则易病；遇禀赋运所胜运且太少相同流年（即太土流年）不易病，而遇禀赋运所胜运且太少相反流年（少土流年）易病；遇与禀赋运相同运流年（太木流年）不易病，遇与禀赋运相反运流年（少木流年）易病。

2. 禀赋气与流年气在疾病发生中的关系

单从六气的角度来看，遵《素问·至真要大论》[1]岁主司天在泉之化，"厥阴司天为风化，在泉为酸化……阳明司天为燥化，在泉为辛化"，司天化气偏化用，在泉化味偏成体，体用相反而相成，故同一气之司天所化与在泉所化结果恰相反，禀赋气（如少阴司天阳明在泉）若遇司天在泉相反流年（阳明司天少阴在泉流年）之气，正合体用相反相成，故不易病，反之（遇阳明司天少阴在泉流年）则同气重叠而过于偏盛故易病。

3. 五运与六气在疾病发生中的关系

（1）五运与六气在疾病发生中的地位关系

《素问·六元正纪大论》[1]云："天气不足，地气随之，地气不足，天气从之，运居其中而常先也。恶所不胜，归所同和，随运归从而生其病也。"本研究中，对不同流年岁运岁气影响下的发病规律进行了多方面探索，通过对运气相合及分离五运与六气影响力的结果比较分析，认为五运与六气在疾病的发生关系中，五运的影响比六气更大、更为稳定。

（2）五运与六气的关系

五运与六气的关系亦如阴与阳的关系。《素问·阴阳应象大论》[1]云："阴阳者，天地之道也……阳化气，阴成形。"《素问·天元纪大论》[1]云："阴阳之气各有多少，故曰三阴三阳也。形有盛衰，谓五行之治，各有太过不及也。"五运成形属阴，六气化气属阳。从本文结果来看，禀赋运与流年运在疾病的发生关系中，流年运与禀赋运相同时相对不易病，而相反时则相对易病；禀赋气与流年气在疾病的发生关系中，则是禀赋气遇流年同气时相对易病，而遇司天在泉位置相反流年气时则相对不易病。两者规律恰相反，可为佐证。

4. 发病与年龄的周期规律

对于不同禀赋的人群而言，其随时间推移所遇流年运气与禀赋运气的关系是相对固定的，即从每个个体的角度来看，其发病均随本人年龄变化呈现基本相同的周期规律。从本研究结果可以推测，以五运为主导的每10岁为一周期，每10岁中，前半段相对不易病，尤其是第1–2年，后半段相对易病，尤其是第6～7年。

（八）据五运六气发病规律的体质调整方案探索

不同五运六气禀赋的人都有其较为稳定的相对不易患病的时间段，本研究中，已将大规律以图表和文字的形式大体展现了出来。相对不易患病流年的五运六气即是适合个人先天体质、对个人健康有益的运气。据于此，可以此运气来纠正其先天体质的偏颇，这就为不同禀赋人群的养生、调病等指引了方向。如太木少阳司天厥阴在泉禀赋者于少火厥阴司天少阳在泉之年相对阻患，即可以此少火厥阴司天少阳在泉之气调其先天体质。进而可依其司岁备物，如采收选取少火厥阴司天少阳在泉之年盛产的药食以补养调治太木少阳司天厥阴在泉禀赋之人。

参考文献

[1] 中医出版中心整理 . 黄帝内经素问 [M]. 北京：人民卫生出版社 .2012.

[2]（清）陆懋修著；于峥，魏民校注 . 世补斋医书 [M]. 北京：中医古籍出版社 .2014:15–21.

[3]（明）薛应旂撰；（明）陈仁锡评 . 甲子会纪 [M]..

[4]（宋）邵雍撰 . 皇极经世书 [M]. 北京：九州出版社 .2012:126.

[5] 孙明 . 中医六气大司天理论探讨 [D]. 中国科技大学，2015.

[6] 加倩 . 基于医疗大数据对运气交接节气的探索 [D]. 北京中医药大学，2020.

[7] 孟庆岩，刘圆圆，王诗源，等 . 从古代天文历法角度探讨《内经》五运六气起始节气 [J]. 上海中医药大学学报，2019，33（1）：8–10+19.

[8] 陈曦，张立平 . 主气起于大寒之考辨 [J]. 中国中医基础医学杂志，2022，28（12）：1925–1927.

[9] 菅庆林，张洪钧，周冬卉，等 . 北京地区出生日期 / 胎孕期运气禀赋 – 易患疾病（群）数据库的建立 [J]. 中华中医药杂志，2018，33（1）：100–123.

[10] 乔彤彤. 二十四节气对北京地区急诊就诊人群的选择研究 [D]. 北京中医药大学，2019..

[11] 邢玉瑞. 中医理论建构的异级同构模式推演探讨 [J]. 中医杂志，2012，53（23）：1981-1983.

[12] 杨璿. 伤寒瘟疫条辨 [M]. 北京：人民卫生出版社.1986:1.

[13] 吴新明，宾炜，老膺荣，等. 六气大司天理论和中医学术流派相关性初步探讨 [J]. 中国中医基础医学杂志，2014，20（2）：185-186.

[14] 范天田，陈永灿. 基于本虚浊滞的"交节病变"核心病机探讨 [J]. 中华中医药杂志，2021，36（4）：2262-2264.

致谢： 感谢北京海德康健信息科技有限公司范军董事长，华明、秦其昌等同仁在数据获取与统计中的大力协助。

本文内容另见①李坤辰、张洪钧. 基于北京医疗大数据的五运六气大周期对体质与发病影响的探讨 ［J］. 中华中医药杂志，2024,39（12）:6793-6798；②李坤辰、蒋暑雨、乔彤彤、加倩、张洪钧，中华中医药杂志 2025 年（待刊出）。

附篇二　不同运气禀赋要素之易患病症大数据统计分析结果

1. 数据

加入北京市医疗保险的，2016 年 1 月 6 日至 2018 年 5 月 20 日期间的，就诊于各医院门急诊和病房的全部病例，男 4605545 人，女 5477371 人；对照组为 2018 年 4 月的北京市常住人口，男 7711742 人，女 7510220 人。本项研究伦理审查批准号 2023DZMEC-275-01，负责人为张洪钧，主要统计分析者为硕士研究生加倩。

2. 数据整理与统计分析方法

根据疾病分类与代码国标版（GBT14396-2016），并参考国际疾病分类，以 ICD-10 北京临床版进行 1-5 级统一编码标定；合并每个患者的所有疾病诊断并去除多余的重复诊断；根据出生年和节气划分人群，统计各疾病不同人群的就诊人数，除以相同出生时段的常住人口，得此出生时段人对此病的患病比率；比较各人群的比率值大小，得到此病的高危人群和保护人群。

具体方法：

各疾病高危及保护人群的确定：本研究采用卡方检验及"差年连续分层对比法"得出各疾病的高危及保护人群。

（1）3 年分层：由于疾病的发病率与年龄具有一定的相关性，将人群按出生时间分层，以排除年龄因素的影响，每 3 个连续年为 1 层，每层 72 个人群。每个人群分别作为暴露因素，其余 71 个人群为非暴露因素，进行卡方检验，P<0.05 具有统计学意义。以出生于 1962 年立春的患者为例，将对其进行三层比较。第一层由 1960 ～ 1962 年的 72 个人群组成，第二层和第三层分别为 1961 ～ 1963 年以及 1962 ～ 1964 年的 72 个人群，计算方法相同。最后一层如只有 1 年不再计算，如有 2-3 年则正常计算。

（2）卡方检验：在四格表资料中，1962 年立春出生的病例组为 a，同时段出生的对照组为 b，该层内其余病例组人数为 c，其余对照组人数为 d。通过卡方检验得到 P，OR，95% CI。①所有的理论数 T ≥ 5 并且总样本量 n ≥ 40，用 Pearson 卡方进行检验。②如果理论数 T<5 但 T ≥ 1，并且 n ≥ 40，用连续性校正的卡方进行检验。③如果有理论数 T<1 或 n<40，或实际频数有 0，则用 Fisher's 检验（实际频数有 0，计算 OR 值时实际频数各加 0.5）。若 P<0.05，OR>1，并且 95% CI 值的下限 >1，则在该层（72 个人群）中"1962 立春"为易患的高危人群（如果病例数 ≤ 3，即使符合上述条件依然算作无意义）；若 P<0.05，OR<1，并且 95% CI 值的上限 <1，则在该层中"1962 立春"为不易患的保护人群。

（3）综合比较：为避免分层不同造成的差异，综合每个人群所在 3 个分层的结果进行评估。在三层比较结果中，若"1962 立春"有 1 层为高危人群，并且没有作为保护人群出现，则将"1962 立春"视为易患的高危人群，记为 P1；若在三层比较结果中，"1962 立春"有 1 层为保护人群，且没有作为高危人群出现，则将"1962 立春"视为不易患的保护人群。同理，若有 2 层高危 / 保护人群，且没有作为保护 / 高危人群出现，记为 P2。若有 3 层高危 / 保护人群，且没有作为保护 / 高危人群出现，记为 P3。根据各疾病的高危及保护人群，总结各人群的易患疾病和阻患疾病。

3. 据大司天和年龄分组

根据出生年的大司天和年龄分组，按照岁运气禀赋每 30 年一循环的规律，分为 1924 ～ 1953 年出生太阳寒水大司天 / 老年组、1954 ～ 1983 年出生太阴湿土大在泉 / 中年组和 1984 ～ 2013 厥阴风木大司天 / 青少年组。

4. 各运各气禀赋者易患疾病的确定

在三个大司天年龄组内，分别统计十种运禀赋和十二种气禀赋人群的易阻患疾病。先计算出各组中各病在十个单运禀赋中的作为易患疾病人群频数的均值 N，再，对于某单运气禀赋人群而言，若其中有 x 个人群的易患疾病中包含疾病 a，$x/N \geq 1.5$，则此运禀赋者易患 a 病；各病的确定均然。最后得到各大司天年龄组中各单运禀赋的易患疾病。再，如果 a 疾病在三组中有 2 个及以上组内均提示为易患疾病，则认为该疾病超越了年龄和大司天因素的限制，最终标记为该单运禀赋者的易患疾病。十二气各气禀赋者的易患疾病的确定亦然。

不同运气禀赋要素的易患疾病（2016 ～ 2018 年门诊病房全 ICD5 级）——具体数据扫描下方二维码可见。

例注：如下，男太金：丹毒 10，11，0，指胎孕期五运六气禀赋中含有太金的男性，于老年组、中年组、青少年组中，分别有 10、11、0 个人群易患丹毒，而前两组的易患人群数都 ≥ 1.5 倍于本组内十个岁运易患丹毒之平均人群数。

附篇三 出生日期/胎孕期运气禀赋与易患疾病及肿瘤、死亡数据库

此数据库是三个数据库的合并库，包含疾病群数据库、肿瘤数据库、死亡数据库。（详情扫描下方二维码即可见）。

一、疾病群数据库

资料：研究纳入 2010 年 4 月至 2016 年 4 月就诊于北京东直门医院门诊的全部北京市医保患者，截取出生日期 1924 年 1 月 21 日～2013 年 1 月 20 日者，排除了外伤和骨伤病例，其中男性 212790 人，女性 334221 人，对照组为 2013 年 4 月 20 日查得的北京市户籍人口记录，男 6469103 人，女 6409200 人。按解剖部位等将疾病归类为疾病群，剔除病例数 <1100 例的疾病群（容许 3% 抽样误差的病例数）后，共 53 个疾病群，其中男性 45 个，女性 50 个。逐年按出生时段之春夏秋冬划分人群，统计不同出生时段人群不同疾病群的患病人数，以相同出生时段常住人口数为对照求得"患病率"（文中称相似患病率），采用卡方检验得出各疾病（群）高危人群即易患人群和保护人群即阻患人群。

人群划分方法：男女分开，病例组与对照组分别按出生时段进行人群划

分。以大寒为运气交接日 (均取每年的 1 月 21 日), 每三个月 (一季) 为一个出生时段, 即同年 1 月 21 日～4 月 20 日 (春) 出生者, 因禀受相同的运和气, 忽略禀赋权重之差别后可以划分为同一种全运气禀赋, 故以此为一个出生时段, 依次类推, 同年 4 月 21 日～7 月 20 日 (夏)、7 月 21 日～10 月 20 日 (秋)、10 月 21 日至次年 1 月 20 日 (冬) 出生者各具有相同运气禀赋, 各为一个出生时段, 每年共春、夏、秋、冬 4 个出生时段, 在数据库中分别用司天 1、司天 2、在泉 1、在泉 2 依次表示。

疾病群划分方法: 全部按西医病名划分疾病: 基于西医解剖学, 参照内科第八版、外科第七版、头颈外科第二版、神经内科第八版、帕特森变态反应性疾病 (第 6 版) 等高等教学教材及 ICD 疾病归类方法, 拟定疾病划分原则。

疾病易患人群 / 易患禀赋确定方法一: 由于疾病的发病率与年龄有相关性, 因此本研究将受试人群按照每 3 个连续年 (包含 12 种全运禀赋) 进行分层, 在每层内进行运气禀赋与疾病发病关系分析, 以排除年龄因素对发病率的影响。此外, 为避免分层不同造成的对同一人群的判断差异, 研究采用自拟的 "差年连续分层对比法" 综合分析, 即分 1924～2013 年、1925～2013 年、1926～2013 年 3 组, 各组均按 3 年分层、层内计算分析。以 1926 年 1 月 21 日～4 月 20 日出生者之判断过程为例, 在 1924 年 1 月 21 日～2013 年 1 月 20 日组中, 1924 年 1 月 21 日～1926 年 1 月 20 日为一层, 层内分析得检验结果 P1; 在 1925 年 1 月 21 日～2013 年 1 月 20 日组中, 1925 年 1 月 21 日～1927 年 1 月 20 日为一层, 层内分析得检验结果 P2; 在 1926 年 1 月 21 日～2013 年 1 月 20 日组中, 1926 年 1 月 21 日～1928 年 1 月 20 日为一层, 层内分析得检验结果 P3。研究将含 1926 年 1 月 21 日～4 月 20 日的 3 个分层比较结果 (P1、P2、P3) 综合分析, 最后确定其是否为易患人群。原则为: 3 层中都是倾向于易患 [即 (此出生时段患者数 / 此出生时段常住人口数) > (本层内全部患者数 / 本层全部常住数)], 且至少有一层 (任一层) 中的显著性

检验结果 $P<0.05$ 或更小，即可确定其为易患人群。阻患人群的确定仿此。在正文数据库中，用①②③表示三层比较中有几层的 $P<0.05$。

易患人群确定的方法二：原则上，（此出生时段患者数 / 此出生时段常住人口数)/(本层内余患者数 / 本层余常住数）>1，则为易患。研究中，为排除年龄因素的影响，仍采用上述的"差年连续分层对比法"综合分析确定。即三层中都是倾向于易患（即（此出生时段患者数 / 此出生时段常住人口数）/（本层内余患者数 / 本层余常住数））都 ≥ 1，则取三次比值之均值，>1 为易患。在本数据库中直接用数字表示。

据疾病群划分原则（以疾病解剖部位为主）将疾病划分为 53 个疾病群，其中男性 45 个，女性 50 个，具体见下表。

男女各疾病患病人数及类似患病率（ = 患病人数 / 常住人数（‰））					
疾病	疾病简称	性别			
		男		女	
		患病人数	相似患病率	患病人数	相似患病率
2 型糖尿病	糖尿	20360	3.15	26826	4.19
高血压	高压	36932	5.71	53013	8.27
高脂血症	高脂	24238	3.75	36293	5.66
甲状腺疾病	甲状	2699	0.42	13641	2.13
高尿酸血症及痛风	痛风	6008	0.93	3342	0.52
病毒感染	病毒	10991	1.7	14280	2.23
真菌感染	真菌	10274	1.59	19022	2.97
骨质疾病	骨	21341	3.3	28580	4.46
关节、肌腱等非骨质运动系统疾病	关节	79338	12.26	111648	17.42
肺部疾病	肺	9968	1.54	12818	2
气管及支气管	气管	26526	4.1	38743	6.04
淋巴结及淋巴系统	淋巴	2360	0.36	6223	0.97

续表

男女各疾病患病人数及类似患病率（＝患病人数／常住人数（‰））					
疾病	疾病简称	性别			
		男		女	
		患病人数	相似患病率	患病人数	相似患病率
颅内疾病	颅内	24477	3.78	34586	5.4
膀胱及尿道	膀	5787	0.89	7863	1.23
肾及输尿管	肾	9421	1.46	11189	1.75
过敏性疾病	过敏	36611	5.66	64914	10.13
结缔组织	结缔	3028	0.47	7587	1.18
皮肤及附属器疾病	皮肤	57891	8.95	106118	16.56
情志疾病	情志	6280	0.97	8039	1.25
睡眠障碍	眠障	19119	2.96	51348	8.01
鼻及鼻窦	鼻	21378	3.3	34640	5.4
咽及扁桃体	扁咽	24584	3.8	43860	6.84
喉部及会厌疾病	喉	2005	0.31	6991	1.09
口腔黏膜及唇	口	2328	0.36	8438	1.32
外耳疾病	外耳	2476	0.38	4299	0.67
牙齿疾病	齿	7598	1.17	9971	1.56
牙周疾病	牙周	6833	1.06	11630	1.81
眼表及角膜、结膜	眼表	14532	2.25	31201	4.87
葡萄膜、巩膜及眼底动静脉疾病	眼里	7459	1.15	15853	2.47
中耳	中耳	2167	0.33	3647	0.57
内耳	内耳	7084	1.1	12569	1.96
胆道系统疾病	胆	5015	0.78	6550	1.02
肝脏疾病	肝脏	9636	1.49	10529	1.64
结肠疾病	结肠	2502	0.39	2707	0.42

续表

男女各疾病患病人数及类似患病率（=患病人数/常住人数（‰））					
疾病	疾病简称	性别			
		男		女	
		患病人数	相似患病率	患病人数	相似患病率
食管疾病	食管	13699	2.12	23856	3.72
胃部疾病	胃	16719	2.58	25436	3.97
小肠疾病	小肠	4138	0.64	5357	0.84
直肠及肛管疾病	直肠	7724	1.19	7515	1.17
心脏及心血管疾病	心	27310	4.22	41916	6.54
动脉	动脉	33324	5.15	49499	7.72
静脉	静脉	7004	1.08	9581	1.49
血液系统	血液	3341	0.52	11513	1.8
肌肉及神经接头处	肌肉			2177	0.34
子宫疾病	子宫			14719	2.3
附件及子宫周围韧带	附件			10237	1.6
月经病	月经			21198	3.31
乳房	乳房			15290	2.39
外阴及阴道	外阴			28822	4.5
涎腺疾病	涎腺			1690	0.26
口腔颌面及颌面部神经疾病	颌面			1826	0.28
睾丸及附睾疾病	睾	1680	0.26		
龟头阴茎及阴囊	龟头	2320	0.36		

男女各疾病患病人数及类似患病率（＝患病人数／常住人数（‰））					
疾病	疾病简称	性别			
		男		女	
		患病人数	相似患病率	患病人数	相似患病率
前列腺	前列	26280	4.06		

胰腺部位、男性肌肉、涎腺和口腔颌面部疾病病例数不足 1100，故无。

　　此数据库为研究生菅庆林的学位论文成果，已正式发表于《中华中医药杂志》2018 年 33（1）：100 ～ 123。

　　1926 指出生年；司天 1、司天 2、在泉 1、在泉 2 分别指出生季节为春、夏、秋、冬；* 肺为肺部疾病的简称，具体疾病与简称见上表；** 数字 1.3 代表危险度［＝（此出生时段患者数／此出生时段常住人口数）/（本层内余患者数／本层余常住数）］；*** 每个人群放入连续的三个三年分层中比较，①②③表示三个三年层比较中有几个层的比较结果 *P*<0.05（或更小），①②③分别指在一个二个三个层中比较时差别有显著性或极显著性，0 指有易患倾向（极少见病之例数太少未行规范检验）。

二、肿瘤数据库

　　资料：研究组为北京市肿瘤防治研究办公室登记的 1998 年 1 月至 2012 年 12 月，北京户籍全部原发性肺癌、胃癌、食管癌等多种实体瘤及血液系统肿瘤，男 141157 例、女 119018 例，对照组为 2013 年 4 月 20 日记录的北京市户籍人口加 1998 年 1 月 1 日～ 2013 年 4 月 18 日死亡人口，男性 8371926 例，女性 8130759 例。两组均进行性别分组，按出生时段春、夏、秋、冬将每年出生的人群分四个，忽略了运气禀赋量的不同，每个人群有相同的运气禀赋；再依对照组相同时段人口数，得到每个人群的患病率，采用四格表资料的卡方检验，得出高危 / 易患人群（易患禀赋类型），及保护 / 阻患人群（即阻患禀赋类型），进而汇总出数据库。为了排除年龄因素及年龄相关因素对结果的干扰，研究也采用了三年连续分层的"差年连续分层对比法"（见前）。

北京地区 1998 ~ 2012 年肿瘤病例

疾病种类	男	女	疾病种类	男	女
肺癌全	43,238	25,661	卵巢癌		7,090
肺鳞癌	9,340	1,803	宫体癌		7,951
肺腺癌	11,272	10,464	乳腺导管癌		26,402
肺小细胞癌	4,138	1,435	淋巴瘤	6,108	4,539
结肠癌	12,405	10,733	白血病	5,736	4,182
直肠癌	10,617	7,631	白血病 M0-2	1,390	1,098
升结肠癌	3,111	3,109	急非淋白	2,192	1,794
降结肠癌	4,531	3,779	急淋白	940	693
食管癌	9,072	2,483	急早幼粒白	360	285
肝癌	20,980	7,406	慢粒 / 单白	779	485
胃癌	17,614	8,052	慢淋白	520	287
前列腺癌	7,745		患病人数合计	141,157	119,018
1998 ~ 2013 死亡	1,940,793	1,752,016	2012 户籍	6,369,838	6,325,070

说明："肺癌全"指全部病理类型的肺癌分析结果，肺鳞状细胞癌、肺腺癌、肺小细胞癌指各型单个分析的结果；同样表达方式，"结肠癌全"指全部，升结肠、降结肠分指各部；"白血病全"指全部，急淋白（急性淋巴细胞白血病）、急非淋白（急性非淋巴细胞白血病）、慢粒白（慢性粒细胞白血病）、慢淋白（慢性淋巴细胞白血病）指各分型；其中急性非淋巴细胞白血病又再进一步分出了：急性早幼粒（M3）、急非淋白（M0-2）。

此数据库及下之死亡数据库主要由研究生周冬卉、菅庆林统计整理完成，白血病乳腺癌肺癌部分分别见北京中医药大学研究生学位论文（于树森.五运六气禀赋与急性白血病形成的相关性:北京2511例分析.北京:北京中医药大学，2013；孙宁.五运六气禀赋与乳腺癌形成的相关性研究：北京 38407 例 . 北京：北京中医药大学，2014；周冬卉 . 五运六气禀赋与肺癌形成的相关性研究 . 北京：北京中医药大学，2015 ）。

三、死亡数据库

资料：北京市户籍人口 1998 年 1 月 1 日～ 2013 年 4 月 18 日死亡者，男 1940793 例，女 1752016 例。对照组为 2013 年同年龄段北京市现住户籍人口加 1998 ～ 2012 年死亡户籍人口，男性 8409896 例，女性 8161216 例。两组均进行性别分组，按出生时段春、夏、秋、冬将每年出生的人群分四个，忽略了运气禀赋量的不同，每个人群有相同的运气禀赋；再依对照组相同时段出生的北京市户籍人口数，得到每个人群的患病率，采用四格表资料的卡方检验，得出高危 / 易死亡人群，及保护 / 不易死亡人群，进而汇总出数据库。为了排除年龄因素及年龄相关因素对结果的干扰，研究也采用了三年连续分层之"差年连续分层对比法"（见前）。

附篇四　从舌象身相验证禀赋
如何发生作用而致病

　　《灵枢·阴阳二十五人》有木火土金水五形人的描述，民国树桐先生亦有阴阳五行人的总结，对各形/行人身形、面相、音声、性情之描述，亦，与胎孕期五运六气禀赋几乎完全相符，即禀赋中五运是什么，长相、性情便是五形人/五行人所描述的，具体描述见下一页表。

　　临床上，根据患者生日所查得的五运六气禀赋，我们就能高概率地判断其性格特点和易患疾病的部位、种类，准确度至少70%，这是很振奋人心的，说明了运气禀赋确实是先天体质特点的直接造成者、体现者，堪作疾病内因之根源。但由于每个人的运气禀赋元素中有运有气、有主有客，乃至有客两运三气，这些元素既有禀赋之初对先天体质的单独影响，又有与其他元素相合造成的共同影响，那最终哪个元素为主、相合的最终结果是什么情况，必须靠人的身形性格气态及所患病才能更准确精细地判断，进而明确禀赋性病因。所以，相关信息对我们依禀赋的推断具有必要的印证、纠偏、精确化等作用。临床上我们发现，总体长相偏于反映各禀赋元素的综合结果，而舌象则能更精确地反映禀赋中单个元素的作用，病案示例见表后。

一、树桐先生主阴阳五形人特征

树桐先生阴阳五行人总结		木	火	土	金	水
体态声音		面长瘦而露骨，上宽下窄。生气时，面偏青色而带青气，肩背章直，脚步高压有声，语音直而短，街音，气度犷昂。	面上尖中宽下窄，多丰盈。生气时，色偏红色，唇青色不安，行动疾而速，脚步急速，语音破，舌音，气度犷然。	面容丰厚，面色黄，背隆腰厚，动沉重稳实，鼻音，气度沉稳。	面型方，骨高肉，唇薄齿利，身苗条条，灵捷轻佻，语音响亮，气态活泼，生气时面色苍白。	面型多肥，体型肥胖，下稍宽，面色偏黑，眉粗目大，行动迟缓，习惯迟疑，语音慢而低，说话带涩，气度和谒，生气时色发暗。
	阴	乙木阴木性。主粗暴自是傲气。直任前说，言撞人。好阴沉。因以私害公，以情执物。失梓，情多偏见，不易接近。不服人，好抗上。气量窄小，不耐激触。不能接物以礼，难成事道，平生遇事多难，因家庭多亏气填胸，愈形乖戾。不能容己从人，自弃功，常不如意。化俗救世之憎，人之心，舍己为人。阴木的核心是"仁"。——蛇	丁火阴火性的人。主浮躁躁。急躁和拘谨。好夸张，喜虚荣，争名好胜，贪贪功，见人不见己，知进不知退，得理不让人，常以屑琐细故，致使全家不欢。好悔头头实，吹毛求疵，喜奉承。做事争理，富贵则气焰通人。争胜则不捧败，行多过失，屡改屡犯，态度拘谨，老年多苦。——麻雀	己土阴土性呆板拙笨疑忌。思想简单，近于愚直，易上当受骗。不开通，心量狭隘，寡言少语，多精多疑。孤陋寡闻，是非不分，故步自封。对于生活工作不能精巧灵活。好生怨气，郁结生阴，多起疑忌，以限当真。无中生有。——驴	辛金阴金好虚假，好变更，分辩轻狂，喜变更。虚安不实，嘴甜心苦，习于谄媚，诌上慢下，分辩争理，多精多利。掩人善行，昏闻齿利，好言令色，行事伤人，巧言令色，得权在位，便能乱世，凶奸之徒。在家庭则父子争义，分崩离析。多由此出，夫妻寡义。——孤狸	阴水性人多愚鲁，好思想颓闷，喜缓慢，遇事迟疑退缩，行多迂回遁遁。自杀，自我封闭，好抱屈，喜生回头气，优柔寡断，多思多虑，缺独立性，不能慷慨果断，进退失据，处事失机后，抑郁后悔，无所短长。易讨厌人。——泥鳅
	阳	甲木阳木是木之本性。主仁慈正直担当。正直慈有主意敢作敢为。好生恶杀，公口无私。遇事不盲从。不如，遇事有始有终。常存慈忍心。化俗救世之憎，人之心，舍己为人。阳木的核心是"仁"。——龙	丙火阳火是火的本性。主聪明谦让，自然大方，光明磊落，通情达理，克己复礼，落落大量，不掠美表章，进退有度，举止大方，中规中矩，事无巨细，周详，能高瞻远瞩，明礼达时，古今创制大法的伟人哲人，是阳火的核心是"明理"。——鸿鹄	戊土阳土是土的本性。主宽厚信实厚重。宽宏信实厚重，是养道的，忠厚信守，诚朴，宽宏大量，气度温和，有不尚能化，浮华诚头诚实的容貌，止谦重，与人交而信，诚笃重，内外一，才能同兼收并蓄，厚德载物，为成功之母。阳土的核心是"信"。——牛	庚金阳金是金之本性。主义气性豪爽，活泼善良，言谈，知过必改，好善有操，刚毅果决，危难不避，见善勇为，懒慨仗义，乐善好施，言语利爽，活泼善良，终成大功的奇才义，大功的奇才义，光明中外智有发明家，多属阳金之功力。阳金的核心是"义"。——虎	阳水即真水，真水主智慧清静，性柔利。智慧清静，随遇而安活泼自然，随物巧化，智慧巧化，沉稳雍静，悠然和万物而不变，随缘随分，庆气消散，自得，随缘虚静，悟达虚静，涵养大度，功成不居，中外皆有发明能，为阳水的功能。阳水的核心是"智"。——神龟/大象

二、《灵枢·阴阳二十五人》五形人特征

《灵枢·阴阳二十五人》五形人	木	火	土	金	水
	木形之人，比于上角，似于苍帝。其为人苍色，小头，长面，大肩背，直身，小手足；有才，好劳心，少力，多忧劳于事，能春夏不能秋冬。 作者补充：敏感，多才，喜忧劳于事，好发侧隐之心但多怀高慢，武断。少力，易于脾胃虚弱或相对不足，表现为食少，腹满大便不调等；易颈椎病、关节病，头眼部、生殖系统疾病	比于上征，似于赤帝。其为人赤色，广䏬，锐面，小头，好肩背髀腹，小手足，行安地，疾心，行摇，肩背肉满；有气轻财，少信，多虑，见事明，好颜，急心，不寿暴死。能春夏不能秋冬 作者补充：额头宽广，饱满，好动；性格外向，喜交游，少忧患（温和多喜或虽性急，但心不存事）；辞让，助人；兴趣广泛，见事易明了，反应快；易上热下寒，外盛内虚，易藏精不足，如上表现为精力旺盛而性成熟时间延迟等；易心肺疾病，恶性肿瘤	土形于之人，比与上宫，似与上古黄帝。其为人黄色，圆面，大头，美肩背，大腹，美股胫，小手足，多肉，上下相称，行安地，举足浮。安心，好利人，不喜权势，善附人也。能秋冬不能春夏 作者补充：大头圆面，肤色黄，形体丰满，四肢匀称；和缓，随顺不争，嗜食，易生人；奉迎权势，易湿疹类、腹泻、口腔溃疡	金形之人比于上商，似于白帝。其为人方面，白色，小头，小腹小手足，如骨发踵外，骨轻，身清廉，急心，静悍，善为吏，能秋冬不能春夏 作者补充：面方小，体瘦小；肤白；严肃冷静，条理分明；易悲，专大负性作用；思维及动作快而准确，有力。尽职尽责，谨慎周详。易得呼吸系统、眼、肝、脾、咽喉、甲状腺，自身免疫病及良恶性肿瘤	水形人比于上羽，似于黑帝，其为人，黑色，面不平，大头，廉颐，小肩，大腹，动手足，发行摇身，下尻长，背延延然。不敬畏，善欺绐人，戮死。能秋冬不能春夏 作者补充：肥胖，颧骨高宽，嘴笑，下巴尖，能忍辱，卑下恭敬，好掩饰，能随机应变；多技巧；防范意识过强，疑心过重，孝顺尊长，奉迎权势，小团体意识强；易得下焦水湿壅盛症、腰椎病、高尿酸血症、前列腺增生

三、病案示例

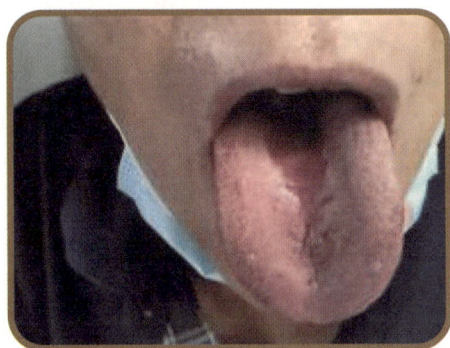

图 3-1

示例 1

女，肺癌、皮癌，长面，身高 163cm，体重 60kg，1956 年 12 月 13 日出生。太水少阳厥阴，少阳相火司天→心郁火伤阴→舌前中部裂纹，厥阴在泉→肝郁火伤阴血→舌根部无苔。

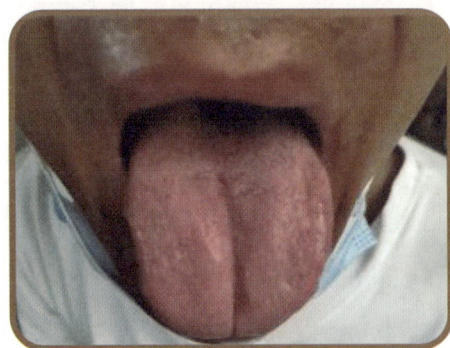

图 3-2

示例 2

男，萎缩性胃炎、肠上皮化生，长面，身高 176cm，体重 72kg，1978 年 9 月 8 日出生。太火少阴阳明＋少木少阳在泉。

太火少阴司天→心肺胃阴伤→舌中前部中间深裂纹；少阳在泉→肝血分郁火→舌偏下部细碎裂纹。

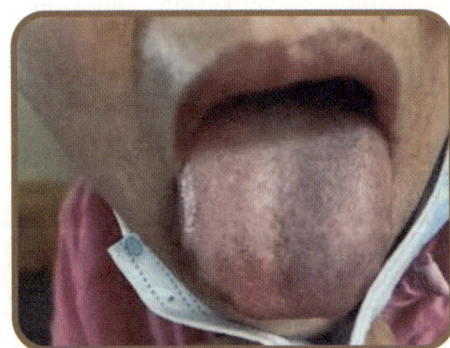

图 3-3

示例 3

女，红斑狼疮，身高 164cm，体重 60kg，1969 年 11 月 3 日出生。少土阳明少阴。

阳明司天→心肺郁火→舌前右少苔，少阴在泉→肝肾火→中后部中间裂纹，少土→中下焦寒湿→白腻苔盖住裂纹。

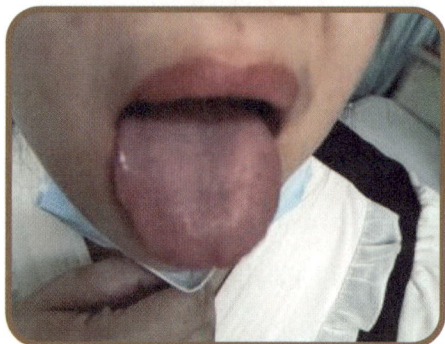

图 3-4

示例 4

女，5 次流产胎停育后，42 岁，服药粉 2 个月后怀二胎顺产一子，孩子体健壮实，现脱发、白发，身高 160cm，体重 62kg，1977 年 6 月 9 日出生。少木厥阴司天 + 太水太阴在泉。厥阴司天→舌体在前部浅裂纹。

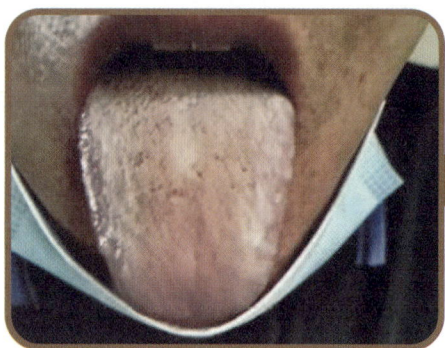

图 3-5

示例 5

男，颈部淋巴结肿大减小，易胸憋喑哑，没底气，喜喝大酒，身高 170cm，体重 77kg，1960 年 6 月 20 日出生。太金少阴司天 + 少土少阳在泉，少阴君火在上，少阳相火在下，五藏阴伤→全舌裂纹被白腻苔覆盖。

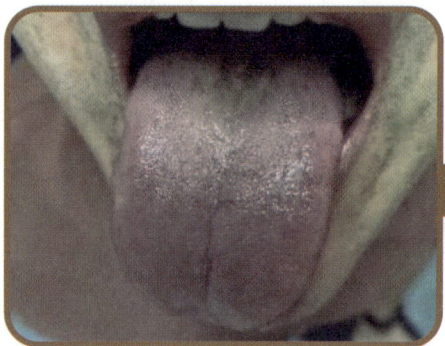

图 3-6

示例 6

男，冠状动脉硬化，阵发胸闷，身高 183cm，体重 63kg，1965 年 5 月 8 日出生。少金厥阴风木 + 太土太阴在泉，少金风木→心肝阴血伤→舌中裂纹；太阴湿土在泉→肾寒湿郁滞→根部大红点。

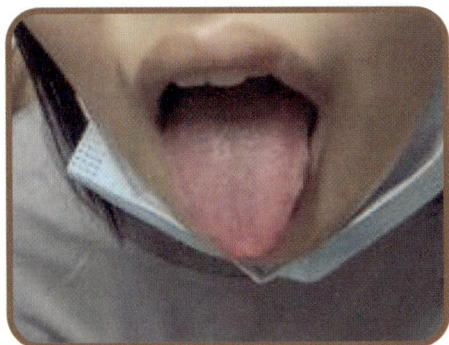

图 3-7

示例 7

女，贫血，头晕，瘦弱，喜冷食、肉食，痛经，小方面，2006 年 4 月 16 日出生。太水太阳司天 + 少金少阴在泉→下焦阴伤足冷→舌根中间裂纹，太阳司天→郁心火→手心热，喜冷食。

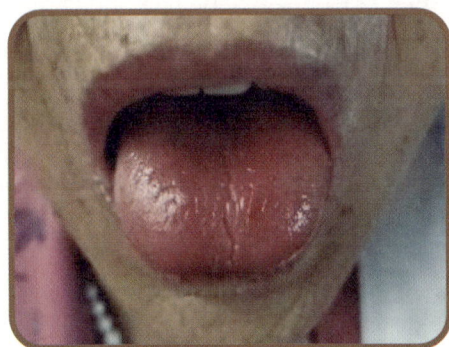

图 3-8

示例 8

女，腰椎、膝关节痛，口腔溃疡，长面，身高 158cm，体重 55kg，1946 年 4 月 26 日出生。太水太阳司天 + 少金少阴在泉，两水郁两火于内，致舌无苔裂纹。

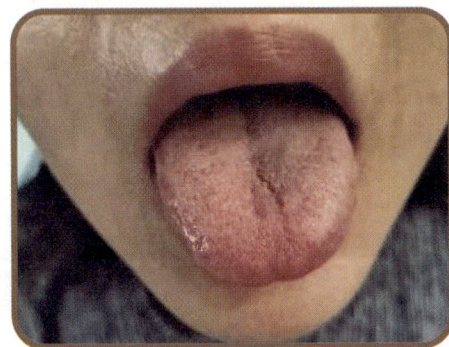

图 3-9

示例 9

女，心悸气短，上热易汗而腰以下寒，身高 170，体重 66kg，1970 年 5 月 1 日出生。太金太阳司天 + 少土少阴在泉，少土木旺→深层肺之肝阴伤→舌前部左侧深裂纹，太金太阳司天→心伤故舌尖内陷，上郁木火故舌尖红，少阴在泉→肾虚火浮→下虚寒→舌根苔腻。